Plantas medicinais na Amazônia e na Mata Atlântica

FUNDAÇÃO EDITORA DA UNESP

Presidente do Conselho Curador
Herman Jacobus Cornelis Voorwald

Diretor-Presidente
José Castilho Marques Neto

Editor Executivo
Jézio Hernani Bomfim Gutierre

Conselho Editorial Acadêmico
Alberto Tsuyoshi Ikeda
Áureo Busetto
Célia Aparecida Ferreira Tolentino
Eda Maria Góes
Elisabete Maniglia
Elisabeth Criscuolo Urbinati
Ildeberto Muniz de Almeida
Maria de Lourdes Ortiz Gandini Baldan
Nilson Ghirardello
Vicente Pleitez

Editores-Assistentes
Anderson Nobara
Fabiana Mioto
Jorge Pereira Filho

Luiz Claudio Di Stasi
Clélia Akiko Hiruma-Lima

Plantas medicinais na Amazônia e na Mata Atlântica

2ª edição,
revista e ampliada

© 2002 Editora UNESP

Direitos de publicação reservados à:
Fundação Editora da UNESP (FEU)
Praça da Sé, 108
01001-900 – São Paulo – SP
Tel.: (0xx11) 3242-7171
Fax: (0xx11) 3242-7172
www.editoraunesp.com.br
www.livrariaunesp.com.br
feu@editora.unesp.br

Dados Internacionais de Catalogação na Publicação (CIP)
(Câmara Brasileira do Livro, SP, Brasil)

Di Stasi, Luiz Claudio
   Plantas medicinais na Amazônia e na Mata Atlântica / Luiz Claudio Di Stasi, Clélia Akiko Hiruma-Lima; colaboradores Alba Regina Monteiro Souza-Brito, Alexandre Mariot, Claudenice Moreira dos Santos. – 2. ed. rev. e ampl. – São Paulo: Editora UNESP, 2002.

   ISBN 85-7139-411-3

   1. Plantas medicinais – Amazônia 2. Plantas medicinais – Atlântica, Mata I. Hiruma-Lima, Clélia Akiko. II. Souza-Brito, Alba Regina Monteiro. III. Mariot, Alexandre. IV. Santos, Claudenice Moreira dos. V. Título.

02-4394   CDD–581.6340981

Índice para catálogo sistemático:
1. Brasil: Plantas medicinais: Botânica 581.6340981

Editora afiliada:

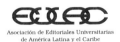

Sobre os autores e colaboradores

Autores

Luiz Claudio Di Stasi
Biólogo
Mestre em Farmacologia (EPM)
Doutor em Química Orgânica (UNESP – Araraquara)
Laboratório de Fitofármacos – *LaFit-Botu*
Departamento de Farmacologia – Instituto de Biociências de Botucatu (UNESP)

Clélia Akiko Hiruma-Lima
Bióloga
Mestre em Química e Farmacologia de Produtos Naturais (UFPB)
Doutora em Ciências Biológicas, AC: Fisiologia (UNICAMP)
Departamento de Fisiologia – Instituto de Biociências de Botucatu (UNESP)

Colaboradores

Alba Regina Monteiro Souza-Brito
Bióloga – Fisiologia (UNICAMP)

Alexandre Mariot
Engenheiro-Agrônomo – Fitotecnia (UFSC)

Claudenice Moreira dos Santos
Bióloga

Elza Maria Guimarães Santos
Bióloga

Fabiana Gaspar Gonzalez
Bióloga – Laboratório de Fitofármacos – Farmacologia (UNESP)

Leonardo Noboru Seito
Biomédico – Laboratório de Fitofármacos – Farmacologia (UNESP)

Maurício Sedrez dos Reis
Engenheiro-Agrônomo – Fitotecnia (UFSC)

Shirley Barbosa Feitosa
Bióloga

Wagner Gomes Portilho
Biólogo – Fundação Florestal (Registro/SP)

Aos entrevistados

Aldeia dos tenharins – Amazônia
Comunidades ribeirinhas do Rio Madeira e seus afluentes
Município de Humaitá – Amazonas

Comunidades rurais e urbanas dos municípios de
Eldorado, Jacupiranga e Sete Barras
Mata Atlântica – Vale do Ribeira (São Paulo)

Agradecimentos da pesquisa na Amazônia

Ao Prof. Dr. Osvaldo Aulino da Silva, Departamento de Botânica, Instituto de Biociências, UNESP, Campus de Rio Claro, SP, que, através de seu constante incentivo, de sua amizade e de suas ideias lúcidas e coerentes, tornou possível a realização deste trabalho com as características que ele possui. Aos ecólogos José Luís Campana Camargo, Silvana Amaral, Fábio Bassini e José Eduardo Mantovani; aos biólogos Aldeli Prates Ferreira, Silvana Trevisan, Simone Godói Cera, Ricardo Santos Silva e Natalina Evangelista de Lima (UNESP – Botucatu), pela imensa disposição e contribuição dispensada durante o levantamento etnofarmacológico e a coleta das plantas da região de Humaitá. À Dra. Marlene Freitas da Silva, Instituto Nacional de Pesquisas da Amazônia – INPA, por sua pronta disposição na identificação das espécies vegetais que constam desta obra. À Fundação Nacional do Índio – Funai, por permitir nossa permanência na aldeia dos tenharins. Ao Grupo de Trabalho da UNESP (GTUNESP) e à Fundação Rondon, pelo apoio. Aos soldados Nunes e Fonseca e ao próprio 54º Batalhão de Infantaria da Selva de Humaitá, pelas diversas caminhadas pelas matas da região à procura das espécies de nosso interesse. À srta. Roseli Galhardo Paganini, *in memoriam*, pela sua dedicação, interesse e paciência na datilografia da primeira edição deste livro. À Editora UNESP, pela oportunidade de publicação. A todos aqueles que contribuíram direta ou indiretamente para que nossos objetivos se concretizassem.

Agradecimentos da pesquisa na Mata Atlântica

À diretora e ao vice-diretor do Instituto de Biociências, UNESP – Botucatu, Profa. Dra. Sheilla Zambello de Pinho e Prof. Dr. Carlos Roberto Rubio, pelo constante apoio e estímulo durante toda a realização desta etapa da pesquisa. Aos funcionários da Seção de Transporte do Instituto de Biociências, UNESP – Botucatu, sempre prestativos e colaborando quando de nossa necessidade. Aos biólogos Murillo Queiroz Júnior, Mariana Aparecida Carvalhaes, Oei Sioe Tien, Gabriela Priolli de Oliveira, Sueli Harumi Kakinami e Miriam Helena Bueno Falótico, pela enorme colaboração na realização do levantamento etnofarmacológico e na coleta das espécies vegetais no Vale do Ribeira. À bióloga Renata Mazaro, pela imensa colaboração na atualização da revisão bibliográfica. À Fundação Florestal, pela colaboração em inúmeras atividades de campo e pelo apoio na realização de atividades de Educação Ambiental junto à base de Saibadela – Parque Estadual Intervales. Aos herbários "Irina Delanova Gemtchujnikov" IB, UNESP – Botucatu e "Barbosa Rodrigues" – Itajaí, Santa Catarina, pela imensa colaboração na identificação do material botânico. À Fundação Brasileira de Plantas Medicinais, pela oportunidade de utilização de seu banco de dados na revisão das informações técnicas de todas as espécies vegetais constantes deste trabalho. A todos aqueles que colaboraram nas diversas etapas deste trabalho e para que ele fosse publicado com as características aqui apresentadas.

Agradecimentos especiais à Fapesp (Fundação de Amparo à Pesquisa do Estado de São Paulo), pelo apoio à pesquisa na Mata Atlântica – Vale do Ribeira.

Sumário

Prefácio 17

Prefácio à primeira edição (1989) 23

Sobre a primeira edição do livro (1989) 27

Apresentação do trabalho em 1989 29

Metodologia de pesquisa 31

Organização do livro 35

Parte I
Monocotiledonae medicinais na Amazônia e na Mata Atlântica 39

1 Commelinidae medicinais 41

2 Zingiberidae medicinais 51

3 Liliidae medicinais 64

4 Outras monocotiledôneas medicinais na Mata Atlântica 79

Parte II
Dicotiledonae medicinais na Amazônia e na Mata Atlântica   85

Seção 1
Magnoliidae medicinais na Amazônia e na Mata Atlântica   87

5 Magnoliales medicinais   89

6 Aristolochiales medicinais   113

7 Piperales medicinais   120

8 Ranunculales medicinais   139

Seção 2
Caryophyllidae medicinais na Amazônia e na Mata Atlântica   145

9 Caryophyllales medicinais   147

Seção 3
Dillenidae medicinais na Amazônia e na Mata Atlântica   175

10 Violales medicinais   177

11 Malvales medicinais   200

12 Urticales medicinais   230

13 Euphorbiales medicinais   236

14 Guttiferales medicinais   259

15 Primulales medicinais   262

16 Capparidales medicinais   265

Seção 4
Rosidae medicinais na Amazônia e na Mata Atlântica   269

17 Rosales medicinais   271

18 Fabales medicinais   276

Sumário

19 Myrtales medicinais   321

20 Celastrales medicinais   331

21 Polygalales medicinais   337

22 Sapindales medicinais   339

23 Apiales medicinais   364

Seção 5
Asteridae medicinais na Amazônia e na Mata Atlântica   373

24 Gentianales medicinais   375

25 Solanales medicinais   393

26 Lamiales medicinais   406

27 Scrophulariales medicinais   449

28 Asterales medicinais   463

29 Rubiales medicinais   492

30 Dipsacales medicinais   496

Posfácio   501

Glossário de termos botânicos, químicos e médicos   505

Referências bibliográficas   523

Índice de nomes científicos   601

Prefácio

Acreditamos que é desnecessário afirmar a importância e a necessidade da conservação dos ecossistemas florestais brasileiros, especialmente a Floresta Amazônica e a Floresta Tropical Atlântica. Nos últimos anos, esse tema tomou conta do planeta e muito se fala, se propõe e se discute sobre o assunto, mas pouco se faz. Enumerando apenas alguns problemas decorrentes da devastação de ecossistemas como esses – perda da fauna e da flora, incluindo a perda de conhecimentos sobre essas espécies e de seus potenciais produtos, empobrecimento do solo, alterações climáticas, comprometimento do abastecimento de água, entre outros –, podemos verificar a necessidade de estratégias que permitam a manutenção dessas florestas. Apesar de tudo que se conhece sobre o assunto, é patente também que não há nenhuma estratégia de manejo global desses ecossistemas e a sua consequente conservação. Inúmeras discussões e propostas são realizadas, mas nenhuma satisfaz de forma completa as necessidades, pois, ou significam estratégias proibitivas, que em sua maioria não resolvem o assunto, ou representam paliativos de curto prazo de funcionamento. Acreditamos que, provavelmente, a falta de propostas decorre de um dos dois, ou melhor, da soma de dois fatores:

- os escassos conhecimentos científicos sobre a complexidade de relações existentes entre os diversos componentes desses ecossistemas e, consequentemente, de sua fragilidade diante da ação devastadora do homem, fator que limita a elaboração de estratégias eficazes de conservação;

- o descaso por parte daqueles que propõem e executam as políticas de conservação ambiental local, regional, nacional e internacional para com os elementos humanos que habitam esses ecossistemas ou seu entorno, os quais são atores-chave na elaboração de estratégias de conservação.

Nesse aspecto, devemos salientar que qualquer proposta ou estudo que contribua com o conhecimento desses ecossistemas é valiosa, uma vez que permitirá avanços na detecção de alternativas de conservação. Consideramos, entretanto, que enquanto não se contemplar nas estratégias de conservação a melhoria da qualidade de vida do habitante da floresta pouco se poderá alcançar.

Sabemos que o homem sempre buscou na natureza recursos para sua sobrevivência. Essa relação, atualmente, não se dá apenas visando à sobrevivência, mas inclui ainda interesses econômicos. Essa forma de relação tornou-se mais perigosa, especialmente considerando-se o crescimento da população e a necessidade de mais e mais produtos a cada dia que passa. Por sua vez, os moradores da floresta – quer sejam grupos definidos, como as diversas aldeias e tribos da Amazônia ou os quilombolas do Vale do Ribeira, quer sejam comunidades tradicionais, como os ribeirinhas da Amazônia, os pescadores do Vale do Ribeira, as pequenas vilas nas áreas rurais de ambas as regiões – vivem diretamente dos produtos que essa floresta lhes oferece para sobrevivência ou para comercialização do excedente. São eles que conhecem a floresta, seus produtos e suas relações. São eles que vivem em contato direto com todos os elementos desse ecossistema. São eles que podem, portanto, contribuir imensamente com a elaboração de estratégias de conservação, pois além do conhecimento que possuem também atuam como verdadeiros fiscais de controle da ação antrópica. Dessa forma, alternativas que mantenham esses habitantes na floresta com a qualidade de vida merecida irão, sem dúvida alguma, permitir grandes avanços na conservação.

É nesse sentido que o manejo de vários produtos florestais de forma sustentável surge como uma excelente proposta e que as plantas medicinais, como mais um produto para comercialização, integram esse novo momento de ação sobre os ecossistemas. Para tal, novos estudos precisam ser feitos e as pesquisas interdisciplinares, priorizadas. Nesse sentido, a contribuição deste livro é um começo, pois ele fornece dados importantes sobre um grande número de espécies vegetais que podem ser estudadas como medicamento e, consequentemente, reunir valor econômico maior que aquele atualmente praticado na relação das indústrias e laboratórios farmacêuticos com os grupos e as comunidades tradicionais. Dessa forma, melhores condições de vida podem ser oferecidas para esses habitantes que conhecem a floresta e dela vivem diariamente. Não custa lembrar e salientar, entretanto, que é justamente o conhecimento popular decorrente de dezenas, centenas ou mesmo milhares de anos de relação desses habitantes da floresta com o ecossistema florestal, que a ciência usou e ainda usa como fonte de informações para obtenção de novos medicamentos. Passou da hora de a ciência e a política, como instituições determinantes para o avanço, legitimarem o valor do conhecimento dessas comunidades e desses grupos e incluí-los no processo de conservação, e também no de desenvolvimento, pagando o preço de um trabalho mais social, mais abrangente, menos globalizado e mais coerente com as necessidades e aspirações daqueles que fazem o patrimônio cultural do país e que conhecem o funcionamento de seus ecossistemas melhor que qualquer área específica do conhecimento científico.

Foi a partir de pesquisas que realizamos, considerando os aspectos aqui referidos, que a ideia de *Plantas medicinais na Amazônia e na Mata Atlântica* foi tomando forma lentamente, sobretudo depois que a Fundação Editora UNESP propôs, em janeiro de 1999, a realização de uma segunda edição atualizada do livro *Plantas medicinais na Amazônia*, publicado originalmente em 1989, abrindo uma porta importante para a publicação deste material. Nessa proposta inicial a ideia era atualizar a revisão bibliográfica das 59 espécies medicinais que constavam daquele livro, já que dez anos haviam se passado, e incorporar na nova edição outras 41 espécies medicinais usadas na Amazônia e que haviam sido catalogadas em nossa pesquisa após a primeira edição. Começamos o trabalho, que pensávamos menor que aquele que originou o primeiro livro. No entanto, o número de informações disponibilizadas tornou a proposta mais árdua e difícil do que imaginávamos. Verificamos que a atualização dos dados e a ampliação do livro representava, na verdade, fazer um novo livro e juntar os dados com os da primeira edição. A equipe já não era a mesma, cada qual havia tomado seu caminho; então começamos a ampliar o leque de colaboradores no trabalho de revisão bibliográfica das espécies vegetais identificadas e introduzir novos elementos à proposta original, incluindo fotos de algumas espécies, além dos desenhos apresentados inicialmente, buscando nas mais variadas fontes dados que pudessem ser adicionados para cada uma das espécies a serem inseridas numa segunda edição do livro. Nessa nova etapa, além da pesquisa nos tradicionais índices de revisão (Biological Abstracts, Index Medicus, Chemical Abstracts), já disponibilizados em disquetes e com fácil acesso pelos computadores, buscamos informações em diversos endereços, páginas e *links* que tratam do assunto e que estão com livre acesso na Internet, assim como no banco de dados da Fundação Brasileira de Plantas Medicinais (FBPM), que prontamente os disponibilizou para esta publicação. A quantidade de informações obtidas foi gigantesca e iniciamos um trabalho cansativo e detalhado de seleção dos dados que considerávamos mais importantes para constar do novo material.

Foi nessa fase do trabalho que surgiu a ideia de incorporarmos à pesquisa algumas das plantas medicinais, pelo menos as mais citadas, catalogadas em uma pesquisa etnofarmacológica realizada na região do Vale do Ribeira, Estado de São Paulo, especialmente com comunidades tradicionais que habitam o interior ou no entorno da Mata Atlântica, outro importante e singular ecossistema brasileiro. A ideia de agrupar dados de pesquisas etnofarmacológicas com grupos étnicos distintos que habitam diferentes ecossistemas florestais ou em suas proximidades foi se concretizando como uma proposta de grande valor, à medida que, por um lado, permitiria comparar os usos que grupos humanos distintos poderiam fazer de uma mesma espécie medicinal e, por outro, colocar lado a lado os dados de espécies vegetais específicas de cada ecossistema e usadas como medicamento pelos diferentes grupos estudados. Por si só, a nova ideia não tinha mais como retornar, mas verificamos lentamente que a proposta era bem mais valiosa, pois não existiam ainda dados pormenorizados (etnofarmacológicos, químicos, farmacológicos, toxicológicos e botânicos) de espécies vegetais desse importante ecossistema que é a Floresta Tropical Atlântica. A oportunidade de produzir uma publicação de plantas medicinais usadas na Amazônia e na Mata Atlântica, adicionando-se a essas plantas dados técnicos e científicos que permitissem avanços reais na pesquisa de plantas medicinais e na pesquisa de novas estratégias de conservação desses ecossistemas, tornou-se o objetivo principal da nova equipe. No entanto, foi a possibilidade de disponibilizar para as comunidades tradicionais de ambas as regiões – não em artigos científicos e técnicos, mas com um livro, mais acessível que os artigos – todos os dados e informações possíveis e mais importantes sobre as espécies vegetais mais utilizadas que orientou todo o nosso esforço em publicar este material na forma em que ele se apresenta.

Com essa nova concepção, *Plantas medicinais na Amazônia e na Mata Atlântica* não é uma segunda edição de *Plantas medicinais na Amazônia*, mas um novo trabalho, que incorpora todos os dados publicados no primeiro livro e que introduz uma nova forma de apresentação dos dados de espécies medicinais catalogadas por pesquisas etnofarmacológicas criteriosas, realizadas na região amazônica e na região da Mata Atlântica do Estado de São Paulo, que serão úteis, sem dúvida, tanto para os pesquisadores da área como para a comunidade em geral, especialmente os habitantes das duas regiões onde foram realizados os estudos.

Devemos ressaltar aqui a enorme evolução que o tema "plantas medicinais" teve no Brasil nos últimos anos. Quando *Plantas medicinais na Amazônia* foi publicado, raros eram os trabalhos e as publicações que estavam disponíveis. No entanto, durante todo esse período, excelentes publicações foram sendo disponibilizadas, não apenas catalogando espécies medicinais, mas também discutindo e introduzindo novas abordagens para que a pesquisa com plantas medicinais pudesse escolher rumos e caminhos que apontassem para a solução dos principais problemas de saúde do país. Mas mesmo considerando-se os enormes avanços nessa área, dados etnofarmacológicos continuam sendo a principal base para a escolha de plantas medicinais para estudos voltados para a obtenção de novos medicamentos, especialmente quando esses dados se referem a espécies nativas de ecossistemas florestais pouco conhecidos em sua complexidade, como é o caso da Amazônia e, especificamente, da Mata Atlântica.

Relembramos que já em 1989 destacamos a importância de que o tema "plantas medicinais" tivesse uma abordagem ecológica e ambiental e que os dados das comunidades tradicionais e dos diferentes grupos étnicos sobre as plantas medicinais não fossem apenas um rol de informações para a seleção de plantas medicinais pelos pesquisadores da área. A conservação dos ecossistemas tropicais, especialmente os mais ameaçados, como é o caso da Amazônia e da Mata Atlântica, sempre foi uma preocupação constante, mas as plantas medicinais, hoje, passaram a representar uma nova alternativa para a conservação dos ecossistemas, visto que as espécies vegetais de valor medicinal passam a ser mais um recurso florestal passível de exploração e de comercialização que, realizadas de forma racional e sustentável, permitem a redução da ação antrópica sobre outros produtos florestais, reduzindo assim os sérios problemas ambientais pelos quais esses ecossistemas passam.

Aliar o conhecimento popular com o conhecimento científico – somando-se a isso a busca de novos medicamentos, farmacoterápicos e especialmente fitoterápicos, assim como a obtenção de renda adicional para as famílias que habitam os ecossistemas florestais ou seu entorno com a exploração sustentável desses recursos e sua consequente conservação – não pode ser apenas a retórica, mas a base das pesquisas na área de plantas medicinais. Nesse sentido, acreditamos que este trabalho é uma importante contribuição, apesar de preliminar e pequena, para que espécies nativas sejam priorizadas nos estudos de plantas medicinais pelos pesquisadores no Brasil; para que parte do patrimônio cultural de diferentes grupos étnicos brasileiros seja registrada e não seja perdida; para sugerir que as pesquisas com plantas medicinais sejam pensadas também pelo seu caráter social e econômico, respeitando-se os interesses das comunidades tradicionais; e para estimular e incentivar que tais pesquisas sejam realizadas efetivamente com o caráter inter e multidisciplinar amplamente apregoado e estimulado em inúmeras publicações, mas pouco realizado na prática.

Finalmente, devemos fazer constar que este trabalho é resultado de uma pesquisa etnofarmacológica realizada com diferentes comunidades e grupos humanos do Brasil, não sendo apenas uma compilação de dados da literatura. Trata-se de uma pesquisa iniciada em 1987 e que continua em comunidades tradicionais da Mata Atlântica, envolvendo uma enorme equipe de pesquisadores de distintos órgãos governamentais (estaduais, municipais e federais) e não governamentais, cujo objetivo principal está na melhoria da qualidade de vida de comunidades que habitam os ecossistemas florestais por meio do uso correto e adequado de espécies nativas de valor medicinal, quer sejam como medicamentos eficazes e seguros para uso local quer como recursos econômicos explorados de forma sustentável.

Luiz Claudio Di Stasi

Prefácio à primeira edição (1989)

O trabalho aqui apresentado teve como objetivo alcançar as seguintes finalidades.

Em primeiro lugar, realizar um estudo etnofarmacológico regional, visando ao resgate e à preservação da cultura popular de grupos étnicos definidos, referente ao uso das plantas com fins terapêuticos; evitando-se, desse modo, que esse conhecimento seja perdido, o que, a nosso modo de ver, significaria um grande prejuízo para a cultura e para a ciência do país.

Em segundo lugar, pretendeu-se, mediante a realização de um inventário de plantas medicinais, obter informações que viessem subsidiar pesquisas nas diversas áreas que envolvem o estudo de plantas medicinais, principalmente no que se refere a facilitar a seleção de espécies vegetais potencialmente ativas e que são utilizadas amplamente pela população de determinada região.

Em terceiro lugar, o trabalho teve caráter de extensão universitária baseado na preocupação de devolver para a população envolvida no objeto de estudo os resultados das pesquisas realizadas com as espécies da região que pudessem fornecer esclarecimentos adicionais, principalmente no aspecto de alertar a população acerca dos problemas oriundos do uso indiscriminado de plantas medicinais e das plantas com efeitos tóxicos comprovados. Tal proposta que se concretiza parcialmente com este trabalho é de grande valor, pois permite que a população se utilize dos recursos terapêuticos de origem natural, tendo conhecimentos adicionais sobre essas plantas. Em nenhum momento este trabalho quer se prestar como um receituário de plantas medicinais (tal uso seria um engano desastroso), mas funcionar como um instrumento de esclarecimento e alerta ao leigo usuário das plantas.

Em quarto lugar, pretendeu-se, com as atividades deste trabalho, oferecer oportunidade a alunos de Ciências Biológicas e cursos afins de atuarem e manterem contato com uma área de pesquisa fascinante e de grande importância para um país com as características sociais que o Brasil possui. Nesse contexto, ficamos plenamente satisfeitos com o interesse do grande número de alunos que participaram do trabalho, muitos deles atualmente se direcionando profissionalmente para a pesquisa com plantas medicinais.

Finalmente, objetivou-se redigir este trabalho com o intuito de fornecer informações sobre plantas medicinais de forma que fosse acessível à população leiga e de interesse para os mais variados profissionais que trabalham na área (botânicos, químicos, farmacologistas etc.).

Por outro lado, é importante colocarmos aqui que o presente trabalho é parte integrante de um amplo projeto de pesquisa e extensão universitária, realizado no município de Humaitá, juntamente com o Prof. Osvaldo Aulino da Silva, do Departamento de Botânica da UNESP, Campus de Rio Claro (SP), e que visa, além dos objetivos aqui expostos, a estudar aspectos botânicos das plantas da região e executar atividades de Educação Ambiental. Tal proposta decorre de uma filosofia de trabalho que contém uma preocupação em contribuir, com os conhecimentos adquiridos, com a promoção de melhores condições de vida para a população, principalmente no que está relacionado às questões de saúde e preservação do patrimônio cultural e natural de uma região rica do nosso país. Fugimos assim da postura clássica de exploração dos conhecimentos tradicionais da população e dos recursos naturais da região com fins estritamente de pesquisa, para executar atividades mais coerentes com nossa realidade. Nesse contexto, consideramos que a ciência, como qualquer outra atividade humana, deve ter um componente social em seu escopo, preocupando-se não só com a busca do conhecimento real e verdadeiro, mas também com a descoberta de soluções e novos caminhos que venham ao encontro das aspirações da sociedade brasileira, da qual o próprio pesquisador faz parte.

Uma proposta de trabalho com tais características só é viável quando passa a envolver um grande número de indivíduos, que potencialmente es-

Prefácio à primeira edição (1989)

tejam dispostos a concretizar os objetivos sem medir esforços. O trabalho em equipe baseado em uma proposta concreta e clara torna-se simples e empolgante na medida em que permite um alcance mais rápido dos objetivos e envolve uma grande variedade de ideias, propostas e encaminhamentos que enriquecem imensamente o trabalho. A experiência do trabalho em equipe aqui realizado, independentemente das dificuldades inerentes à própria relação social dos indivíduos, além de engrandecer o trabalho, propiciou um imenso prazer, incomparável com aquele que sentimos ao executarmos um trabalho individual. Acreditamos, e nossa experiência é prova disso, que se superando as dificuldades, qualquer projeto de pesquisa realizado em equipe tende a produzir melhores resultados em menor espaço de tempo, desde que cada participante cumpra suas tarefas e responsabilidades dentro do grupo. O trabalho em equipe na área de pesquisa em plantas medicinais, pela sua característica multidisciplinar, torna-se obrigatório quando se propõe o alcance de objetivos mais amplos como os aqui apresentados. No entanto, consideramos de grande importância colocar que, além de botânicos, farmacologistas, antropólogos e químicos, essa área requer um enfoque novo, que podemos denominar ecológico; visto o grande risco de extinção de várias plantas medicinais e principalmente pelo fato de que os vegetais, como seres vivos, estão sujeitos às influências de fatores bióticos (floração, estágio de desenvolvimento, como exemplos) e abióticos (umidade do ar, tipo do solo, clima, estações do ano e outros), que podem não só determinar a quantidade de produção de compostos secundários das plantas (princípios ativos), como também a qualidade das propriedades terapêuticas de interesse. A inserção dessa abordagem ambiental ou ecológica no estudo das plantas medicinais fornece novos elementos que melhor caracterizam os resultados experimentais realizados com determinada espécie. A literatura nos mostra que essas influências são inegáveis, portanto é urgente a sua consideração; no entanto, antes de se propor um cultivo programado de plantas medicinais, é necessário que se ampliem em número e em qualidade as pesquisas na área.

Ao considerarmos as características culturais de nosso país, principalmente no aspecto do rico conhecimento de plantas medicinais existentes nas diversas regiões, verificamos que é este o momento da realização do maior número possível de estudos etnofarmacológicos, para que o conhecimento tradicional seja devidamente resgatado, preservado e utilizado como subsídio de pesquisas com plantas medicinais. Essa urgência na realização desses trabalhos se baseia no fato de que o conhecimento popular está sendo rapidamente alterado ou até mesmo extinto, principalmente pela influência dos meios de comunicação de massa e pelo aspecto de que a abordagem etnofarmacológica possui a vantagem de permitir a padronização de modelos experimentais específicos que serviriam de instrumento de avaliação de um grande número de espécies vegetais, o que significa um menor custo no desenvolvimento da pesquisa e na obtenção do produto final, o que é de extremo interesse nas condições em que se encontra o país.

Não podemos deixar de fazer constar aqui o grande prazer e até mesmo uma verdadeira paixão que envolveu a realização deste trabalho, desde a fase inicial até a possibilidade de publicá-lo com as características que aqui se apresentam. Foi unânime por parte de toda a equipe que se relatasse a beleza do contato com os grupos étnicos envolvidos, que, além de tornarem possível este trabalho, acrescentaram uma experiência rica, não só de conhecimento das potencialidades da natureza, mas também por demonstrarem uma visão mais pura e bela da vida.

Luiz Claudio Di Stasi

Sobre a primeira edição do livro (1989)

Quando a consciência de uma nação inteira parece despertar para a preservação do santuário ecológico mundial que é a Amazônia; quando se constata, apesar disso, o enorme risco de extinção que correm fauna e flora; quando se sabe que milhares de informações populares sobre o uso de plantas medicinais estão desaparecendo; e, por fim, quando as pessoas parecem querer retomar suas raízes buscando nas plantas a cura de seus males, surge o livro *Plantas medicinais na Amazônia*.

> Oh! imensa é a graça poderosa que reside nas ervas e em suas raras qualidades, porque na terra não existe nada tão vil que não preste à terra algum benefício especial. Dentro do terno cálice da débil flor residem o veneno e o poder medicinal...
> *(Cena III, Ato II de **Romeu e Julieta** – William Shakespeare, 1564-1616)*

A utilização de plantas com fins medicinais era comum na Idade Média, mas os primeiros registros remontam a milênios. Acredita-se que a flora mundial esteja entre 250 mil e 500 mil espécies. O Brasil contribui com 120 mil espécies, a grande maioria na região amazônica, das quais o saber popular selecionou cerca de duas mil como medicinais. Dessas, apenas 10% foram cientificamente investigadas do ponto de vista químico-farmacológico. Observa-se, portanto, uma disparidade entre a quantidade e a diversidade da flora medicinal, de um lado, e a ausência de levantamentos etnofarmacológicos criteriosos, de outro. Quando dizemos criteriosos, chamamos a atenção para levantamentos etnofarmacológicos nos quais constem identificação taxonômica das plantas envolvidas, descrição botânica objetiva da espécie citada e usos, posologia, efeitos observados, enfim, dados que auxiliem o usuário final na busca de conhecimento que tais levantamentos oferecem. Esses requisitos estão plenamente satisfeitos neste livro.

Levantamentos etnofarmacológicos, como este que aqui se apresenta, são raros e induzem-nos a pensar que é possível ou que ainda há tempo de resgatar a memória nacional na utilização de plantas medicinais. Sua importância é tanto maior por tratar-se da região amazônica.

Por último, vale salientar que este trabalho representa um pequeno passo diante do extenso caminho que se tem a percorrer na recuperação de todas as informações relativas às plantas medicinais. Mas o passo foi dado, a distância vencida, e isso é o que importa.

Profa. Dra. Alba Regina Monteiro Souza Brito
(UNICAMP – Campinas)

Apresentação do trabalho em 1989

A Amazônia constitui um dos mais completos ecossistemas da Terra, que, apesar da pobreza dos solos, atingiu um equilíbrio graças à interação de fatores como umidade, alta precipitação e reciclagem de seu próprio material orgânico. Dada a fragilidade desse equilíbrio, qualquer atividade descontrolada pode acarretar processos irreversíveis de destruição da floresta.

Não é difícil justificar a necessidade de manejo dessa vegetação. Basta lembrar que as florestas têm papel importante na regulação do ciclo hidrológico e que, no caso da Amazônia, esta contribui com cerca de 50% de vapor d'água para a formação de chuvas, provenientes da evapotranspiração.

Atualmente, a situação em relação às áreas perturbadas é deveras preocupante, apesar da exploração madeireira ainda representar pequena fração dos seus cinco milhões de quilômetros quadrados. No entanto, conforme aponta Philip M. Fearnside, a taxa de desmatamento é o que realmente preocupa, por se tratar de uma importante fonte de perturbação. De fato, a ação predatória do homem na Floresta Amazônica vem ocorrendo numa velocidade espantosa, que chama a atenção de cientistas de várias partes do mundo.

A exploração madeireira, que outrora era restrita às margens dos rios navegáveis, atualmente assume proporções alarmantes graças ao desenvolvimento de vias rudimentares e com estas o avanço da colonização, que para sua subsistência demanda áreas de cultivo e criação de gado.

O setor industrial tem também colaborado com o desmatamento na medida em que depende de matéria-prima florestal para manter o seu nível de industrialização.

De qualquer maneira, por trás do uso inadvertido da área estão interesses industriais e políticos que concorrem para o desaparecimento da flora, riquíssima em espécies, das quais poucas foram estudadas, e, levando-se em conta a preocupante taxa de predação feita pelo homem, muitas provavelmente sucumbirão antes mesmo de qualquer conhecimento de seu potencial.

A importância da Amazônia não se restringe apenas às espécies animais e vegetais, mas diz respeito também à riqueza do conhecimento popular acerca do uso terapêutico de plantas, que se origina tanto da necessidade de uma terapêutica alternativa pelo baixo poder aquisitivo e pelo difícil acesso à assistência médica como da grande influência cultural dos arborícolas da região.

Somada a isso, a carência de estudos sobre a vegetação brasileira e orientação popular, visando à preservação da memória histórica dos usos e costumes, acarreta duas situações que, do ponto de vista social, ecológico e histórico, julgamos altamente preocupantes: por um lado, as falhas no fluxo informativo e consequente perda do conhecimento sobre a terapêutica empregada pelos diferentes grupos étnicos e, por outro, o uso indiscriminado de material vegetal na cura de doenças, em vista do desconhecimento das consequências reais que disso possam advir.

Sinto-me, portanto, honrado em apresentar esta obra, fruto de um trabalho sério de pesquisa, tendo à frente toda a dedicação e coordenação do Prof. Luiz Claudio Di Stasi. *Plantas medicinais na Amazônia*, pelos cuidados com a parte gráfica e as ilustrações, sua redação simples e facilidade de acesso para consulta, coloca às mãos dos leitores, desde o leigo ao mais especializado, informações importantes sobre as 59 espécies mais utilizadas pelos grupos étnicos estudados para fins terapêuticos.

Trata-se de uma obra de capital importância no assunto e que se sobrepõe aos frequentes receituários para se dedicar ao resgate do patrimônio etnofarmacológico e às valiosas informações técnicas que certamente servirão de apoio a novas pesquisas no campo das ciências naturais.

Prof. Dr. Osvaldo Aulino da Silva
(UNESP – Rio Claro)

Metodologia de pesquisa

Apresentamos, resumidamente, a sequência de estudos realizados para melhor compreensão das atividades de campo realizadas desde 1987, pois não consideramos ser este o espaço para pormenorizar todos os métodos utilizados.

Local da pesquisa

A pesquisa foi realizada em duas regiões e em várias localidades de cada uma delas:

Amazônia
- Município de Humaitá, sul do Estado do Amazonas;
- Comunidades ribeirinhas do Rio Madeira e seus afluentes, no Amazonas;
- Aldeia dos Tenharins, localizada a 120 quilômetros do município de Humaitá, pela Rodovia Transamazônica em direção ao Norte.

Mata Atlântica
- Comunidades rurais e urbanas dos municípios de Eldorado, Jacupiranga e Sete Barras, Vale do Ribeira, no Estado de São Paulo.

Entrevistas

Entrevistas semiestruturadas foram realizadas em ambas as regiões, conforme descrito a seguir:

Amazônia
- Noventa entrevistas com habitantes de Humaitá – Amazonas (realizadas em todos os domicílios onde foram encontrados habitantes e que consentiram em participar do trabalho);
- Vinte entrevistas com habitantes de comunidades ribeirinhas do Rio Madeira e seus afluentes, Amazonas, cujo acesso era feito por meio de barcos cedidos por lideranças locais (realizadas em todos os domicílios onde foram encontrados habitantes e que consentiram em participar deste projeto);
- Duas entrevistadas (tuxaua "Kuarrã", Chefe da Aldeia dos Tenharins e sua esposa foram entrevistados várias vezes por diferentes membros da equipe e por meio de quatro viagens para a aldeia).

Mata Atlântica
- Cem entrevistas com habitantes urbanos dos municípios de Eldorado e Jacupiranga (realizadas em todos os domicílios onde foram encontrados habitantes e que consentiram em participar da entrevista);
- Setenta entrevistas com habitantes rurais de Eldorado (18), Jacupiranga (21) e Sete Barras (31) (realizadas em todos os domicílios onde foram encontrados habitantes e que consentiram em participar da entrevista);
- Noventa questionários aplicados a professores voluntários da rede oficial de ensino (escolas rurais e urbanas) e para líderes comunitários voluntários do município de Sete Barras.

Coleta de material e identificação taxonômica

As espécies referidas nas entrevistas foram sempre coletadas pela indicação do entrevistado e na sua presença, evitando-se, assim, a coleta errada do material. No caso de material em fase de floração, exsicatas foram preparadas e enviadas para identificação. Para materiais fora da fase de floração, novas visitas foram realizadas aos entrevistados até sua obtenção. Em alguns casos o material vegetal florido não foi coletado.

Para as espécies da Amazônia, as exsicatas foram enviadas ao Herbário do Instituto Nacional de Pesquisas da Amazônia (INPA), ao Herbário "Irina Delanova Gemtchujnikov", Departamento de Botânica do Instituto de

Biociências da UNESP – Botucatu, e ao Herbário do Instituto de Biociências da UNESP – Rio Claro, para sua identificação.

Para as espécies coletadas na Mata Atlântica, as exsicatas foram enviadas aos Herbário "Irina Delanova Gemtchujnikov", Departamento de Botânica do Instituto de Biociências da UNESP – Botucatu e ao Herbário "Barbosa Rodrigues", Itajaí – Santa Catarina.

Revisão bibliográfica

Uma vez identificadas as espécies, foram realizadas pesquisas bibliográficas nos seguintes índices:

- Biological Abstracts;
- Chemical Abstracts;
- Index Medicus (Med-line);
- Banco de dados da Fundação Brasileira de Plantas Medicinais (FBPM);
- Sites da Internet.

Depois da compilação dos dados foram selecionados aqueles de interesse para as características do trabalho aqui apresentado, priorizando-se os relatos de farmacologia que confirmassem ou não o uso tradicional das espécies vegetais; os dados químicos e os de toxicidade que orientassem o uso das espécies. Outras informações (agronômicas, ecológicas e botânicas) foram sendo adicionadas conforme a organização de cada um dos capítulos.

Organização do livro

Para permitir que os dados das diferentes espécies medicinais referidas pelos habitantes de ambos os ecossistemas florestais pudessem ser avaliados comparativamente, as espécies não poderiam mais ser apresentadas por ordem alfabética de nomes populares, como havia sido feito na primeira edição deste livro. Uma nova forma de apresentação das espécies teve que ser analisada e, com o tempo, verificou-se que agrupar as espécies de forma sistemática considerando os grupos taxonômicos seria a melhor estratégia. Optou-se por apresentar as espécies dentro de suas famílias, mas considerando especialmente a Ordem Botânica à qual pertenciam. Isso tornaria fácil analisar a importância de cada família vegetal como fonte de espécies medicinais para estudos, assim como enriqueceria os dados disponibilizados no livro, incluindo-se assim pequenas introduções e informações sobre cada uma das ordens e das famílias botânicas incluídas neste trabalho.

Utilizou-se o sistema de classificação botânica adotado por Cronquist (1981) e modificado por Kubitzki em seu sistema de arranjo das plantas vasculares adotado por Mabberley (1997). Incluem-se no livro apenas espécies de Angiospermae.

Os capítulos se distribuem em duas partes:

- Parte I – incluindo as monocotiledôneas medicinais;

- Parte II – incluindo as dicotiledôneas medicinais, as quais se subdividem em cinco seções:
  - Seção 1: Medicinais da subclasse Magnoliidae
  - Seção 2: Medicinais da subclasse Caryophyllidae
  - Seção 3: Medicinais da subclasse Dillenidae
  - Seção 4: Medicinais da subclasse Rosidae
  - Seção 5: Medicinais da subclasse Asteridae

Cada uma das partes inclui diversos capítulos montados a partir da ordem botânica das espécies vegetais referidas. Das Dicotyledonae não foram referidas espécies das famílias, respectivas ordens e respectiva subclasse Hamamelidae, pois não foram citadas espécies vegetais desta subclasse em nenhuma entrevista. Também não é referida nenhuma espécie de Pteridophyta e Gymnospermae.

Para cada capítulo, tem-se a seguinte estrutura-padrão:

- Introdução sobre a ordem botânica, especialmente apontando-se o valor da ordem como fonte de espécies medicinais;
- Introdução sobre a família botânica ou, em vários casos, das diversas famílias incluídas em uma determinada ordem;
- Monografias de espécies medicinais na Amazônia e na Mata Atlântica, incluindo:
  - nomes populares da espécie na região de estudo ou de acordo com outras referências bibliográficas pesquisadas;
  - dados botânicos e outras informações (quando for o caso), que compreendem uma descrição botânica, dados ecológicos e distribuição, significado do nome do gênero e dados sobre o gênero;
  - dados da medicina tradicional que incluem os dados decorrentes das entrevistas realizadas pelos pesquisadores do projeto, às quais foram adicionadas (quando existiam) outras referências de dados de uso popular;
- Dados químicos, incluindo-se os principais grupos e classes químicas já descritos na literatura científica para cada um dos gêneros ou espécie referida no texto. Para várias espécies e gêneros não há estudos na literatura e esse tópico não existe;

- Dados farmacológicos, incluindo as principais referências sobre as atividades farmacológicas já descritas para uma espécie ou gênero. Para várias espécies e gêneros não há estudos na literatura e esse tópico não existe;
- Dados toxicológicos, apontando os principais efeitos tóxicos ou adversos de cada uma das plantas ou gênero. Para várias espécies e gêneros não há estudos na literatura e esse tópico não existe;
- Em alguns capítulos todos esses dados estão agrupados em um único tópico;
- Ilustrações: para algumas das espécies são apresentadas ilustrações, de vários tipos:
  - desenhos escaneados: incluem ilustrações realizadas por L. C. Di Stasi a partir da exsicata do material coletado ou a partir de outras ilustrações indicadas nas legendas. Essas ilustrações constavam do livro *Plantas medicinais na Amazônia* e foram escaneadas, formatadas e montadas para inclusão no livro;
  - fotos escaneadas: incluem fotos de várias origens (todas com a autoria) cedidas para esta publicação e que também foram escaneadas, formatadas e montadas para inclusão no livro;
  - escaneratas: técnica desenvolvida no Laboratório de Fitofármacos (*LaFiT-Botu*) do Departamento de Farmacologia, Instituto de Biociências de Botucatu, UNESP, para o armazenamento de imagens de exsicatas depositadas nos herbários. O material após coleta ou por empréstimo dos herbários foi escaneado, formatado e montado para a inclusão neste livro.
  - Todas essas imagens fazem parte do Banco de imagens – *LaFiT-Botu* organizado com apoio da Fapesp.

No final do livro, além de uma extensa bibliografia atualizada, encontram-se um glossário de termos botânicos, químicos e médicos usados no livro e um índice de nomes científicos que ajudam na compreensão dos diferentes tópicos abordados em cada um dos capítulos.

Parte I
Monocotiledonae medicinais na Amazônia e na Mata Atlântica

1
Commelinidae medicinais

C. A. Hiruma-Lima
E. M. Guimarães
C. M. Santos
L. C. Di Stasi

Introdução

A subclasse Commelinidae de espécies vegetais inclui sete ordens, algumas com importantes famílias botânicas e diversas espécies vegetais de valor medicinal e econômico. A ordem Commelinales inclui as famílias Rapateaceae, Xyridaceae, Mayacaceae e Commelinaceae, das quais devemos destacar apenas algumas espécies do gênero *Tradescantia* (Commelinaceae), pelo seu grande valor ornamental. Na ordem Eriocaulales estão incluídas apenas as espécies da família Eriocaulaceae, destacando-se o gênero *Paepalanthus* com centenas de espécies popularmente denominadas sempre-vivas e amplamente usadas como ornamentais. Outras ordens botânicas como Juncales, Typhales, Restionales e Hydatellales são pouco importantes nos ecossistemas brasileiros. A ordem Cyperales inclui as famílias Cyperaceae e Graminae (Poaceae), e dessa segunda é que se destacam várias espécies de valor medicinal e econômico, algumas delas descritas neste capítulo.

A família Poaceae, também denominada Gramineae, inclui cerca de 668 gêneros e aproximadamente 9.500 espécies distribuídas universalmente e com grande importância econômica. A família é dividida em quarenta tribos, que estão distribuídas em seis subfamílias botânicas:

- Bambusoideae, que inclui alguns importantes gêneros, como o *Bambusa* e suas 120 espécies popularmente denominadas bambus, reunindo inúmeras utilidades, e o gênero *Oryza*, cujo representante principal é o arroz, um dos mais importantes alimentos da população brasileira;

- Pooideae, que inclui os gêneros *Secale* e *Avena*, do famoso centeio e da aveia, respectivamente;

- Centothecoideae, Arundinoideae e Chloridoideae, que incluem vários gêneros, mas sem importância medicinal, excetuando-se as espécies do gênero *Eleusine*;

- Panicoideae, subfamília que, do ponto de vista de espécies medicinais, é a mais importante, visto que inclui inúmeras espécies dos gêneros *Andropogon, Cymbopogon, Paspalum, Saccharum* e outros. Nessa subfamília também encontramos importantes espécies e gêneros de valor econômico e alimentar, como *Sorghum* do sorgo, *Zea*, principalmente *Zea mays* (milho), e a cana-de-açúcar (*Saccharum officinale*).

Essa família botânica inclui plantas herbáceas com raízes fibrosas e rara ocorrência de arbustos ou árvores. As espécies de Poaceae contêm uma grande variedade de constituintes químicos, e uma grande proporção desses produtos é utilizada na indústria de gêneros alimentícios, amido, açúcar e óleos essenciais. Os outros constituintes incluem alcaloides, saponinas, substâncias cianogênicas, ácidos fenólicos, flavonoides e terpenoides (Evans, 1996).

O principal valor econômico das espécies dessa família é o fornecimento de grãos, forragem, gêneros alimentícios como bebidas, açúcar e trigo. Várias espécies possuem importância terapêutica, e na Amazônia identificou-se o uso popular de quatro espécies distintas dessa família: *Andropogon leucostachys, Andropogon nardus, Cymbopogon citratus* e *Saccharum officinarum*. Dessas quatro espécies devemos destacar a *Saccharum officinarum* e a *Cymbopogon citratus*, também referidas como medicinais na região da Mata Atlântica e cujos dados passamos a apresentar.

Espécies medicinais

Andropogon leucostachys H.B.K.

Nomes populares

Na região amazônica a espécie é chamada de Rabo-de-cavalo. Na Mata Atlântica não foi referida como medicinal. Em outras regiões do país, a planta também é conhecida como Capim-membeca.

Dados botânicos

A espécie é uma erva que atinge até 80 cm de altura com rizomas bastante oblíquos; os colmos são finos, glabros e curvados, possuindo um grande número de ramos, os quais, por sua vez, também são ramificados e terminam em uma panícula de espigas digitadas; bainhas foliares cobrem a base dos ramos e das lâminas foliares com 10 a 20 cm de comprimento e aproximadamente 3 cm de largura; espigas digitadas e com uma coroa de pelos compridos; espiguetas sésseis e fruto cariopse.

Dados da medicina tradicional

A decocção das folhas secas é utilizada como antitérmico e analgésico. Não foram encontradas outras referências de uso medicinal dessa espécie.

Andropogon nardus L.

Nomes populares

Na região amazônica a espécie é chamada de Capim-cheiroso e Capim--limão. Não foi referida como medicinal na região da Mata Atlântica. Em outras regiões do país, a espécie também é chamada de Capim-de-cheiro e Citronela.

Dados botânicos

A espécie é uma erva de colmo ereto que atinge até 1,5 m de altura, com folhas invaginadas bastante agudas, podendo atingir até 2 m de comprimento; as inflorescências são panículas lineares compostas de espigas pequenas e escuras. Alguns autores afirmam que essa espécie possui muitas variedades, tais como *flexuosus*, *marginatus* e *validus*, respectivamente sinônimos de *Cymbopogon citratus*, *Cymbopogon marginatus* e *Cymbopogon validus* (Watt & Breyer-Brandwijk, 1962). Corrêa (1984) refere que das folhas se pode obter um óleo essencial denominado óleo de citronela, com grande valor econômico.

Dados da medicina tradicional

Na região amazônica, a decocção das folhas passada sobre a pele serve como repelente para insetos. O uso oral dessa decocção é útil como antitérmico e para o alívio de gases intestinais.

Corrêa (1984) refere que as folhas são febrífugas, sudoríficas e carminativas, ao passo que o óleo possui importante ação para espantar mosquitos, formigas e traças.

Cymbopogon citratus (DC.) Stapf.

Nomes populares

Na região amazônica e na Mata Atlântica a espécie é chamada de Capim-santo, Capim-cheiroso, Capim-cidreira, Vervena, Erva-cidreira, Patchuli-falso, Capim-cidrão, Sidró, Capim-sidró, Capim-marinho, Capim-limão.

Dados botânicos

Erva perene com caule do tipo colmo, com nós e entrenós, formando uma touceira robusta; rizoma semissubterrâneo; folhas alternas, lineares, compridas; eretas, ásperas em ambas as faces, bainha larga e lígula na base do limbo; nervação paralela e nervura central saliente na face dorsal; flores reunidas em inflorescências do tipo espigueta com glumas vermelhas (Figura 1.1).

Dados da medicina tradicional

O chá das folhas é utilizado na região amazônica contra qualquer tipo de dor, problemas estomacais e febre.

Na região da Mata Atlântica, a infusão das folhas é usada internamente como sedativa e contra diarreia, gripes fortes, dores de cabeça e dores musculares, reumatismo e febre. O suco das folhas gelado é consumido como sedativo e como refrigerante. A decocção das raízes é usada contra gripes fortes e reumatismo.

Outras indicações de uso medicinal incluem o uso do chá das folhas, no Ceará, como calmante e antiespasmódico (Matos et al., 1982); no Rio Grande do Sul, como calmante e contra pressão alta e esterilidade (Simões et al., 1986); em Brasília, como diurético, carminativo, calmante e antiespasmódico (Barros, 1982; Matos & Das Graças, 1980); no Mato Grosso, como calmante e antiálgico (Van den Berg, 1980); no Pará, contra gripes, dores de cabeça e disenteria, na forma de banho (Amorozo & Gély, 1988).

Saccharum officinarum L.

Nomes populares

A espécie é chamada em todo o Brasil de Cana-de-açúcar ou, simplesmente, Cana.

Dados botânicos

Planta herbácea de raiz geniculada e em parte fibrosa; colmo arqueado na base, cilíndrico, simples, articulado e um pouco mais grosso nos internós, carnoso e com epiderme lenhosa de cor amarelada, verde ou violácea; folhas amplexicantes, dísticas, planas, lineares, ápice agudo, ásperas, nervura central saliente e bainha espinescente; espiguetas com flores pequenas, hermafroditas; fruto do tipo cariopse ovoide, pequeno (Figura 1.2).

Dados da medicina tradicional

Na região amazônica, o suco do colmo da planta, duas vezes ao dia, é utilizado para aumentar a lactação e para tratar a insônia.

Na região da Mata Atlântica, a infusão das folhas é usada como antidiurético, ao passo que a decocção das raízes é amplamente usada como diurético e contra hipotensão. A decocção dos bulbos é usada contra distúrbio dos rins e para expulsão de parasitas intestinais.

Outras indicações incluem a referência de que a espécie é útil, internamente, contra resfriados e anginas e, externamente, contra úlceras da córnea, rachas dos seios, aftas, envenenamento com arsênico, chumbo e cobre, além de o açúcar servir para o combate à pneumonia, tuberculose, escarlatina, erisipela, cólera, febres, vômitos da gravidez (Corrêa, 1984).

Dados químicos

O óleo essencial de *Cymbopogon citratus* é constituído de mirceno, neral, geranial e outros compostos não identificados (Craveiro et al., 1981). Esse óleo possui grande quantidade de citral (75% a 85%), além de seus isômeros geralúal e neral; vários aldeídos, como citronelal, isovaleraldeído e decilaldeído; cetonas e alcoóis, como o geraniol, nerol, metil-heptenol, farnesol; terpenos e dipenteno (Costa, 1986).

O óleo essencial de *C. citratus* das Filipinas foi obtido de suas folhas, sendo determinados os principais constituintes: citral (69,4%), geraniol, mirceno, a- e b-pineno, laurato de etila, 1,8-cineol, limoneno, felandreno, metil-heptenona, citronelal, linalol, cariofileno, mentol, terpineol e citronelol (Torres & Ragadio, 1996; Ming et al., 1996), neral, ácido nerólico e ácido gerânico (Sargenti & Lancas, 1997). Estudos foram feitos no intuito de avaliar a variação sazonal da composição do óleo (Chagonda & Chalchat, 1997).

citral

mirceno

Dados farmacológicos

O óleo essencial de *Cymbopogon citratus* possui atividade antibacteriana (Cimarga et al., 2002; Onawunmi et al., 1984; Onawunmi & Ogunlana, 1986; Onawunmi, 1988). Foram observadas as atividades de diminuição da atividade motora (Ferreira & Raulino Filho, 1988), aumento do tempo de sono (Ferreira & Fonteles, 1985) e anticonvulsivante (Ferreira & Raulino Filho, 1986 e 1987).

Carlini (1985) realizou um amplo estudo farmacológico, toxicológico e clínico com essa espécie, não observando propriedades de interesse terapêutico. Di Stasi et al. (1985), e Di Stasi (1987), relatam, no entanto, uma potente atividade analgésica detectada pelos métodos de contorções abdominais e imersão da cauda; enquanto Ferreira et al. (1983) referem atividade antiespasmódica. O efeito analgésico foi confirmado por Lorenzetti et al. (1988) e atribuído à presença do mirceno nessa espécie (Sarti et al., 1988).

Com as folhas de *C. citratus* já foram constatadas as atividades: sedativa (Ferreira & Fonteles, 1985), depressora do SNC (Ferreira & Raulino Filho, 1988), anticonvulsivante (Ferreira & Raulino Filho, 1986 e 1987; Pinho et al., 1988), analgésica (Viana et al., 2000; Lorenzetti et al., 1988) anti-microbiana (de Sá et al., 1990), anti-helmíntica (Jourdan, 1989) e antioxidante (Lopes et al., 1998). Tanto a atividade depressora do SNC quanto a atividade analgésica de *C. citratus* foram atribuídas aos constituintes do óleo essencial citral e mirceno (Ferreira et al., 1983 e 1989a).

O citral apresentou atividade citotóxica contra células leucêmicas P388 de camundongos (Dubey et al., 1997) e o extrato de *C. citratus* inibiu a hepatocarcinogênese (Puatanachokchai et al., 2002). Os principais constituintes das folhas de *C. citratus*, mirceno (12,8%), geranial (45,9%) e neral (33,5%) apresentaram atividade antibacteriana e antifúngica (Chalchat et al., 1997). O óleo essencial foi incorporado a cremes antifúngicos tendo bons e significativos resultados (Wannissorn et al., 1996). O extrato metanólico de *C. citratus* foi testado quanto à sua atividade antinematoidal, porém apresentou atividade muito fraca (Mackeen et al., 1997). A atividade antibacteriana de *C. citratus* parece ser afetada pelo conteúdo de citral existente no óleo (Syed et al., 1995).

Em relação a outras espécies do mesmo gênero, o extrato hidroalcoólico das folhas de *C. citriodorus*, também conhecido como Capim-cidrão, apresentou atividade analgésica (Di Stasi et al., 1986a).

Para a espécie *Saccharum officinarum*, Corrêa (1984) relata a presença de inúmeros compostos de interesse industrial. Hikino et al. (1985) relatam que a fração polissacarídica dessa espécie foi capaz de inibir a acumulação de peróxidos lipídicos no soro de ratos, e Di Stasi (1987) demonstrou um discreto efeito analgésico do extrato hidroalcoólico. De *S. officinarum* foram obtidos polissacarídeos pécticos (Saavedra et al., 1988), ligninas e ácidos fenólicos, ácidos p-coumárico, ferúlico e sinápico (He & Terashima, 1990). Do extrato das raízes foi isolado éter glicosídeo aromático denominado vaniloil-1-O-betaglucosídeo acetato (Yadava & Misra, 1989). Foi isolado também o policosanol, um álcool alifático com alto peso molecular, capaz de diminuir os índices de colesterol em voluntários hipercolesterolêmicos. O policosanol também foi capaz de prevenir as lesões espontâneas ateros--cleróticas e na isquemia cerebral em animais. O efeito antioxidante do policosanol foi observado sobre a peroxidação lipídica de membrana do fígado (Fraga et al., 1997; Menendez et al., 1999). Além de hipocolesterolêmico, é antiplaquetário e não apresentou efeito tóxico (Gomez et al., 2000).

Dados toxicológicos

O óleo de *C. citratus* possui ação irritante sobre a pele de animais (Opdyke, 1976) e o hidrolato dessa espécie provocou um quadro de hipocinesia, ataxia, bradipneia, perda de postura, sedação e defecação (Ferreira et al., 1983). Não consideramos importante relatar os estudos químicos e farmacológicos de outras espécies desse gênero, visto o grande número de trabalhos com *C. citratus*.

Parte I – Monocotiledonae medicinaisna Amazônia e na Mata Atlântica

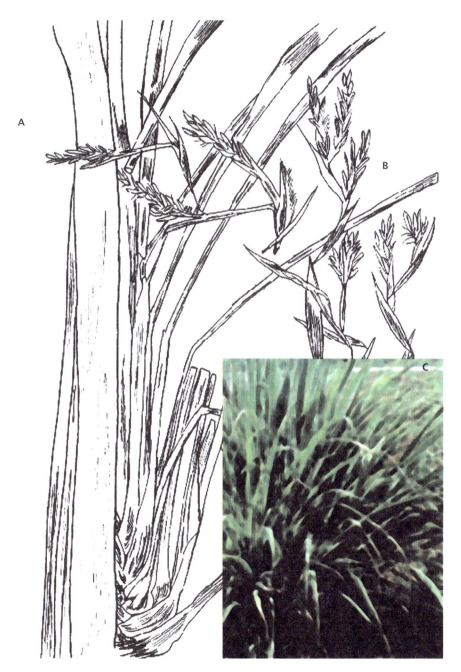

FIGURA 1.1 – *Cymbopogon citratus*: a) base da planta com bainhas; b) inflorescências com os numerosos estames (redesenhado por Di Stasi a partir da Flora Costaricensis); c) vista geral da touceira (Banco de imagens – Lafit-Botu).

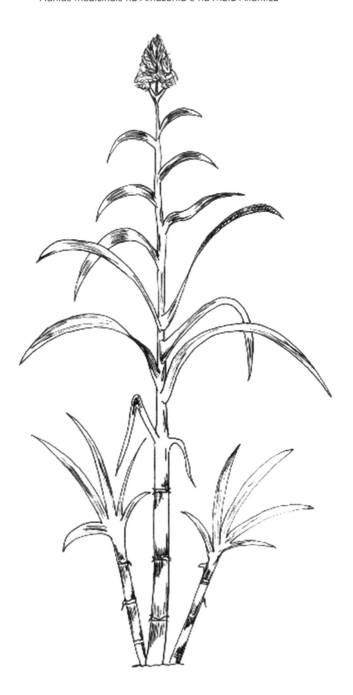

FIGURA 1.2 – *Saccharum officinarum*. Vista geral da planta com a inflorescência (redesenhado por Di Stasi a partir de Corrêa (1984) – Banco de imagens – Lafit-Botu).

2
Zingiberidae medicinais

C. M. Santos
E. M. Guimarães
C. A. Hiruma-Lima
L. C. Di Stasi

A subclasse Zingiberidae inclui duas grandes ordens: Bromeliales e Zingiberales. Na ordem Bromeliales se encontra apenas a família Bromeliaceae, importante fonte de espécies de grande interesse ornamental e econômico e cuja exploração comercial na região da Mata Atlântica representa um grande problema ambiental e uma fonte de recursos para as populações locais. Tal uso não é comum na região amazônica. Na ordem Zingiberales estão incluídas as famílias Musaceae, da qual há vários representantes popularmente denominados Banana, importante produto de comercialização; Zingiberaceae, entre outras o famoso gengibre (*Zingiber officinale*); Lowiaceae, Cannaceae e Marantaceae, todas com pouco valor nos dois ecossistemas em questão. De todas essas famílias, referiremos espécies medicinais apenas da ordem Zingiberales, especificamente das famílias Zingiberaceae e Musaceae. As espécies da família Bromeliaceae, apesar de sua intensa ocorrência e exploração na região da Mata Atlântica, não inclui espécies referidas popularmente como medicinais.

Plantas medicinais da família Zingiberaceae

Introdução

A família Zingiberaceae, descrita por Ivan Ivanovic Martinov, inclui 52 gêneros, nos quais estão distribuídas 1.100 espécies tropicais espontâneas; destas, várias são ervas com rizomas aromáticos e células secretoras com óleos etéricos de amplo uso. Os gêneros estão distribuídos em duas subfamílias:

- Costoideae, na qual se encontram as espécies dos gêneros *Costus*, especialmente as famosas Canas-do-brejo, de amplo uso nas regiões de Mata Atlântica; e
- Zingiberoideae, na qual se localizam os gêneros *Zingiber*, *Alpinia*, *Costus* e *Hedychium*, *Curcuma*, *Renealmia* e *Riedelia*, com várias espécies medicinais, algumas delas aqui descritas.

Além do valor medicinal das espécies dessa família, deve-se destacar o grande valor econômico do gênero *Zingiber* e sua importância para as comunidades que habitam a região da Mata Atlântica, que o utilizam como medicamento e como fonte de recurso financeiro.

Espécies medicinais

Alpinia japonica Miq.

Nomes populares

A espécie é popularmente conhecida na região amazônica como Vendicaá, Vindecaá e Vindicáa.

Dados botânicos

Erva perene com rizoma aromático do qual nasce o caule aéreo, com folhas membranosas, larga bainha na base que envolve o caule; lâminas com 20 a 40 cm de comprimento, ápice agudo e base arredondada; flores em grupos com bráceas vistosas, hermafroditas e zigomorfas; perianto distinto em cálice (claviforme, tridenteado e pubescente) e corola não vistosa; androceu com um estame fértil e em geral quatro estaminódios petaloides; gineceu com ovário ínfero, trilocular e muitos óvulos (Figura 2.1). O gênero *Alpinia* descrito por William Roxburg possui aproximadamente duzentas espécies, distribuídas especialmente na Ásia e nos países do Pacífico, mas com algumas espécies em regiões tropicais.

Dados da medicina tradicional

Na Amazônia, o banho preparado com folhas e flores é considerado útil como antisséptico externo e contra corrimento vaginal.

Outras indicações envolvem o uso interno da infusão das folhas, contra sarampo, enquanto o macerado das folhas em água é usado como amaciante de roupas. O banho morno preparado com as folhas é utilizado em "frialdade nas pernas" (Amorozo & Gély, 1988).

Costus spiralis Rosc.

Nomes populares

Na região do Vale do Ribeira e nas comunidades tradicionais da Mata Atlântica a espécie é conhecida como Cana-do-brejo.

Dados botânicos

Erva de rizoma ramificado e carnoso, entouceirada, podendo chegar a até 1,5 m de altura; hastes longas e folhas espiraladas em relação ao ramo, espessas, elípticas, podendo chegar a até 35 cm de comprimento; contém inflorescências terminais, vistosas, densas com flores brancas ou róseas; fruto capsular. O gênero *Costus*, descrito por Carl Linnaeus, inclui 42 espécies tropicais. A espécie é ornamental e muito explorada comercialmente na região do Vale do Ribeira, ocorrendo em abundância em regiões alagadas.

Dados da medicina tradicional

Na Mata Atlântica, a infusão das folhas é usada contra hipertensão e como diurético. A decocção de suas folhas, contra diarreias graves, e a infusão dos colmos é usada internamente contra hepatite e dores de barriga.

Corrêa (1984) refere que o suco dessa planta é útil contra arteriosclerose e como calmante das excitações nervosas e do coração, além de ser útil externamente na lavagem de feridas, especialmente de origem sifilítica; as folhas frescas são usadas topicamente como resolventes de tumores.

Hedychium coronarium Koen.

Nomes populares

A espécie é conhecida na Mata Atlântica como Lírio-do-brejo; em Iguape é comum a denominação Napoleão. Em outras regiões do Brasil também é denominada Lágrima-de-moça, Lírio branco e Gengibre branco.

Dados botânicos

É uma planta herbácea e rizomatosa, podendo atingir até 2 m de altura com suas hastes eretas, cilíndricas, de onde partem as folhas longas, sésseis, lanceoladas e coriáceas; as inflorescências são terminais com flores brancas, grandes, vistosas, muito perfumadas (Figura 2.2). A planta é amplamente encontrada na Mata Atlântica, habitando brejos ou locais alagados a pleno sol. Em razão de sua beleza, a espécie é muito utilizada como ornamento, sendo de fácil multiplicação por touceiras. O gênero *Hedychium*, descrito por Johan Gerhard Koenig, inclui aproximadamente cinquenta espécies vegetais, muitas delas cultivadas como ornamentais e fornecedoras de fibras para produção de papel, incluindo a espécie aqui descrita.

Dados da medicina tradicional

As folhas e flores dessa espécie, na forma de infusão, são muito usadas na região do Vale do Ribeira como diurético e para reduzir a pressão arterial.

Zingiber officinale Roscoe

Nomes populares

A espécie é chamada, em todo o Brasil, de Gengibre.

Dados botânicos

É uma espécie com rizoma tuberoso, com a parte aérea atingindo até 1 m de altura; folhas alternas, lanceoladas, com uma lígula membranosa bífida; flores amarelas na forma de espigas e fruto capsular. O gênero *Zingiber* foi descrito por Karl Julius Boerner e inclui mais de cem espécies pereniais, com ampla distribuição, mas especialmente na Ásia, onde a maioria das espécies é espontânea, sendo provavelmente o local de sua origem. A espécie tem sido cultivada por seu valor na medicina e na culinária, mesmo no Vale do Ribeira.

Dados da medicina tradicional

Nas comunidades do Vale do Ribeira, a decocção dos rizomas é usada contra gripes e tosses, ao passo que o xarope dos rizomas é amplamente utilizado contra dores de barriga. Não houve referência de uso dessa espécie na região amazônica. Ela também é explorada comercialmente como alimento e como medicamento pelos habitantes da região da Mata Atlântica.

A espécie já era referida como medicinal no ano 200 d.C., tendo sido citada também na medicina tradicional chinesa e na medicina aiurvédica e considerada uma das mais antigas espécies vegetais referidas como medicinais. A espécie é usada, internamente, contra náusea, indigestão, cólicas, tosses, gripes e para problemas circulatórios, e, externamente, contra reumatismo, lumbago e cólicas menstruais. Na medicina chinesa é usada internamente contra tosses, gripes, diarreias e como vomitiva, além de diversos outros usos (Bown, 1995).

A espécie é reputada como estimulante, carminativa com uso na dispepsia, flatulência e cólicas, sendo especialmente importante contra a gastrite causada por consumo de álcool e para controle da diarreia (Grieve, 1994).

Dados químicos da família

Diversos compostos sesquiterpenoides foram isolados de *Alpinia japonica* (Itokawa et al., 1985a e 1985b, 1987a e 1987f) e A. *intermedia* (ltowaka et al., 1987b); constituintes fenólicos em A. *galanga* (Barik et al., 1987), flavonoides em A. *katsumadai* (Okugawa et al., 1987); óleo essencial, taninos, alcaloides e fenóis livres foram verificados em A. *nutans* (Mendonça et al., 1988a). Dos rizomas de A. *japonica* foram isolados diversos sesquiterpenos, sendo três do tipo eudesmano (Itokawa et al., 1987a) e três do tipo guaiano: hanalpinona, iso-hanalpinona e alpinenona. Foram isolados também dois sesquiterpenos do tipo alpinolídio, o peróxido secoguaiano e 6-hidroxialpinolídio (Itokawa et al., 1987b).

De A. *galanga* foram isolados dois compostos: acetato 1'-acetoxichavicol e acetato DL-1'-acetoxieugenol (Itokawa et al., 1987c). O acetato 1'-acetoxichavicol foi isolado também do óleo essencial dos frutos de A. *galanga*. (Xue et al., 1987). Dois constituintes fenólicos foram também isolados do extrato clorofórmico do rizoma de A. *galanga*. São eles: *p*-hidroxicinamaldeído e di-(*p*--hidroxi-*cis*-stiril) metano (Barik et al., 1987). Foram também detectadas de suas sementes diterpenos com atividade citotóxica e antifúngica denominados galanal A e B, galanolactona e (E)-8-β-(17)12-labddieno-15,16-dial (Morita & Itokawa, 1988). Os principais constituintes dos frutos de A. *galanga* são 1'-acetoxichavicol acetato e 1'-acetoxieugenol acetato. Esses mesmos constituintes foram também detectados nos frutos da espécie A. *conchigena* que possui também nonacosano e β-sitosterol (Yu et al., 1988). Cinco compostos, 1,8-cineol, linalol, acetato de geranil, eugenol e acetato de chavicol foram determinados como os compostos aromáticos de A. *galanga* (Mori et al., 1995).

Da espécie A. *formosana* foram isolados de seus rizomas diterpenos do tipo labdano e do tipo bisnorlabdano, além da presença de sesquiterpenos e compostos fenólicos (Itokawa et al., 1988).

Os sesquiterpenos β-eudesmol, nerolidol, humulene, epóxido II e 4a-hidroxidi-hidroagarofurano foram isolados de A. *speciosa* e A. *japonica* (Morita et al., 1996). Foram isolados dos rizomas de A. *speciosa* derivados dehidrokawaina com atividade antiplaquetária (Teng et al., 1990). Os compostos isolados dos rizomas de A. *speciosa*, di-hidro-5,6-dehidrokawaina, e 5,6-dehidrokawaina, são os responsáveis pela atividade protetora da mucosa gástrica e duodenal em

Parte I – Monocotiledonae medicinaisna Amazônia e na Mata Atlântica

modelos de úlceras induzidas experimentalmente em roedores (Hsu, 1988). A análise fitoquímica de *A. speciosa* demonstrou a presença de taninos catéquicos, fenóis e alcaloides, além de óleos essenciais (Mendonça et al., 1992).

Alpinia officinarum possui diarilheptanoides (Uehara et al., 1987), grande conteúdo de zinco e manganês (Luo et al., 1997a), flavonoides (Luo et al., 1997b) e quercetina (Wang et al., 1989).

Do óleo essencial das sementes de *A. polyantha* foram isolados, bornil acetato, α-terpineol e 1,8-cineol (Lai et al., 1989). O óleo essencial das folhas e caules de *A. katsumadai* possui α-pineno, β-pineno, mirceno, α-felandreno, 1,8-cineol, fenchona e geraniol. As sementes possuem mirceno, linalol, citronelol, geraniol, decanol, citronelil e geranil acetato (Nguyen et al., 1990). Os frutos de *A. oxyphylla* contêm neonotkatol, β-sitosterol, daucosterol, yakuchinona A, yakuchinona B, tectochrisina e nootkatona (Zhang et al., 1997), além das vitaminas B1, B2, C, E, manganês, zinco, sódio, cálcio, magnésio, potássio, ferro, chumbo, aminoácidos e ácidos graxos (Wang et al., 1990). Dos rizomas de *A. intermedia* foram isolados os sesquiterpenos peróxidos, hanalpinol peróxido, iso-hanalpinol e aokumanol, o sesquiterpeno do tipo secoguaiano, epialpinolídio e o sesquiterpeno do tipo elemofilano, δ-11(12)-eremofilen-10-β-ol. Além dos sesquiterpenos hanalpinol, hanalpinona, iso-hanalpinona, alpinenona, furopelargona B, furopelargona A, intermedeol e β-selineno (Itokawa et al., 1987d). Das partes aéreas de *A. chinensis* foram isolados diterpenoides (Sy & Brown, 1997a). Das sementes *A. blepharocalyx* foram isolados diarilheptanoídios com propriedade de inibir a produção de óxido nítrico (Prasain et al., 1997). De *A. densibracteata* foram isolados os bisabolanos, α-trans-bergamoteno, sesquifelandreno e zingibereno, além de sesquiterpenos bisabolano oxigenados e monoterpenos oxigenados (Sy & Brown, 1997b). Três novos diarilheptanoides – calixina A e B e 3-epi-calixina B – foram isolados recentemente da espécie *A. blepharocalyx* (Kadota et al., 1994). Dois novos diterpenos denominado zerimina A e B foram isolados de *A. zerumbet* (Xu et al., 1996). Cinco diarilheptanoides, sendo um novo, 1,7-difenil-3,5- -heptanediona, além de dois flavonoides e quatro fenilpropanoides foram isolados dos rizomas de *A. conchigera* (Athmaprasangsa et al., 1994) fenilbutanoides foram obtidos das folhas de *A. flabellata* (Kikuzaki et al., 2001) e do seu rizoma (Masuda et al., 1999).

De *Costus ofer* e *Costus speciosus* foram isolados furostanol glicosídios e saponinas esteroidais (Ichinose et al., 1999; Lin et al., 1996). Furostanol glicorilado também foi isolado de *Costus spicatus* (Da Selva et al., 1999 e 2000) e *Costus tonkinensis* apresentou tuterpenoides e esterois (Bohme et al., 1997).

O gengibre (*Zingiber officinale*) é uma espécie rica em óleo volátil denominado gingerol e shogaol, que é um derivado do gingerol, ambos importantes como flavorizantes e usados de diversas formas. A erva, além de medicinal, é usada na culinária, e seu óleo, na perfumaria. A espécie possui alcaloides e sesquiterpenolactonas (Guerrero, 1994).

Dados farmacológicos da família

Diversas espécies do gênero *Alpinia* apresentaram atividade antimicrobiana (Habsah et al., 2000).

Determinou-se a atividade fungicida utilizando-se as espécies *Alpinia officinarum* (Ray & Majumdar, 1976) e *A. galanga* (Janssen & Schefter, 1985). A atividade antitumoral foi determinada com substâncias isoladas de *A. galanga* (Itokawa et al., 1987c) e *A. oxyphylla* (Kyung-Soo et al., 1999). Estudos com a espécie *A. nutans* demonstraram efeitos hipotensores (Fonteles et al., 1988, Mendonça et al., 1988a) e tranquilizantes (Mendonça et al., 1988b). A espécie *A. speciosa* produziu depressão do sistema nervoso central, bloqueio neuromuscular, inibição da musculatura lisa, provavelmente por diminuição do influxo de íons cálcio durante a contração (Vanderlinde et al., 1986), mas não apresentou atividade diurética quando administrada agudamente na forma de chá (Laranja et al., 1989). A atividade antiedema descrita decorre provavelmente por bloqueio da liberação de mediadores ou de suas ações (Gadelha & Menezes, 1988). A espécie também produz inibição da secreção gástrica (Hsu, 1987), sendo antiulcerogênica (Wang et al., 1972).

Sesquiterpenos isolados de *A. japonica* e *A. speciosa*, assim como vários derivados sesquiterpenoides inibiram as contrações induzidas por histamina ou bário (Morita et al., 1996). Um diterpeno isolado de *A. galanga* apresentou importante atividade antifúngica, revertida com a presença de ácidos graxos insaturados, sugerindo que a atividade se deve a mudanças na permeabilidade da membrana (Haraguchi et al., 1996). Constituintes isolados de *A. galanga* apresentaram efeitos sobre a indução de glutationa-S-transferase, indicando

Parte I – Monocotiledonae medicinaisna Amazônia e na Mata Atlântica

a potencialidade desses compostos como anticarcinogênicos (Zheng et al., 1993) e atividade antitumoral contra Sarcoma 180 em camundongos (Itokawa et al., 1987c). Dos rizomas de *A. galanga* também foram isolados inibidores da xantina oxidase (Noro et al., 1988).

Derivados dehidrokawaina com atividade antiplaquetária foram isolados dos rizomas de *A. speciosa*. O provável efeito dos derivados se deve à inibição da formação de tromboxana A2 (Teng et al., 1990). Compostos isolados dos rizomas de *A. speciosa* apresentaram atividade protetora da mucosa gástrica e duodenal em modelos de úlceras induzidas experimentalmente em roedores (Hsu, 1988). Os rizomas de *A. speciosa* também possuem potentes agentes inibidores da biossíntese de prostaglandinas (Kiuchi et al., 1992). O óleo essencial de *A. speciosa* apresentou atividade analgésica periférica, anticonvulsivante (Maia et al., 1992), antifúngica (Lima et al., 1993) e antimicrobiana (Sá et al., 1992). O extrato hidroalcoólico do rizoma e das folhas não apresentou atividade moluscicida (Almeida & Fonteles, 1989). Do óleo essencial das folhas de *A. speciosa* foi isolado o terpinen-4-ol, que apresentou atividade cardiotônica (Nascimento et al., 1996). O terpinen-4-ol, também isolado do óleo essencial, apresentou atividade espasmolítica e hipotensora (Almeida et al., 1998; Arnaud-Batista et al., 1998). Geraniol e isotimol isolados de *A. speciosa* também possuem potente atividade antimicrobiana contra bactérias patogênicas (Taira et al., 1994). O composto di-hidro-5,6-dehidrokawaina isolado de *A. speciosa* possui efeito inibidor do desenvolvimento vegetal (Fujita et al., 1994).

Os diarilheptanoides isolados de *A. blepharocalyx* possuem efeito inibitório sobre a formação de óxido nítrico (Kadota et al., 1996) e antiproliferativo (Ali et al., 2001). A síntese de prostaglandinas foi inibida por substâncias isoladas de *A. officinarum* (Kiuchi et al., 1982). Esta mesma planta apresentou constituintes antieméticos (Shin et al., 2002) e antigenotóxico (Heo et al., 2001). Estudos com a espécie *A. nutans* demonstraram efeitos hipotensores (Fonteles et al., 1988; Mendonça et al., 1988a; Moraes et al., 1992) e atividades ansiolíticas (Elizabetsky et al., 1982; Mendonça et al., 1988b).

Existem relatos da atividade anti-helmíntica de *Alpinia* sp (Suzuki et al., 1996). A atividade antitumoral foi determinada com substâncias isoladas de *A. galanga* (Itokawa et al., 1987c) e *A. oxyphylla* (Chun et al., 2002). O extrato acetônico de *A. oxyphylla* inibiu 57% das lesões gástricas produzidas por etanol (Yamahara et al., 1990).

A atividade anti-inflamatória de *A. oxyphylla* tem sido atribuída à presença de diarilheptanoides (Chun et al., 2002).

O extrato de *Costus dioscolor* possui potente atividade antifúngica e antibacteriana (Habsah et al., 2000). A propriedade antilitíase foi conferida à espécie *Costus spiralis* (Viel et al., 1999).

Dos rizomas de *Hedychium coronarium* foram isolados diterpenos que reduziram a permeabilidade vascular e a produção de óxido nítrico (Matsuda et al., 2002). A espécie *H. gardneranum* apresentou atividade antitrombótica (Medeiros et al., 2000) e *H. ellipticum* inibiu a síntese de leucotrienos (Kumar et al., 2000).

De *Zingiber officinale* foi observada a atividade imunoestimulante (Puri et al., 2000) e redutor da peroxidação lipídica induzida pelo Malation em ratos (Ahmed et al., 2000). O gingerol isolado desta espécie apresentou-se como potente inibidor da ativação plaquetária antioxidante, antitumoral e antiploriferativo (Koo et al., 2001; Surh, 1999).

Dados toxicológicos do gênero *Alpinia*

A administração de extrato hidroalcoólico de *A. speciosa* produziu excitação psicomotora, contorções, hipocinese, além de prolongar o tempo de sono (Mendonça et al., 1988b). Estudos toxicológicos (agudos e crônicos) com extratos etanólicos de *A. galanga* foram realizados e demonstradas mudanças intensas no ganho de peso e aumento da motilidade e contagem de espermatozoides (Qureshi et al., 1992).

Plantas medicinais da família Musaceae

Introdução

A família Musaceae descrita por Antoine Laurent de Jussieu compreende duzentas espécies vegetais distribuídas em seis gêneros, dos quais dois possuem grande importância no Brasil, *Musa* e *Heliconia*, que incluem espécies conhecidas popularmente como Banana, de amplo uso como alimento e de grande valor econômico. Nos levantamentos etnobotânicos realizados foram referidas duas espécies medicinais, relatadas a seguir.

Espécies medicinais

Heliconia sp

Nomes populares

A espécie é popularmente conhecida na região amazônica como Banana-da-selva. No levantamento realizado na Mata Atlântica não foram referidas espécies desse gênero.

Dados botânicos

O gênero *Heliconia* descrito por Carl Linnaeus inclui aproximadamente duzentas espécies na América tropical, reunindo importantes usos como alimento e como ornamento. A espécie referida na região amazônica provavelmente se trata da *Heliconia biahi* L.; no entanto não foi possível obter sua identificação completa. Trata-se de uma espécie com até 4 m de altura, com folhas longo-pecioladas, oblongas e inteiras; inflorescência na forma de espada protegida por brácteas e fruto capsular drupáceo contendo sementes ovoides, minúsculas e duras.

Dados da medicina tradicional

A infusão da raiz de *Heliconia* sp é usada na região amazônica como diurético. O fruto da espécie não é usado como alimento.

Musa sp

Nomes populares

No Vale do Ribeira a espécie é chamada de Banana, mas não se trata da espécie comestível denominada *Musa paradisiaca*.

Dados botânicos

A espécie atinge de 2 a 2,5 m de altura, com pseudocaule ereto e cilíndrico; folhas longas, com bainhas grandes, laminares de grande comprimento, podendo atingir até 2 m; flores reunidas em espigas; fruto cilíndrico e anguloso semelhante à banana verdadeira, mas com 25% do comprimento e da largura. A espécie não é nativa da Mata Atlântica, tendo sido trazida da Ásia e introduzida na região há mais de cinquenta anos, onde é amplamente cultivada como ornamento, dando um pequeno fruto que também é comestível, mas de pequeno tamanho se comparado à banana verdadeira (*Musa paradisiaca*).

Dados da medicina tradicional

Na região da Mata Atlântica, o macerado dos bulbos em água fria é usado contra tosse e asma, ao passo que o xarope da mesma parte é indicado contra bronquite.

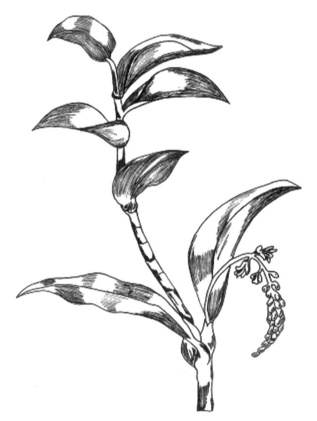

FIGURA 2.1 – *Alpinia japonica*. Ramo com inflorescência (redesenhado e modificado por Di Stasi a partir de Van der Berg) (Banco de imagens – Lafit-Botu).

Parte I – Monocotiledonae medicinaisna Amazônia e na Mata Atlântica

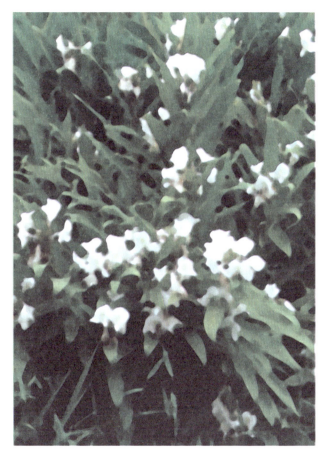

FIGURA 2.2 – *Hedychium coronarium*. Vista da planta florida (Banco de imagens – Lafit-Botu).

3
Liliidae medicinais

L. C. Di Stasi
F. G. Gonzalez
L. N. Seito
C. A. Hiruma-Lima

A subclasse Liliidae compreende seis grandes ordens botânicas (Haemodorales, Asparagales, Dioscoreales, Velloziales, Liliales e Orchidales), nas quais se encontram importantes espécies medicinais, especialmente na ordem Liliales, principal, família Liliaceae, e espécies ornamentais de grande beleza e valor econômico, como é o caso das orquídeas da família Orchidaceae, ordem Orchidales, família Liliaceae. Ocorrem ainda importantes espécies medicinais nas famílias Smilacaceae, Dioscoreaceae, Velloziaceae e Iridaceae, e essa última também inclui inúmeras espécies ornamentais com ampla comercialização no Brasil.

A ordem Asparagales inclui uma das espécies aqui referidas como medicinais, sendo uma ordem com 23 famílias botânicas, das quais devem ser destacadas as famílias Agavaceae, Alliaceae e Amaryllidaceae. Na família Agavaceae encontramos o gênero *Sansevieria*, com uma espécie referida como medicinal na região amazônica.

A ordem Liliales inclui oito famílias botânicas, das quais duas são particularmente importantes no Brasil pela abundância e ocorrência: Iridaceae e Liliaceae. A primeira, pelo grande número de espécies ornamentais, especialmente do gênero *Iris*, muitas das quais importantes fontes de recursos econômicos para os habitantes de regiões próximas à Mata Atlântica, grande fonte de espécies dessa família. A segunda, pela ocorrência de importantes espécies medicinais e com uso na alimentação, como é o caso da cebola e do alho, ambas de valor econômico incomensurável.

Espécies medicinais da família Liliaceae

Introdução

A família Liliaceae descrita por Antoine Laurent de Jussieu compreende 288 distintos gêneros, nos quais estão distribuídas aproximadamente 4.950 espécies vegetais, a maioria de ervas perenes cosmopolitas geralmente ricas em alcaloides (Mabberley, 1997). Essa grande família ainda não possui uma subclassificação clara e aceita, em razão do grande número de opiniões sobre a forma mais adequada de classificar suas espécies. Muitas das plantas dessa família são ornamentais e se encontram especialmente nos gêneros *Agapanthus*, *Convallaria*, *Lillium*, *Alloe*, *Tulipa*, *Trilium*, *Narcissus* e *Veratrum*, ao passo que espécies medicinais são referidas especialmente nos gêneros *Allium*, *Colchicum* e *Drimia*, dos quais devemos destacar o gênero *Allium*, que compreende as espécies *Allium sativum* (Alho) e *Allium cepa* (Cebola), duas espécies de grande valor econômico e medicinal, sendo duas das mais antigas espécies usadas como medicamento pelos mais diferentes povos e civilizações. Outro gênero importante é *Aloe*, esse da importante Babosa (*Aloe vera*), também com usos medicinais e ornamentais ao longo de toda a história. Nos levantamentos etnofarmacológicos realizados foram referidas as espécies *Allium cepa* (Mata Atlântica), *Allium sativum* (Mata Atlântica e Amazônia) e *Aloe vera* (Mata Atlântica), que passamos a descrever.

Espécies medicinais

Allium sativum L.

Nomes populares

A espécie é conhecida em todo o Brasil com o nome de Alho. Não foram encontrados sinônimos para a espécie.

Dados botânicos

Erva de 50 a 60 cm de altura, com bulbo formado por oito a doze bolbilhos (dentes) arqueados, sésseis, inclusos e envolvidos por fina membrana; folhas lineares; flores brancas ou avermelhadas, na forma de umbela pedunculada, que se mesclam com os bolbilhos; fruto, em geral seco, capsular, loculicida (Figura 3.1). O gênero *Allium* descrito por Carl Linnaeus compreende aproximadamente 650 espécies vegetais, cuja maioria se encontra na Ásia e na Europa. Poucas espécies nativas são encontradas no Brasil, a maioria é cultivada.

O alho é uma das mais antigas espécies vegetais com referência de utilização como alimento e como medicamento. Era citado pelos babilônios no ano 3.000 a.C. e amplamente consumido pelos gregos e romanos. Os primeiros registros escritos aparecem na medicina tradicional chinesa e na medicina aiurvédica, onde a espécie é denominada *rashoma* (Bown, 1995).

Dados da medicina tradicional

Na região amazônica o bulbo do alho cru é utilizado topicamente contra dores de dente em crianças. A decocção do bulbo preparado com folhas de arruda (*Ruta graveolens*) e cominho é indicada contra cólicas menstruais e gripe.

Nas comunidades do Vale do Ribeira, os bulbos dessa espécie, obtida comercialmente, são utilizados de várias formas. Quando macerados em aguardente ou vinho branco, são indicados contra hipertensão e gripes fortes, ao passo que a infusão é usada contra gripes, tosse e também contra hipertensão. O macerado dos bulbos em água fria é indicado contra asma, especialmente em crianças, ao passo que a decocção é usada contra enxaqueca. Os bulbos frescos são utilizados externamente para o alívio de dores de cabeça, além do uso como condimento.

Em outras regiões do Brasil, a espécie inclui vários usos medicinais. Os bulbos são usados como excitante da mucosa do estômago, digestivo, poderoso antisséptico das vias digestivas, carminativo e vermífugo; também são utilizados como sudorífico, febrífugo, diurético, antiasmático, e são úteis contra dores de dentes e ouvidos, em afecções nervosas, histéricas, reumáticas e paralíticas (Corrêa, 1984). Em Minas Gerais, os bulbos são usados na hipotensão, como antiespasmódico e antigripal (Verardo, 1982). No Pará, o bulbo é utilizado contra inflamações da garganta (Amorozo & Gély, 1988).

Os bulbilhos (macerados em água) também são usados contra resfriados, tosse com expectoração, rouquidão, arteriosclerose, ateromatose, e como antisséptico das vias digestivas (Costa, 1992). Bown (1995) refere o uso interno dos bulbos para prevenir infecções e para tratar gripes, resfriados, bronquite, tosse, gastroenterite e disenteria; o uso externo, para problemas da pele, especialmente acne e micoses.

Allium cepa L

Nomes populares

A espécie é conhecida em todo o Brasil como Cebola.

Dados botânicos

Erva bulbosa, anual, com bulbo grande e solitário, subgloboso, carnoso e com casca fina amarelo-parda; folhas radicais ocas e compridas, agudas; flores hermafroditas regulares esverdeadas, dispostas em umbela. Trata-se de uma espécie com usos históricos, como referido para o Alho. É de amplo uso na culinária e na alimentação em geral, com inúmeras variedades e subtipos, todos usados e comercializados como alimento e condimento.

Dados da medicina tradicional

Na região da Mata Atlântica, o macerado dos bulbos da cebola em água fria é usado contra bronquites de crianças, ao passo que a infusão das cascas é usada como emético e contra parasitas intestinais. Os bulbos frescos também são consumidos como condimento e alimento. A espécie não foi referida como medicinal pelos entrevistados na região amazônica.

Bown (1995) refere o uso interno dos bulbos contra infecções gástricas e dos brônquios e, externo, para acne.

Aloe vera L.

Nomes populares

A espécie é conhecida em todo o Brasil pelo nome de Babosa.

Dados botânicos

Planta perene e suculenta, podendo atingir até 1 m de altura; folhas suculentas, densas, lanceoladas, reunidas na forma de rosetas em sua base, sinuoso-serrada com espinhos triangulares nas margens e ricas em mucilagens; as flores são tubuladas, dispostas em rácimos terminais de cor amarelo--esverdeada (Figura 3.2). O gênero *Aloe* descrito por Carl Linnaeus inclui 365 espécies tropicais com ampla distribuição. A espécie é originária da África Oriental e amplamente cultivada no Brasil, onde se adaptou em quase todas as regiões do país. A espécie também apresenta importante uso na indústria de cosméticos, sendo aproveitada para esse fim desde o Antigo Egito, onde foi descrita a utilização para massagear a pele da rainha Cléopatra. A manipulação dessa planta no preparo de loções, cremes e soluções para pele é intenso na atualidade.

Dados da medicina tradicional

Na região da Mata Atlântica, o suco preparado com as folhas dessa espécie é utilizado, internamente, como anti-inflamatório e no alívio de dores de cabeça e, externamente, como cicatrizante. O uso interno de um macerado em água fria, descansado por 24 horas na geladeira, é considerado excelente contra úlceras, ao passo que as folhas frescas, usadas externamente, são úteis contra edemas, dores e infecções da pele. Na região amazônica, apesar de a espécie ser encontrada cultivada em quintais, não foi referida pelos entrevistados como medicinal.

Costa (1992) refere o uso externo da polpa das folhas contra ferimentos e queimaduras da pele. Bown (1995) refere o uso interno para constipação crônica, para melhorar o apetite e aliviar problemas digestivos, relatando ainda que as folhas são purgativas, exigindo-se cuidado na utilização.

Corrêa (1984) refere que o suco fresco da planta é refrigerante e usado como anti-helmíntico, catártico e febrífugo, sendo útil externamente contra enfermidades dos olhos e como inseticida, além de evitar queda de cabelo; a polpa é emoliente e resolutiva, recomendada contra tumores e tuberculose pulmonar; as raízes são consideradas eficazes contra cólicas.

Dados químicos

Vários sulfetos e polissulfetos de vinil, alil e alil-propil, além de insulina e vitamina C foram isolados do bulbo de *Allium sativum* (San Martin, 1968). Nos bulbos também foram encontrados aliina, desoxialiina, aliinase que origina a alicina, o ácido α-aminoacrílico que forma o ácido pirúvico e ácido amoníaco; vários heterosídeos sulfurados; vitaminas A, C, B, (B8) e P; holosídeos, fitosterinas; proteínas e fermentos (Costa, 1986). Prostaglandinas A, B e F foram isoladas dessa espécie (Pobozsny et al., 1979). Sulfeto de metila e dissulfeto de isopropila foram detectados por cromatografia gasosa-espectrometria de massa a partir de extratos aquosos dessa espécie (Martin-Lagos et al., 1995), e aliina e alicina foram determinadas por cromatografia de camada delgada (Kappenberg & Glasl, 1990). Além disso, foram isolados dessa espécie alfatocoferol (vitamina E) (Malik, 1997), saponinas esteroidais (Peng et al., 1996b) e antocianinas e cianidina (Fossen & Andersen, 1997). S-alilcisteína e S-alilmercaptocisteína, obtidos de *A. sativum*, apresentam atividade antiproliferativa em cultura de células de câncer de mama (Li G. et al., 1995), e o composto aliina inativa radicais hidroxila (Kourounakis & Rekka, 1991). Ajoeno e outros compostos sulfidrilas (Mutsch Eckner et al., 1993), isolados dessa espécie inibiram a agregação plaquetária e/ou a atividade viral do HIV (Tatarintsev et al., 1992).

De diferentes espécies de *Aloe* foram isolados aloenina, barboloina, iso-barboloina (Kuzuya et al., 2001) plicatolorídeo (Viljoen et al., 1999). A antro-cenona, aloe barbendol foram isoladas das raízes *A. barbadensis* (Saleen et al., 1997). Da espécie *A. sabaea* foram obtidos alcaloides tóxicos (Blitzke et al., 2000).

Dados farmacológicos

A espécie *Allium sativum* possui inúmeros compostos de enxofre que se decompõem em produtos voláteis presentes no óleo da espécie. Esses constituintes possuem atividade hipoglicemiante, antibiótica, hipocolesterolêmica, fibrinolítica, entre outras ações que serão discutidas a seguir. Além dessa classe de compostos, várias outras estão presentes nessa espécie e têm inúmeras outras atividades farmacológicas, o que demonstra sua importância como rica fonte de substâncias potencialmente úteis como medicamento. Uma recente avaliação da importância do alho como agente terapêutico pode ser encontrada no trabalho de Augusti (1996).

O estudo comparativo *in vitro*, para avaliar as atividades inibitórias contra 5-lipoxigenase, cicloxigenase, agregação plaquetária e a enzima conversora de angiotensina I, demonstrou que os compostos de *A. sativum* responsáveis pelas três primeiras atividades são substâncias com enxofre em suas estruturas (thiosulfinatos e ajoenos). O sulfeto de dialila isolado dessa espécie inibiu a incidência e reduziu a frequência de adenocarcinoma, apresentando atividade antineoplásica através da indução da apoptose (Wargovich, 1987; Nerkar et al., 1981; Kwon et al., 2002). No entanto, estudos recentes demonstram que enquanto o dissulfeto de dialila atua como agente quimiopreventivo, o sulfeto de dialila promove hepatocarcinogênese (Takahashi et al., 1992). Por sua vez, Hikino et al. (1986) descrevem uma atividade hepatoprotetora para extratos brutos preparados com essa espécie. Em animais com carcinogênese bucal o *A. sativum* exerceu efeito protetor ao aumentar a atividade antioxidante e reduzir a peroxidação lipídica (Balasenthil et al., 2000).

O tratamento de ratos diabéticos com o composto antioxidante sulfóxido de S-alilcisteína, isolado de *Allium sativum* Linn., amenizou a condição da diabetes na mesma extensão que a glibenclamida e a insulina, além de promover melhor controle da peroxidação de lipídios e estimular a secreção de insulina, *in vitro* (Sheela et al., 1995; Augusti & Sheela, 1996). Entretanto, estudos clínicos mostraram que preparados de *Allium sativum* apenas promovem essa diminuição na colesterolemia se contiverem alicina (Bimmermann et al., 1991). Larner (1995) propôs uma teoria para explicar essa ação hipoglicemiante de *Allium sativum*, sugerindo ser decorrência da presença de compostos contendo o elemento telúrio. Esse mesmo efeito foi detectado

Parte I – Monocotiledonae medicinaisna Amazônia e na Mata Atlântica

por Kumari & Augusti (1995) com a administração de sulfóxido de S-metil-cisteína isolada dessa espécie e com extratos brutos (El-Ashwah et al., 1981; Mossa, 1985). O sulfóxido de S-alilcisteína, precursor da alicina e obtido do alho, produziu diminuição na concentração de lipídeos no plasma, glicose sanguínea e da atividade de enzimas como fosfatase alcalina, fosfatase ácida, lactato desidrogenase e glicose-6-fosfatase hepática, dados que corroboram o efeito antidiabético da espécie (Sheela & Augusti, 1992).

O extrato de *A. sativum* tem reduzido o nível tecidual de animais contaminados com chumbo indicando uma alternativa terapêutica para contaminação com este metal (Senapati et al., 2001).

Atividade antibacteriana foi determinada para a alicina (Hatanaka & Kaneda, 1980), compostos fenólicos (Patel et al., 1986) e com extratos brutos (Kumar & Sharma, 1982; Guevara et al., 1983; Dababneh & Aldelamy, 1984; Singh & Shukla, 1984; Khan et al., 1985; Rees et al., 1993) e aquosos (Sato et al., 1983) obtidos a partir dessa espécie. A atividade antibacteriana do alho também foi estudada recentemente, *in vitro*, contra *Helicobacter pylori*, bactéria envolvida na produção de úlceras gástricas (Sivam et al., 1997; Sovova et al., 2002) contra *Staphylococcus aureus, Escherichia coli* e *Aspergillus niger* (Anesini & Perez, 1993).

O óleo de *A. sativum* apresentou também atividade antibacteriana, mas bactérias gram-positivas e gram-negativas e contra fungos, inibindo inclusive a produção de aflatoxinas por *Aspergillus* sp (Zohri et al., 1995).

O estudo realizado por Celini et al. (1996) demonstrou que o extrato aquoso inibiu o desenvolvimento bacteriano na concentração de 2-5 mg/ml; o aquecimento do extrato provoca diminuição do efeito observado e a associação desse extrato com omeprazol produz efeitos sinérgicos.

Recente estudo demonstra uma importante ação tripanomicida de extratos e frações obtidas do óleo dessa espécie (Nok et al., 1996). Atividade antimalárica foi determinada para uma única dose de 50 mg/kg de ajoeno, a qual suprimiu o desenvolvimento de parasitemia em camundongos, enquanto a associação dessa dose com 4,5 mg/kg de cloroquina preveniu completamente o desenvolvimento subsequente de parasitemia nos camundongos (Perez et al., 1994).

O uso de alho na dieta de camundongos protegeu os animais contra as lesões causadas pela infestação por *Schistosoma mansoni*, além de atuar como agente anticercaricida, sem, no entanto, apresentar atividade esquistosomicida (Zakhary, 1996). Potente atividade moluscicida dose-dependente foi determinada para extratos brutos de bulbo de alho (Singh & Singh, 1993), assim como atividade nematicida de extratos aquosos (Gupta & Sharma, 1993).

Os compostos responsáveis pela atividade antiviral do extrato de alho foram recentemente determinados por Weber et al. (1992), que demonstraram que os compostos ajoeno e alicina são os principais constituintes químicos com essa atividade farmacológica.

Também foi verificada atividade fungicida com compostos voláteis (Misra, 1978), extratos aquosos (Fromtling & Bulmer, 1978; Boelter et al., 1978; Sandhu et al., 1980; Adetumbi et al., 1986) e brutos (Rees et al., 1993). Atividade antifúngica de extratos aquosos e óleo essencial de alho foi também determinada contra várias espécies de *Aspergillus* (Pai & Platt, 1995) e *Cladosporium* (Sanchez-Mirt et al., 1993), enquanto atividade pesticida foi recentemente determinada para vários extratos preparados com raiz da espécie (Khan & Siddiqui, 1994). A atividade antifúngica tem sido atribuída à presença da proteína allevina (Wang & Ng, 2001).

Foi relatada também redução dos níveis plasmáticos de colesterol (Pushpendran et al., 1980; Kamanna & Shandras-Wkhara, 1984; Rotzsch et al., 1992). Extratos preparados com acetona/clorofórmio, assim como substâncias isoladas do alho, foram estudadas quanto à inibição da síntese de colesterol. Os resultados obtidos por Sendl et al. (1992b) nesse experimento demonstram que o extrato contendo ajoeno, metil-ajoeno, alicina e sulfeto de dialila, assim como as respectivas substâncias isoladas, inibem a síntese de colesterol; no entanto, esse efeito é maior quando se emprega a mistura dos principais componentes, e não as substâncias isoladas Segundo Larner (1995) essa espécie mostrou-se razoavelmente ativa no controle da hipercolesterolemia, da obesidade e no desarranjo da atividade das enzimas na dieta de ratos alimentados com colesterol (Sheela & Augusti, 1995b).

Diminuição da velocidade de agregação plaquetária com aumento do tempo de sangria também foi determinada por Doutremepuich et al. (1985), Mohammad & Woodwara (1986), Block et al. (1986). Essas propriedades farmacológicas, assim como o efeito antiasmático podem ser oriundos da inibição das enzimas ciclooxigenase e lipoxigenase verificada com a espécie *A. cepa* (Dorsch et al., 1985). Dados recentes demonstram que extratos aquosos de bulbos de alho fresco (5, 12,5, 25 e 50 mg/ml) foram capazes de inibir a síntese de prostanoides de maneira dose-dependente (Ali, M. et al., 1993b). Por sua vez, a atividade antiplaquetária também descrita para a cebola (*Allium cepa*) tem sido relacionada à presença de compostos de enxofre (Goldman et al., 1996).

Estudos realizados por Apitz-Castro et al. (1992) com o composto ajoeno, principal componente antiplaquetário do alho, relatam que esse composto inibe de forma reversível a agregação plaquetária (Mutsch Eckner et al., 1993), assim como a reação de liberação induzida por agonistas, e demonstram que esse componente previne a formação de trombos e pode ser usado na prevenção de trombos induzidos por lesões vasculares. A atividade antiasmática descrita para o alho foi recentemente relacionada à presença de ajoeno no extrato, e essa ação farmacológica provavelmente ocorre por inibição da liberação de mediadores químicos, tais como a histamina (Usui & Susuki, 1996). Alta atividade anticoagulante foi determinada para o extrato aquoso de bulbos de *A. sativum* (Kweon et al., 1996).

Foram verificadas ainda outras atividades farmacológicas, como radio-proteção (Reeve et al., 1993), de redução com subsequente aumento de contrações abdominais, sugerindo a presença de componentes analgésicos e hiperalgésicos (Di Stasi et al., 1986a), anti-inflamatória (Khobragade & Jangde, 1996).

Atividade hipotensora foi descrita por Twaij et al. (1987), Foushee et al. (1982), Ribeiro et al. (1986b), enquanto Pantoja et al. (1996) determi-naram resposta diurética e natriurética de frações de alho sem observarem alterações na pressão arterial e no eletrocardiograma dos animais tratados.

A. sativum apresentou atividade protetora contra substâncias genotó-xicas, diminuindo a atividade clastogênica e a frequência de aberrações cro-mossômicas (Das, I. et al., 1996), atividade diurética, natriurética e hipoten-sora em cão, promovendo bradicardia em altas doses (Pantoja et al., 1991). E, também, atividade inibidora do transporte ativo de sódio em pele isolada de sapo e atividade hipocolesterolêmica e antiaterosclerótica em cabras (Kaul & Prasad, 1990), além de atividades contra células de carcinoma de epitélio de transição (bexiga) (Riggs et al., 1997). A fração aquosa dessa espécie di-minuiu o potencial do sódio, sua condutância, bem como a atividade da Na^+/K^+ ATPase (Norris et al., 1991). Essa mesma planta reduziu a concentração sérica de ácido úrico em pacientes com gota (Ghosh & Ghosh, 1996), apresentou atividade anti-hipertensiva e cardioprotetora em ratos hipertensos (Jacob et al., 1991) e antiparasitária contra *Hymenolepis nana* e *Giardia lamblia* em crianças infectadas (Soffar & Mokhtar, 1991). Além disso, o extrato bruto dessa espécie reduziu a clastogenicidade dos compostos mutagênicos mitomicina, ciclofosfamida e arsenato de sódio (Das et al., 1993); o extrato aquoso apresentou atividade antitrombótica (Ali, 1995), e o óleo modificou a atividade de enzimas digestivas (Sharathchandra et al., 1995).

Extrato aquoso de *A. sativum* L., a fração polar e a fração tiosulfinato apresentaram atividade, *in vitro*, de aumento das funções das células mononucleares do sangue humano periférico. O extrato aquoso e a fração polar aumentam a produção de interleucina-1, enquanto a fração tiosulfinato aumenta a atividade das células *natural killer*. O extrato aquoso e as duas frações aumentam a produção de interleucina-2 (Burger et al., 1993).

Atividade antioxidante dose-dependente foi atribuída para o óleo (Sujatha & Srinivas, 1995) e o extrato aquoso do alho (Yang et al., 1993; Ko & Son, 1994). Resultados similares foram obtidos por Imai et al. (1994), que determinaram atividade antioxidante de extratos e de vários compostos organossulfurados isolados da espécie, tais como S-alicisteína e S-alilmercaptocisteína. A ação do alho em ativar a óxido nítrico-sintase foi recentemente estudada por Das, I. et al. (1996). Esse estudo demonstra claramente que este efeito não depende da presença de arginina ou de produtos derivados da aliina e que os constituintes responsáveis por essa ação farmacológica ainda não foram determinados. O estudo relata ainda que o aquecimento do alho não prejudica sua capacidade de ativar essa enzima.

A ingestão de *Allium sativum* com a alimentação promoveu atividade cardioprotetora em coração isolado de rato (Isensee et al., 1993).

Lipotab, um preparado à base de *Curcuma longa*, *Allium sativum*, *Nepeta hindostana* e ácido nicotínico, promove proteção contra o infarto do miocárdio provocado pelo isoproterenol em ratos (Arora et al., 1990). E a mistura de *A. cepa* com *A. sativum* ou *A. chinense* aumenta a atividade inibitória sobre a agregação plaquetária (Morimitsu et al., 1992).

Para a espécie *Aloe vera*, estudos referem que as folhas dessa planta possuem a capacidade de estimular a formação de fibroblastos e, consequentemente, ela é um excelente cicatrizante (Costa, 1992; Chithra et al.,

1998). O efeito laxante tem sido relatado para espécies do gênero *Aloe* atribuído à presença de doina e emodina (Izzo et al., 1999) que têm apresentado efeito tóxico em cultura de células (Avila et al., 1997).

A atividade anti-inflamatória de *A. vera* e hipotensora de *A. barbadensis* tem sido relatada (Vasques et al., 1996; Saleem et al., 2001). Esta última espécie também possui registros de atividade antioxidante (Lee et al., 2000). As folhas de *A. vera* têm apresentado efeito hipoglicêmico em animais diabéticos não dependentes de insulina (Okjar et al., 2001).

Dados toxicológicos e observações de uso

Recentes estudos clínicos demonstraram que o consumo de alho na dieta não está associado com a incidência de carcinoma de mama (Dorant et al., 1995). Entretanto, estudos clínicos mostram que há associação entre o alto consumo de alho na dieta com um alto risco de aparecimento de carcinoma de pulmão; esses dados referem-se, contudo, apenas aos pacientes que consumiram exclusivamente essa espécie na dieta, pois o consumo desse produto associado a outras dietas e em quantidades comumente utilizadas não está associado ao risco de aparecimento de carcinoma de pulmão (Dorant et al., 1994).

Os estudos de toxicidade de *Allium cepa*, em camundongos, relataram poucas alterações funcionais orgânicas nos animais de experimentação. Foi também averiguado aumento no peso dos testículos e epidídimos, aumento na contagem de espermatozoides, mas redução no peso do fígado e nos níveis de eritrócitos (Al Bekairi et al., 1991).

Espécies medicinais da família Agavaceae (Dracaenaceae)

Introdução

A família Agavaceae descrita por Barthélemy Charles Joseph Dumortier compreende 210 espécies tropicais e de climas áridos distribuídas em treze gêneros (Mabberley, 1997). Essa família possui pequena importância no Brasil, e dois gêneros se destacam: o *Sansevieria*, que inclui algumas espécies popularmente denominadas Jiboia e usadas como medicinais no Norte do Brasil; e o *Agave*, que também inclui espécies medicinais como a *Agave americana*. No entanto, em relação a esse gênero não foi referida nenhuma espécie medicinal nas pesquisas realizadas na Amazônia e na Mata Atlântica.

Espécies medicinais

Sansevieria sp

Nomes populares

A espécie é conhecida na região amazônica como Jiboia.

Dados botânicos

É uma planta herbácea que pode alcançar 90 cm de altura; possui folhas carnosas, longas, cilíndricas, pontiagudas e com manchas brancas; flores pequenas, brancas, reunidas em grandes inflorescências paniculadas e trímeras. As características indicam que se trata da espécie *Sansevieria cylindrica*; no entanto, o material vegetal não permitiu a identificação segura da espécie. O gênero *Sansevieria* foi descrito por Carl Peter Thumberg.

Dados da medicina tradicional

A infusão das partes aéreas da planta é usada internamente, na região amazônica, contra problemas hepáticos. A infusão das folhas tem uso mágico: "evitar a falta de alguma coisa em casa".

Dados químicos e farmacológicos do gênero

As folhas de *S. trifasciata* têm sido estudadas como material potencial para baterias, pelas suas características de transmissão de corrente de voltagem (Jain et al., 1987). Quimicamente foram isolados glicosídeos (Mimaki et al., 1996 e 1997b), saponinas esteroidais (Mimaki et al., 1996). Das folhas de *S. hyacinthoides* foi isolado um constituinte esteroidal (Gamboa--Angulo et al., 1996). Das folhas de *S. cylindrica* foram isolados lipídios, pigmentos, saponinas, além de carboidratos, betassitosterol e betacaroteno (Moustafa et al., 1986).

O extrato metanólico de *Sansevieria guineensis* Willd. reduziu significativamente a parasitemia de camundongos infectados com *Plasmodium berghei* (Franssen et al., 1997), e o extrato das folhas de *Sansevieria ehrinbergii* promoveu bloqueio da junção neuromuscular em preparação *in vitro* (Woodcock et al., 1982).

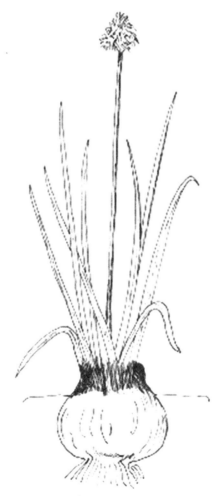

FIGURA 3.1 – *Allium sativum*. Vista da planta toda (redesenhado por Di Stasi a partir de Gemtchujnikov – em Joly, 1998) (Banco de imagens – Lafit-Botu).

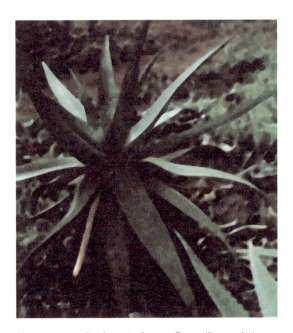

FIGURA 3.2 – *Aloe vera*. Vista da planta toda sem flores (Banco de imagens – Lafit-Botu).

4
Outras monocotiledonal medicinais na Mata Atlântica

L. C. Di Stasi
A. Mariot
M. S. Reis

Além das monocotiledonal já descritas nos capítulos anteriores, duas outras espécies de grande valor na região da Mata Atlântica foram referidas como medicinais. As duas espécies, *Euterpe edulis* e *Echinodorus grandiflorus*, pertencem respectivamente às subclasses Arecidae e Alismatidae, ainda não discutidas neste livro, mas importantes quanto a seus usos e utilidades para os habitantes da Mata Atlântica.

Na subclasse Alismatidae ocorrem apenas duas ordens botânicas: Alismatales e Triuridales, esta segunda com uma única família, Triuridaceae, sem importância nos dois ecossistemas aqui discutidos. Na ordem Alismatales estão incluídas treze famílias botânicas, das quais destacamos apenas a família Alismataceae, que inclui a espécie medicinal *Echinodorus grandiflorus* aqui descrita. Outras famílias dessa ordem são importantes fontes de espécies medicinais em regiões de clima temperado e, portanto, de pouco interesse para nosso estudo.

Na subclasse Arecidae encontram-se quatro ordens botânicas, duas das quais são importantes fontes de espécies vegetais de valor medicinal e econômico, como é o caso da ordem Arales e da ordem Arecales; essa segunda inclui apenas a família Palmae, também denominada Arecaceae, na qual se encontra o famoso palmiteiro *Euterpe edulis*, espécie de grande valor econômico, amplamente explorada e comercializada na região da Mata Atlântica como produto para alimentação, mas que também é usado como espécie de valor medicinal.

Espécies medicinais da família Alismataceae

Introdução

A família Alismataceae descrita por Walter Vent possui quatorze gêneros, nos quais estão distribuídas aproximadamente cem espécies vegetais cosmopolitas em regiões temperadas e tropicais (Mabberley, 1997). Inclui ervas perenes, muitas aquáticas ou brejosas, contendo vasos apenas nas raízes, latescentes com lâmina foliar grande. Os principais gêneros dessa família encontrados no Brasil são *Echinodorus*, do famoso Chapéu-de-couro da Mata Atlântica, e *Sagittaria*.

Espécies medicinais

Echinodorus grandiflorus Michelli

Nomes populares

Na região da Mata Atlântica a espécie é amplamente conhecida como Chapéu-de-couro. A planta é chamada também de Chá-de-campanha, Aguapé, Congonha-do-brejo e Erva-do-brejo.

Dados botânicos

A espécie é uma erva de área alagada ou brejo, com caule triangular e glabro; rizoma grosso e carnoso; folhas pecioladas, ovadas, coriáceas, grandes e eretas; flores brancas, numerosas, vistosas e dispostas em panículas (Figura 4.1). A espécie possui as variedades *floribundus*, frequentemente

Parte I – Monocotiledonae medicinaisna Amazônia e na Mata Atlântica

consideradas outra espécie. O gênero *Echinodorus* descrito por Louis Claude Marie Richars e Georg Engelmann inclui 48 espécies tropicais com distribuição restrita às Américas e à África, muitas delas usadas como medicinais, e outras, como ornamentais.

Dados da medicina tradicional

Os habitantes do Vale do Ribeira referem o uso da infusão das folhas para o tratamento de problemas renais e hepáticos, como sedativo, além de usarem esse preparado para combater dores de cabeça, de barriga, nas costas, bem como gripes e resfriados, e como anti-helmíntico, especialmente contra lombrigas (*Ascaris lumbricoides*). A decocção das folhas também é usada para problemas renais e como analgésico, especialmente contra dores de cabeça.

Corrêa (1984) refere que a planta é considerada depurativa, tônica e diurética, útil ainda contra artrites, reumatismo, sífilis, moléstias da pele e do fígado; as raízes são usadas externamente como cataplasmas no tratamento de hérnias.

Dados Farmacológicos do Gênero:

Efeitos tóxicos foram observados na espécie *E. macrophyllus* alertando para o cuidado em seu uso crônico (Costa Lopes et al., 2000).

Espécies medicinais da família Palmae (Arecaceae)

Introdução

A família Palmae, também denominada Arecaceae, foi descrita por Antoine Laurent de Jussieu e inclui 203 gêneros, nos quais estão distribuídas aproximadamente 2.650 espécies tropicais (Mabberley, 1997). Incluem árvores ou arbustos, raramente trepadeiras, tendo caracteristicamente o caule do tipo estipe não ramificado, com folhas terminais. Ocorrem também nessa família representantes acaules com folhas que nascem rentes ao chão.

A família está subdividida em seis subfamílias, e os principais gêneros encontrados no Brasil são representados por espécies de grande valor econômico, usadas tanto na indústria de alimentos como para ornamentos. Destaca-se o gênero *Euterpe*, que inclui o famoso palmiteiro, amplamente conhecido na Mata Atlântica, e o açaí, como é denominada a outra espécie do gênero, amplamente conhecida na região amazônica. Outros gêneros de importância são *Orbignia* e *Copernicia*, respectivamente do babaçu e da carnaúba, *Cocos*, do famoso coqueiro da Bahia, e o *Arecastrum*, do jerivá (Joly, 1998). Muitas espécies exóticas são ainda cultivadas no Brasil como ornamentais, como é o caso de várias palmeiras, especialmente a palmeira imperial do gênero *Roystonea*; outras são importantes como medicamento, como é o caso da *Areca catechu*; outros gêneros se destacam como fonte de produtos de valor econômico, como é o caso de várias espécies dos gêneros *Attalea* e *Raphia*, que incluem a piaçava e a ráfia, muito usadas no Brasil na produção de artesanatos. Trata-se de uma família de grande valor econômico e, consequentemente, importante fonte de recursos para as populações que habitam as proximidades dos ecossistemas florestais, especialmente da Mata Atlântica.

Dados químicos do gênero

Diversos diterpenos foram isolados de *E. macrophyllus* (Shigemori et al., 2002; Kobayashi et al., 2000a e 2000b).

Espécies medicinais

Euterpe edulis M.

Nomes populares

A espécie é conhecida em todo o Brasil como Palmito ou Palmiteiro.

Dados botânicos

A planta é uma palmeira esbelta de estipe reto, chegando até 25 m de altura, com folhas pinadas, recurvadas e gomo vegetativo formado pelas bainhas; espádice na base do gomo com muitos ramos espiciformes; frutos esféricos de cor preta-arroxeada. Espécie exclusiva de mata pluvial de encosta atlântica e de ocorrência muito comum na Mata Atlântica, sendo muitas vezes dominante no extrato arbóreo, não fosse a intensa exploração da espécie. O gênero *Euterpe* descrito por Carl Friedrich Phillip von Martius inclui aproximadamente trinta espécies tropicais americanas. Verifica-se intensa exploração da espécie para comercialização como produto alimentício de grande valor nos mercados nacional e internacional, fato responsável pela intensa redução nas populações naturais da espécie na Mata Atlântica.

Dados da medicina tradicional

Na Mata Atlântica, o suco do caule é usado, internamente, contra dores de barriga para controlar hemorragias e, externamente, como antídoto para picada de cobras.

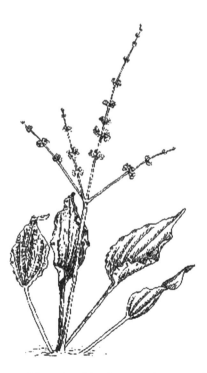

FIGURA 4.1 – *Echinodorus grandiflorus* (modificado por Di Stasi a partir de Gemtchujnikov em Joly, 1998) (Banco de imagens – Lafit-Botu).

Parte II
Dicotiledonae medicinais na Amazônia e na Mata Atlântica

Seção 1
Magnoliidae medicinais na Amazônia e na Mata Atlântica

5
Magnoliales medicinais

C. A. Hiruma-Lima
E. M. Guimarães
C. M. Santos
L. C. Di Stasi

A ordem Magnoliales inclui dezessete famílias botânicas, algumas com amplo número de espécies no Brasil, tais como Magnoliaceae, Annonaceae, Myristicaceae e Lauraceae, todas essas quatro com importantes espécies tanto na região amazônica como em áreas de Mata Atlântica. Espécies de Lauraceae e Myristicaceae possuem importante valor medicinal e econômico. Outras famílias dessa ordem também são importantes, tais como as Magnoliaceae, consideradas uma das famílias botânicas mais primitivas e nas quais inúmeras espécies, especialmente dos gêneros *Magnolia* e *Michelia*, são importantes como ornamentos. Na família Chloranthaceae, inúmeras espécies são medicinais, especialmente aquelas do gênero *Hedyosmum*, muito comuns e amplamente usadas como medicinais nas regiões da Mata Atlântica do Brasil. Na família Monimiaceae, inúmeros gêneros são importantes, mas deve ser destacado o gênero *Peumus*, do famoso Boldo, amplamente conhecido e usado no Brasil como medicinal. Nessa ordem botânica encontra-se ainda a família Lauraceae, da qual inúmeras espécies de grande valor econômico e medicinal são encontradas no Brasil e especialmente na Amazônia. Nessa família podemos destacar as famosas espécies medicinais dos gêneros *Ocotea, Aniba* e *Nectandra*, outras importantes fontes de compostos aromáticos e flavorizantes, como *Aniba, Cinnamomum, Cryptocarya, Laurus* e *Sassafras*, e ainda outras importantes como alimento, como é o caso de algumas espécies do gênero *Persea*, que inclui nosso Abacateiro. Na região amazônica foram registrados os usos medicinais de algumas espécies pertencentes às famílias Annonaceae e Myristicaceae, enquanto na região da Mata Atlântica comunidades tradicionais referem o uso de espécies da família Lauraceae.

Espécies medicinais da família Annonaceae

Introdução

A família Annonaceae (Dicotyledonae) descrita por Antoine Laurent de Jussieu inclui 112 gêneros com aproximadamente 2.150 espécies tropicais (Mabberley, 1997) e subtropicais, espalhadas por todo o planeta. A família inclui árvores, arbustos e lianas, divididas em duas grandes subfamílias: Annonoideae, que inclui os gêneros *Annona, Guatteria, Xylopia, Uvaria, Artabotrys*, e Monodoroideae, que inclui os gêneros *Isolona* e *Monodora*. A maioria das espécies é de plantas lenhosas, e dos gêneros existentes há 29 registrados no Brasil, compreendendo aproximadamente 260 espécies. No Brasil, os gêneros mais comuns são *Annona, Xylopia* e *Rollinia*.

O gênero *Annona* inclui aproximadamente 140 espécies tropicais com várias espécies selvagens, muitas das quais denominadas popularmente Fruta-do-conde, Cabeça-de-negro, Pinha, Graviola e outros. As espécies mais comuns no Brasil são *Annona muricata, Annona cherimolia, Annona coriacea, Annona reticulata, Annona tenuiflora* e *Annona squamosa*.

O gênero *Xylopia* inclui aproximadamente 160 espécies tropicais, e no Brasil as espécies são frequentes em matas do litoral e no cerrado. Espécies conhecidas e mais comuns são *Xylopia aromatica* e *Xylopia brasiliensis*; esta segunda é uma espécie alternativa como fonte de piperina (Mabberley, 1997).

Já o gênero *Rollinia* inclui aproximadamente sessenta espécies tropicais, com várias delas comuns na Amazônia (Joly, 1998), onde são conhecidas como Araticum e Biribá.

O principal valor econômico das espécies dessa família é o fornecimento de frutos comestíveis, que são muito apreciados. Várias espécies, no entanto, têm importantes usos terapêuticos em diversas comunidades do país. Na Amazônia foi identificado o uso frequente de três espécies distintas dessa família: *Annona muricata*, *Annona tenuiflora* e *Xylopia frutescens*, que apresentamos a seguir.

Espécies medicinais

Annona muricata L.

Nomes populares

Essa espécie é conhecida especialmente pelo nome de Graviola; no entanto vários sinônimos são usados, tais como Araticum, Iriticum, Araticum-punhê, Araticum-ponhê, Araticum-de-paca, Coração-de-rainha e Nona.

Dados botânicos e informações gerais

Árvore que atinge até 10 m de altura, com um tronco revestido por casca aromática; as folhas são alternas, pecioladas, ovadas ou elíptico-oblongas, alcançando até 15 cm de comprimento; inflorescência cauliflora, com cálice de lobos triangulares e agudos, flores axilares, subglobosas, amareladas, cordadas na base e acuminadas no ápice; fruto do tipo baga irregular, alcançando até 30 cm de comprimento, com epiderme verde-escura, espessa com saliências cônicas, com um espinho central, mole e recurvado, polpa branca, sucosa, latescente; sementes castanhas ou pretas (Figura 5.1). É a espécie típica do gênero e a primeira a ser descrita. O gênero *Annona* descrito por Carl Linnaeus inclui aproximadamente 140 espécies tropicais encontradas nas Américas e cerca de 130 distribuídas no continente africano. O nome do gênero *Annona* descrito por Carl Linnaeus deriva de *Anon*, nome popular da planta no Haiti e que significa "colheita do ano".

É uma espécie amplamente encontrada desde a América Central até a Venezuela, sendo depois levada para outras regiões do planeta, onde se tornou subespontânea, como é o caso da espécie na Amazônia brasileira (Corrêa, 1984). Além dos usos medicinais da espécie, referidos a seguir, a planta fornece madeira, mole e branca, com importante uso potencial na fabricação de papel, podendo também ser usada na arborização urbana. O fruto, por sua vez, tem grande valor como alimento, sendo amplamente consumido nas regiões Norte e Nordeste do Brasil, especialmente na produção de sucos, sorvetes e geleias (Corrêa, 1984).

Dados da medicina tradicional

Na região amazônica, o suco dos frutos é usado internamente como antitérmico, diurético e no combate a insônias leves. O bochecho do suco dos frutos é indicado no combate às aftas. A infusão das folhas secas é usada contra insônias graves, dores de cabeça e como emagrecedor, ao passo que a decocção das folhas frescas é indicada contra cistite. A infusão de uma mistura contendo folhas frescas dessa espécie, folhas de Jambu e Amor-crescido é usada para problemas hepáticos. A infusão das folhas frescas também é usada no controle da diabetes e da hipertensão.

Em outras regiões do Brasil, os frutos da espécie são usados contra aftas e como antidisentéricos, ao passo que a decocção da raiz é considerada antídoto nos envenenamentos por estupefacientes; as flores, os brotos e as folhas são usados como béquicas, peitorais, antiespasmódicas e antidisentéricas; a decocção das folhas contém óleo essencial com ação parasiticida, antirreumática e antinevrálgica quando usadas internamente; as folhas cozidas, usadas topicamente, combatem reumatismo e abcessos, enquanto as sementes são adstringentes e eméticas (Corrêa, 1984). A espécie possui ainda diversos usos populares disseminados em todo o país, tais como o uso do suco da fruta contra lombrigas e parasitas, para baixar febres, aumentar o leite de mãe depois de parto (lactagoga) e como adstringente. As sementes esmagadas são usadas como vermífugo e anti-helmíntico contra parasitas internos e externos, especialmente lombrigas. As folhas e raízes são consideradas sedativas, antiespasmódicas e hipotensivas. Na Amazônia, o chá das folhas é ainda usado contra problemas do fígado, enquanto o óleo das folhas, misturado com a fruta verde e óleo de azeitona, é usado externamente para neuralgia, reumatismo e dores em casos de artrites (Almeida, 1993).

Embora essa espécie seja usada tipicamente por indígenas da América do Sul, ela tem sido cultivada e estabelecida em vários países tropicais, especialmente na África, onde é usada contra tosses, espasmos e febres; casca e raízes são usadas para combater disenterias e parasitas intestinais (Watt & Breyer-Brandwijk, 1962). De acordo com os mesmos autores, as raízes e as folhas são consideradas antiparasitárias, e as sementes, inseticidas, que também são consideradas eméticas e usadas popularmente em envenenamentos de peixes. Esse uso, no processo de pesca, também tem sido referido para as raízes e casca da planta. Na Índia, as folhas da espécie são usadas como anti-helmínticas e antiflogísticas, enquanto as flores para diminuir o catarro (Watt & Breyer-Brandwijk, 1962). No Peru, o chá das folhas é utilizada para catarro; as sementes, contra diversos parasitas (de Feo, 1992); as raízes e folhas, contra diabetes, como sedativo e antiespasmódico (Vasquez, 1990). Nas Guianas, as folhas e a casca da árvore, na forma de chá, são usadas como sedativo e tônico cardíaco (Grenand et al., 1987). Na Jamaica e no Haiti, a fruta e seu suco são usados contra febre, parasitas, diarreia e como lactagogo; as cascas e folhas, como antiespasmódico, sedativo e no tratamento de problemas cardíacos, tosse, gripe, asma, hipertensão e parasitas intestinais (Asprey & Thornton, 1955; Ayensu, 1978; Weninger et al., 1986).

Várias espécies do gênero *Annona* são encontradas na região de Mata Atlântica; no entanto, no levantamento realizado com as comunidades da região do Vale do Ribeira, foram referidas espécies desse gênero, mas estas ainda não foram coletadas com material vegetal fértil, impedindo-lhes a identificação correta.

Annona tenuiflora Mart.

Nomes populares

A espécie é conhecida como Araticum. Não foram encontrados sinônimos dessa espécie.

Dados botânicos

Árvore de aproximadamente 9 m de altura; folhas ovado-oblongas, sem estípulas, alternas e ápice cuspidado; flores rosas com perianto trímero diferenciado em cálice e corola; frutos sincárpicos com aspecto estrobiliforme (Figura 5.2). É uma espécie com intensa ocorrência na Amazônia e amplamente utilizada como medicamento, tanto pelas comunidades ribeirinhas da Amazônia como pelos índios tenharins. A espécie também é usada pelos habitantes da cidade de Humaitá, sul do Amazonas, onde parte deste estudo foi realizada.

Dados da medicina tradicional

Na região amazônica a infusão das folhas é usada contra dores de cabeça, tonturas e hipotensão.

Xylopia cf. *frutescens* Aubl.

Nomes populares

A espécie é denominada, na região amazônica, Breu branco ou, simplesmente, Breu. Em outras regiões do Norte do Brasil, a espécie também é conhecida como Pimenta-do-sertão, Coagerucu, Coajerucu, Coaguerecou, Ibira, Envira, Envira-preta, Jegerecu, Jejerecu, Jejerecou, Pau-de-embira, Pijerucu, Pindaíba, Pindaúba, Pindaúva, Pindaíba-branca, Malagueta e Banana-de-macaco.

Dados botânicos e informações gerais

Árvore de pequeno porte, alcançando até 8 m de altura, e copa alongada; tronco ereto e cilíndrico, com casca fibrosa, aromática; folhas alternas, simples, oblongolanceoladas, curto-pecioladas, lineares, agudas no ápice, coriáceas, glabras na face superior e pubescentes na face inferior; inflorescências e glomérulos axilares com flores regulares, hermafroditas; cálice gamossépalo, pétalas lineares; fruto do tipo baga ovoide, deiscente, vermelho, com duas a seis sementes (Figura 5.3). O gênero *Xylopia*, também descrito por Carl Linnaeus, significa lenho amargo e inclui aproximadamente 160 espécies tropicais, muitas das quais usadas na medicina popular.

Trata-se de uma planta de ocorrência na região amazônica e também nas Guianas, sendo uma espécie heliófita, perenifólia e pioneira, típica de floresta pluvial amazônica (Lorenzi, 1998).

Além dos usos medicinais descritos a seguir, a espécie fornece madeira macia de fácil manipulação para artesanato, própria para uso em carpintaria, como cabos de instrumentos e varas de pesca. A casca da espécie é aromática e usada como condimento picante, chegando a substituir a Pimenta-do-reino (*Piper nigrum* L.) por causa de seu óleo volátil (Corrêa, 1984).

Dados da medicina tradicional

Na região amazônica, a infusão das folhas é usada como potente analgésico e anti-inflamatório, ao passo que a decocção da casca é usada, na forma de inalação, para combater resfriados e dores de cabeça. A população refere que a inalação só pode ser feita na hora de dormir.

As sementes, também aromáticas, são usadas como estimulantes da bexiga, como digestivo e são úteis contra catarro, leucorreia e cólicas do estômago (Corrêa, 1984). A espécie *Xylopia aromatica* é usada popularmente como condimento em substituição à Pimenta-do-reino. Na região amazônica da Colômbia, os índios witoto utilizam com cautela o chá das folhas como diurético e antiedematogênico.

Dados químicos dos gêneros *Annona* e *Xylopia*

Estudos químicos realizados com a espécie *Annona muricata* indicam a presença de inúmeras substâncias químicas, muitas das quais com importantes atividades farmacológicas. Dada a grande quantidade de estudos realizados com espécies dessa família botânica, incluímos inicialmente os dados químicos divididos em classes, para depois apresentarmos uma discussão dos dados farmacológicos.

Acetogeninas

Acetogeninas são substâncias naturais bioativas presentes na casca, raízes, folhas e, especialmente, sementes de espécies da família Annonaceae.

São ácidos graxos modificados, com atividade citotóxica descrita por inúmeros estudos e pesquisas.

Da espécie *Annona muricata* foram isoladas inúmeras acetogeninas, das quais relacionamos oito acetogeninas monotetra-hidrofurânicas denominadas neoisoanonacina-10-ona, neoanonacina-10-ona, isoneoanonacina-10-ona, hoviicina A, hoviicina B e desoxi-hoviicina B (Yang et al., 1994a e 1994c), corossolina 1 e corossolina 2 (Cortes et al., 1991b). Das sementes também foram obtidas as acetogeninas solamina (Mynt et al., 1991), epomuricenina A e B (Roblot et al., 1993), anomutacina 1, 2 e 3 (Wu et al., 1995e), murihexocina A e B (Zeng et al., 1995b), muricina H, I, cis-annomontacina (Liaw et al., 2002).

Outros estudos relatam a presença de acetogeninas na casca do caule dessa espécie (epoximurina A e B), as quais são considerados compostos precursores das acetogeninas (Hisham et al., 1994), enquanto Gromek et al. (1993) isolaram outra acetogenina dessa mesma espécie, denominada corepoxilona, e sugeriram que esta também é uma substância precursora da biossíntese das acetogeninas comuns dessa família botânica.

Recentemente, uma nova acetogenina tetra-hidrofurânica foi isolada das folhas dessa espécie e denominada anonohexocina (Zeng et al., 1995a). Das folhas ainda foram isoladas as acetogeninas anomuricina C, muricatocina C e gigantetronenina, essa última também descrita em outras espécies do gênero *Annona* (Wu et al., 1995a) e muricatocina A e B (Wu et al., 1995b). Anomuricina A e B, além das acetogeninas tetra-hidrofurânicas gigantetrocina A, anonacina-10-ona, muricatetrocina A e B, anonacina e goniotalamicina já descritas nas sementes, também foram isoladas das folhas dessa espécie (Wu et al., 1995c).

A espécie *Annona tenuiflora* referida em nosso levantamento etnofarmacológico não tem sido estudada sob nenhum aspecto. No entanto, os dados químicos de outras espécies desse gênero permitem descrever a sua constituição química clássica e indicar a potencialidade de estudo dessa espécie como fonte de novas substâncias de interesse farmacológico.

Acetogeninas também são encontradas em inúmeras espécies do gênero *Annona*. Destacamos aqui algumas das espécies mais estudadas como fonte de acetogeninas de interesse terapêutico, especialmente como citotóxicas, e que são importantes representantes da flora brasileira.

Da espécie *Annona cherimolia* já foram isoladas inúmeras acetogeninas, tais como querimolina 1 e 2 e almunequina e otivarina (Cortes et al., 1993b), isoquerimolina 1, isomolvizuína 2, squamocina e almunequina (Duret et al., 1994), itrabina, jeteína, molvizarina e motrilina (Cortes et al., 1991a e 1991c), anogaleno (Sahpaz et al., 1996). Cortes et al. (1993a) ainda isolaram 39 acetogeninas de várias espécies de Annonaceae, incluindo *A. muricata* e *A. cherimolia*.

Das sementes da espécie *Annona squamosa* foram isoladas as acetogeninas esquamostatinas A, B, C e D (Fujimoto et al., 1994), esquamostanal A (Araya et al., 1994b), esquamosteno A (Araya et al., 1994a), esquamosinina A (Yang et al., 1994c) neodesacetiluvaricina, neoanonina B e neorreticulacina A (Zheng et al., 1995). Das sementes da mesma espécie, Sahai et al. (1994) isolaram dezessete acetogeninas tetra-hidrofurânicas, além de esquamocina e esquamostatina A.

Da espécie *Annona reticulata* inúmeras acetogeninas foram isoladas, tais como reticulatina (Saad et al., 1991), reticulacinona (Hisham et al., 1994), esquamocina e roliniastatina I (Vu et al., 1993), anoreticuína-9-ona, esquamona, solamina, anomonicina e roliniastatina (Chang et al., 1993).

Outros estudos relatam a presença de acetogeninas em várias outras espécies desse gênero, tais como araticulina em *Annona crassiflora* (Santos et al., 1996); bulatencina, 4-deoxiasimicina e várias uramicinas (Hui et al., 1992), bulatanocina, desacetiluvaricina e *cis*-bulatanocinona e *trans*-bulatanocinona (Gu et al., 1993b), *cis*- buladecionona e *trans*-buladecionona (Gu et al., 1994b), 32-hidroxibulatacina, 31-hidroxibulatacina, 30-hidroxibulatacina, *cis*-28-hidroxibulatacinona e *trans*-28-hidroxibulatacinona (Gu et al., 1995) em *Annona bullata*; anomontacina em *Annona montana* (Jossang et al., 1991); três uvariamicinas, além de queromolina-2 e anonina em *Annona glabra* (Li et al., 1995a); anoglaucina em *Annona glauca* (Etcheverry et al., 1995). Existem relatos da presença de acetogeninos na espécie *Xylopia aromatica* (Colman- Saizarbitoria et al., 1994a e 1994b).

Alcaloides

Alcaloides como muricina e muricinina foram descritos por Manske & Holmes em *Annona muricata* (Watt & Breyer-Brandwijk, 1962). Das sementes de *Annona muricata* isolaram também o alcaloide liriodenina (Philipov et al., 1994).

Alcaloides benzilisoquinoleicos denominados anomolina, oxouxinsunina, anonaína, michelalbina, reticulina, anolobina e asimilobina foram isolados de *A. cherimolia* (Yang et al., 1991), enquanto os alcaloides anonaína, reticulina, laureliptina, isoboldina e outros foram isolados de *A. salzmannii* (Paulo et al., 1992; Barbosa Filho et al., 1988).

Alcaloides conhecidos como anoretina, anolatina, argentinina e liriodenina foram obtidos de *Annona montana* (Leboeuf et al., 1982a e 1982b; Yang & Chen, 1979; Wu et al., 1993).

Constituintes químicos dessa classe química foram ainda obtidos das espécies *A. squamosa* (Leboeuf et al., 1981), *A. ambotay* (Oliveira et al., 1987); *A. cacans* (Saito & Alvarenga, 1994); frutos de *A. squamosa* (Wu, Y. C. et al., 1994); de *A. purpurea* (Castro et al., 1996) e de *Annona reticulata* (Saad et al., 1991).

Existem registros de alcaloides nas espécies *Xylopia pancheri* (Nieto et al., 1976), *X. aromatica* (Rios et al., 1989; Martins et al., 1996); *X. brasilienses* (Casagrande & Merotti, 1970) e *X. quintasii* (Quevauviller & Foussard-Blanpin, 1976).

Outros constituintes químicos

A polpa da fruta de *Annona muricata* é rica em vitaminas B e C, enquanto a casca possui grandes quantidades de ácido hidrociânico (Watt & Breyer-Brandwijk, 1962).

Flavonoides foram descritos em *A. cherimolia* (Villar et al., 1984), *A. squamosa* (Setharaman, 1986) e *A. ambotay* (Carazza et al., 1978); enquanto três amidas ácidas, uma lignana ((-)-siringaresinol), um aldeído aromático (siringaldeído) e dois esteroides foram isolados do caule de *A. montana* (Wu et al., 1995e).

Monoterpenos foram isolados de *A. squamosa* (Krishna Rao et al., 1978), *A. senegalensis* (Ekundayo & Oguntimein, 1986), enquanto diterpenos foram descritos em *A. squamosa* (Silveira et al., 1979; Mukhopadhyay et al., 1993) e sesquiterpenos em *A. bullafa* (Kutschabsky et al., 1985) e *A. senegalensis* (Ekundayo & Oguntimein, 1986). Inúmeros compostos terpenoides, como constituintes predominantes, foram isolados do fruto de *Annona muricata*

(Wong & Khoo, 1993). Terpenos também foram isolados de *Annona reticulata* (Saad et al., 1991).

De *Xylopia frutescens*, *X. aromatica, X. brasiliensis* e *X. aethiopica* foram isolados diterpenos (Moreira & Roque, 1996; Vilegas et al., 1995; Ngouela et al., 1998).

Dados farmacológicos dos gêneros *Annona* e *Xylopia*

Atividade hipocolesterolêmica, sedativa e analgésica foi determinada para a espécie *Annona muricata* (Cavalcante, 1988; Bourne & Egbe, 1979; Di Stasi, 1987). A espécie *Annona muricata* possui, assim como outras espécies do gênero, propriedades inseticidas (Tattersfield et al., 1925 e 1932). Uma importante ação depressora em coração isolado de coelhos foi descrita por vários autores (Watt & Breyer-Brandwijk, 1962). Estudos demonstram que a casca e as folhas de *Annona muricata* possuem atividades hipotensora, antiespasmódica, vasodilatadora, relaxante de músculo liso e cardiodepressora em animais (Meyer, 1941; Carbajal et al., 1991; Misas et al., 1979). Inúmeras pesquisas demonstram que a folha, a raiz, a casca, o talo e as sementes dessa espécie possuem ação antibacteriana contra vários patógenos (Sundarrao et al., 1993; Heinrich et al., 1992; Lopez Abraham, 1979), enquanto as sementes da espécie possuem propriedades antiparasitárias (Bories et al., 1991). Extratos obtidos a partir de folhas da espécie possuem atividade antimalárica (Antoun et al., 1993; Gbeassor et al., 1990), enquanto extratos de folhas, raiz e sementes demonstraram propriedades inseticidas (Tattersfield et al., 1940). Acetogeninas isoladas sementes de *A. muricata* e de *A. cherimolia* foram ativas contra alguns parasitas, mas inativas contra *Entamoeba histolytica* (Bories et al., 1991). Solanina, uma acetogenina isolada de *A. muricata*, possui atividade citotóxica contra algumas células tumorais (Mynt et al., 1991). Anomutacina 1, acetogenina isolada de *Annona muricata*, também apresentou importante efeito citotóxico contra células tumorais de pulmão humano (Wu et al., 1995e). Resultados similares foram obtidos com as acetogeninas muricatocina A e B também isoladas dessa espécie (Wu et al., 1995b), ao passo que as acetogeninas monotetra-hidrofurânicas, corosolona 1 e corosolina 2, obtidas de *Annona muricata*, apresentaram potente atividade citotóxica sobre vários tipos de células tumorais (Cortes et al., 1991b).

Plantas medicinais na Amazônia e na Mata Atlântica

Atividade citotóxica contra vários tipos de tumores foi descrita para inúmeras acetogeninas de várias espécies do gênero *Annona*, tais como cinco acetogeninas isoladas de *A. cherimolia* (Cortes et al., 1993b); bulatanocina, desacetiluvaricina e *cis*-bulatanocinona e *trans*-bulatanocinona de *Annona bullata* (Gu et al., 1993b e 1994b; Hui et al., 1992); reticulatina, anoreticuína-9-ona, esquamona, solamina, anomonicina e roliniastatina isoladas de *Annona reticulata* (Saad et al., 1991; Chang et al., 1993) e várias outras (Jossang et al., 1991; Cortes et al., 1991c e 1991a). A atividade inseticida de várias acetogeninas isoladas do gênero *Annona* tem sido determinada para a anonacina e compostos similares (Londershausen et al., 1991).

Os alcaloides isolados de *A. salzmanii* apresentaram atividade antibiótica contra diversas bactérias e fungos (Barbosa et al., 1988b e 1988a), enquanto os alcaloides de *A. squamosa* demonstraram potente atividade cardiotônica (Wagner et al., 1980). De quatro alcaloides benzilisoquinoleicos (anonaína, reticulina, laureliptina e isoboldina) isolados da casca de *A. salzmannii*, apenas a anonaína apresentou atividade antifúngica (Paulo et al., 1992). Os alcaloides coclaurina e oxoxilopina, isolados de *A. squamosa*, produziram significante atividade antiagregação plaquetária e citotóxica, respectivamente, enquanto os alcaloides liriodenina, reticulina, anonaína, nornuciferina e asimilobina foram inativos nos mesmos modelos experimentais (Wu, Y. C. et al., 1994). Alcaloides citotóxicos também foram isolados das folhas de *A. montana* (Wu et al., 1993), enquanto alcaloides isolados de *A. squamosa* apresentaram importante ação larvicida e quimioesterilizante contra mosquitos do gênero *Anopheles* (Saxena et al., 1993). Os alcaloides liriodenina e noruchinsunina isolados de *Annona cherimolia* apresentaram efeitos vasodilatadores sobre aorta de rato isolada e tiveram seu mecanismo de ação estudado por Chulia et al. (1995b). Resultados similares foram obtidos para os alcaloides anonaína, roemerina e desidroroemerina isolados das raízes dessa espécie (Chulia et al., 1995a). Atividade similar foi descrita para os alcaloides silopina, norcoridina, coridina, galucina, asimilobina, oxoxilopina, oxonantenina e liriodenina isolados de *Annona reticulata* (Chang et al., 1995).

Esteroides de *A. cherimolia* induziram contrações uterinas (Lozoya & Lozoya, 1980). Atividade antimicrobiana também foi verificada com extratos de *A. montana* (Wu et al., 1987) e *A. cherimolia* (Villan del Fresno et al.,

Parte II – Dicotiledonae medicinais na Amazônia e na Mata Atlântica

1983). Verificou-se ainda atividade antifertilidade de *A. squamosa*, provavelmente por impedir a implantação (Mishra et al., 1979; Rao et al., 1979); parassimpatomimética de *A. coriaceae* (Souza et al., 1975).

Extratos etanólicos de sementes de *A. squamosa* foram amplamente estudados por Saluja & Santini (1994), que determinaram efeito depressor do SNC, potenciação do efeito hipnótico do pentobarbital, atividade anticonvulsivante e analgésica, entre outras. Extratos metanólicos de *A. squamosa* produziram mortalidade dose-dependente contra o mosquito, *Anopheles stephensi* (Saxena et al., 1993), enquanto o extrato etanólico de *A. senegalensis* apresentou atividade relaxante muscular e antiespasmódica *in vitro*, além de atividade antiúlcera induzida por indometacina e estresse (Langason et al., 1994). Extratos preparados também com *A. senegalensis* produziram importantes efeitos antiparasitários contra cepas de *Leishmania major*, *L. donovani*, *Trypanossoma brucei*, além de atividade citotóxica contra vários tipos de células tumorais (Sahpaz et al., 1994). A atividade inseticida do extrato etanólico de *A. reticulata* foi determinada por Williams & Mansingh (1993). Extratos hidroalcoólicos de sementes de *Annona crassiflora* produziram efeito inibitório inespecífico sobre contração muscular de íleo de cobaia (Weinberg et al., 1993).

De *Xylopia frutescens* foram caracterizados alguns constituintes que apresentaram atividade biológica, como acido caurenoico, que apresentou atividade antimicrobiana e tripanossomicida (Campos et al., 1990; Oliveira et al., 1996), além dos compostos caurol e os ácidos xilópico e acutiflórico, que também apresentaram atividade tripanossomicida (Oliveira et al., 1996; Silva, E. A. et al., 1998). Diversas espécies do gênero foram estudadas quanto a sua propriedade molucicida (dos Santos & Sant'Ana, 2001). O extrato etanólico da raiz de *X. frutescens* não apresentou atividade moluscicida, porém extratos obtidos das cascas e do caule produziram efeito moluscicida (Santos, A. F. et al., 1998). Esta espécie também inibiu a atividade da enzima lipoxigenase (Braga et al., 2000) e apresentou atividade antiplasmodial (Jenett-Siems et al., 1999). Das cascas de *X. aromatica* foi isolada atherospermidina, que apresentou atividade citotóxica, fungitóxica, e há relatos na literatura de sua atividade antitumoral (Rios et al., 1989; Martins et al., 1996). Do extrato etanólico das folhas de *X. discreta*, popularmente utilizado para afecções do trato digestivo e reumatismo, foi caracterizada a atividade antimicrobiana (Lima et al., 1988c). E da espécie *X. sericea* ou embiriba foi testado o extrato aquoso do fruto e das cascas, que apresentou atividade analgésica (Almeida et al., 1996 e 1997). Os diterpenos caurenoicos presentes em *X. aethiopica* promoveram efeito diurético e Hipotensor (Somova et al., 2001).

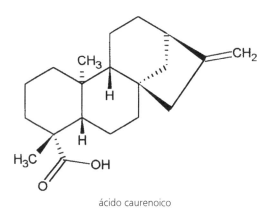

ácido caurenoico

Dados toxicológicos e observações de uso

A degradação de hormônios tireoidianos ou a depressão da produção hormonal da adrenal é sugerida por Queiroz Neto et al. (1988) para a espécie *Annona muricata*. Doses altas de extratos produzidos com *Annona muricata* causam tremores e convulsões (Watt & Breyer-Brandwijk, 1962). Estudos recentes têm caracterizado a presença de alcaloides em *A. muricata* como a responsável pelas degenerações de células nervosas dopaminergéticos observadas *in vitro* (Lannuzel et al., 2002). Em Guadalupe, Antilhas diversos casos de Parkinsonismo foi atribuído à ingestão de *A. muricata* e *A. squamosa* (Caparros-Lefebvre & Elbaz, 1999). O grande número de indicações das diversas espécies do gênero *Annona*, como inseticida, anti-helmíntico e citotóxica, indica a necessidade de cuidados no uso dessas espécies pela população, bem como a necessidade de pesquisas e estudos que melhor caracterizem as atividades farmacológicas e toxicológicas, especialmente em uso crônico.

Espécies medicinais da família Myristicaceae

Introdução

A família Myristicaceae descrita por Robert Brown inclui dezenove gêneros e aproximadamente quatrocentas espécies, localizadas principalmente na região tropical (Mabberley, 1997). Essa família inclui gêneros importantes, como *Myristica*, *Virola*, *Horsfieldia* e *Knema*. Não existem muitos dados fitoquímicos dessa família, porém há estudos sobre a presença de óleos essenciais e substâncias alucinogênicas (Evans, 1996).

No Brasil, é frequente a presença de espécies do gênero *Virola* e *Myristica*, que possuem importância do ponto de vista econômico, como a Noz-moscada (*Myristica*), usada como condimento, e espécies do gênero *Virola*, utilizadas na indústria madeireira (Joly, 1998). Neste levantamento, a única espécie medicinal registrada na região amazônica a respeito dessa família foi a *Virola surinamensis*. No levantamento realizado na Mata Atlântica não foram referidas espécies medicinais dessa família, mas salientamos a ocorrência de várias espécies nessa formação florestal.

Espécies medicinais

Virola surinamensis L.

Nomes populares

A espécie é conhecida na região amazônica como Ucuuba, Sucuba, Ucuuba cheirosa, Sucuuba, e também como Leite-de-mucuiba. Em outras regiões a espécie é denominada Andiroba, Árvore-do-sebo, Bicuíba, Noz-moscada e Ucuuba-branca.

Dados botânicos e informações gerais

Árvore de porte médio, podendo chegar a até 35 m de altura; tronco de 60-90 cm de diâmetro com casca grossa, contendo ramos carregados de folhas pecioladas, oblongolanceoladas, com até 20 cm de comprimento; inflorescências em panículas axilares e fruto elipsoide bivalvar. É uma planta perenifólia, heliófita e típica de áreas alagadas da floresta amazônica. Espécie de ocorrência na Amazônia, chegando até Pernambuco. A planta é importante fornecedora de madeiras para marcenaria, como outras do gênero, como foi descrito por Jean Baptiste Aublet. Inclui 45 espécies de florestas tropicais, muitas delas com substâncias alucinógenas pela presença de triptaminas, usadas como venenos de flechas. O nome do gênero *Virola* provém de um nome popular das Guianas.

Dados da medicina tradicional

A infusão das folhas é usada internamente contra inflamações e febres. O látex é usado externamente misturado com água e na forma de banho no local para tratar doenças venéreas. A decocção das folhas é útil contra problemas do fígado.

No Estado do Tocantins existem relatos da utilização da seiva da *V. surinamensis*, popularmente conhecido como Leite-de-mucuíba, para o tratamento de câncer, inflamações, infecções, gastrites e úlceras (Paixão & Hiruma-Lima, 2000).

A casca é usada como medicamento para aftas, hemorroidas e contra úlceras (Corrêa, 1984).

Dados químicos do gênero *Virola*

Foram isolados de três espécies de *Virola* ésteres de ácidos graxos, D-glucose e ácido ferúlico (*trans* e *cis*), bem como β-sitosterol, β-sitosteril--β-D-glucosídeo e uma nova série de ésteres acídicos (Kawanishi & Hashimoto, 1987).

Existem relatos de 1969 da presença de alcoloides em espécies do gênero *Virola* (Azurrel et al., 1969; Cassady et al., 1971).

Existem diversos relatos da presença de lignanas e neolignanas em diversas espécies do gênero *Virola*, a saber: *V. sebifera* (Von Rotz et al., 1989; Martinez et al., 1987a), *V. cf. pavonis* (Martinez et al., 1997), *V. pavonis* (Marques et al., 1992; Ferri & Barata, 1991 e 1992), *V. surinamensis* (Lopes et al., 1996), *V. michelli* (Santos, L. S. et al., 1996; Vidigal et al., 1995), *V. elongata*

(Kato et al., 1986 e 1990), *V. calophylla* (Martinez et al., 1990; Alvarez et al., 1987), *V. calophylloidea* (Von Rotz et al., 1990), *V. venosa* (Kato et al., 1992), *V. foschnyi* (Lemus & Castro, 1989) e *V. oleifera* (Fernandes et al., 1993 e 1994). Além das lignanas, existem relatos da presença de flavonoides nas espécies *V. calophylloidea* (Martinez, 1987b), *V. michelli* (Santos et al., 1996) e *V. caducifolia* (Aparecida dos Santos et al., 1995); e polifenóis nas espécies *V. calophylla*, *V. carinata* e *V. flexuosa* (Aguirre, 1990).

Dados farmacológicos do gênero *Virola*

Da seiva de *V. surinamensis* foi constatada a atividade gastroprotetora atribuída à presença de flavonoides (Batista et al., 2001). Das folhas de *V. surinamensis* foi extraído um óleo essencial com atividade antimalarial (Lopez et al., 1999).

A atividade antifúngica das espécies *V. sebifera*, *V. pavonis*, *V. surinamensis*, *V. carinata* e *V. koschnyi* foi atribuída à presença de lignanas na composição de diferentes partes da planta (Rodriguez et al., 1996; Pagnocca et al., 1996; Lemus & Castro, 1989). As atividades analgésicas e anti-inflamatórias foram verificadas nas espécies *V. michellii* (Cavalho et al., 1999; Andrade et al., 1992) e *V. urbaniana* (Reis et al., 1988). A atividade analgésica de *V. michellii* foi atribuída à presença da flavona, titonina (Andrade et al., 1994 e 1996; Cavalho et al., 1996a), que também possui atividade bradicárdica e colinérgica (Martins et al., 1994 e 1995). A presença dos flavonoides glicosilados astilbena e quercitrina em *V. oleifera* foram as responsáveis pela atividade analgésica (Kuroshima et al., 2001).

titonina

A atividade leishmanicida nas espécies *V. oleifera*, *V. surinamensis*, *V. donovani* e *V. pavonis* foi atribuída à presença de neolignanas (Fernandes et al., 1991) como a surinamensina (Pinto et al., 1998; Barata et al., 2000). A propriedade antioxidante foi confirmada para *V. carinata* e *V. sebifera*, mas não foi detectada em *V. elongata* (Davino et al., 1996). As propriedades antioxidante e surfactante de *V. sebifera* são atribuídas à presença de ômega-(feruliloxi) acilglicerídeo (Kawanishi & Hashimoto, 1987). Ainda existem relatos das atividades antitumoral, tripanossomicida, cercaricida e molucicida de *V. surinamensis* (Lopes et al., 1996, 1986b e 1998), alucinogênica de *V. duckei* (Bennett & Alarcon, 1994), inseticida de *V. calophylla* (Miles et al., 1987) e anti-hemorrágica de *V. koschnyi* (Castro et al., 1999).

Observações de uso

Não existem dados de toxicidade de espécies do gênero; porém, dados etnofarmacológicos de *V. surinamensis* (Paixão & Hiruma-Lima, 2000), aliados ao relato de atividade moluscicida, inseticida e alucinogênica de diferentes espécies dessa família, sugerem cuidados da população quanto ao uso.

Espécies medicinais da família Lauraceae

Introdução

A família Lauraceae descrita por Antoine Laurent de Jussieu inclui 52 gêneros e aproximadamente 2.850 espécies, a grande maioria tropicais e de ocorrência na América do Sul e no Brasil. Incluem muitas espécies aromáticas, árvores e arbustos (Mabberley, 1997). Os principais gêneros são *Laurus*, do famoso Louro, amplamente usado no Brasil como condimento; *Sassafras*, da famosa Canela-sassafrás; *Licaria*, *Ocotea*, *Nectandra*, *Aniba* e *Cinnamomum* (da Canela em casca), todos aromáticos, com substâncias flavorizantes e algumas medicinais; *Persea*, do nosso famoso Abacateiro, e outros. No Brasil ocorrem dezenove gêneros e aproximadamente 390 espécies (Barroso, 1978). A família reúne grande importância econômica, pois, além do

Abacateiro, fornecedor de alimento amplamente comercializado, e de outras espécies, como a Canela e o Louro, há inúmeras plantas fornecedoras de madeiras de excelente qualidade (Joly, 1998).

Espécies medicinais

Laurus nobilis L.

Nomes populares

A espécie é conhecida em todo o Brasil como Louro ou Loureiro.

Dados botânicos

A espécie é uma árvore de pequeno porte com ramos eretos; folhas alternas, pecioladas, lanceoladas; flores muito aromáticas dispostas em umbelas e fruto do tipo baga pequena. É uma planta exótica e cultivada no Brasil, onde se adaptou muito bem. Na região da Mata Atlântica a espécie é cultivada ou adquirida no comércio como alimento e para ser usada como medicamento. O gênero *Laurus* descrito por Carl Linnaeus é de origem mediterrânea, usado na Grécia para a confecção das famosas coroas de louro para agraciar os atletas ou outros heróis nacionais – costume posteriormente assimilado por Roma e usado pelos césares (Joly, 1998). O nome do gênero é derivado do uso da planta ao laurear um herói, deriva de *lauer* = "verde", e *laus* = "louvor".

Dados da medicina tradicional

Na região do Vale do Ribeira, a espécie cultivada ou adquirida no comércio é usada como medicamento na forma de infusão das folhas, para combater problemas hepáticos e intestinais, sendo considerada digestiva. A infusão também é indicada contra dores de cabeça, de estômago e como emética e abortiva. A decocção das folhas é usada como abortivo e contra constipação intestinal, bem como para dores de barriga. Essa espécie não foi referida no levantamento realizado na região amazônica.

Internamente, as folhas são usadas contra indigestão, estimulante do apetite e contra cólicas; externamente, contra reumatismo, úlceras e piolhos (Bown, 1995).

Persea americana Mill. ou *Persea gratissima* Gaertn.

Nomes populares

A espécie é conhecida em todo o Brasil como Abacateiro ou simplesmente Abacate, nome dado especificamente ao fruto.

Dados botânicos

É uma árvore com até 20 m de altura, com caule um pouco tortuoso e uma enorme copa, onde se encontram as folhas alternas, pecioladas, lanceoladas e acuminadas; flores branco-pálidas, pequenas e pouco vistosas; fruto do tipo baga ovoide, podendo chegar a até 20 cm de comprimento, com polpa verde, comestível, que envolve a semente grande e marrom. Na região da Mata Atlântica essa espécie é cultivada em terrenos e áreas desmatadas, não ocorrendo espontaneamente. O gênero foi descrito por Phillip Miller e inclui aproximadamente duzentas espécies tropicais. O nome do gênero deriva de uma homenagem a Perseu. A planta também fornece madeira e reúne importante valor econômico, sendo comercializada em todo o mundo.

Dados da medicina tradicional

Na região do Vale do Ribeira, a decocção das folhas do abacateiro é usada como diurético, analgésico, especialmente contra dores de barriga e para a expulsão de cálculo renal, ao passo que a infusão das folhas, além de atuar como diurético e analgésico, é também usada contra febres.

As folhas são consideradas excitantes da vesícula biliar, carminativas, estomáquicas, emenagogas, vulnerárias, antissifilíticas, diuréticas e febrífugas, além de serem usadas contra doenças renais, bronquites, reumatismo e uremia (Corrêa, 1984).

Dados químicos e farmacológicos de *Laurus nobilis* e *Persea americana*

O óleo essencial das folhas de *Laurus nobilis* possui eugenol, elemicina, spatulenol, betaeudesmol (Diaz-Maroto et al. 2002), hidrocarbonetos, monoterpenos e sesquiterpenos oxigenados (Caredda et al., 2002). O 1,8-cineol isolado de *L. nobilis* promoveu apoptose das células leucêmicas *in vitro* (Moteki et al., 2002). O óleo essencial apresentou atividade anticonvulsivante (Sayyah et al., 2002), antimicrobiana (Raharivelomanana et al., 1989) e dermatite de contato (Ozden et al., 2001). A atividade antiulcerogênica de *L. nobilis* foi atribuída à presença de sesquiterpenolactonas que promoveu inibição do enchimento gástrico e aumento da secreção do muco gástrico (Matsuda et al., 2002; Afifi et al., 1997). O extrato das folhas e flores também foi efetivo contra a *Biomphalaria glabrata* (Re & Kawano, 1987).

À espécie *Persea americana* L. foram atribuídos os efeitos analgésico, anti-inflamatório (Ademylmi et al., 2002), antifúngico (Domergue et al., 2000; Carman & Handley, 1999). Às folhas de *P. americana* têm sido atribuídos efeitos tóxicos em diversos animais (Mckenzie & Brown, 1991; Sladler et al., 1991; Hargis et al., 1989) sendo a cardiomiopatia um dos distúrbios mais citados (Oelrichs et al., 1995; Grant et al., 1991).

Dados tóxicos e observação de uso

Os diversos relatos dos efeitos tóxicos das folhas de *P. americana* citados acima, bem como os efeitos larvicida e inseticida desta espécie (Oberlies et al., 1998), constituem-se em alertas para a população quanto à utilização das folhas desta espécie.

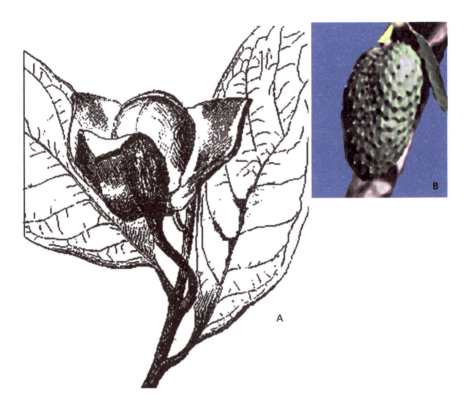

FIGURA 5.1 – *Annona muricata*: a) Detalhe do ramo com flor (modificado a partir de Corrêa, 1984); b) Fruto característico da espécie (Banco de imagens – Lafit-Botu).

Parte II – Dicotiledonae medicinais na Amazôniae na Mata Atlântica

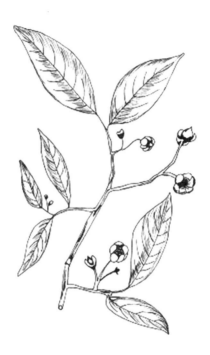

FIGURA 5.2 – *Annona tenuiflora*. Ramo florido (redesenhado por Di Stasi a partir de Corrêa, 1984) (Banco de imagens – LaFit-Botu).

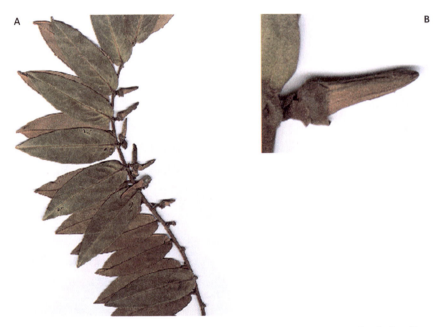

FIGURA 5.3 – *Xylopia* cf. *frutescens*: a) Escanerata do ramo florido; b) Detalhe da flor (Banco de imagens – Lafit-Botu).

6
Aristolochiales medicinais

L. C. Di Stasi
C. M. Santos
C. A. Hiruma-Lima
E. M. Guimarães

Introdução

A Aristolochiales é a ordem três da subclasse das Magnoliidae e inclui apenas três famílias botânicas: Aristolochiaceae, Hydnoraceae e Rafflesiaceae, sendo a primeira a mais importante e a única que inclui espécies medicinais referidas na Amazônia e na Mata Atlântica. A família Aristolochiaceae (Dicotyledonae) descrita por Antoine Laurent Jussieu inclui doze gêneros com aproximadamente 475 espécies tropicais, predominantemente na forma de lianas e trepadeiras, mas também com arbustos e herbáceas (Mabberley, 1997; Joly, 1998). Os gêneros mais importantes dessa família são *Aristolochia*, *Thottea* e *Asarum*, e, no Brasil, ocorrem aproximadamente sessenta espécies distintas de *Aristolochia*, muitas das quais usadas como medicinais. Outros gêneros que incluem espécies medicinais descritas são *Asarum* e *Trottea*, com referências etnofarmacológicas pouco comuns no país.

No levantamento etnofarmacológico realizado na região amazônica foi registrado o uso da espécie *Aristolochia trilobata*, ao passo que na região do

Vale do Ribeira uma espécie do gênero *Aristolochia*, denominada popularmente como Milomem, foi referida como medicinal.

Espécies medicinais

Aristolochia trilobata L.

Nomes populares

A espécie é denominada Urubucaá na região amazônica. Outras denominações populares são Angelicó, Calunga, Capa-homem, Contra-erva, Batarda, Jarrinha, Mil-homens e Papo-de-peru.

Dados botânicos

É uma planta trepadeira; folhas alternas, pecioladas, simples, ovado-trilobadas com base cordiforme e sem estípulas; ramos lisos, sulcados e estriados; flores isoladas, axilares, grandes, hermafroditas, monoclamídeas com tépalas bilabiadas, zigomorfas; fruto capsular cilíndrico, com sementes achatadas, ventralmente lisas e dorsalmente verrugosas (Figura 6.1). O gênero *Aristolochia* descrito por Carl Linnaeus inclui aproximadamente 120 espécies tropicais, muitas das quais ricas em alcaloides, usadas como venenos, e várias com usos medicinais descritos. O nome do gênero *Aristolochia* vem do grego *aristos* = "bom", e *lochia* = "nascimento", parto, e refere-se à forma curvada da flor de uma das espécies (*Aristolochia clematitis*), que lembra o feto em posição antes do nascimento. Em razão dessa forma e de acordo com a Teoria das Assinaturas, a planta era usada popularmente para facilitar o parto.

Dados da medicina tradicional

Na região amazônica, o decocto das folhas é útil contra cólicas abdominais e problemas estomacais, enquanto o banho preparado com folhas em água fria é utilizado contra dores de cabeça e dores musculares.

Outros usos populares indicam que a raiz é tônica, estomáquica, estimulante, antisséptica, sudorífica, diurética, anti-histérica e útil contra febres graves, catarros crônicos, disenteria e diarreia; é usada também como abortiva e eficaz contra veneno de cobras (Corrêa, 1984); o chá da raiz também é utilizado como emenagogo, excitante, cicatrizante e contra úlceras crônicas, sarnas e orquites (Van den Berg, 1982).

Aristolochia sp

Nomes populares

Nas comunidades da região do Vale do Ribeira, essa espécie é denominada Milomem ou Mil-homens.

Dados botânicos

Assim como *Aristolochia trilobata*, essa espécie também é uma planta trepadeira com folhas alternas, pecioladas, simples, ovado-trilobadas com base cordiforme e sem estípulas; os ramos são lisos, sulcados e estriados; as flores são isoladas e axilares, e fruto capsular cilíndrico com sementes achatadas. A espécie é sempre obtida de dentro da floresta, não sendo encontrada em áreas degradadas, capoeiras e áreas em regeneração. Também não é uma espécie cultivada.

Dados da medicina tradicional

Na Mata Atlântica, a decocção das folhas dessa espécie é usada contra distúrbios estomacais e hepáticos, especialmente para combater náuseas e vômitos. A infusão das folhas é utilizada contra dores de barriga, constipação nasal, gripes fortes, resfriados e para expulsão de parasitas intestinais.

Dados químicos do gênero *Aristolochia*

Não foram encontrados estudos químicos com a espécie *Aristolochia trilobata*; no entanto, apresentamos os principais dados químicos referentes à espécie do gênero, para caracterizar a sua importância como fonte de novos constituintes químicos.

Os ácidos aristolóquicos são os principais componentes de inúmeras espécies do gênero *Aristolochia*, sendo descrito em *A. acuminata* (Moretti et al., 1979) em raízes de *A. auricularia* que possuem os ácidos aristolóquicos I, II, III e IV (Houghton & Ogutveren, 1991a), em *A. argentine* (Priestap, 1987), raízes de *A. clematilis* (Makuch et al., 1992; Abel & Schimmer, 1983), *A. bracteata* (El--Tahir, 1991), *A. chilensis* (Urzua et al., 1982), *A. cinnabarina* (Li et al., 1995), *A. contorta* (Lou et al., 1986b e 1986a), *A. fangchi* (Tsai et al.,1993), *A. indica* (Che et al., 1984), *A. kankauensis* (Wu, T. S. et al., 1994), *A. liukiuensis* (*Mizuno* et al., 1990; Higa et al., 1987), *A. longa* (De Pascual et al., 1983a), *A. manshuriensis* (Lou et al., 1995), *A. maurorum* (Kery et al., 1983), *A. molissima* (Peng et al., 1996), *A. nata* (Moretti et al., 1979), *A. ponticum* (Houghton & Ogutveren, 1991b), *A. rigida* (Pistelli et al., 1993), *A. rodix* (Tsai et al., 1980), *A. tubiflora* (Peng et al., 1995) e *A. versicolor* (He et al., 1987).

Terpenoides foram descritos em inúmeras espécies de *Aristolochia*, tais como *A. indica* (Piers & Tse, 1980), *A. longa* (De Pascual et al., 1983b), *A. versicolor* (Zhang & He, 1986), *A. ftiangularis* (Bolzani et al., 1987), *A. esperanzae* e *A. brasiliensis* (Lopes et al., 1987), *A. galeata* (Lopes, J. L. C. et al., 1987; Lopes, L. M. X. et al., 1987), *A. chilensis* (Urzua Rodriguez, 1988) e *Aristolochia cymbifera* (Leitão et al., 1992).

Alcaloides foram isolados de várias espécies, incluindo a magnoflorina obtida de partes aéreas de *A. clematitis* (Kostalova et al., 1991) e de *A. bracteata* (El--Tahir, 1991; Chakravarty et al., 1988), vários outros alcaloides aporfínicos de *A. kankauensis* (Wu et al., 1994), *Aristolochia cymbifera* (Leitão et al., 1992); inúmeros alcaloides denominados aristolactâmicos de *A. auricularia* (Houghton & Ogutveren, 1991a), *A. tubiflora* (Peng et al., 1995), *A. clematitis* (Kostalova et al., 1991), *A. kankauensis* (Wu, T. S. et al., 1994), *Aristolochia ponticum* (Houghton & Ogutveren, 1991b), *A. cinnabarina* (Li, H. et al., 1995), *A. rotunda* (Pistelli et al., 1995); alcaloides do grupo da berberina foram descritos em *A. gigantea* (Lopes, 1992) e outros alcaloides em *A. arcuata* (Watanabe & Lopes, 1995), *A. gigantea* (Cortes et al., 1987; Paiva et al., 1985) e *A. elegans* (El-Sebakhy et al., 1989).

As sesquiterpenolactonas foram isoladas de *A. argentine* (Priestap, 1977 e 1985), *A. clematitis* (Kostalova et al., 1991), *A. debilis* (Ahmed Farag et al., 1988), *A. manshuriensis* (Ruecker et al., 1980), *A. molissima* (Peng, G. P. et al., 1996; Lou et al., 1992), *A. versicolor* (Zeng et al., 1988; Zhang et al., 1991), *A. tubiflora* (Peng et al., 1995) e *A. yunnanensis* (Chen et al., 1988).

Uma nova lignana nunca descrita na família Aristolochiaceae foi isolada de *Aristolochia ponticum* (Houghton & Ogutveren, 1991b). Lignanas também foram descritas em *A. triangularis* (Ruecker et al., 1980; Lopes et al., 1990), *A. chilensis* (Urzua et al., 1987b; Urzua & Presle, 1993), *A. taliscana* (Longsw et al., 1977), *A. arcuata* (Watanabe & Lopes, 1995), *A. esperanzae, A. cymbifera, A. galeata* (Lopes & Bolzani, 1988) e *A. birostris* (Conserva et al., 1990).

Compostos como β-cariofileno, α-copaeno, β-elemeno, δ-elemeno e α-humuleno foram determinados em *A. gigantea* e *A. macroura* (Leitão et al., 1988) e amidas em *A. kankauensis* (Wu, T. S. et al., 1994).

Ácido aristolóquico

Dados farmacológicos do gênero *Aristolochia*

Atividade antifertilidade foi determinada com substâncias isoladas de *Aristolochia versicolor* (He et al., 1987) e *A. indica* (Pakrashi & Pakrasi, 1979), e o ácido aristolóquico de *A. indica* apresentou propriedades antiestrogênica e anti-implantacional (Pakrashi & Chakrabarty, 1978). Estudos recentes demonstram ainda que o ácido aristolóquico possui uma efetiva atividade antiespermatogênica por interferir na espermiogênese no estágio de formação das espermátides (reduzidas em 72%) e reduzir em 47% a produção de células de Leydig maturas (Gupta, R. S. et al., 1996).

O ácido aristolóquico de *A. rodix* foi eficaz contra veneno de ofídeos (Tsai et al., 1980). Diterpenos isolados de *Aristolochia albida* agem como importantes antídotos de picada de cobras do gênero *Naja* (Haruna &

Choudhury, 1995). Importante atividade cardiotônica foi obtida com os constituintes químicos obtidos de cultura de células de *Aristolochia manshuriensis* (Bulgakov et al., 1996). O alcaloide magnoflorina obtido de várias espécies de *Aristolochia* diminui a pressão arterial em coelhos e induz hipotermia em camundongos, além de promover contrações em músculos lisos isolados (El-Tahir, 1991). O ácido aristolóquico I promove contrações em músculos lisos isolados (El-Tahir, 1991), enquanto uma atividade relaxante muscular inespecífica em músculos lisos foi descrita para o extrato etanólico de *Aristolochia papillaris* (Lemos et al., 1993).

Estudos com *A. birostris* demonstraram, no Sistema Nervoso Central, atividade analgésica, antitérmica e inibição das contrações induzidas por histamina, acetilcolina e ocitocina (Conserva et al., 1985). Atividade anti-inflamatória também foi observada em *A. tulobata* (Sosa et al., 2002). Foram ainda determinadas atividades citotóxica de *A. multiflora* (Moretti et al., 1979), antisséptica e cicatrizante de *A. niaurorum* (Kery et al., 1983). Atividade antifúngica foi determinada utilizando-se a espécie *A. papilaris* (Maia et al., 1988); antibacteriana, com *A. papilaris* (Maia et al., 1988); *A. gigantea* (Campos et al., 1985); *A. paucinervis* (Gadhi et al., 1999); e antiviral com *A. triangularis* (Garcia, G. H. et al., 1990). A espécie *A. paucinervis* foi ativa contra a *Helicobacter pylori* (Gadhi et al., 2001).

Dados toxicológicos e observações

O ácido aristolóquico tem sido reportado por seus efeitos tóxicos (Hashimoto et al., 1999). O mesmo ácido obtido de *A. indica* apresentou atividade hepatotóxica e nefrotóxica em camundongos (Pakrashi & Shaha, 1979). Abel & Schimmer (1983) relatam que esse ácido é capaz de induzir aberrações cromossômicas estruturais e de apresentar potente efeito carcinogênico. O ácido aristolóquico II é capaz de produzir arilação do DNA e promover carcinogênese e mutagênese (Pfau et al., 1991). Atividade mutagênica, determinada pelo teste de Ames, também foi descrita para o ácido aristolóquico IV isolado de *Aristolochia rigida* (Pistelli et al., 1993).

Vários tipos de ácidos aristolóquicos são nefrotóxicos, causando lesões renais de forma dose-dependente em apenas três dias de tratamento com 10, 50 ou 100 mg/kg via oral, cujos principais sinais são necrose do epitélio dos túbulos renais e alterações nos níveis de diversas enzimas (Mengs & Stotzem, 1993). Recentes estudos demonstram ainda o aparecimento rápido de fibrose renal intersticial pelo consumo crônico da infusão de *Aristolochia pistolochia* (Pena et al., 1996) por humanos.

Hoehne (1978) relata inúmeros casos de intoxicação com várias espécies desse gênero, salientando ainda que várias delas são usadas como abortivas. Esse uso pode revelar inúmeros efeitos tóxicos dos constituintes químicos dessas espécies. Da mesma forma, não é recomendada a utilização sobretudo em gestantes. Dados químicos e farmacológicos são escassos para garantir o uso seguro dessas espécies. Entretanto, por suas características químicas, as espécies desse gênero são importantes fontes de novos constituintes químicos que ainda não foram devidamente estudados.

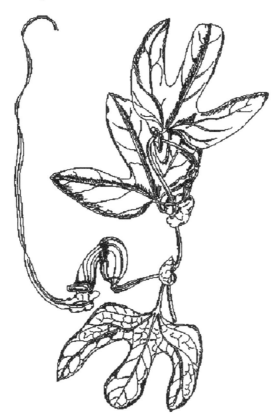

FIGURA 6.1 – *Aristolochia trilobata*. Ramo florido (redesenhado por Di Stasi a partir da Flora Catarinensis).

7
Piperales medicinais

L. C. Di Stasi
C. A. Hiruma-Lima
A. Mariot
W. G. Portilho
M. S. Reis

Introdução

Na ordem Piperales ocorrem apenas duas famílias botânicas: Saururaceae e Piperaceae; e a primeira não possui importância como fonte de espécies de valor medicinal. Por sua vez, a família Piperaceae descrita por Paul Dietrich Giseke compreende aproximadamente três mil espécies distribuídas em oito gêneros (Mabberley, 1997), dos quais se destacam os gêneros *Piper*, *Peperomia* e *Pothomorphe*. No Brasil ocorrem aproximadamente 460 espécies de cinco gêneros, muitas delas extremamente comuns na Mata Atlântica, onde ocorrem em abundância e diversidade. Geralmente as plantas são arbustos, lianas, epífitas, ervas e pequenas árvores sempre aromáticas, normalmente com células de óleos essenciais. A família é muito importante como fonte de substâncias com atividade farmacológica, especialmente do gênero *Piper*, o mais estudado e conhecido do ponto de vista químico, do qual se destacam espécies como a Pimenta, *Piper nigrum*, e espécies medicinais de ampla utilização, como a *Piper betle (betel)*, *Piper longum*, *Piper angustifolium*, *Piper cubeba*, *Piper methysticum* e outras de grande importância em sistemas tradicionais de medicina, como a chinesa e aiurvédica. Trata-se de uma família de complexa identificação taxonômica pelas características das inflorescências, muito semelhantes entre si. Pela ampla ocorrência e abundância no Brasil, várias espécies dessa família foram referidas como medicinais em ambos os locais de estudo envolvidos nesta pesquisa, as quais passamos a discutir a seguir.

Espécies medicinais

Peperomia elongata H.B.K.

Nomes populares

Além de Tracoaptera, os índios tenharins denominam essa planta Tracoá. Não foram identificados outros sinônimos para essa espécie.

Dados botânicos

Planta herbácea com internós glabros; folhas alternas, elíptico-lanceoladas ou elíptico-ovadas, ápice agudo com lâminas glabras e opacas em ambas as faces; flores sésseis reunidas em inflorescências do tipo espiga, pequenas; ovário com um só estigma; fruto pequeno do tipo drupa (Figura 7.1). O nome do gênero *Peperomia* é derivado de *Piper*. O gênero *Peperomia*, descrito por Hipólito Ruiz Lopes e José Antônio Pavón, compreende aproximadamente mil espécies tropicais de ocorrência nas Américas, muitas delas cultivadas como ornamentais e raramente conhecidas como medicinais.

Dados da medicina tradicional

Os índios tenharins usam internamente (decocção) as partes aéreas da planta para curar diarreia e dores intensas do estômago. A espécie só foi referida como medicinal pelos índios tenharins, sendo também apenas obtida na área de floresta em torno da aldeia. Não ocorreram relatos de usos de outras espécies desse gênero nos outros grupos entrevistados na região amazônica (comunidades ribeirinhas e habitantes do município de Humaitá).

Peperomia rotundifolia H.B.K.

Nomes populares

A espécie é conhecida na região da Mata Atlântica como Salva-vida ou Salva-vidas.

Dados botânicos

Trata-se de uma planta herbácea com folhas alternas, simples, curto--pecioladas, pequenas, bastante carnosas e glabras; as flores são dispostas em espigas e de coloração clara. A espécie é encontrada na Mata Atlântica, em geral nas áreas de clareiras e em locais com grande umidade, mas com pouca ocorrência, sendo também amplamente cultivada como ornamental na região.

Dados da medicina tradicional

Na Mata Atlântica, a infusão das folhas é usada internamente como sedativo e contra dores de estômago, ao passo que a decocção das folhas é usada para facilitar a digestão e no tratamento da hipertensão, de distúrbios do estômago, gastrite e gripes. Corrêa (1984) refere que a planta é estomáquica e tônica.

Piper cavalcantei Yuncker.

Nomes populares

A espécie é chamada, na região amazônica, de o Céu elétrico ou Óleo elétrico. Não foram encontrados sinônimos.

Dados botânicos

A espécie é um arbusto que chega até 2 m de altura, com vários nós e internós no caule central e em seus ramos; folhas curto-pecioladas com limbo foliar assimétrico e glabro em ambas as faces, com até 15 cm de comprimento e 7 cm de largura; inflorescências do tipo espiga, isoladas e levemente curvadas, atingindo até 10 cm de comprimento. O nome do gênero *Piper* é a denominação árabe da Pimenta. O gênero *Piper* descrito por Carl Linnaeus inclui aproximadamente duas mil espécies tropicais, sendo a maioria arbustos, algumas lianas e pequenas árvores, todas aromáticas.

Dados da medicina tradicional

Na região amazônica, a decocção das folhas é considerada excelente antitérmico e analgésico, especialmente para dores de cabeça. A infusão das folhas é usada como antidiarreico, para evitar desidratação e para combater cólicas menstruais. O óleo retirado por maceração e aquecimento é usado topicamente para dor de ouvido e qualquer outro tipo de dor externa.

Piper cernnum Vell.

Nomes populares

A espécie é conhecida na região do Vale do Ribeira pelo nome de Pariparoba. Outras denominações populares são João-guarandi-do-grado, Jaborandi-cepoti e Pimenta-de-morcego. O nome Pariparoba é muito comum para várias espécies de Piperaceae, conforme será observado na descrição de outras espécies deste livro.

Dados botânicos

A planta é considerada um arbusto, podendo chegar a até 5 m de altura, com caule e ramos de muitos nós e de coloração verde-escura; folhas pecioladas, membranáceas, assimétricas na base, podendo atingir 40 cm ou mais de comprimento e 25 cm de largura; a inflorescência especiforme varia de 30 a 60 cm de comprimento, pendente, característica marcante da espécie e bem distinta de outras Piperaceae; os frutos são drupáceos (Figura 7.2).

Dados da medicina tradicional

Na região da Mata Atlântica, onde a espécie é abundante, a infusão das folhas é usada como analgésico, especialmente contra dores de barriga, além de ser útil em distúrbios renais, estomacais e hepáticos, incluindo hepatite. O uso tópico da decocção das folhas ou apenas do seu sumo alivia dores musculares, enquanto as raízes frescas mastigadas são usadas como analgésico, particularmente contra cólicas abdominais.

Piper gaudichaudianum Kunth.

Nomes populares

A espécie é conhecida na região da Mata Atlântica como Iaborandi ou Jaborandi. Em outras regiões do país, com os nomes de Murta e também de Pariparoba.

Dados botânicos

É um arbusto de pequeno porte com folhas curto-pecioladas, membranáceas, um pouco ásperas, acuminadas no ápice, assimétricas na base; inflorescências do tipo espiga, levemente curvadas, podendo atingir até 8 cm de comprimento (Figura 7.3). A espécie possui grande ocorrência na Mata Atlântica, especialmente em regiões de clareiras naturais e na borda de cursos de água, tendo distribuição por todo o Brasil. Trata-se de uma espécie amplamente coletada para comercialização como adulteração do jaborandi verdadeiro.

Dados da medicina tradicional

Na região da Mata Atlântica, tanto a infusão das folhas como as folhas frescas são usadas para aliviar a dor de dente, ao passo que as raízes frescas também são mastigadas como anti-inflamatório e contra distúrbios hepáticos.

Piper cf. *Ihotzkyanum* Kunth.

Nomes populares

A espécie é conhecida na Mata Atlântica com os nomes de Apepa-ruão, Aperta-ruão ou Aperta-juan. Em outras regiões do país, como Aperta-mão e Pimenteira.

Dados botânicos

A planta é um arbusto pequeno com folhas curto-pecioladas e pequena bainha, membranácea, levemente assimétrica na base, pequena (até 11 cm de comprimento), glabra; inflorescências do tipo espiga, reta, com até 7 cm de comprimento (Figura 7.4). A espécie é muito comum na Mata Atlântica, sendo encontrada em áreas de clareira e em locais com umidade, com distribuição restrita à região Sudeste do Brasil.

Dados da medicina tradicional

Na região da Mata Atlântica, a infusão das folhas é usada contra distúrbios hepáticos, estomacais e renais. A planta também é coletada e comercializada como adulteração da pariparoba.

Piper marginatum Jacq.

Nomes populares

A espécie é chamada pelos índios tenharins pelo nome de Nhambuí. Outras denominações populares para essa espécie são Capeba-cheirosa, Bitre, Nhandi, Pimenta-do-mato e Pimenta-dos-índios.

Dados botânicos

Arbusto de 2 a 5 m de altura, com ramos glabros e cilíndricos; folhas alternas, pecioladas, cordiformes, membranosas, com ápice acuminado; flores verdes dispostas em inflorescências do tipo espiga, alongada e fina; flores com brácteas triangulares, peltadas; androceu com três estames; gineceu com três estigmas; fruto anguloso do tipo baga ovoide (Figura 7.5).

Dados da medicina tradicional

A raiz amassada é usada externamente para o alívio da dor e coceira causadas pela picada de insetos, principalmente da tucundeira. Segundo os índios tenharins essa planta é tóxica, se ingerida. A planta é tônica, estomáquica, resolutiva e usada em banhos após o parto; as raízes são carminativas, sialagogas, sudoríficas, diuréticas, contra veneno de cobra, dores de dente e blenorragias; os frutos são excitantes; as folhas, estimulatórias (Corrêa, 1984).

Pothomorphe peltata (L.) Miq.

Nomes populares

A planta é conhecida na região amazônica com os nomes de Caapeba, Caá-peuá, Catajé, Malvarisco, Caapeba-do-norte no Pará e no Mato Grosso como Pariparoba. Uma outra espécie do mesmo gênero, descrita a seguir, é encontrada na Mata Atlântica e conhecida com os mesmos nomes.

Dados botânicos

Arbusto de folhas longo-pecioladas, peltatas, ovado-arredondadas, membranosas, com ápice agudo e nervação peltinérvea, bainha desenvolvida; flores dispostas em inflorescências formadas por várias espigas reunidas por um pedúnculo comum, formando uma falsa umbela, flores sésseis, andróginas, minúsculas; fruto do tipo baga (Figura 7.6). O gênero *Pothomorphe* foi descrito por Friedrich Anton Wilhelm Miquel e significa "semelhante a *Pothos*", um gênero da família Araceae. O gênero *Pothomorphe* diferencia-se do gênero *Piper*, visto que no primeiro as inflorescências aparecem agrupadas, e não isoladas, como ocorre no gênero *Piper*. Comparando-se as figuras das espécies descritas neste capítulo, essas diferenças ficam bem claras.

Dados da medicina tradicional

As folhas untadas e levadas indiretamente ao fogo devem ser usadas topicamente para diminuir inchaço. A raiz e as folhas são diuréticas e anti-gonorreicas; a planta toda fornece um suco útil contra queimaduras; as folhas são resolutivas e a raiz é estimulante do sistema linfático, desobstruente do fígado e do baço e útil contra infarto das vísceras abdominais (Corrêa, 1984); no Mato Grosso a planta é utilizada como antible-norrágico, diurético, vermífugo, anti-inflamatório externo e interno, lenitivo para "machucaduras" e queimaduras (Van den Berg, 1980).

Pothomorphe umbellata (L.) Miq.

Nomes populares

A espécie é conhecida na Mata Atlântica pelo nome de Caapeba, Capeba ou Pariparoba. Os mesmos sinônimos apresentados para a espécie *Pothomorphe peltata* são atribuídos a essa espécie.

Dados botânicos

Arbusto de folhas longo-pecioladas, cordada, ovado-arredondadas, membranosas, com ápice agudo e nervação peltinérvea, bainha desenvolvida; flores dispostas em inflorescências formadas por várias espigas reunidas por um pedúnculo comum, formando uma falsa umbela, flores sésseis, andróginas, minúsculas, fruto do tipo baga. A única diferença macroscópica entre essa espécie e a anterior é que no primeiro caso as folhas são peltadas (*Pothomorphe peltata*) e nesta espécie as folhas são cordadas, e ela recebe o nome de *Pothomorphe umbellata* pela característica da inflorescência (Figura 7.7).

Dados da medicina tradicional

Na Mata Atlântica, a população refere o uso externo da infusão das folhas para o alívio de dores musculares e o uso interno do macerado das folhas em água para tratar distúrbios hepáticos, os mesmos usos atribuídos à infusão das raízes.

Dados químicos

Peperomia

O composto com atividade antibacteriana obtido de *Peperomia pellucida* foi isolado como cristais incolores na forma de agulhas e elucidado como C-42N-23OH (Bojo et al., 1994). Mahiou et al. (1995) isolaram piperogalina de *Peperomia galioides*, que também possui ácido grifólico, grifolina bisobolol, quinonas piperogalona, galopiperona e hidropiperona (Villegas et al., 2001). De *Peperomia japonica*, indicada popularmente como antitumoral, foram isolados lignanas denominadas peperomina A, B e C (Chen, C. M. et al., 1989) e peperomina D de *Peperomia glabella* (Delle Monache et al., 1996). De *Peperomia campylotropa* foram isoladas safrol, miristicina, acetato de bornila e os ácidos elaídico e linolênico (Garcia, G. E. et al., 1990). Os compostos descritos no óleo essencial de *Peperomia subespatula* foram safrol, que representa 49% dos constituintes voláteis, além de apiol, 3-hidroxi-4,5-metilenedioxialilbenzeno e farneseno (De Diaz et al., 1988). Dos óleos essenciais de *Peperomia rotundifolia* foram isolados terpenos e sesquiterpenos (Joseph et al., 1987) que também estão presentes em outras espécies deste gênero (dos Santos et al., 2001). Cromonas foram isoladas de *P. vulcanica* e proctorionas de *P. proctorii* (Mbah et al., 2002; Seeram et al., 2000).

Piper

Das raízes de *P. marginatum* foram isolados aril-propanoides, monoterpenos, sesquiterpenos, ácidos graxos (Lima et al., 1982), flavonoides (Tillequin et al., 1978) e vários aril-propanoides no óleo essencial (Ramos et al., 1982). Das partes aéreas de *P. marginatum* foram isolados o ácido 3-farnesil-4-hidroxibenzoico e um derivado metilado (Maxwell & Rampersad, 1988). Das raízes de *P. marginatum* foi isolada a croweacina (De Oliveira Santos et al., 1997).

Pela importância do gênero *Piper* nos aspectos químico e farmacológico, consideramos necessário apresentar os principais estudos realizados com suas espécies. Os alcaloides, compostos de grande importância farmacológica, são encontrados com frequência nesse gênero, sendo os principais piperlonguminina, piperlongumina, piperina, piperidina, chavicina e outros. Foram isolados diversos alcaloides em *P. longum* (Dutta et al., 1977; Tabuneng et al., 1983; Shoji et al., 1986), *P. methysticum* (Smith, 1979), *P. guineense* (Cole, 1985), *P. hancei* (Li et al., 1987), *P. amalago* (Dominguez et al., 1986; Achenbach et al., 1986), *P. nigrum* (Inatani et al., 1981), *P. retrofractum* (Banerji et al., 1985), *P. peepuloides* (Shah et al., 1986), *P. tuberculatum* (Braz Filho et al., 1981) e *P. jaborandi* (San Martin, 1968). Isolaram também neoglicanas de *P. futokadsura* (Chang et al., 1985) e *P. lancei* (Han et al., 1986; Li & Han, 1987); lignanas de *P. cubeba* (Badheka et al., 1986 e 1987), *P. sylvaticum* (Banerji & Pal, 1982) e *P. clusti* (Koul et al., 1983); compostos fenólicos de *P. betle* (Evans et al., 1984), *P. hispidum* (Vieira et al., 1980) e *P. auritum* (Ampofo et al., 1987); flavonas de *P. sylvaticum* (Banerji & Das, 1977) e *P. hostmanianum* (Diaz et al., 1987); flavonoides de *P. aduncum* e *P. hispidum* (Burke & Nair, 1986) e flavonas de *P. hispidum* (Vieira et al., 1980). Foram estudados os óleos essenciais de *P. sarmentosum* (Likhitwitaywuid et al., 1987), *P. betle* (Rimando et al., 1986) e *P. aduncum* (Smith & Kassim, 1979).

Pothomorphe

P. peltata apresenta o derivado monomérico do catecol 4-nerolidylcatechol e três dímeros (peltatol A, peltatol B e peltatol C) ativos contra HIV (Gustafson et al., 1992).

Dados farmacológicos

Peperomia

Peperomia pellucida apresenta atividade antibacteriana contra *Staphylococcus aureus, Bacillus subtilis, Pseudomonas aeruginosa* e *Escherichia coli,* com potencialidade de ser importante antibiótico de largo espectro. Foi demonstrado também que *P. galioides* apresenta atividade contra *Leishmania* sp e *Trypanosoma cruzi* (Mahiou et al., 1995). Uma quinona, hidropiperona, isolada de *Peperomia galioides* apresentou atividade antiparasítica contra três espécies de *Leishmania* (Mahiou et al., 1996). Embora o extrato de *P. galioides* e os compostos ácido grifoico, grifolina e piperogalina apresentem atividade leishmanicida *in vitro*, não foi observada inibição da doença em camundongos tratados tanto oralmente como pela via subcutânea (Inchausti et al., 1996). O extrato metanólico de *Peperomia flavamenta*, *Peperomia nivales* e *Peperomia galoides* apresentou atividade antiedematogênica cicatrizante e antiulcerogênica (Lozano et al., 1998; Villegas et al., 2001), enquanto o extrato hidroalcoólico de *Peperomia pellucida*, também conhecida como Língua-de-sapo, apresentou atividades diurética (Santos, R. V. H. et al., 1994), hipotensora (Siqueira et al., 1997); antibacteriana, analgésica e antiedemotogênica (Kham & Omoloso, 2002; Arigoni-Blank et al., 2002; Aziba et al., 2001); o extrato aquoso de *Peperomia transparens* apresentou propriedades natriurética e caliurética (Ribeiro, M. H. L. R. et al., 1995).

Piper

Foram caracterizadas para *P. marginatum* as propriedades antiagregadora plaquetária (Lemos, V. S. et al., 1992), hipotensora (Santos, B. V. O. et al., 1994), cicatrizante (Saad et al., 1996a), antifúngica (Lima, E. O. et al., 1996), analgésica (Da Silva et al., 1997), e atóxica (Saad et al., 1996b).

O extrato aquoso de *P. marginatum* administrado intraperitonealmente em ratos e camundongos, em doses que variaram de 0,1-1 g/kg, promoveu piloereção, salivação intensa, lacrimejamento, relaxamento muscular e dispneia. Doses acima de 1g/kg promoveram depressão respiratória e morte. A administração *i.v.* do extrato (0,1-0,5 mg/kg) em ratos anestesiados promoveu hipertensão dose-dependente, bloqueada com prazosin e ioimbina. O extrato aquoso também reduziu edema da pata induzido por carragenina em ratos, mas não promoveu migração de leucócitos na pleurisia induzida por carragenina. O extrato também apresentou pouco efeito analgésico no modelo de contorção abdominal. Assim, provavelmente o efeito antie-dematogênico do extrato está especialmente relacionado com seu constituinte vasoconstrictor (D'Angelo et al., 1997).

Diversas espécies do gênero apresentam importantes atividades farmacológicas. Substâncias de *P. longum* foram capazes de proteger o animal do antígeno causador de broncoespasmo, atuar como antialérgico e diminuir a frequência e a intensidade dos ataques de asma (Dahanukar & Karandikar, 1984; Dahanukar et al., 1984), além de atuar impedindo a implantação de óvulos e como um abortivo precoce (Chandhoke et al., 1978; Prakash, 1986). A espécie P. *methysticum* também conhecida como kava-kava, por seus constituintes químicos, apresentou propriedades anestésica, analgésica, fungicida, anticonvulsivante, espasmolítica, e aumentou o tempo de sono (Duve, 1976), além de bloquear a transmissão neuromuscular, agindo como os anestésicos locais (Singh, 1983), e reduzir a acomodação visual (Garner & Klinger, 1985). Atualmente, as kovalactonas isoladas desta espécie são responsáveis pelos efeitos ansiolíticos e antidepressivos. Porém, sua utlização crônica tem promovido hepatotoxicidade (Belia et al., 2002; Cairney et al., 2002). As neoglicanas isoladas de P. *lancei* e P. *futokadsura* atuam efetiva e especificamente como antagonistas do PAF (fator de agregação plaquetária), inibindo a agregação de plaquetas, a degranulação, a liberação de betaglucuronidase e as enzimas lisossomais induzidas pelo PAF (Han et al., 1986; Shen et al., 1985). A espécie P. *betle* apresentou atividades fungicida, nematicida (Evans et al., 1984), mutagênica (Chen et al., 1984), antioxidante (Choudhary & Kale, 2002) e de indução de câncer mamário (Rao et al., 1985). Atividade depressora do Sistema Nervoso Central foi verificada com piperina de P. *retrofactum* (Woo et al., 1979), inseticida com substâncias de P. *nigrum* (Miyakado et al., 1985), e antiviral P. *aduncum* (Lohezic-Le et al., 2002). Efeito analgésico foi determinado nas espécies P. *amalago* (Pupo, 1988), P. *gaudichandianum*, P. *abutiloides*, P. *cincinnatoris*, P. *lindbergii* e P. *regnelli*, esta última com potente atividade (Di Stasi, 1987).

Pothomorphe

A espécie P. *peltata* possui atividade analgésica (Pupo, 1988) e não apresenta atividade mutagênica e antimalárica (Felzenszwalb et al., 1987; Amorim et al., 1988), larvicida (Mongelli et al., 2002) e reduz a parasitemia por *Plasmodium berghei* em camundongo (Amorim et al., 1988).

De P. *peltata*, conhecida como Pariparoba, também foram caracterizadas as atividades anti-inflamatória, antiedematogênica dos extratos aquosos e alcoólico da planta (Amorim et al., 1986 e 1988; Di Stasi & Pupo, 1991; Desmachelier et al., 2000). O extrato metanólico das folhas apresentou ainda atividade protetora de DNA (Desmarchelier et al., 1996) e antimutogênica (Felzenswalb et al., 1987). De *P. umbellata* foram determinadas as atividades antimicrobiana, analgésica, antiedematogênica, antimalárica e antioxidante (Isobe et al., 2002; Desmarchelier et al., 1997; de Ferreira da Cruz et al., 2000).

P. peltata também promoveu inibição parcial do crescimento de bactérias (Mongelli et al., 1995), além de atividade anti-HIV (Gustafson et al., 1992). O extrato etanólico das raízes de *P. umbellata* L. Miq. apresentou atividade antioxidante *in vitro* (Barros et al., 1996). Moraes (1986) fez uma revisão da farmacognosia de *P. umbellata*. Também foi detectada a atividade teratogênica no extrato aquoso das folhas de *P. umbellata*, o que não foi observado na espécie *P. peltata* (Felzenswalb et al., 1987).

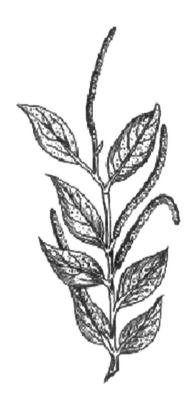

FIGURA 7.1 – *Peperomia elongata*. Ramo florido (Desenhado por Di Stasi – Banco de imagens – Lafit-Botu).

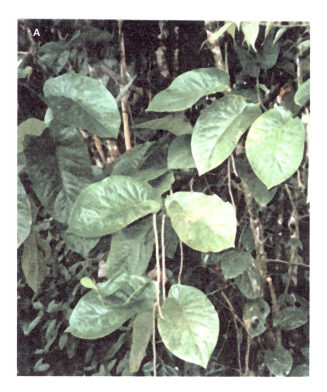 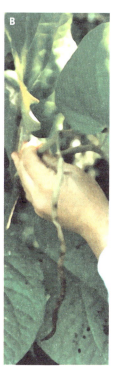

FIGURA 7.2 – *Piper cernnum*: a) vista parcial da planta com as inflorescências; b) detalhe da inflorescência (Fotos: Alexandre Mariot – Banco de imagens – *Lafit-Botu*).

Plantas medicinais na Amazônia e na Mata Atlântica

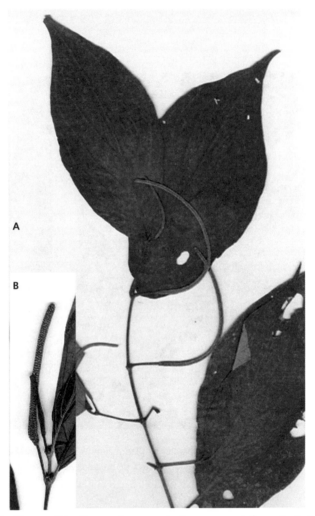

FIGURA 7.3 – *Piper gaudichaudianum*: a) escanerata do ramo com inflorescência; b) detalhe da inflorescência (Banco de imagens – Lafit-Botu).

Parte II – Dicotiledonae medicinais na Amazôniae na Mata Atlântica

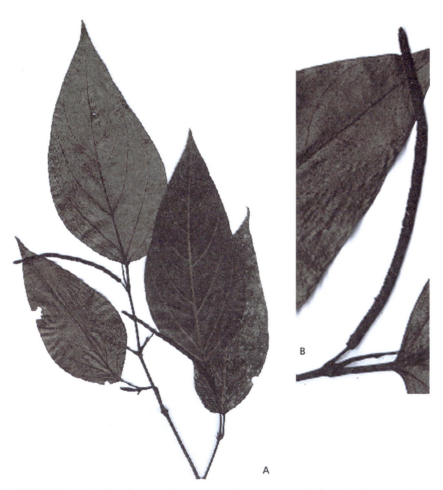

FIGURA 7.4 – *Piper lhotzkyanum*: a) escanerata do ramo com as inflorescências em espiga; b) escanerata com detalhe da inflorescência e ápice da folha (Banco de imagens – Lafit-Botu).

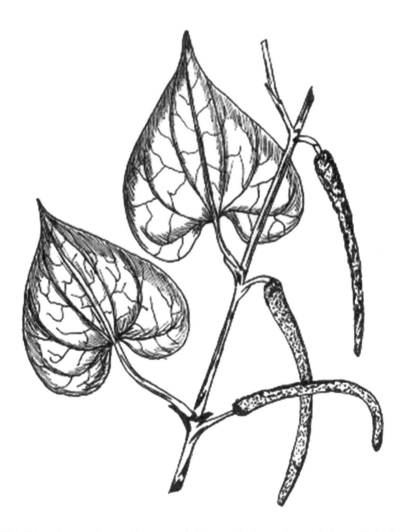

FIGURA 7.5 – *Piper marginatum*. Ramo com inflorescência (Desenho original por Di Stasi – Banco de imagens – LaFit-Botu).

Parte II – Dicotiledonae medicinais na Amazôniae na Mata Atlântica

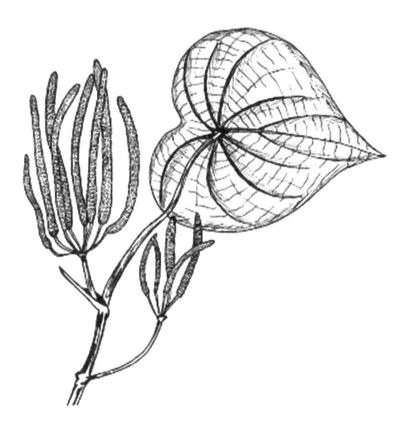

FIGURA 7.6 – *Pothomorphe peltata*. Ramo florido mostrando a folha peltada e a inflorescência em forma de umbela (Desenho original por Di Stasi – Banco de imagens – *LaFit-Botu*).

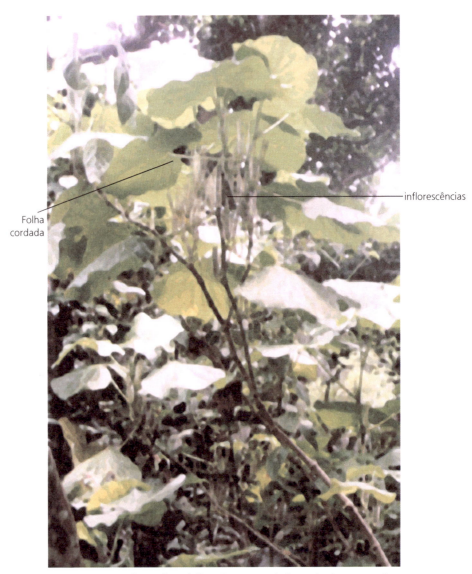

FIGURA 7.7 – *Pothomorphe umbellata*. Ramo com inflorescência mostrando a folha cordada (Banco de imagens – *LaFit-Botu*).

8
Ranunculales medicinais

L. C. Di Stasi
C. A. Hiruma-Lima
C. M. Santos
E. M. Guimarães

Introdução

A ordem Ranunculales compreende nove famílias botânicas distintas, das quais devemos destacar Menispermaceae, Berberidaceae, Ranuculaceae e Papaveraceae, famílias com várias espécies de valor medicinal e com algumas de grande importância farmacológica, como é o caso da *Papaver somniferum*, o famoso Ópio, de onde inúmeros compostos importantes e de grande valor na medicina, como a morfina e outros derivados opioides, foram obtidos. Em ambos os levantamentos etnofarmacológicos realizados foram referidas apenas espécies da família Menispermaceae. Outras famílias dessa ordem são Fumariaceae, Sabiaceae, Pteridophyllaceae, Circaeasteraceae e Lardizabalaceae, todas sem importância do ponto de vista de espécies de valor medicinal e com distribuição e ocorrência no Brasil.

A família Menispermaceae descrita por Antoine Laurent de Jussieu inclui 72 gêneros, nos quais se distribuem aproximadamente 450 espécies tropicais e algumas raras de climas temperados, algumas lianas, arbustos escandentes e raramente árvores ou ervas (Mabberley, 1997). Nessa família, destacam-se os gêneros *Cissampelos* e *Abuta* com grande número de espécies medicinais.

Espécies medicinais

Abuta sabdwithiana Krukoff & Barnaby

Nomes populares

Na região amazônica, a espécie é chamada de Abuta. Outra denominação é Iroba, típica da aldeia tenharins, onde a planta foi referida como medicinal. Outras espécies desse gênero são conhecidas principalmente por Abutua ou Bútua. Uma delas, da Mata Atlântica, também denominada de Abutua, foi referida como planta anti-inflamatória; no entanto, trata-se de uma espécie do gênero *Cissampelos* e que não foi completamente identificada.

Dados botânicos

Planta perene, constituída de cipós lenhosos com caule de estrutura anômala; folhas alternas e pecioladas; flores masculinas reunidas em inflorescências paniculiformes multifloras e flores femininas em inflorescências racemosas; flores masculinas e femininas com seis sépalas e apétalas; fruto do tipo drupa, com contorno oblongo (Figura 8.1). O nome do gênero *Abuta* tem origem na linguagem popular da Guiana. O gênero *Abuta* descrito por Jean Baptiste Christophore Fuseé Aublet inclui aproximadamente 35 espécies tropicais (Evans, 1996), com ampla distribuição na América do Sul, onde muitas das quais são usadas popularmente como medicamento.

Dados da medicina tradicional

A casca do tronco, raspada e misturada com água, aplicada no local lesado e/ou ingerida, é considerada útil como cicatrizante e anti-inflamatório.

Espécies do gênero *Abuta*, tais como *A. rufescens* e *A. imene*, utilizadas por índios do Norte do país, são consideradas muito tóxicas, assim como espécies do gênero *Strychnos*, que são usadas no preparo de um veneno que se aplica na ponta das flechas para caça (Hoehne, 1939). Várias espécies desse gênero são utilizadas no preparo de medicamentos tradicionais como anticoncepcionais (Mabberley, 1997).

Dados químicos das espécies

De *A. sabdwithiana* foram isolados sitosterol e éster alifáticos (Corrêa et al., 1977) e os alcaloides palmitina e xylopina (Nagem et al., 1993). Foram isolados dos caules de *A. pahni*, e identificados por métodos espectroscópicos, alcaloides do grupo da isoquinolina. Três dos alcaloides bis-benzil-isoquinolinas foram caracterizados como 2'-N-nordaurisolina, 2-N-metil-lindoldamina e 2'-N-metil-lindoldamina. Os demais alcaloides foram: coclaurina, daurisolina, lindoldamina, dimetil-lindoldamina, esteparina e talifolina (Dute et al., 1987). De *A. grisebachii* já foram identificados os alcaloides da família bis-benzil-isoquinolina denominados grisabina, grisabutina, peinamina, 7-O-dimetil-peinamina, N-metil-7-O-dimetil-peinamina, macolidina e macolina (Ahmad & Cava, 1977; Galeffi et al., 1977). De *A. panurensis* foram identificadas as presenças dos alcaloides panurensina e norpanurensina (Cava et al., 1975), de *A. rufescens*, a esplendina (Skiles et al., 1979) e de *A. bullata*, a saulatina (Hocquemiller et al., 1984). De *A. velutina* foram isolados o esteroide abutasterona (Pinheiro et al., 1983), os triterpenoides taraxerol e taraxerona e os alcaloides imerubina e imelutina (Pinheiro et al., 1984). De *A. rufescens* e *A. pahni* foram isolados diversos alcaloides (Dute et al., 1987; Skiles et al., 1979).

Taraxerol

Dados farmacológicos das espécies

Estudos recentes demonstram que decocção de *A. grandifolia* inibiu parcialmente o desenvolvimento de *Pseudomonas aeruginosa* e de *Mycobacterium gordonae*, indicando a importância dessa espécie como agente antimicrobiano (Mongelli et al., 1995). Esta mesma espécie também apresentou atividade inseticida significativa contra *Aedes aegypti* (Ciccia et al., 2000) e atividade antiplasmodial atribuídas aos alcaloides krukovina e limacina (Steele et al., 1999). Estudos com a infusão da espécie *A. grandiflora* demonstraram a ausência de citotoxicidade (Desmarchelier et al., 1996).

Dados toxicológicos das espécies

A utilização dessa espécie como medicamento tradicional ou fitoterápico, especialmente considerando-se os dados populares de toxicidade, é restrita, em razão do pequeno número de informações que garantam uso seguro. Essa restrição torna-se maior pelo fato de que os medicamentos tradicionais preparados com essa espécie na região amazônica não se caracterizam por uso disseminado e poucas informações estão disponíveis. Entretanto, esse aspecto torna a espécie interessante para a realização de novos estudos como fonte de substâncias ativas, especialmente aquelas com atividade anti-inflamatória e cicatrizante.

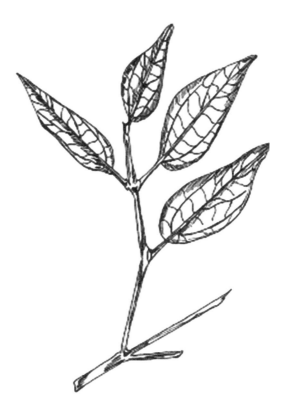

FIGURA 8.1 – *Abuta sabdwithiana*. Detalhe do ramo vegetativo (Desenho original por Di Stasi – Banco de imagens – LaFit-Botu).

Seção 2
Caryophyllidae medicinais
na Amazônia e na Mata Atlântica

9
Caryophyllales medicinais

L. C. Di Stasi
S. B. Feitosa
C. A. Hiruma-Lima

A ordem Caryophyllales, mais as ordens Polygonales (inclui a família Polygonaceae) e Plumbaginales (inclui a família Plumbaginaceae), formam a pequena subclasse Caryophyllidae. A ordem Caryophyllales também é conhecida pela denominação Centrospermae e inclui um grande número de espécies medicinais com distribuição e ocorrência na região amazônica. Nessa ordem de espécies vegetais estão incluídas quinze distintas famílias botânicas, das quais as mais importantes e com grande ocorrência no Brasil são Caryophyllaceae, Amaranthaceae, Chenopodiaceae, Phytolaccaceae, Nyctaginaceae, Cactaceae e Portulacaceae. Das espécies referidas nas regiões de estudo (Amazônia e Mata Atlântica) como medicinais e aqui registradas, encontram-se indivíduos que pertencem às famílias Amaranthaceae, Cactaceae, Chenopodiaceae, Phytolaccaceae, Nyctaginaceae e Portulacaceae, as quais serão discutidas mais adiante. No entanto, outras espécies dessa ordem são importantes como medicinais e devem ser aqui registradas, especialmente a *Chenopodium ambrosioides* da família Chenopodiaceae, amplamente conhecida e usada no Brasil como uma importante espécie medicinal com amplo espectro de usos populares. Essa espécie foi referida no levantamento realizado na Mata Atlântica, ao lado de outras espécies das famílias Portulacaceae e Nyctaginaceae.

Espécies medicinais da família Amaranthaceae

Introdução

A família Amaranthaceae (Dicotyledonae) descrita por Antoine Laurent de Jussieu pertence à ordem Caryophyllales, subclasse Caryophyllidae, inclui 71 gêneros, com aproximadamente novecentas espécies tropicais ou subtropicais e poucas de clima temperado (Mabberley, 1997). A maioria das espécies é herbácea, mas alguns arbustos e trepadeiras são descritos na família, raramente ocorrem árvores. Os gêneros mais importantes dessa família são *Amaranthus* e *Ptilotus* (Amarantheae – Amaranthoideae), *Celosia* (Celosiae – Amaranthoideae), *Gomphrena*, *Iresine*, *Alternanthera* e *Pfaffia* (Gomphreneae – Gomphrenoideae) e *Pseudoplantago* (Pseudoplantageae – Gomphrenoideae).

No Brasil ocorrem doze gêneros e aproximadamente noventa espécies, destacando-se, pelo seu valor medicinal, várias espécies dos gêneros *Celosia* e *Amaranthus* descritos por Carl Linnaeus, e *Pfaffia* e *Gomphrena*, por Carl Martius. Muitas dessas espécies também são amplamente utilizadas como ornamentais, especialmente as do gênero *Celosia*. Outras espécies, do gênero *Alternanthera*, são amplamente distribuídas no Brasil e consideradas ervas daninhas, tais como *A. ficoidea*, *A. amabilis*, *A. spectabilis* e *A. versicolor*, mas algumas também são consideradas medicinais e outras, tóxicas. O gênero *Pfaffia* inclui uma espécie muito utilizada no Brasil como medicamento, a *Pfaffia paniculata*, que não é referida nas regiões em estudo.

Espécies medicinais

Alternanthera brasiliana (L.) Kuntze e *Alternanthera micrantha* Domin.

Nomes populares

Para a espécie *A. brasiliana*, Emenda é o nome popular mais utilizado na região de amazônica; no entanto, as denominações Corrente, Abranda e Perpétua são também muito utilizadas popularmente e referem-se à mesma espécie.

Em outras regiões do país a espécie é conhecida ainda como Corrente-roxa, Perpétua-do-brasil, Caaponga, Ervanço, Carrapichinho, Terramicina, Penicilina, Argentina e Carrapichinho-do-mato.

Para a espécie *A. micrantha*, Abranda é o nome popular utilizado na região. A população, muitas vezes, utiliza ambos os nomes populares de forma indiscriminada para ambas as espécies, mesmo considerando os distintos usos terapêuticos.

Dados botânicos

Alternanthera brasiliana é uma planta herbácea, perene, rasteira, com caule esverdeado; as folhas são simples, opostas, sésseis, de ápice agudo ou pouco acuminado e base atenuada nitidamente pilosa; a inflorescência é formada por espigas pedunculadas, multiflora, contendo flores em glomérulos alongados, hermafroditas, com duas brácteas subiguais, cobertas por cinco tépalas, com cinco estames alternados; o ovário é unilocular e uniovulado; o fruto é utrículo, indeiscente e unisseminado, envolvido por duas brácteas lanceoladas. O gênero *Alternanthera* inclui aproximadamente cem espécies tropicais e temperadas, distribuídas especialmente na América do Sul. O nome do gênero *Alternanthera*, descrito por Carl Linnaeus, significa "Anteras alternadas".

Dados da medicina tradicional

Para a espécie *A. brasiliana* a população da região amazônica usa a infusão das flores contra diarreia, inflamação e tosse (béquica), enquanto a decocção das folhas em grande quantidade é usada internamente em caso de derrame cerebral; o banho preparado com as folhas é utilizado para "deslocamento de osso".

Para a *espécie A. micrantha*, a população utiliza-se da infusão das flores contra diarreias fortes e hemorroidas. Refere-se popularmente, ainda, que essa infusão não deve ser utilizada topicamente contra hemorroidas, apenas internamente.

Outras indicações incluem o uso do chá de todas as partes da planta para hemorroidas (Amorozo & Gély, 1988).

Não foram referidos usos medicinais na região da Mata Atlântica para nenhuma espécie desse gênero.

Celosia argentea L. var. cristata

Nomes populares

Essa espécie é conhecida principalmente pelo nome de Crista-de-galo; no entanto, vários sinônimos são usados, tais como Crista-de-galo plumosa, Celósia plumosa, Amaranto branco, Celósia branca, Suspiro e Veludo branco.

Dados botânicos

Celosia argentea é uma planta herbácea, anual, ereta, glabra, atingindo até 1 m de altura; possui um caule suculento com folhas sésseis, alternas, pecioladas, linear-lanceoladas de ápice acuminado, sem estípulas; as flores são pequenas, não vistosas, reunidas em inflorescências do tipo espiga ou panícula terminal, densamente ramificadas, podendo apresentar-se nas cores vermelha, vermelha-roxa, amarela ou branca; as flores possuem brácteas e bracteolas lanceoladas, acuminadas; as sépalas são lanceoladas e agudas; os estames estão reunidos na base; possui de quatro a oito sementes lenticulares, pontuadas e pretas (Figura 9.1). Essa variedade, também denominada *Celosia cristata*, é um derivado tetraploide da *Celosia argentea* com plumas de várias cores (amarela, vermelha, roxa). O nome do gênero *Celosia*, descrito originalmente por Carl Linnaeus, vem de *kéleos* = "queimado", referindo-se ao aspecto geral das inflorescências. Esse gênero inclui aproxi-

Parte II – Dicotiledonae medicinais na Amazôniae na Mata Atlântica

madamente 45 espécies tropicais e subtropicais, com ampla distribuição na América do Sul e na África. Essa espécie também é encontrada na região do Vale do Ribeira, mas não foi referida como medicinal nas entrevistas realizadas nessa região.

Dados da medicina tradicional

Na região amazônica, o chá das flores é usado internamente contra gripe e rouquidão, e para esse segundo sintoma é comum o preparo de um chá bastante adocicado.

Corrêa (1984) relata o emprego das sementes como antiescorbútico, anti-helmíntico e antidiarreico. O uso de espécies desse gênero, tais como *C. trigyna* e *C. antihelminthica*, é muito comum contra helmintos intestinais, especialmente contra *Taenia* (Hoehne, 1939). O uso de *C. trigyna* contra helmintos é extremamente comum e disseminado por diversos países da África (Watt & Breyer-Brandwijk, 1962).

Gomphrena globosa L.

Nomes populares

Essa espécie, assim como outras da mesma família botânica, é conhecida popularmente na Amazônia como Perpétua. Em outras regiões, é também conhecida como Amaranto globoso e Gonfrena.

Dados botânicos

Gomphrena globosa é uma planta herbácea anual com até 1 m de altura; possui um talo ereto e pubescente, com ramos abundantes e curtos, opostos; as folhas são simples, opostas, elíptico-lanceoladas e pilosas; as flores se apresentam reunidas em inflorescências capitulares nas cores roxa ou rosada (Figura 9.2). Provavelmente originária da América tropical, mas também encontrada no sul da Ásia e com ampla distribuição na América do Sul. O gênero *Gomphrena* inclui aproximadamente 120 espécies tropicais e subtropicais, especialmente nativas da América e da Austrália. O nome do gênero descrito por Carl Friedrich Phillip von Martius significa "escrever, pintar", relativo à folha variegada de grande parte das espécies desse gênero.

Dados da medicina tradicional

Na região amazônica, a infusão das flores é usada externamente no tratamento de hemorroidas, ao passo que o uso interno dessa infusão é referido como excelente no alívio da "palpitação" no coração.

Outros usos incluem a fervura de todas as partes da planta, usada internamente, no caso de hemorragias fortes, especialmente em hemorragias menstruais (Guerrero, 1994).

Dados químicos dos gêneros *Celosia*, *Gomphrena* e *Alternanthera*

Celosia argentea possui triterpenoides (raiz e sementes), sucrose (raiz) e flavonoides (folhas e caule), além de um importante polissacarídeo denominado celosina (Shah et al., 1993; Hase et al., 1996 e 1997; Schliema et al., 2001). A espécie também possui dois raros isoflavonoides (Jong et al., 1995), lipídios, esteróis e ácidos (Mehta et al., 1981; Opute, 1980; Behari & Shri, 1986), várias isoflavonas (Jong & Hwang, 1995) e peptídios bicíclicos (Kobayashi et al., 2001; Morita et al., 2000).

As sementes de treze linhagens de *Celosia* referentes a quatro espécies (*C. argentea, C. cristata, C. plumosa* e *C. whileii*) possuem proteínas, gordura e ácidos graxos, especificamente o ácido palmítico, oleico e linoleico (Prakash et al., 1992).

Cinco espécies de *Celosia* foram analisadas quanto à composição nutricional e possuem vitamina C, carotenoides, proteínas e fatores antinutricionais, nitrato e oxalato (Prakash et al., 1995).

Estudos farmacognósticos realizados com *Gomphrena globosa* confirmam a presença de flavonoides, saponinas e taninos nas flores; flavonoides, saponinas, sesquiterpenolactonas, taninos e triterpenos nas folhas e saponinas na raiz (Guerrero, 1994).

De *Alternanthera brasiliana* foram caracterizadas as presenças de esteroides e terpenos (Macedo et al., 1999). Da espécie *A. pungens* foram isolados o ácido oleanólico e uma sapogenina (De Ruiz et al., 1991), além de alfapineno (7,40%), canfeno (4,21%), betapineno (6,42%), mirceno (3,61%), p-cimeno (4,29%), limoneno (3,52%), betaocimeno (2,35%), 1,8-cineol (6,28%), alfatujeno (3,62%), alfaborneol (4,46%), alfacurcumeno (2,36%), cânfora (5,52%), bornil acetato (3,82%), alfaterpinoleno (5,38%), linalol (6,29%), geraniol (7,42%), alfaterpineol (3,82%), elemol acetato (6,14%), eudesmol (5,38%) e azuleno (3,16%) (Gupta & Saxena, 1987). Dos frutos dessa espécie também foram isolados antraquinonas e glicosídeos, além de heterosídeos, ácido oleanólico, b-sitosterol, amônias quaternárias, colina e acetilcolina.

Lipídios neutros, fosfolipídios, glicolipídios e tocoferol foram determinados em *A. sessilis* por Sridhar & Lakshiminarayana (1993), além de ácido oleanólico e açúcares como glucose e ramnose (Kapundu et al., 1986). Uma C-flavona glicosilada denominada alternantina foi isolada de *A. philoxeroides* (Zhou et al., 1988). Estudos farmacognósticos demonstram a presença de taninos, sesquiterpenolactonas, esteroides e triterpenos em *Alternathera* sp, conhecida popularmente como Sanguinária (Guerrero, 1994).

Dados farmacológicos dos gêneros *Alternanthera*, *Celosia* e *Gomphrena*

Flavonoides das folhas e caule de *C. argentea* e o extrato alcoólico de folhas dessa espécie têm sido estudados pela ação antibacteriana e as sementes, pela atividade diurética em voluntários e ratos albinos (Shah et al., 1993).

Esta espécie também possui propriedade antimetastática, imunomoduladora (Hayakawa et al., 1998), antidiabética (Vitrichelvan et al., 2002) e antimetótico atribuído à presença de peptídios tricíclicos (Morita et al., 2000; Kobayashi et al., 2001).

O extrato de *Celosia argentea*, administrado intraperitonialmente, apresentou uma marcante supressão na produção de IgE anti-DNP em camundongos, mas não afetou a de IgG. Esses resultados sugerem que esse extrato, futuramente, poderá ser útil para a supressão de anticorpos IgE em certas desordens alérgicas (Imaoka et al., 1994).

Celosina, um polissacarídeo isolado do extrato aquoso das sementes de *Celosia argentea*, apresentou um efeito hepatoprotetor, por inibir diversos parâmetros alterados pela ação de tetracloreto de carbono, tais como os níveis das enzimas plasmáticas (GPT, GOT, LDH) e o nível de bilirrubina. Além disso, celosian reduziu a mortalidade por hepatite induzida por D-galactosamina em camundongos e, *in vitro*, o efeito sobre a peroxidase lipídica (Hase et al., 1996a e 1996b). Esses dados sugerem que essa substância química é um ativo componente protetor dose-dependente contra hepatites químicas e imunológicas (Hase et al., 1997).

Celosina também induziu a produção do fator de necrose tumoral alfa (TNF-alpha) em camundongos, além da produção de interleucinas-1-beta (IL-1-beta) e óxido nítrico em macrófagos em concentração dose-dependente. Induziu, ainda, a secreção de IL-1-beta em células mononucleares humanas e aumentou a produtividade de gama interferon junto à concavalina A em células de baço de camundongos. Esses resultados indicam que celosina é um agente imunoestimulante do efeito anti-hepatotóxico (Hase et al., 1997).

Verificou-se ainda que essa espécie é capaz de aglutinar hemácias em felinos, mas essa ação pode ser inibida pelo soro humano (Lim & Gook, 1987).

Uma loção contendo *C. argentea*, *Amaranthus tricolor* (também da família Amaranthaceae) e outras plantas foi usada para o tratamento de dermatites atópicas (Mitsuyama & Yoshino, 1996).

O tratamento feito com folhas secas e frescas de *Celosia trigyna* mostrou-se muito efetivo como anti-helmíntico (Audu, 1996).

Estudos realizados com extratos etanólicos de raiz de *Gomphrena globosa* apresentaram atividade antibacteriana, assim como se confirmou que extratos aquosos e etanólicos de folhas, raízes, talos e flores são extremamente tóxicos para peixes (Guerrero, 1994).

Estudos com *Alternathera brasiliana* permitiram constatar as seguintes propriedades: inibidor da proliferação de linfócitos humanos (Bento et al., 1993; Loureiro et al., 1993), analgésica (Macedo et al., 1999; Gomes et al., 1996; Kern et al., 1996; Brochado et al., 1997; Farias, D. B. L. et al., 1997) anti-inflamatória e atóxica (Souza, J. M. et al., 1998; Farias, D. B. L. et al., 1997), antiviral (Brochado et al., 1997), relaxante (Araújo et al., 1994) e depressora do SNC (Kern et al., 1996). Não foram observadas, porém, as propriedades antibacterianas da planta (Schlemper et al., 1996 e 1998).

Com outras espécies do gênero *Alternanthera* verificou-se que extratos do fruto de *A. pungens* apresentaram atividade purgativa dose-dependente quando administrados oralmente em camundongos (Calderon et al., 1996; De Ruiz et al., 1996). Diversos estudos foram desenvolvidos sobre a atividade antiviral de *Alternanthera philoxeroides* (Niu, 1986; Zhang et al., 1988; Yang et al., 1989). Estudos mais recentes demonstram uma redução na taxa de mortalidade de animais infectados com vírus da febre hemorrágica; porém, em doses terapêuticas também foram observadas ligeiras deformações das células hepáticas (Qu, C. et al., 1993). A ação anticarcinogênica de folhas de *Alternanthera* sp não foi efetiva para inibir o desenvolvimento de carcinomas implantados no estômago de camundongos (Aruna & Sivaramakrishnan, 1992). A atividade antidiarreica foi estudada em camundongos em que o extrato metanólico de *Alternanthera repens* foi mais efetivo (Zavala et al., 1998). Do extrato de *A. sessilis* foi detectada atividade antiulcerogênica (Wang et al., 1972). Extrato aquoso de A. *pungens* possui atividade estimulante direta sobre o sistema gastrointestinal, provavelmente por ação sobre receptores colinérgicos (Garcia, S. B. et al., 1995).

Observações de uso

Há uma grande concordância nos usos populares das diversas espécies, sobretudo contra helmintos, hemorragias, não apenas com as espécies citadas, mas com inúmeras outras da mesma família botânica. O uso das espécies contra helmintos, aliado aos dados de toxicidade em peixes, confirmados para inúmeras espécies dessa família, requer cuidados por parte da população, assim como sugere a necessidade de pesquisas e estudos que melhor caracterizem a eficácia dessas espécies em diversas atividades farmacológicas e sua toxicidade, especialmente em uso crônico.

Espécies medicinais da família Cactaceae

Introdução

A família Cactaceae (Dicotyledonae) descrita por Antoine Laurent de Jussieu pertence à ordem Caryophyllales, subclasse Caryophyllidae; inclui

97 gêneros, com aproximadamente 1.400 espécies (Mabberley, 1997). Segundo Joly (1998), a família reúne 170 gêneros de distribuição restrita às Américas, embora várias espécies possam ser encontradas na África. A família inclui árvores xeromórficas comumente com caules suculentos e algumas epífitas, todas com metabolismo adaptado à produção de ácidos orgânicos e usualmente produzindo alcaloides e betalaínas.

Os gêneros mais importantes dessa família são:

- *Pereskia* (Pereskioideae), que inclui a espécie *Pereskia grandiflora*, usada na Amazônia como medicinal e descrita a seguir;
- *Opuntia* (Opuntioideae), que também inclui espécies medicinais;
- *Cactus*, *Cereus* e *Melocactus* (Cactoideae).

No Brasil ocorrem 32 gêneros, com aproximadamente 160 espécies distribuídas em todas as regiões (Barrozo, 1978). As espécies no Brasil podem ser divididas em dois grupos distintos: as encontradas na região Nordeste (com afinidades com as Cactaceae de origem norte-americana) e as cactáceas comuns das regiões Sudeste e Sul do país, com afinidade com as cactáceas de origem andina (Barrozo, 1978). Em ambos os casos, são espécies perenes, suculentas, de hábito variável e geralmente espinhosas, reconhecidas popularmente como espécies comuns de caatinga, mas amplamente comercializadas como espécies ornamentais.

No levantamento etnofarmacológico realizado na região amazônica foi registrado o uso medicinal da espécie *Pereskia grandiflora*, enquanto na região do Vale do Ribeira nenhuma espécie dessa família foi referida como medicinal.

Espécies medicinais

Pereskia grandiflora Haworth

Nomes populares

A espécie é conhecida na região amazônica como Sangue-de-cristo. Em outras regiões do país recebe os nomes de Cacto-rosa e Quiabento.

Dados botânicos

É uma planta terrestre arbustiva ascendente por meio de espinhos que lhe servem como garras; muito ramificada e com ramos e caule cilíndrico, lenhoso, numerosos acúleos; folhas subpecioladas, oblongas e acuminadas com base atenuada; flores rosas com anteras amarelas e inodoras, dispostas em rácimos terminais; fruto do tipo baga glabra, obovoide, com numerosas sementes lenticulares aplanadas e obovadas. A espécie é originária da Argentina, sendo uma planta arbustiva ou arbórea com até 6 m de altura; cresce em matas e em restingas, em altitudes e também no nível do mar. O gênero *Pereskia* é o único dessa família em que as folhas são desenvolvidas e não são suculentas. É uma espécie apreciada como ornamental pelas abundantes flores rosas, sendo amplamente usada e comecializada como cerca viva. O nome do gênero *Pereskia* foi revisado por Phil Miller, sendo uma homenagem ao professor N. C. F. Peiresc.

Dados da medicina tradicional

A decocção de qualquer parte da planta é usada internamente como analgésico, antitérmico e contra gripes e resfriados. Não foram encontradas outras referências populares sobre a espécie.

Dados químicos e farmacológicos do gênero

De *Pereskia grandifolia* foram isolados sucrose, glucose, galactose, fructose e arabinose (Carvalho & Dietrich, 1986).

Das folhas de *P. aculeata* caracterizou-se a presença de arabinose, galactose, ramnose e ácido galacturônico (Sierakowski et al., 1987), além de heteropolissacarídeos; arabinofuranose, arabinopiranose, galactopiranose, ácido galactopiranosilurônico, ramnopiranose e glucopiranose (Sierakowski et al., 1990).

A goma de *P. guamacho* possui ácidos galacturônico, glucurônico e seus metil ésteres, além de galactose, arabinose, xilose e ramnose (De Pinto et al., 1994).

sucrose

arabinose

galactose

frutose

Espécies medicinais da família Portulacaceae

Introdução

A família Portulacaceae descrita por Antoine Laurent de Jussieu inclui 32 gêneros, nos quais estão compreendidas aproximadamente 380 espécies cosmopolitas espontâneas, sendo algumas pequenas árvores, arbustos e ervas, muitas delas suculentas (Mabberley, 1997). No Brasil ocorrem apenas dois gêneros, *Talinum* e *Portulaca*, e 33 espécies (Barrozo, 1978). O principal gênero é o *Portulaca*, no qual se encontra uma espécie cosmopolita de grande ocorrência no Brasil, *Portulaca oleracea*, usada como alimento e medicamento em quase todo o território brasileiro, sendo uma espécie referida como medicinal nas duas regiões em que foram realizados os estudos aqui descritos.

Espécies medicinais

Portulaca oleraceae L.

Nomes populares

A planta é conhecida em todo o Brasil pelo nome de Beldroega, mas algumas variações de nome popular são usadas, tais como Verduega, Bodroega, Berduega e Veduega.

Dados botânicos

É uma erva de caule curto, arroxeado e suculento; folhas pequenas, sésseis, obovadas, pequenas, planas e suculentas; flores amarelas, pequenas, axilares ou terminais; fruto capsular obovoide. Inclui três variedades principais, que são cultivadas em vários países como alimento cru ou cozido, especialmente em Portugal e na Alemanha. O gênero *Portulaca* descrito por Carl Linnaeus inclui aproximadamente quarenta espécies tropicais, e a maioria é de ervas suculentas anuais. A espécie é usada desde os tempos mais remotos, sendo uma planta muito comum e de fácil desenvolvimento em todo o Brasil, dadas sua rusticidade e resistência à seca. O nome do gênero *Portulaca* deriva de *portula*, diminutivo de "porta", referindo-se às propriedades purgativas da planta.

Dados da medicina tradicional

Na região amazônica, a decocção das partes aéreas é utilizada como diurético, febrífugo e contra parasitas intestinais e cólicas renais; o uso tópico da decocção é considerado excelente para aliviar a dor de queimaduras; as partes aéreas cruas são usadas, na forma de salada, como alimento.

Na região da Mata Atlântica, outros usos são atribuídos à espécie. O suco das folhas é usado internamente contra úlceras e dores de barriga, enquanto as folhas frescas são mastigadas e deglutidas para as mesmas finalidades.

Corrêa (1984) refere que o caule e as folhas da planta são diuréticos, vermífugos e úteis para combater problemas hepáticos, cólicas renais e afecções da vista, além de seu uso na cura das queimaduras e das úlceras de todos os tipos; as sementes passam por diuréticos, emenagogos e vermífugos.

Portulaca pilosa L.

Nomes populares

A espécie é conhecida na região amazônica com o nome de Amor crescido. Também conhecida como Beldroega, Caaponga, Perrexi e Alecrim--de-são-josé.

Dados botânicos

É uma erva prostrada de caules cilíndricos, glabros e suculentos, de onde saem folhas alternas, lanceoladas, pequenas, pilosas; flores amarelas, roxas ou avermelhadas dispostas em fascículos no ápice de cada um dos ramos. As folhas dessa planta também são comestíveis, como as da beldroega, sendo uma planta muito variável e encontrada em todo o território brasileiro.

Dados da medicina tradicional

A decocção das partes aéreas é usada contra erisipelas e febres. O macerado das folhas em água é usado externamente contra qualquer tipo de ferida. A infusão das folhas é utilizada para retenção urinária. O sumo das folhas cruas é usado internamente para diminuir cólicas menstruais e corrimento vaginal. A infusão das folhas com as de graviola e jambu (*Spilanthes acmella*) é considerada excelente para problemas do fígado, sendo também usada localmente para "carne crescida no olho". A infusão das folhas misturada com alfazema serve para tratar cólicas renais. A infusão das folhas com casca de caju (*Anacardium occidentale*) é usada na forma de banho de assento para tratar hemorroidas. A infusão de folhas com broto de goiaba (*Psidium guajava*) é indicada contra diarreias graves.

Corrêa (1984) refere ainda que a planta é considerada tônica, amarga, estomáquica, diurética, emoliente, vulnerária, cicatrizante externa, emenagoga e eficaz contra erisipela.

Dados químicos

Foram determinados diferentes ácidos graxos ômega-3 em folhas de *P. oleracea*, dentre os quais 18:3-ômega-3, 20:5-ômega-3 22:5-ômega-3, 22:6-ômega-3, 18:2-ômega-6 e 18:1-ômega-9 (Omara Alwala et al., 1991; Simopoulos et al., 1992), além da presença de antioxidantes alfatocoferol, ácido ascórbico, betacaroteno e glutation (Simopoulos et al., 1992). Também foram realizados estudos quantitativos da composição química de *P. oleracea* de proteínas, carboidratos, fósforo, cálcio, manganês, ferro, potássio e cobre (Mohamed & Hussein, 1994). *P. oleracea* apresenta um glicosídeo monoterpênico denominado portulosídeo A, sintetizado a partir de linalol (Sakai et al., 1996), além dos ácidos graxos do tipo ácido linolênico, ácido linoleico e ácido palmítico, ao passo que das suas sementes foram caracterizadas as presenças de ácido linoleico e ácido linolênico (Liu et al., 1995; Boehm & Boehm, 1996). Boschelle et al. (1991) detectaram de *P. oleracea* 3,5% de lipídios, dos quais 25% são ácidos graxos livres e 19% são esteróis, como sitosterol, campesterol e stigmasterol. Observou-se a presença de triterpenos beta-amirina, butirospermol, parkeol, cycloartenol, 24-metilene-24-di-hidroparkeol e 24-metileneciclioartanol, hidrocarbonos e alfatocoferol. Detectou-se a presença dos ácidos cítrico, malônico, málico, ascórbico, succínico, fumárico e acético (Gao & Liu., 1996).

Schneider & Kubelka (1990) caracterizaram a presença do ácido graxo ômega-3 (Omara-Alwala, 1991) e uma mucilagem viscosa formada por um complexo polissacarídeo (Wenzel et al., 1990).

Foram isolados diversos triterpenoides em outras espécies do gênero *Portulaca*, tais como o diterpenoide pilosanona C (que possui esqueleto biciclo 5.4.0 undecano) de *P. pilosa* (Ohsaki et al., 1995b); três diterpenoides trans-clerodânicos, pilosanol A, B e C, sendo o último composto um glicosídeo, isolados das raízes de *P. pilosa* (Ohsaki et al., 1991). Das outras espécies do gênero foram ainda isolados outros diterpenoides clerodânicos (Ohsaki et al., 1986) e os diterpenos trans-clerodânicos, jewenol A e jewenol B (Ohsaki et al., 1988).

Foram também isoladas duas betaxantinas de flores de *P. grandiflora*, portulacaxantina II e portulacaxantina III (Trezzini & Zryd, 1991), e determinado que a tirosina é importante precursor do pigmento betalaína nas pétalas de espécies de *Portulaca* (Kishima et al., 1991).

De *P. grandiflora* Hook. foram isolados também diterpenos clerodânicos (Boehm & Boehm, 1996), enquanto das partes aéreas de *P. suffruticosa* foram isolados n-hentriacontano, n-triacontano, n-hexacosanol, betassitosterol, stigmasterol, lupeol, beta-D-glucosídeo e quercetina-3-ramnosídeo (Joshi et al., 1987). De *P. grandiflora* foi isolado o diterpeno portulal (Ohsaki et al., 1995a) e outro diterpenoide clerodânico (Ohsaki et al., 1997).

Dados farmacológicos

O extrato aquoso de *P. oleracea* apresentou atividade relaxante de músculo esquelético, em parte decorrente da grande quantidade de íons K^+, o que confere qualitativamente uma ação do tipo dos sais de potássio (Parry et al., 1993; Habtemariam et al., 1993). Essas atividades podem esclarecer o efeito renal de aumento da excreção de potássio, sem alterar a diurese, encontrado por Rocha et al. (1994). *P. oleracea*, dentre outras espécies, apresentou atividade hipoglicemiante, aumentando a concentração de insulina sérica em ratos com diabetes *mellitus* (tipo II) experimentalmente induzida (Eskander & Jun, 1995). O extrato de *P. oleracea* foi investigado *in vitro*, quando se observou um relaxamento muscular que não está relacionado com a liberação intracelular de cálcio, mas com o cálcio extracelular (Okwuasaba et al., 1987). O extrato hidroalcoólico de *P. oleracea* apresentou atividade analgésica (Di Stasi et al., 1985) relaxante muscular, reduziu atividade motora (Radhakresharan et al., 2001) e não foi observada atividade antiulcerogênica (Costa et al., 1994).

O extrato aquoso das partes aéreas de *P. pilosa* apresentou atividades espasmolítica (Ribeiro-do-Valle et al., 1989), diurética (Rocha et al., 1989b) e hipotensora (Poli et al., 1989). O extrato hidroalcoólico de *P. pillosa* também apresentou atividade espasmolítica (Ribeiro-do-Valle et al., 1989; Rocha et al., 1994), além de antipirética e anti-inflamatória (Poli et al., 1989), porém não foi observada atividade analgésica (Poli et al., 1989).

Espécies medicinais da família Chenopodiaceae

Introdução

A família Chenopodiaceae descrita por Walter Vent compreende 1.300 espécies cosmopolitas distribuídas em 103 gêneros, incluindo desde espécies de áreas de deserto e semidesértica (Mabberley, 1997), até espécies bem aclimatadas em áreas tropicais, sendo no Brasil encontradas espécies subespontâneas (Barrozo, 1978). Inclui arbustos, ervas anuais ou perenes e, raramente, pequenas árvores. A família se subdivide em quatro subfamílias, em que podemos destacar o gênero *Chenopodium* como o principal. No entanto, são encontradas no Brasil espécies dos gêneros *Beta*, *Salicornia*, *Spinaceae*, *Salsola* e *Atriplex*, todos de pequena importância como fonte de espécies medicinais.

Espécies medicinais

Chenopodium ambrosioides Bert. Ex Stend.

Nomes populares

A espécie é conhecida em todo o Brasil como Erva-de-santa-maria. Também é chamada de Ambrósia, Anserina vermífuga, Caacica, Erva-das-cobras, Erva-das-lombrigas, Erva vomiqueira, Lombrigueira, Menstruço, Mentrasto e Mentrusto.

Dados botânicos

A planta é uma erva cosmopolita, que pode atingir até 1,5 m; caule ereto e glabro, extremamente ramificado; ramos folhosos verdes com folhas alternas, oblongas denteadas; flores agrupadas em inflorescências glomerulares com muitas flores pequenas amarelo-esverdeadas. Trata-se de uma espécie com usos pré-históricos, referida como uma das plantas usadas no embalsamamento de cadáveres, sendo uma planta extremamente vulgar no Brasil e de ocorrência em todo o território nacional, incluindo a Amazônia, onde não foi referida como medicinal no estudo realizado. O gênero *Chenopodium* descrito por Carl Linnaeus inclui aproximadamente cem espécies, a maioria de ervas. O nome do gênero *Chenopodium* significa "pé-de-ganso", referindo-se às folhas lobadas.

Dados da medicina tradicional

Na região da Mata Atlântica, o macerado das folhas em água é usado tanto interna como externamente como anti-inflamatório; as folhas frescas são usadas topicamente para diminuir edemas, ao passo que a infusão das folhas é usada, internamente, contra reumatismo, bronquite, febre, dor ciática e parasitas intestinais e, externamente, para problemas da pele.

Corrêa (1984) refere dezenas de usos medicinais dessa espécie, os quais devem ser observados em seu extenso trabalho; destaca-se aqui a importância da espécie como vermífugo, uso disseminado em todo o Brasil e popularmente com eficácia incontestável, sendo especialmente útil como vermífugo de animais, amplamente disseminado nas zonas rurais. Outro uso disseminado em todo o Brasil e reconhecidamente de grande valor é como inseticida doméstico, extremamente útil para afugentar pulgas, percevejos, baratas e demais insetos. Além desse uso, a espécie é também empregada como estomáquica e digestiva e, em altas doses, como abortiva.

A espécie é utilizada na expulsão de parasitas intestinais, especialmente na área veterinária, esse uso é comum também em outros países, além de ser empregado como fumigante contra mosquitos e inibidor do crescimento de larvas de pragas de lavoura (Bown, 1995),

Dados toxicológicos

Apesar da grande utilização desta espécie na medicina tradicional, seu uso deve ser extremamente restrito pelos relatos de indução de tumores estomacais, lesões hepáticas, renais e genotoxicidade (Kapadia et al., 1978; Melito et al., 1985a e 1985b; Godano et al., 2002.)

Espécies medicinais da família Nyctaginaceae

Introdução

A família Nyctaginaceae descrita por Antoine Laurent de Jussieu compreende 390 espécies tropicais, distribuídas, em trinta gêneros, incluindo árvores, arbustos e ervas que produzem betalaínas, mas não antocianinas (Mabberley, 1997). Dos gêneros, destacamos aqueles que possuem espécies de valor medicinal: *Boerhavia*, *Mirabilis* e *Bougainvillea*. No Brasil ocorrem apenas dez gêneros e aproximadamente setentas espécies, com ampla distribuição no território e pertencentes especialmente aos gêneros *Neea*, *Boerhavia*, *Bougainvillea*, *Mirabilis*, *Pisonia*, *Guapira* e *Andradea*. Referimos a seguir o amplo uso medicinal na região do Vale do Ribeira de espécies do gênero *Boerhavia*.

Espécies medicinais

Boerhavia difusa Willd.

Nomes populares

Na região da Mata Atlântica, a espécie é conhecida como Erva-tostão, nome usado em todo o Brasil. Outros nomes empregados para identificar a espécie são Batata-de-porco, Pega-pinto e Tangaraca.

Dados botânicos

A planta é uma erva rasteira com poucos ramos ascendentes e pilosos, de onde partem folhas pequenas, opostas, ovadoblongas, pilosas e pecioladas; flores reunidas em panículas isoladas com quatro a sete flores pediceladas (Figura 9.3). O gênero *Boerhavia* descrito por Carl Linnaeus inclui aproximadamente cinquenta espécies vegetais, e o nome do gênero foi dado em homenagem ao médico, químico e botânico alemão Hermann Boerhraave.

Dados da medicina tradicional

Na região da Mata Atlântica a planta é muito conhecida e sempre referida como medicinal. O uso principal se baseia na infusão das folhas para a expulsão de vermes, particularmente contra lombrigas, ou na infusão de toda a planta contra hepatite e diarreia.

Corrêa (1984) refere que a planta, especialmente a raiz, possui sabor picante, sendo a parte mais usada e comercializada como excelente medicamento para problemas do fígado, cujos efeitos benéficos são incontestáveis, além de ser considerada excelente diurético, desobstruente e um dos melhores medicamentos para icterícia e contra picadas de cobras.

Dados químicos e farmacológicos da Boerhavia diffusa

Alguns estudos farmacológicos têm demonstrado atividades hepatoprotetoras (Chandal et al., 1991; Rawat et al., 1997), atóxica, anti-inflamatória (Hiruma-Lima et al., 2000a), e antifibrinolítica (Barthwal & Srivastava, 1990 e 1991), sem efeito teratogênico (Singh et al., 1991) e antimicrobiana (Abo & Ashidi, 1999). Esta planta faz parte de uma composição fitoquímica que apresentou atividade amebicida (Sohni & Bhatt, 1996; Sohni et al., 1995). A fração alcaloídica é responsável pela atividade imunomoduladora observada para esta espécie (Mungantiwar et al., 1999). Pesquisas fitoquímicas apontam a presença de alcaloides (Garg, 1978 e 1980; Aslam, 1996) e lignanas (Lami et al., 1991).

Espécies medicinais da família Phytolacaceae

Introdução

A família Phytolacaceae descrita por Robert Brown compreende dezoito gêneros, nos quais se encontram aproximadamente 65 espécies tropicais espontâneas nas Américas, sendo árvores, arbustos, lianas ou ervas, a maioria rica em antocianinas (Mabberley, 1997). Os principais gêneros dessa família são *Phytolacca*, que inclui várias espécies medicinais e inúmeras usadas como ornamentais; e o gênero *Petiveria*, que inclui uma única espécie, amplamente utilizada como medicinal no Brasil e aqui descrita.

Espécies medicinais

Petiveria alliacea L.

Nomes populares

Na região amazônica a espécie é chamada de Mocura-caá. Em outras regiões, como Tipi, Amansa-senhor; Tipi-verdadeiro, na Bahia; Pipi, no Rio de Janeiro; Erva-pipi e Raiz-de-guiné, em Pernambuco e em São Paulo; Gambá-tipi, no Mato Grosso.

Dados botânicos

Subarbusto perene, sublenhoso, ereto, ramificado com ramos compridos, delgados e ascendentes; folhas curto-pecioladas, alternas, estipuladas, membranosas, agudas no ápice e estreitas na base; flores sésseis, pequenas, reunidas em inflorescências axilares e terminais espiciformes; androceu com quatro estames, gineceu unicarpelar com ovário súpero; fruto aquênio cilíndrico, achatado e carenado (Figura 9.4). O nome do gênero foi dado em homenagem a Jacob Petiver, farmacêutico e amante da natureza. O gênero descrito por Carl Linnaeus compreende apenas essa espécie de origem na América tropical.

Dados da medicina tradicional

Na região amazônica, o banho preparado com as folhas é útil como antisséptico e antiemético para crianças; o uso tópico do preparado de folhas de mocura-caá, alfavacão, limão de cayanna, peão-branco ou roxo é utilizado contra dores de cabeça. O uso externo das folhas novas e da raiz, no alívio de dores musculares, também é comum.

Outros dados incluem o uso da raiz, em decocto ou pó, como abortiva, antiespasmódica e reputada como sudorífica, diurética, antirreumática e antivenérea (Corrêa, 1984); folhas, raízes e ramos são considerados emenagogos, estimulantes e úteis no tratamento de paralisia, inchaço de membros inferiores e em dores de dente (Van den Berg, 1982); no Ceará, o macerado da raiz é utilizado como antimalárico (Matos et al., 1982); em Minas Gerais, as raízes são usadas na hidropsia, paralisia, reumatismo, dores de cabeça, como abortivo, antiespasmódico e sudorífico (Verardo, 1982; Grandi et al., 1982); no Rio Grande do Sul, ainda, como antitérmico e em banhos de descarga (Simões, 1986); na Paraíba, a raiz é útil na amenorreia (Agra, 1980), em Brasília e no Mato Grosso, as indicações populares se repetem (Matos & Das Graças, 1980; Van den Berg, 1980); além dessas indicações, a planta é utilizada como expectorante e vermífugo (Amorozo & Gély, 1988).

Dados químicos da espécie

Da raiz e do caule foram isolados nitrato de potássio; ácidos palmítico; linoleico, esteárico; betassitosterol; trisulfeto de dibenzila; nitrato de sódio; peptídeos como ácido glutâmico, serina, glicina e alantoína (Sousa et al., 1986), trans-N-metil-4-metoxiprolina, betassitosterol, pinitol, alantoína, lignoceril álcool, ácido lignocérico, lignocerato de lignoceril e alfafriedelinol (De Souza et al., 1990); flavonoides: 6-formil-8-metil-7-O-metilpinocembrina, 6-hidroximetil-8-metil-7-O-metilpinocembrina e 6-hidroximetil-8-metil-5,7-di-O-metilpinocembrina, 3-O-ramnosídeos de di-hidrokaempferol, di-hidroquercetina e miricetina (Delle Monache & Cuca Suarez, 1992); flavonoides, triterpenos (Della Monachi et al., 1996) e dibenziltrisulfeto (DBTS) (Johnson et al., 1997; De Souza et al., 1990).

Dados farmacológicos da espécie

Os dados farmacológicos são muito variados. O infuso das raízes apresentou ação antinociceptiva, protegeu parcialmente animais contra as convulsões induzidas por pentilenotetrazol e mostrou ação anestésica local (De Lima et al., 1988), e para a atividade depressora do Sistema Nervoso Central o efeito anticonvulsivante parece ser o mais importante (Lima et al., 1988b). Diversos outros trabalhos também relatam atividades anticonvulsivante (Lima, T. C. M. et al., 1988; De Lima et al., 1988; Trotta et al., 1989) e depressora do SNC (Lima, T. C. M. et al., 1988; Pinto C. S. et al., 1998), mas não apresentam atividades sedativa e ansiolítica (Takahashi, 1989; Cortez et al., 1998), atividades analgésica (Thomas et al., 1988; Lopez-Martins et al., 2002; Takahashi, 1989; Elisabetsky et al., 1992) e anti-inflamatória para o extrato aquoso, sendo estas atribuídas à presença de saponinas e cumarinas na raiz (Davino et al., 1991; Caldeira et al., 1991; Germano et al., 1991). *P. alliacea* também apresenta atividades tópica anti-inflamatória (Germano et al., 1993), anti-inflamatória oral (Germano et al., 1995) e hipoglicemiante (Lores & Pujol, 1990). No entanto, outros estudos para avaliação das atividades analgésica e depressora do SNC em ratos e camundongos demonstraram atividade no teste de contorções abdominais induzidas por diferentes substâncias e inatividade no teste de imersão da cauda em água aquecida, além de não apresentar atividade depressora (De Lima et al., 1991).

O composto dibenziltrisulfeto (DBTS) apresenta importante atividade inseticida, acaricida (Johnson et al., 1997) e antifúngica (Benevides et al., 2001). O extrato hidroalcoólico de *P. alliacea*, utilizado popularmente como vermífugo, também apresentou atividade moluscicida (Almeida, Y. M. et al., 1987) e antiviral (Ruffa et al., 2002). O extrato aquoso da planta apresentou também atividades gastroprotetora (Cortez et al., 1998), hematopoiética (Quadros et al., 1996) e antitumoral (Davino et al., 1991 e 1992).

Dados toxicológicos

Dados populares dessa planta indicam atividade tóxica, por levar à imbecilidade, afasia e até à morte (Corrêa, 1984), tendo sido determinada a toxicidade subaguda, com uma DL_{50} acima de 1.270 mg/kg para o extrato hidroalcoólico (Germano et al., 1995). Os extratos de raiz e folhas possuem efeito abortivo, e o de caule, efeito zigotóxico (Guerra et al., 1988); estudos *in vitro* demonstraram atividade genotóxica, decorrente de substâncias mutagênicas e potencialmente carcinogênicas (Hoyos et al., 1992), além de atividade antimitótica (Malpezzi et al., 1994). Outros estudos também caracterizaram as atividades abortiva, citotóxica, zigotóxica e antimitótica do extrato hidroalcoólico, tanto das folhas quanto da raiz (Peters et al., 1988; Guerra et al., 1988; Davino et al., 1993; Malpezzi et al., 1993; Davino et al., 1994).

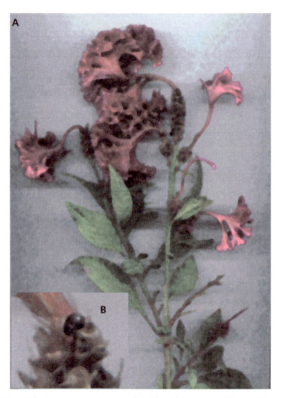

FIGURA 9.1 – *Celosia argentea*: a) ramo florido; b) semente (Foto: Hiruma-Lima).

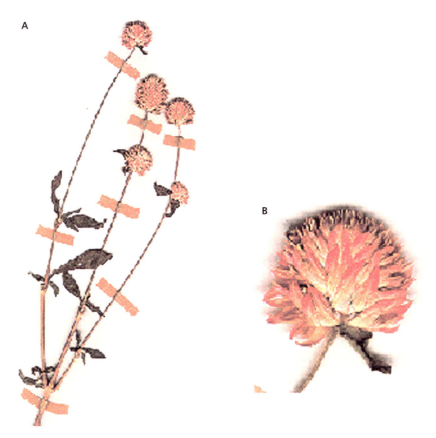

FIGURA 9.2 – *Gomphrena globosa*: a) escanerata do ramo com flores; b) escanerata com detalhe da flor (Banco de imagens – Lafit-Botu).

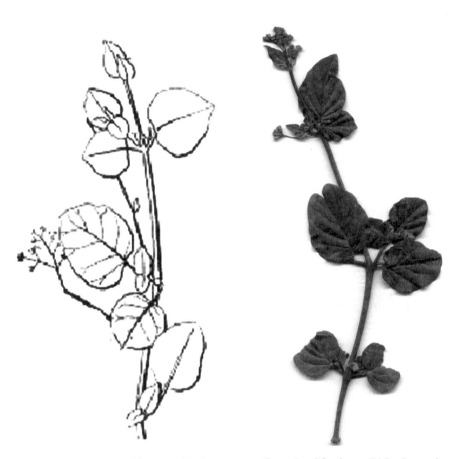

FIGURA 9.3 – *Boerhavia difusa*. Detalhe do ramo com flores (modificado por Di Stasi a partir de Corrêa, 1984 – Banco de imagens – LaFit-Botuz).

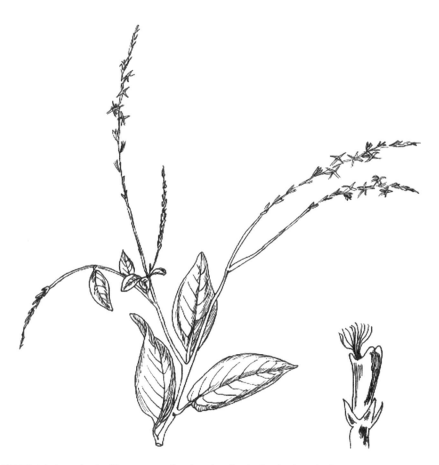

FIGURA 9.4 – *Petiveria alliacea*. Ramo florido e detalhe da flor (redesenhado por Di Stasi a partir de Gemtchujnikov em Joly, 1998 – Banco de imagens – Lafit-Botu).

Seção 3
Dillenidae medicinais na Amazônia e na Mata Atlântica

10
Violales medicinais

L. C. Di Stasi
C. A. Hiruma-Lima
F. G. Gonzalez
W. G. Portilho

A ordem Violales inclui 23 famílias botânicas, muitas delas importantes fontes de espécies medicinais, tais como Flacourtiaceae (Lacistemaceae), Violaceae, Passifloraceae, Turneraceae, Caricaceae, Cucurbitaceae e Begoniaceae. Nessas e em outras famílias dessa ordem são encontradas muitas espécies comestíveis e inúmeras ornamentais, tratando-se de uma importante ordem de espécies vegetais com valor econômico e medicinal. Da família Flacourtiaceae deve-se destacar o gênero *Casearia*, que inclui a famosa medicinal *Casearia sylvestris*. Da família Violaceae, os gêneros *Anchietia* e *Viola* são os mais importantes, a espécie *Anchietia salutaris*, uma trepadeira conhecida como Cipó-suma, tem sido amplamente usada e estudada como importante fonte de produtos com atividade antialérgica e antiulcerogênica, enquanto no gênero *Viola* inúmeras espécies são cultivadas e comercializadas como ornamentais. Na família Begoniaceae, destacam-se as espécies ornamentais do gênero *Begonia*, enquanto na família Caricaceae encontram-se os gêneros *Carica*, importantes como fonte de espécies comestíveis e medicinais, e *Jacaratia*, no qual inúmeras espécies são belas ornamentais. Do gênero *Carica*, a espécie *Carica papaya* foi referida como medicinal na região da Mata Atlântica, cujas folhas são amplamente utilizadas contra gripes, resfriados e tosses. Das outras famílias dessa ordem destacam-se espécies medicinais de Lacistemaceae, Passifloraceae e Cucurbitaceae, referidas como medicinais na região amazônica, assim como espécies medicinais de Cucurbitaceae e Passifloraceae, referidas na região do Vale do Ribeira.

Espécies medicinais da família Cucurbitaceae

Introdução

A família Cucurbitaceae descrita por Antonie Laurent de Jussieu inclui aproximadamente 119 gêneros, com 775 espécies distribuídas especialmente em regiões tropicais e poucas em climas temperados (Mabberley, 1997). No Brasil, a família é representada por trinta gêneros, com aproximadamente duzentas espécies (Barrozo, 1978). A família inclui inúmeros gêneros de importância farmacológica, dos quais ressaltamos *Fevillea, Cucumis, Momordica, Bryonia, Luffa, Cucurbita, Wilbrandia* e *Sechium*. Muitas espécies dessa família são comestíveis e reúnem importante valor econômico no Brasil, especialmente aquelas dos gêneros *Cucurbita, Momordica, Fevillea* e *Sechium*.

Espécies medicinais

Cucumis anguria L.

Nomes populares

A espécie é chamada, na região amazônica, de Maxixe ou Pepino-de-índio. Em outras regiões do país é também conhecida como Maxixe-bravo, Maxixeiro, Maxixo, Pepino-castanha, Pepino-de-burro, Pepino-espinhoso, Maxixe-do-mato e Cornichão.

Dados botânicos

A espécie é anual, com caule rasteiro e anguloso, contendo folhas curto-pecioladas, cordiformes, sublobadas e base emarginada, profundamente 5-lobada; flores brancas, de corola partida e segmentos mucronados; fruto do tipo baga, ovoide, indeiscente e com mesocarpo branco; sementes marginadas. O gênero *Cucumis* inclui 35 espécies tropicais, e várias são úteis como medicinais e na produção de compostos flavorizantes para uso em cosméticos e alimentos, devendo-se destacar a espécie *Cucumis sativus*, o famoso Pepino. O nome do gênero *Cucumis* descrito por Carl Linnaeus deriva de *cuce*, palavra céltica que significa "oco".

Dados da medicina tradicional

O fruto, além de comestível, é usado na forma de suco como sudorífico.

Cucurbita pepo L.

Nomes populares

A espécie é conhecida na região do Vale do Ribeira e em todo o Brasil como Abóbora. Também denominada Abóbora-moranga, Abóbora-de-carneiro, Abóbora-de-porco, Abóbora-moranga e Abóbora-porqueira.

Dados botânicos

É uma planta anual, rasteira e trepadeira, com ramos bastante vilosos e com gavinhas; folhas alternas, cordiformes, grandes e profundamente 5-lobadas e pilosas; flores amarelas, grandes e vistosas; fruto grande, oblongo-arredondado com uma polpa fibrosa e comestível; as sementes achatadas são brancas. A espécie reúne inúmeras variedades, mas a *C. pepo* é de origem africana. É cultivada na região do Vale do Ribeira, inclusive pelas comunidades tradicionais e em quase todo o Brasil, sendo muito apreciada como alimento e importante recurso econômico. O gênero inclui aproximadamente treze espécies, mas inúmeras variedades para cada espécie, todas de origem tropical. O nome do gênero *Cucurbita* descrito por Carl Linnaeus deriva de *Cucumis* e *orbis*, devido à forma esférica do fruto.

Dados da medicina tradicional

Na região do Vale do Ribeira, o macerado dos frutos em água fria, durante seis horas, é usado internamente para aliviar os sintomas de "queimação" do estômago. As sementes frescas trituradas ou secas ao sol são usadas internamente contra parasitas. Tanto os frutos como as sementes são amplamente consumidos como alimento.

Corrêa (1984) refere que as folhas são usadas contra queimaduras, e as flores, para combater erisipela e qualquer inflamação; as sementes são usadas para doenças do fígado e baço, além de serem reconhecidamente tenífugas de grande uso; as raízes cozidas são usadas interna ou externamente como febrífugo ou para lavar feridas de origem sifilítica. As sementes frescas são usadas contra disenteria e para "refrescar o fígado", enquanto o cozimento das raízes possui propriedade febrífuga e tenífuga e, externamente, é usado contra úlceras sifilíticas (Guerrero, 1994).

Luffa cylindrica Roem.

Nomes populares

A espécie é chamada na região da Mata Atlântica, assim como em várias regiões do Brasil, pelo nome de Buchinha. A espécie também é chamada de Bucha-dos-paulistas, Fruta-dos-paulistas, Bucha-do-pescadores e Quingobó--grande. Também é conhecida como Buchinha-do-norte, mas não tratamos aqui da verdadeira Buchinha-do-norte, que é a espécie *Luffa operculata*.

Dados botânicos

É uma planta trepadeira herbácea de porte alto e caule 5-angulado; folhas longo-pecioladas, palmadas e 5-lobadas, raramente com sete lobos; flores amarelas, sendo as masculinas dispostas em rácimos axilares, e as femininas, solitárias; fruto oblongo e cilíndrico, chegando a até 35 cm de comprimento, com sementes pretas ou cinzentas. Os frutos dessa espécie eram amplamente utilizados e ainda o são nas zonas rurais como esponja para a lavagem de louças (Figura 10.1). A espécie é cultivada na região da Mata Atlântica em São Paulo, sendo comum e subespontânea na região Nordeste do Brasil. O gênero inclui sete espécies tropicais. O nome do gênero *Luffa* descrito por Phillip Miller deriva de *luff*, que é o nome árabe da planta

Dados da medicina tradicional

Na Mata Atlântica, especialmente nas regiões rurais, os frutos são macerados em aguardente ou vinho e utilizada contra rinite. O fruto (esponja) é empregado na limpeza do corpo e para melhorar a circulação na pele, além de comumente ser usado na lavagem de louça. A espécie é empregado equivocadamente como abortiva, por se considerar tratar-se da Buchinha-do-norte, a *Luffa operculata.*

Internamente a espécie é usada contra reumatismo, dores, hemorroidas, hemorragias internas e para melhorar a lactação (Bown, 1995). As folhas são usadas para acalmar a dor de cabeça e, quando cozidas, para purificar o sangue e como emenagogo; os frutos são usados como eméticos e catárticos violentos; a polpa, quando verde, é considerada purgante (Guerrero, 1994).

Momordica charantia L.

Nomes populares

A espécie é conhecida na região amazônica e em várias regiões do país como Melão-de-são-caetano, inclusive na região do Vale do Ribeira. Em outras regiões, a espécie também é denominada Fruto-de-cobra, Fruto-de-negro, Erva-de-são-caetano, Erva-são-vicente e Erva-de-lavadeira.

Dados botânicos

Planta trepadeira, escandente, delicada, ramificada, com caule estriado; folhas membranosas, 5-7-lobadas com lobos estreitos na base; gavinha simples, longa, delicada, pubescente; flores masculinas solitárias, em pedúnculo com bráctea reniforme, inteira; cálice com lacínios lanceolado-ovais; estames aglutinados com os lóculos das anteras; flor feminina longo-pedunculada;

fruto capsular carnoso, amarelo quando maduro; sementes vermelhas (Figura 10.2). O nome do gênero *Momordica* descrito por Carl Linnaeus deriva de *momordi* = passado do verbo *mordere*, significando "eu mordi", referindo-se à disposição das sementes no fruto deiscente, como dentes.

Dados da medicina tradicional

Na região amazônica, o sumo das folhas, uma vez ao dia, é útil como antimalárico, enquanto o preparado do sumo das folhas com óleo de andiroba é aplicado externamente contra coceira. A infusão das folhas misturada com folhas de Sacaca é utilizada no tratamento de hepatite.

Na região da Mata Atlântica, a infusão das partes aéreas da planta é usada para problemas hepáticos e como emagrecedor.

A espécie também é utilizada como purgativo, emético-catártico, febrífugo, antileucorreico, anticatarral, antirreumático, vermífugo, supurativo, anticarbunculoso, anti-inflamatório e contra cólicas abdominais, menstruações difíceis, queimaduras, cravos e morfeia (Corrêa, 1984); no Piauí, é usada externamente contra enxaquecas e internamente como abortivo e contra problemas do fígado (Emperaire, 1982); em Minas Gerais, é usada como anti-hemorroidal, emenagogo, febrífugo, resolutivo, anti-helmíntico, antirreumático, antigripal, emético e purgativo (Gavilanes et al., 1982; Verardo, 1982; Grandi et al., 1982; Grande & Siqueira, 1982); na Paraíba, contra verminoses e cólicas (Agra, 1980).

Sechium edule Sw.

Nomes populares

A espécie é conhecida em todo o Brasil como Chuchu. Outras denominações comuns são Maxixe, Machucho, Maxixe francês, Xuxu e Machuchu.

Dados botânicos

É uma trepadeira herbácea, com caule ramoso, piloso, com gavinhas; folhas pecioladas, membranosas, ásperas, alternas, cordiformes, com três a cinco lobos; flores amarelas esbranquiçadas; fruto do tipo pepônio verde, rugoso, sulcado, com até 20 cm de comprimento. É uma importante espécie econômica, visto seu grande consumo como alimento em todo o Brasil e em vários países da Europa, especialmente na Itália, sendo um produto amplamente comercializado. Reúne ainda inúmeras outras qualidades econômicas. O gênero inclui apenas seis espécies, e muitas variedades em cada espécie, especialmente após o cultivo sistematizado. O nome do gênero *Sechium*, descrito por Patrick Browne, é uma variação de *sicyos*, que significa "pepino".

Dados da medicina tradicional

Na região do Vale do Ribeira, a decocção dos brotos é usada contra hipertensão e como sedativo.

Wilbrandia ebracteata Cogn.

Nomes populares

A espécie é conhecida na Mata Atlântica e em outras regiões do país como Taiuiá, e sua raiz, como Cabeça-de-negro.

Dados botânicos

É uma planta rasteira e trepadeira, com caule anguloso, ramoso e delicado; folhas pecioladas, alternas, 5-lobadas e raramente com mais lobos, membranosas, mas ásperas; flores amarelo-claras; nas raízes formam-se tubérculos cilíndricos, longos, chegando a atingir 50 cm de comprimento (Figura 10.3). Na região da Mata Atlântica é comum encontrar a espécie dentro da floresta, como em formações secundárias, capoeiras e na beira de estradas. A espécie é usada e amplamente comercializada como adulterante da Taiuiá verdadeira (*Cayaponia tayuiya*). O gênero descrito por Silva Manso inclui apenas duas espécies, e o nome, *Wilbrandia*, foi dado em homenagem a John Wilbrand.

Dados da medicina tradicional

Na região da Mata Atlântica, a decocção das raízes e das folhas é usada contra úlceras e gastrites, assim como no controle da diabetes. Além disso, a raiz é utilizada no tratamento de febre, reumatismo, sífilis (Almeida et al., 1992), afecções da pele, tumores e, também, como laxativo (Farias et al., 1992).

Dados químicos de alguns gêneros

Diversos estudos fitoquímicos têm sido feitos com a *Momordica charantia* (Garcia et al., 1985). A composição química do fruto de *M. charantia* foi determinada como 0,76% de lipídios, divididos em lipídios não polares (38,81%), glicolipídios (35,80%) e fosfolipídios (16,40%). Os ácidos graxos predominantes foram o ácido alfa eleosteárico, ácido linolênico, ácido esteárico e o ácido palmítico (Yuwai et al., 1991; Chang et al., 1996; Kusmenoglu, 1996; Grondin et al., 1996). Dos frutos frescos de *M. charantia* foram isolados os triterpenos momordicina, momordicinina e momordicilina, além do esterol, momordenol e o álcool monocíclico denominado momordol (Begum et al., 1997). Das sementes de *M. charantia* foi isolada a gamamomorcharia, uma proteína inativadora de ribossomos (Pu et al., 1996; Wang et al., 1996). Das sementes foram ainda isoladas lecitinas (Wang et al., 1995; Nguyen, 1997), proteínas, aminoácidos e abundância em elementos como Cu, Zn, Cr, Co, Ni, Mn e Li (Peng & Li, 1996). De *M. charantia* também foram isolados triterpenos, sendo o cucurbita-5,24-dien-3betaol e o 24-metilenecicloartanol os constituintes majoritários do óleo de suas sementes. Foram isolados também cicloarterol, taraxerol e beta-amirina (Kikuchi et al., 1986). Dos frutos verdes de *M. charantia* isolou-se uma mistura de esteróis acilglicosilados (Guevara et al., 1989). Das folhas de *M. charantia* foram isolados os triterpenoides cucurbitanos, além das momordicinas (Fatope et al., 1990; Chandravadana et al., 1990). Das sementes de *M. charantia* foi isolado um inibidor da tripsina (Kawamura et al.,1988; Hara et al., 1989; Huang et al., 1989; Zheng et al., 1989) e monossacarídeos e dissacarídeos (Ishikawa et al., 1987). Das sementes de *M. charantia* também foram isolados vicina, momorcharasídeo A e momorcharasídeo B que inibiram a síntese de DNA e RNA em células tumorais S180 (Zhu et al., 1990a). Foram isolados ainda das sementes de *M. charantia* vicine, micose e momorcharasídeos A e B (Zhu et al., 1990b), além de glicoproteínas (Minami & Funatsu, 1993).

Sobre outras espécies do gênero *Momordica* foram realizados inúmeros estudos químicos. Das sementes de *M. balsamina* foram isolados os ácidos graxos: ácido octadecatrienoico, punícico e alfaeleosteárico (Gaydou et al., 1987), também descrito em *M. charantia*. Os glicosídeos fenilpropanoides verbascosídeo e calceolariosídeo, além do ácido rosmarínico, isolados das partes aéreas, também foram detectados em *M. balsamina* (De Tommasi et al., 1991). Dos frutos de *M. grosvenor* foi isolado um triterpeno usado como adoçante (Hu & Lu, 1987). Triterpenoides cucurbitanos foram isolados do extrato clorofórmico das folhas de *M. foetida* (Mulholland et al., 1997). Estudos fitoquímicos demonstraram grande proximidade entre espécies do gênero *Momordica*: *M. charantica*, *M. dioica* e *M. involucrata* (Shanta & Radhakrishnaiah, 1993).

Dos frutos de *Cucumis anguria* foram isolados ácido palmítico, esteárico, oleico, linoleico e linolênico (Sibanda & Chitate, 1990).

A espécie *Cucurbita pepo* é rica em glicosídeos saponínicos, sesquiterpenolactonas e taninos, além de possuir óleo essencial (Guerrero, 1994). As sementes possuem 50% de óleo, albumina e um glicosídeo denominado cucurbitina, além de uma resina (Volák & Stodola, 1990). A espécie *Luffa cylindrica* possui alcaloides (Guerrero, 1994).

Recentes estudos demonstram que a família Cucurbitaceae é especializada na produção de cucurbitacinas, triterpenos tetracíclicos, aos quais se atribui a potente atividade biodinâmica e tóxica das espécies em que são encontradas (Pagotto, 1995). Geralmente, as cucurbitacinas estão presentes nas plantas como β-glucosídeos, contendo trinta carbonos, e são nomeadas com letras sucessivas do alfabeto (A → R). As mais comuns no reino vegetal são as cucurbitacinas B e D, seguidas, rigorosamente, pela E e, posteriormente, pelas G, H e I (Miró, 1995).

Dados farmacológicos

Várias atividades farmacológicas foram verificadas com a espécie *Momordica charantia*, e inúmeros estudos são realizados com essa espécie, provavelmente uma das mais estudadas quanto às suas atividades farmacológicas.

Atividade hipoglicemiante foi descrita para sementes, extratos brutos de folhas, decocto das folhas e suco de *M. charantia* (Rathi et al., 2002). A administração oral do suco do fruto ou das sementes possibilitou redução nos níveis de glicose sanguínea e melhorou a tolerância a glicose em animais diabéticos e normais e no homem. Os experimentos em animais e *in vitro* têm caracterizado o fruto como secretagogo de insulina e como insulino-mimético (Kedar & Chakha Barti, 1982; Athar et al., 1981; Karunanayake et al., 1984; Ahmad et al., 1986; Pugazhenthi & Murthy, 1996; Raman & Lau, 1996; El-Gengaihi et al., 1996; Platel & Sirinivasan, 1997). Welihinda et al. (1986), Welihinda & Karunana-Yake (1986) e Miura et al. (2001) demonstraram ainda que o suco da planta aumenta a tolerância a glicose e a recaptura da glicose nos tecidos, com aumento de glicogênio nos tecidos e músculos. Ng et al. (1986b e 1986c) verificaram que frações isoladas dessa espécie possuem atividade antilipolítica e lipogênica. O extrato etanólico de *M. charantia* apresentou atividade hipoglicemiante em ratos diabéticos por diminuir a atividade das enzimas hepáticas envolvidas na gliconeogênese (glicose-6-fosfatase e frutose-1,6-bisfosfatase) e aumentar a atividade da enzima glicose-6-fosfato desidrogenase em hepatócitos e eritrócitos (Shibib et al., 1993). Estudos demonstraram que a alimentação suplementada com *Momordica charantia* não produz efeitos adversos na ingestão alimentar, no crescimento e no peso dos órgãos em ratos normais. Além disso, parâmetros hematológicos permaneceram normais, sem alterações na glicemia e com redução significante na colesterolemia (Platel et al., 1993). Atividade hipoglicemiante do extrato aquoso dos frutos de *M. charantia* em camundongos com hiperglicemia induzida por ciproheptadina foi determinada por Cakici et al. (1994). O suco dos frutos de *M. charantia* apresenta efeitos nas mono-oxigenases dependentes do citocromo P450 e glutation S-transferase hepáticas (enzimas metabolizadoras de drogas) em ratos com diabetes induzida por estreptozotocina (Raza et al., 1996).

Os frutos atuam como imunossupressores via ação linfocitotóxica (Leung et al., 1987). Inibição da síntese de RNA, DNA, da síntese proteica, do AMPcíclico de linfócitos leucêmicos, da guanilato ciclase de vários tecidos foi determinada com substâncias isoladas dessa espécie (Takemoto, 1980, 1982a e 1982b). Foram também descritas as atividades antitumoral (Nagasawa et al., 2002) (Jilka et al., 1983), antiviral (Takemoto et al., 1983a e 1983b) e imunomoduladora (Spreafico et al., 1983). Os frutos e sementes de *M. charantia* têm sido relatados por uma atividade antileucêmica e antiviral (Cunnick et al., 1990). Foi observado um potente efeito imunossupressor das proteínas alfa e betamomorcharina pela sua ação linfocitotóxica direta ou por um deslocamento dos parâmetros cinéticos da resposta imune (Leung et al., 1987; Fong et al., 1996). Ng et al. (1992) realizaram uma revisão das características bioquímicas e atividades biológicas de oito proteínas vegetais de espécies de Cucurbitaceae, incluindo *M. charantia*, na qual descreveram a momorcochina, uma glicoproteína que apresenta atividades abortiva, antitumoral, inativadora de ribossomos e imunomoduladora. As proteínas inativadoras de ribossomos, momordina 1 e momordina 2, isoladas dessa espécie, quando conjugadas com anticorpo monoclonal reconhecedor de linfócitos humanos, apresentam importante atividade imunotóxica (Wang et al., 1993). Wang et al. (1993) consideram que tais momordinas imunotóxicas poderiam ser utilizadas para a eliminação de linfócitos T em transplantes alogênicos de medula óssea. A glicoproteína isolada das sementes de *M. charantia*, alda-momorcharina, uma proteína inativadora de ribossomos, possui atividade antitumoral contra diferentes linhagens de células (Ng et al., 1994). O extrato metanólico dos frutos livres de saponinas em *M. charantia* apresenta atividade hipoglicemiante em ratos normais e diabéticos (Ali, L. et al., 1993). MAP30 (uma proteína anti-HIV isolada de *M. charantia*) inibe a integrase de HIV-1, impedindo a integração do DNA viral (Lee Huang et al., 1995b). Duas proteínas inibidoras da tripsina (MCTI-II' e BGIT) foram isoladas das sementes de *M. charantia*, e suas sequências de aminoácidos foram determinadas (Miura & Funatsu, 1995). Foi caracterizada a atividade antitumoral *in vitro* das proteínas inativadoras de ribossomos MAP30 de *M. charantia* contra diferentes linhagens de células tumorais renais, pulmonares e da mama (Rybak et al., 1994). Demonstrou-se que momorcharina alfa e beta, proteínas inativadoras de ribossomos, isoladas de sementes de *M. charantia*, atuam na clivagem de RNA (atividade ribonucleásica) (Mock et al., 1996). Cinco compostos foram isolados de sementes de *M. charantia*, os quais promoveram a inibição da síntese de DNA e RNA na linhagem de células tumorais S180 (Zhu et al., 1990a). A espécie também apresentou atividade indutora da produção de interferon (IFN tipo I) em coelhos e aumentou a atividade de células NK (*natural killer*) de camundongos (Huang et al., 1990).

Atividade anti-implantacional foi determinada por Chan et al. (1984 e 1985). De *M. charantia* foram também isoladas proteínas que apresentaram ação antifertilidade em ratos machos (Chang & Li, 1995).

Um ensaio com radioligantes indicou que o extrato bruto de *M. charantia* diminuiu em mais de 60% a atividade dos receptores para adenosina (Hasrat et al., 1997).

De *M. charantia* foi isolado ginsenosídeo, que inibiu a síntese de esteroides induzida por uma dose máxima de ACTH em células adrenais isoladas de rato (Ng et al., 1987).

Foram isoladas duas proteínas de *M. charantia* que se apresentaram ativos diante do vírus do herpes (Bourinbaiar et al., 1996). MAP30 isolado de *M. charantia* apresenta atividade antirretroviral contra o vírus do herpes (Bourinbaiar & Lee Huang, 1996). A potencialização da atividade anti-HIV das drogas anti-inflamatórias dexametasona e indometacina pela proteína MP30 de *M. charantia* indica a possibilidade de seu uso conjunto na terapia contra o HIV (Bourinbaiar & Lee Huang, 1995).

Os frutos de *M. charantia* apresentaram ainda atividade antiulcerogênica e antitumoral (Sener & Temizer, 1988). Dos frutos verdes de *M. charantia* foi detectada atividade antimutagênica (Guevara et al., 1990; Basaran et al., 1996). Das folhas de *M. charantia* foram isolados triterpenoides que diminuem a infestação de besouros (Chandravadana, 1987). A *M. charantia* também foi efetiva como medida profilática contra coccidiose de aves (Hayat et al., 1996).

Apesar da indicação popular para inflamação, não foi observada atividade anti-inflamatória das folhas e dos caules de *M. charantia* (Silva, L. et al., 1994). O extrato aquoso da folha de *M. charantia* apresentou atividade analgésica (Castro et al., 1994), antiancilostomose (Berchieri et al., 1988) e o extrato etanólico das sementes possui atividade antitumoral (Santana et al., 1990).

Embora indicada contra malária, *M. charantia* não foi efetiva na diminuição da parasitemia contra *Plasmodium berghei* em camundongos (Menezes Ornelas et al., 1990; Amorim et al., 1991). No entanto, Misra et al.(1991) detectaram essa atividade *in vivo* e *in vitro* contra *Plasmodium berghei*.

O extrato produzido com a combinação dos frutos de *M. charantia* e *Emblica officinalis* Gaertn. e o rizoma de *Curcuma longa* Linn. apresenta maior atividade antibacteriana do que os extratos em separado das espécies e maior

Parte II – Dicotiledonae medicinais na Amazônia e na Mata Atlântica

atividade hipoglicemiante, em rato, do que o extrato de *M. charantia* (Sankaranarayanan & Jolly, 1993).

Outras atividades também foram descritas para a espécie, tais como antioxidante, aprisionando radicais livres derivados do oxigênio (radicais superóxido e hidroxila) (Sreejayan & Rao, 1991), além de apresentar atividade gastroprotetora (Fernandopulle, 1996). Proteínas isoladas de *M. charantia* são inibidoras de tripsina e elastase (Hara et al., 1989; Hamato et al., 1995).

De *M. cochinchinensis* foi isolada uma fração hemolítica resistente a enzimas proteolíticas e ao aumento da temperatura (Ng et al., 1986b).

O extrato alcoólico de *M. dioica* apresenta atividade antialérgica em ratos e camundongos (Gupta et al., 1993). Testes *in vitro* e *in vivo* com o conjugado anti-CD5-momordina (imunotoxina) pode ser útil na terapia da doença do enxerto e no tratamento contra leucemias e linfomas (Porro et al., 1993). Trichosantina, alfamomorcharina e betamomorcharina apresentam baixa imunogenicidade e ausência de reação cruzada em camundongos (Zhen et al., 1991). Foram observadas inibições da ativação de fatores do sistema de coagulação sanguínea por inibidores de protease isolados de espécies da família Cucurbitaceae, em especial a tripsina inibitora-II (Hayashi et al., 1994).

Considerando-se a enorme variedade de cucurbitacinas, inúmeras atividades farmacológicas são referidas, tais como anti-inflamatória, anticoncepcional, antitumoral, anti-helmíntica, antimicrobial, citotóxica, hepatoprotetora e antirreumática (Konoshima et al., 1995; Pagotto et al., 1995; Miró, 1995; Peters et al., 1997), ao mesmo tempo em que a atividade mutagênica e outros efeitos tóxicos têm sido descritos para as mesmas substâncias (Pagotto et al., 1995; Teixeira, A. C. et al., 1996). Além disso, podem ser observados outros efeitos biológicos provocados pelas cucurbitacinas, como aumento da permeabilidade capilar e diminuição da permeabilidade vascular, hipovolemia, diminuição da pressão arterial, inibição da ovulação, diarreia, diminuição da síntese de eicosanoides e aumento da razão de AMPc/ GMPc (Miró, 1995).

Para a espécie *Sechium edule* existem descrições de suas propriedades diurética (Melita Rodrigues et al., 1984; Jensen & Lai, 1986), hipotensora (Gordon et al., 2000) e antimutagênico (Yen et al., 2001).

De *Wilbrandia ebracteata* foram caracterizadas as propriedades antiulcerôgenicas (Gonzales & Di Stasi, 2002) analgésica e anti-inflamatória (Peters et al., 1997 e 1999).

Da fração purificada de rizoma de *Wilbrandia* sp foram isolados, recentemente, dois glucosídeos norcucurbitanos (WG$_1$ e WG$_2$) que apresentaram potentes atividades anti-inflamatória, antitumoral e antifertilidade em ratos e camundongos (Almeida et al., 1992).

Dados toxicológicos dos gêneros *Momordica* e *Cucumis*

A toxicidade de *M. charantia* em animais ocorre principalmente no fígado e no sistema reprodutor (Pugazhenthi & Murthy, 1996; Raman & Lau, 1996; El-Gengaihi et al., 1996; Platel & Sirinivasan, 1997). Os frutos de *M. charantia* possuem substâncias abortivas capazes de induzir teratogênese em embriões de ratos (Yeung et al., 1986; Chan et al., 1986). Das sementes de *M. charantia* foram isoladas duas proteínas denominadas alfa e betamomorcharina, que foram equipotentes em induzir aborto em camundongos (Yeung et al., 1986). Essas mesmas proteínas foram isoladas das raízes de *M. cochinchinensis* com o mesmo tipo de efeito abortivo (Yeung et al., 1987). A espécie também provoca lesões testiculares em cães (Díxit et al., 1978) e induz alterações sobre parâmetros sanguíneos de suínos (Queiroz Neto et al., 1988).

A toxicidade do fruto de *C. anguria* foi de DL$_{50}$ = 1,6 mg/kg, porém diminuiu sensivelmente com a fervura dos frutos em água (Sibanda & Chitate, 1990).

Em ambos os casos, o consumo dessas espécies deve ser feito com cuidado, especialmente por gestantes.

Em estudo realizado para avaliar os efeitos do suco dos frutos e do extrato das sementes de *M. charantia* em enzimas hepáticas, observou-se um aumento na concentração sérica de gamaglutamil transferase e fosfatase alcalina, sendo também observado que altas doses do suco dos frutos pode causar congestão das veias centrolobulares hepáticas, com um possível efeito hepatotóxico (Tennekoon et al., 1994).

Espécies medicinais da família Lacistemaceae

Introdução

A família Lacistemaceae descrita por Carl Friedrich Phillip von Martius inclui apenas dois gêneros (*Lacistema* e *Lacistemopsis*), nos quais se distribuem aproximadamente quarenta espécies, distribuídas em regiões tropicais, desde o México até o Peru e o norte do Brasil, onde há cerca de oito espécies, incluindo árvores de pequeno porte ou arbustos cosmopolitas (Barrozo, 1978). Mabberley (1997) inclui a família Lacistemaceae na Flacourtiaceae, um sistema de classificação também usado por vários pesquisadores. Dessa família foi referida uma espécie medicinal na região amazônica a qual não foi completamente identificada, mas que possui uma grande importância, visto que foi citada por grande parte dos entrevistados. Na região da Mata Atlântica não foram referidas espécies dessa família botânica.

Espécies medicinais

Lacistema sp

Nomes populares

A espécie é chamada pelos índios tenharins (Amazônia) de Inguanguana, e não foram encontrados sinônimos para ela.

Dados botânicos

Árvore de pequeno porte, com gomo terminal protegido por estípula caduca; folhas simples, alternas; flores andróginas dispostas em espigas curtas com brácteas que protegem as flores, bem desenvolvidas; cálice com sépalas imbricadas e desiguais entre si; pétalas ausentes; androceu com um estame; ovário unilocular; fruto do tipo capsular trilobado; semente com endosperma carnoso (Figura 10.4). O nome do gênero *Lacistema* deriva do grego *lacis* = "trapo, pedaço, farrapo", e *stemon* = "estame", referindo-se ao estame bifurcado.

Dados da medicina tradicional

O uso externo das folhas sobre a cabeça é indicado como febrífugo.

Espécies medicinais da família Passifloraceae

Introdução

A família Passifloraceae foi descrita por Antoine Laurent de Jussieu e Augustin Pyramus de Candole e inclui dezessete gêneros, com 575 espécies tropicais e temperadas, compreendendo lianas, arbustos e árvores (Mabberley, 1997). A grande maioria das espécies descritas nessa família são herbáceas ou lenhosas, em geral trepadeiras. Essa família é composta principalmente pelos gêneros *Passiflora*, *Adenia* e *Tetrapathaea* que habitam a Nova Zelândia. Alguns frutos da família são comestíveis (*Passiflora edulis*), enquanto outros são utilizados na medicina popular como sedativos (*Passiflora incarnata* e outras espécies). A presença de glicosídeos cianogênicos é relatada em espécies dessa família (Evans, 1996). No Brasil, existem várias espécies do gênero *Passiflora*, conhecidas popularmente como Maracujá (Joly, 1992), de valor alimentício e medicinal, representando um importante recurso econômico. Nos estudos etnofarmacológicos aqui descritos foram referidas apenas espécies desse gênero, conforme apresentamos a seguir.

Espécies medicinais

Passiflora coccinea Abl.

Nomes populares

A primeira espécie é mais conhecida pelo nome de Maracujá-do-mato; no entanto, existem registros para a espécie como Maracujá-poranga.

Dados botânicos

Planta glabra, caule robusto; gavinhas que são ramos florais modificados; folhas inteiras, ovadas, cordiformes, margem inteira, peninérveas, alternas, pecíolos canaliculados com seis glândulas aos pares, estípulas ovadas, agudas no ápice e estreitas na base; flores com cinco sépalas ovadas, côncavas, corniculadas, esverdeadas ou vermelho-esverdeadas (externamente) e róseas (internamente), e cinco pétalas rosadas, planas e obtusas; fruto oblongo-ovoide, cilíndrico; sementes compridas (Figura 10.5). O nome do gênero *Passiflora* se refere à flor da paixão (crucificação de Jesus), pela interpretação dada às peças florais, que lembram os instrumentos do martírio.

Dados da medicina tradicional

Na região amazônica o chá das folhas é útil contra problemas cardíacos e como sedativo. Na região da Mata Atlântica, uma espécie denominada Maracujá, mas identificada apenas até o gênero, é usada para diversas finalidades; a infusão das folhas é usada internamente como sedativo, enquanto o macerado das folhas em água fria é útil para aliviar sintomas da asma; o suco dos frutos é considerado sedativo. Uma outra espécie de maracujá, *Passiflora macrocarpa* Mart., chamada popularmente de Maracujá gigante, também foi referida na região amazônica como útil contra insônias, mas esta só é usada na falta da *Passiflora coccinea*.

Dados químicos

Isolaram de *P. coccinea* os glicosídeos cianogênicos: passicoriacina, epipassicoriacina, passissuberosina e epipassissuberosina (Spencer & Seigler, 1987a, 1987b e 1985). Informações adicionais foram obtidas com outras espécies do gênero, principalmente a *P. edulis*, da qual foram obtidas substâncias cianogênicas (Chassagne et al., 1996; Spencer & Seigler, 1983), antocianinas (Kidoey et al., 1997), carotenoides (Ferreira et al., 1989), monoterpenoides, principalmente linalol e norterpenoides (Winterhalter, 1990), 3hidroxiretroalphaionol (Herderich & Winterhalter, 1991), 2-tridecanona, (9Z)-ácido octadecenoico, 2-pentadecanona, hexadecanoico,

2-tridecanol octadecanoico e óxido ariofileno (Arriaga et al., 1997), além de vários compostos aromáticos (Winter et al.,1979). O suco dos frutos contém água, proteínas, lipídios, carboidratos, cálcio, fósforo, ferro, potássio, vitaminas A, B1, B2, PP e C (Zhuang & Wang, 1988), riboflavina, ácido ascórbico e betacaroteno (Marin et al., 1996). Vários alcaloides indólicos foram isolados desse gênero, sendo a passiflorina o mais conhecido. Da espécie *P. incarnata* foram isolados: alcaloides (harmana, harmina, harmalina, harmol e harmalol), maltol, flavonoides (orientina, iso-orientina, vitexina e isovitexina) (Soulimani et al., 1997; Raffaelli et al., 1997; Ortega et al., 1995; Menghini, 1988; Proliac & Raynaud, 1988), schaftosídeo (Proliac & Raynaud, 1986), isoschaftosídeo, sovetexin-2''-O-glucopiranosídeo, iso-orientin-2''-O--glucopiranosídeo (Li et al., 1991), isoscoparin -2''-O-glucosídeo (Rahman et al., 1997), glicosilflavona (Geiger & Markham, 1986). Flavonoides como vitexina, isovitexina, saponarina, orientina e iso-orientina, assim como ácidos graxos, fermentos, taninos, açúcares, gomas e resinas foram obtidos em diversas espécies do gênero (Celighini et al., 2000; Costa, 1986). Constituintes voláteis também já foram caracterizados de *P. mollissima* (Froehlich et al., 1989), *P. amliformis* (Restrepo & Duque, 1988), bem como a presença de glicosídeos em *P. quadrangularis* (Orsini et al., 1987), *P. coriacea* (Spencer & Seigler, 1987a) e *P. suberosa* (Kidoey et al., 1997; Spencer & Seigler, 1987b).

Dados farmacológicos

Estudos feitos com *P. edulis* demonstraram atividade depressora inespecífica do Sistema Nervoso Central (Maluf et al., 1988; Sena & Leite, 1980; Vale & Leite, 1979), bem como ansiolítica e hipno-sedativa (Silva & Freire, 2000). Efeito depressor central também foi verificado com a *P. alata* (Oga et al., 1984) e a *P. incarnata* (Kimura et al., 1980), de onde foi isolada crisina, composto que apresentou atividade depressora do SNC apenas em doses altas. Esse composto não foi detectado em *P. coerulea*, nem em *P. incarnata* (Speroni et al., 1996).

Das folhas de *P. alata* foram caracterizadas as atividades sedativa, analgésica, espasmolítica (Queiroz & Brandão, 1988; Amaral, K. et al., 1988) e a ausência de efeito teratogênico (Amaral et al., 1998). Dos frutos e folhas de *P.*

edulis caracterizou-se a ausência de toxicidade (Melito et al., 1985b; Barros et al., 1985), ao passo que das folhas foram determinados os efeitos analgésico, anti-inflamatório (Silva et al., 1998a), antipirético (Silva et al., 2000) e imunoestimulante (Guerra et al., 2000). Porém, outros trabalhos relatam a presença de efeito tóxico como a promoção de um quadro de hepatodistrofia quando do uso de dose superior à preconizada pela população (Melito et al., 1988) e efeitos tóxicos nos sistemas hepático e pancreático (Maluf et al., 1988). O extrato hidroalcoólico das partes aéreas de *P. foetida* apresentou atividades hipotensora, inotrópica, espasmolítica (Carneiro et al., 1989 e 1993) e inseticida, atribuída ao flavonoide ermanina (Echeverri et al., 1991; Echeverri & Suarez, 1989). Das folhas de *P. tetrandra* foi isolada 4-hidroxi-2--ciclopentenona, que apresentou atividade citotóxica e antibacteriana contra *Escherichia coli*, *Bacillus subtilis* e *Pseudomonas aeruginosa* (Perry et al., 1991), enquanto do extrato aquoso das partes aéreas de *Passiflora* sp foi observada a atividade antifúngica (Boelter et al., 1978).

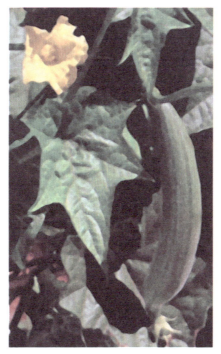

FIGURA 10.1 – *Luffa cylindrica* Roem. Detalhe da folha 5-lobada, fruto e flor (Banco de imagens – Lafit-Botu).

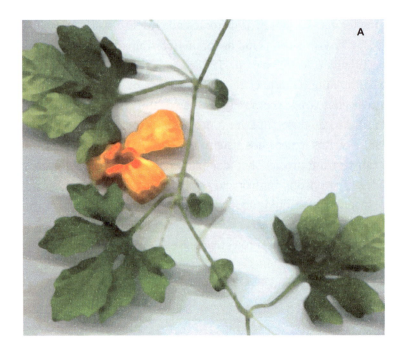

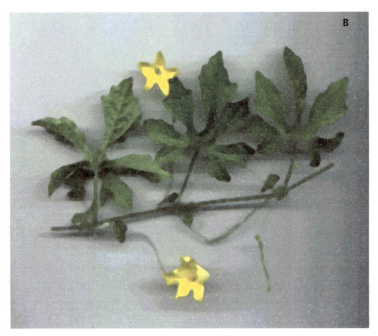

FIGURA 10.2 – *Momordica charantia*: a) ramo com frutos; e b) ramos com flores (Fotos originais: Hiruma-Lima).

Parte II – Dicotiledonae medicinais na Amazôniae na Mata Atlântica

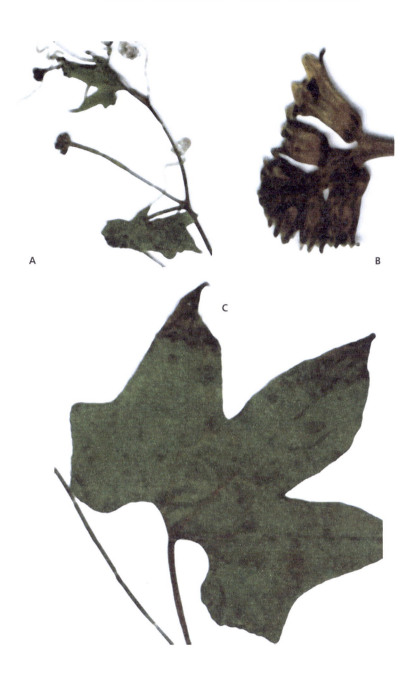

FIGURA 10.3 – *Wilbrandia ebracteata*: a) escanerata com detalhe dos ramos com gavinhas e flores; b) escanerata com detalhe das flores; c) escanerata com detalhe da folha 5-lobada (Banco de imagens – Lafit-Botu).

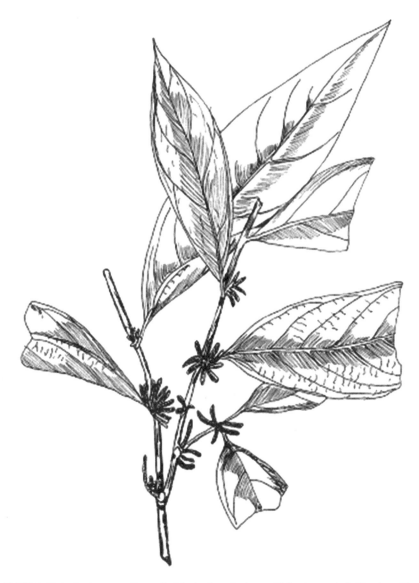

FIGURA 10.4 – *Lacistema* sp. Ramo florido (redesenhado por Di Stasi a partir de Martius – Flora Brasílica – Banco de imagens – Lafit-Botu).

Parte II – Dicotiledonae medicinais na Amazôniae na Mata Atlântica

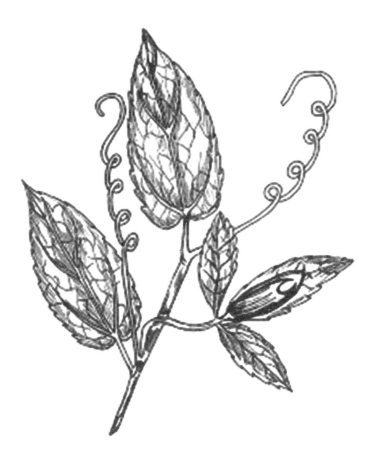

FIGURA 10.5 – *Passiflora coccinea*. Ramo florido com gavinhas (original por Di Stasi – Banco de imagens – Lafit-Botu).

11
Malvales medicinais

L. C. Di Stasi

S. B. Feitosa

C. M. Santos

E. M. Guimarães

C. A. Hiruma-Lima

A ordem Malvales inclui doze famílias botânicas, muitas delas congregando inúmeras espécies medicinais, como é o caso das famílias Bixaceae, Tiliaceae, Sterculiaceae, Bombacaceae, Malvaceae e Geraniaceae. Das doze famílias pertencentes a essa ordem, espécies medicinais usadas na região amazônica e aqui registradas pertencem às Tiliaceae, Bixaceae, Sterculiaceae e Malvaceae. Das outras famílias dessa ordem ressaltam-se a Bombacaceae, que inclui gêneros importantes como *Bombax*, *Adansonia* – dos famosos e gigantescos Baobás –, Ceiba – à qual pertencem inúmeras espécies produtoras de fibras e espetaculares plantas ornamentais – e *Ochroma* – contendo várias espécies medicinais.

Espécies medicinais da família Bixaceae

Introdução

A família Bixaceae (Dicotyledonae) descrita por Karl Sigismund Kunth foi subordinada em 1968 à ordem Bixales (Barrozo, 1978) e incluía apenas o gênero *Bixa*. Atualmente a família Bixaceae está subordinada à ordem Malvales, subclasse Dilleniidae, e inclui o gênero *Bixa* e os gêneros *Amoreuxia* e *Cochlospermum*, anteriormente pertencentes à família Cochlospermaceae. A família conta com apenas dezesseis espécies tropicais, entre elas árvores e ervas, e todas produzem um suco vermelho ou laranja em suas células secretoras (Mabberley, 1997), uma característica marcante da família. O gênero *Bixa* possui quatro espécies, todas conhecidas no Brasil como Urucum e que reúnem importante valor econômico, além de suas propriedades medicinais.

No levantamento etnofarmacológico realizado na região amazônica foi registrado o uso medicinal de *Bixa arborea*, a qual passamos a discutir a seguir.

Espécies medicinais

Bixa arborea Hubr. e *Bixa arborea* L.

Nomes populares

A espécie é conhecida em todo o Brasil pelos nomes de Urucum, Urucu e Urucu-da-mata.

Dados botânicos

Essa espécie é considerada um arbusto ou pequena árvore que atinge até 10 m de altura, com desenvolvimento na América Central, na América do Sul, no Caribe e no México. Possui folhas alternas, inteiras, simples e ovadas; flores vistosas, andróginas, reunidas em inflorescências paniculadas terminais, pentâmeras com numerosos estames livres ou concrescidos na base;

ovário súpero, unilocular, bicarpelar, com muitos óvulos; fruto seco, capsular, loculicida; sementes crassas e obovoides (Figura 11.1). Aproximadamente cinquenta sementes são encontradas em cada um de seus frutos, e cada árvore chega a produzir mais de seiscentos frutos. Dessas sementes são retirados pigmentos de grande valor econômico, usados para as mais variadas finalidades, como adulteração de derivados da pimenta, aditivos de alimentos e outros, sendo um produto de grande exportação para a América do Norte e a Europa. Tradicionalmente, estas sementes são usadas até hoje pelos grupos indígenas da Amazônia para a pintura do corpo. O nome do gênero *Bixa* descrito por Carl Linnaeus deriva da denominação vulgar da espécie no Brasil. Exemplares da planta foram coletados nas duas regiões de estudo e submetidos à identificação taxonômica; a espécie coletada na região amazônica foi identificada como *Bixa arborea*, e a da Mata Atlântica, como *Bixa orellana*.

Dados da medicina tradicional

Na região amazônica, a decocção das sementes é usada contra bronquite, febre e como afrodisíaco, enquanto a decocção das folhas é usada como antitérmico.

Na região do Vale do Ribeira, a decocção das sementes é usada internamente contra bronquite e febre, especialmente em crianças.

O chá feito com os brotos jovens é usado como antidisentérico, afrodisíaco, adstringente e para tratar problemas de pele, febres e hepatite (De Feo, 1992). As folhas cruas também são usadas para tratar problemas de pele, hepatite e como afrodisíaco, antidisentérico, além de como antipirético e digestivo (Duke et al., 1994). A espécie ainda é usada para tratar azia e problemas estomacais causados por comidas picantes, também como diurético e purgativo (Almeida, 1993).

Dados químicos

Nas sementes de *Bixa orellana* foi detectada a presença de terpenos do tipo E-geranolgeraniol (57% do peso), farnesilacetona, geranilgeranil octadecanoato e geranilgeranil formato e delta-tocotrienol (Jondiko & Pattenden, 1989). Além dos terpenoides foram identificados apocarotenoides,

Parte II – Dicotiledonae medicinais na Amazôniae na Mata Atlântica

como a bixina, e outro carotenoide, a nor-bixina, que juntos são responsáveis pela ação corante das sementes (Craveiro et al., 1989; Chao et al., 1991). A bixina é utilizada, fraudulentamente, como corante natural dos produtos derivados da pimenta vermelha, tais como páprica, pasta de páprica e outros (Minguez-Mosquera et al., 1995). A substância apocarotenoide (1% do carotenoide total) isolada da casca da semente do fruto de *Bixa orellana* possui: 9'Z-apo-6'-locopenoato (Mercadante et al., 1996).

bixina

A análise do óleo essencial das sementes detectou a presença de 66,5% de hidrocarbonos e 12% de sesquiterpenos oxigenados. Dos compostos especialmente identificados constam alfa e betapineno, alfaelemeno, ischwarano, valenceno e amorfeno (Rath et al., 1990).

Além dos compostos citados, há também registro do isolamento de carotenoides: metilbixina, transbixina, betacaroteno, criptoxantina, luteína e zeaxantina; de flavonoides: apigenina-7-bisulfato, cosmosiina, hipoaletina-8--bisulfato, luteolina-7-bisulfato, luteiolina-7-O-beta-D-glucosídeo e isoscutelareína; de diterpenos: farnesilacetato, geranilgeraniol, geranil formato, geranil octadecanoico e ácido gálico (Gupta, 1995).

Nas sementes dessa espécie foi descrita a presença de 40% a 45% de celulose; 3,5% a 5,5% sucrose; 0,3% a 0,9% de óleos essenciais; 3% de óleo fixo; 4,5% a 5,5% de pigmentos; 13% a 16% de proteínas, além de alfa e betacarotenoides (Zhang, 1992; Di Mascio, 1990).

Dados farmacológicos

O extrato aquoso de *Bixa orellana* promoveu atividade antissecretora gástrica em ratos (Tseng et al., 1992), e o extrato clorofórmico promoveu atividade hipoglicemiante (Morrison & West, 1985; Thompson et al., 1989). O extrato aquoso das sementes por via intraperitoneal promoveu diminuição da atividade motora, aumento da diurese e não apresentou sinais de toxicidade

(Paumgartten et al. 2002). O extrato etanólico dos frutos apresentou atividade antibacteriana (George & Pandalai, 1949), cuja potência foi recentemente confirmada contra algumas bactérias gram-positivas, tais como *Bacillus subtilis*, *Staphylococcus aureus* e *Streptococcus feccalis*, e um discreto efeito contra *Escherichia coli*, *Serratia marcescens*, *Candida utilis* e *Aspergillus niger* (Irobi et al., 1996). O extrato aquoso de *Bixa orellana* apresentou potente atividade inibitória à aldose redutase, assim como a substância isolada dele, a isocutelareína (Terashima et al., 1991). Outros estudos com preparados tradicionais mostram que o decocto das folhas é espasmogênico, ao induzir a contração do útero isolado de ratas (Rodriguez, 1988), o extrato aquoso das sementes apresentou atividade anti-hipertensiva (Rodrigues et al., 1987); e o extrato hidroalcoólico dos frutos apresentou atividades analgésica e anti-inflamatória em camundongos (Nunes et al., 1998). O extrato solúvel em gordura de *Bixa orellana* é utilizado na coloração de manteiga de búfala (Ortega-Freitas et al., 1996), enquanto a maceração em álcool a 50% e a tintura de folhas de *Physalis angulata* mostraram atividade antigonorreica contra *Neisseria gonorrhoeae in vitro* (Caceres et al., 1995).

O óleo essencial de *Bixa orellana* exibiu uma moderada atividade antibacteriana a *Pseudonomas aeruginosa* (Ontengro et al., 1995).

A norbixina, um antioxidante extraído de *B. orellana*, não apresentou toxicidade significativa, porém registrou-se um aumento da massa hepática dos animais tratados, bem como foi observada atividade citostática *in vitro* (Laranja et al., 1998) e alterações na glicemia (Fernandes et al., 2002).

Um metil-éster, trans-bixina, $C_{24} H_{30} O_4$, foi isolado e purificado a partir do extrato do pó das sementes de *Bixa orellana*. Essa substância causou hipoglicemia em cachorros, além de injúrias nas mitocôndrias e no retículo endoplasmático, especialmente do fígado e do pâncreas (Morrison et al., 1991).

Espécies medicinais da família Malvaceae

Introdução

A família Malvaceae descrita por Antoine Laurent de Jussieu compreende 111 gêneros, nos quais ocorrem aproximadamente 1.800 espécies cosmopolitas, espontâneas e tropicais (Mabberley, 1997). No Brasil é representada por 31 gêneros e cerca de duzentas espécies, incluindo ervas, arbustos, subarbustos e raramente árvores (Barrozo, 1978). Os principais gêneros com espécies medicinais são *Gossypium*, *Hibiscus*, *Sida*, *Urena*, *Abutilon*, *Pavonia* e *Malva*. Dessa família foram referidas inúmeras espécies medicinais, tanto na Amazônia como na Mata Atlântica, as quais são descritas a seguir.

Espécies medicinais

Hibiscus furcellatus Desr.

Nomes populares

A espécie é denominada, na região amazônica, Algodão-bravo ou Salsa-branca.

Dados botânicos

É um arbusto que pode atingir até 2 m de altura, com folhas ovadas, pecioladas e trilobadas, algumas vezes podendo ser penta-lobadas, dentadas com nervuras evidentes e salientes na parte inferior; as flores são rosas com manchas vermelhas, pedunculadas, solitárias e grandes; fruto do tipo capsular ovoide. O nome do gênero *Hibiscus* descrito por Carl Linnaeus deriva de Íbis, deusa do antigo Egito.

Dados da medicina tradicional

A infusão das folhas é usada no combate a gases intestinais e como purgativo.

Hibiscus rosa-sinensis L.

Nomes populares

A espécie é denominada, na região amazônica, como Pampola. Outros nomes atribuídos à mesma planta são Pampoela, Firmeza-dos-homens,

Amor-de-homens, Amor-dos-homens, Aurora, Mimo-de-vênus, Papoula, Papoula-de-duas-cores, Rosa-branca, Rosa-louca, Rosa-paulista e Pampulha.

Dados botânicos

Arbusto pouco ramificado ou simples; caule redondo quase aveludado, com pelos glandulosos e granulações estreladas; folhas pecioladas, lobadas, alternas, densamente pilosas ao longo das nervuras, com granulações estreladas na face superior; estípulas agudas, pubescentes; pedúnculos arqueados, arredondados, pubescente-aveludados; flores grandes, brancas de manhã e rosas ou vermelhas à tarde, pétalas ciliadas na margem; fruto do tipo capsular com cinco lóculos; a cápsula é aveludada, com pelos estrelados e glandulíferos (Figura 11.2).

Dados da medicina tradicional

O infuso das flores é utilizado contra insônia e como reputado alucinógeno.

Hibiscus sabdariffa L.

Nomes populares

A espécie é chamada, na região amazônica, de Vinagreira. Outros nomes da espécie são Caruru-azedo, Azedinha, Caruru grande, Quiabo-azedo, Quiabo-de-angola, Quiabo doce, Quiabo rosa e Rosela.

Dados botânicos

A planta é um arbusto anual de porte herbáceo e que pode atingir até 3 m de altura, com caule avermelhado, ramo e glabro, de onde partem ramos contendo folhas alternas 3 ou 5-lobadas, dentadas, 5-nervadas, com uma enorme glândula na parte inferior da nervura média; as flores são axilares, solitárias, rosas, com manchas escuras na base das pétalas; fruto do tipo capsular. É uma planta amplamente cultivada em quintais como ornamental, pela beleza que apresenta quando florida, sendo ainda largamente usada na produção de recheios de doces, xaropes para confecção de geleias e o famoso vinho de rosela (Corrêa, 1984), muito consumido antigamente, mas com pequena produção na atualidade.

Dados da medicina tradicional

A decocção das folhas é usada internamente como antitérmico, emoliente estomáquico. O suco preparado com os frutos também é indicado como antitérmico, além de ser comestível.

Corrêa (1984) refere que as folhas, além do uso como tempero, são empregadas como emolientes estomáquicos, antiescorbúticos e febrífugos, enquanto as sementes e as raízes são diuréticas e tônicas.

Gossypium barbadense L.

Nomes populares

A espécie é conhecida em todo o Brasil pelo nome de Algodão ou Algodoeiro, mas também reúne vários sinônimos: Algodão crioulo, Algodão-da--costa, Algodão-da-guiné, Algodão-das-barbadas, Algodão-de-pernambuco e Algodão-folha-de-parreira.

Dados botânicos

Arbusto ramoso de até 5 m de altura, glabro; folhas pecioladas, alternas, largas, palminérvias, com estípulas eretas; flores amarelas, com manchas vermelhas na base das pétalas, grandes, vistosas, cíclicas, hermafroditas, axilares, solitárias; estames numerosos, com filetes parcialmente soldados formando o andróforo que envolve o gineceu; ovário súpero; fruto capsular verde contendo seis sementes obovais, pretas, livres em cada lóculo, envolvidas por lã branca (Figura 11.3). O nome do gênero *Gossypium* descrito por Carl Linnaeus vem de *gossum* = "barrete", e "papo", referindo-se à cápsula.

Dados da medicina tradicional

O sumo das folhas é utilizado como expectorante e antimalárico e deve ser ingerido com um pouco de água, três vezes ao dia, até o alívio dos sintomas. O decocto das folhas é indicado contra hemorragias do ovário e no desarranjo menstrual.

No Piauí é utilizado como anti-inflamatório, aplicando-se topicamente as cinzas da seda (Emperaire, 1982); as raízes são usadas contra moléstias uterinas, como abortivos, emenagogos e as folhas (decocto), como emético (Hoehne, 1939).

Malva parviflora L.

Nomes populares

Na região da Mata Atlântica a espécie é chamada de Malva ou Marva, também conhecida como Malva-crespa e Malvaísco.

Dados botânicos

É uma planta anual e pilosa, com caule ereto e ramoso, de onde partem folhas pecioladas e lobadas; as flores são pequenas, reunidas em fascículos axilares, lineares e de cor branca, frequentemente com cálice roseado; fruto trígono com sementes vermelho-sangue vistosas. O gênero *Malva* descrito por Carl Linnaeus inclui aproximadamente quarenta espécies de ocorrência em clima temperado e especialmente em áreas tropicais.

Dados da medicina tradicional

Na Mata Atlântica, a decocção das folhas é usada contra febres e problemas intestinais, enquanto um macerado das folhas em aguardente é usado externamente como cicatrizante.

Sida rhombifolia L. var. canaiensis (Willd.) K. Schum.

Nomes populares

A espécie é chamada, na região amazônica, de Vassoura, mas também de Ganchuma e Relógio; Malva-preta, no Pará; Vassoura e Relógio, na Bahia;

Vassourinha, em São Paulo e no Rio de Janeiro; Guaxima, Malva e Vassou-ra-do-campo, em Minas Gerais; e Guanxuma, no Rio Grande do Sul. Na Mata Atlântica foi citada uma espécie desse gênero, popularmente conhecida como Caapiá, mas esta não foi completamente identificada.

Dados botânicos

Planta anual, ereta, ramosa e pubescente; folhas curto-pecioladas, romboideovais ou lanceoladas, alternas, pubescentes na face superior e tomentosas na inferior; flores solitárias, axilares, róseas, dispostas em racemos; carpídio isolado com sementes trígono-achatadas (Figura 11.4). O nome do gênero Sida descrito por Carl Linnaeus é um antigo nome grego usado por Linnaeus, e o termo vulgar "Relógio" vem da pontualidade com que as flores se abrem e fecham diariamente.

Dados da medicina tradicional

Na região amazônica, as folhas são usadas como anticatarrais e emo-lientes.

Na Mata Atlântica, a decocção das folhas de uma espécie desse gênero, chamada de Caapiá, é de grande uso externo contra reumatismo.

Em outras regiões do país, como Minas Gerais, a planta é utilizada como béquica, emoliente, tônica, anti-hemorroidal, febrífuga e estomacal (Gavilanes et al., 1982; Grandi & Siqueira, 1982). O chá de toda a planta, na dose de três xícaras ao dia, é tido como útil, no Rio Grande do Sul, contra desarranjo menstrual, pedras nos rins e como fortificante (Simões et al., 1986).

Urena lobata L. var. *reticulata* (Cav.) Gurke

Nomes populares

A espécie é chamada, na região amazônica, como Guaxima e Carrapicho-de-cavalo. Outros nomes atribuídos à espécie são Guaxima-roxa, Aguaxima, Aramim, Coaquibosa, Carrapicho-de-lavadeira, Guaxuma, Guaxiúba, Malvaísco, Ibaxama, Malva-roxa, Rabo-de-foguete, Uacima e Uacima-roxa.

Dados botânicos

A planta é um arbusto de caule ereto, de até 3 m de altura, com ramos alternos cilíndricos, de onde partem folhas alternas, pecioladas, cordiformes, lobadas e de formas variáveis, 3-7 nervadas, com grande destaque para as três nervuras centrais, onde se encontram glândulas nectaríferas, comum às espécies desse gênero; flores pecioladas, pequenas, solitárias, roxas ou rosas; fruto do tipo capsular. A planta é de grande ocorrência no Brasil e em outros países tropicais, mas também é cultivada e espontânea em alguns países de clima temperado. O nome do gênero *Urena* descrito por Carl Linnaeus deriva do uso da infusão das flores como expectorante.

Dados da medicina tradicional

Na região amazônica, a decocção da raiz é usada como diurético, emoliente e contra cólicas renais, enquanto a infusão das flores como expectorante e a decocção das cascas empregada internamente contra afecções do digestivo. Não foram citadas espécies medicinais desse gênero na região da Mata Atlântica.

Corrêa (1984) refere que a planta é emoliente, diurética e útil contra cólicas, além de as flores serem consideradas excelentes expectorantes.

Dados químicos

Hibiscus

De *H. rosa-sinensis* foi isolado metil 2-hidroxisterculato (Nakatani & Hase, 1991), um esterol denominado betarrosasterol (Yu et al., 1991), ciclopropenos (Nakatani et al., 1990) e quatro novos compostos alifáticos (Nakatani et al., 1986). De suas pétalas foram isoladas antocianinas identificadas como cianidina-3-soforosídeo (Nakamura et al., 1990). De *H. cannabinus* foram isolados, fosfolipídios (Tolibaev et al., 1977a, 1977b e 1978); mucilagens das espécies *H. moschentos* (Tomoda et al., 1986), *H. suculentus* (Tomoda et al., 1985) e *H. syriaceus* (Shimizu et al., 1986; Tomoda & Ichikawa, 1987); ligninas de *H. suculentus* (Moawad et al., 1984), *H. cannabinus* (Kulchik et al., 1978); sesquiterpenoides de *H. tiliaceus* (Ali et al., 1991) e lactonas de *H. abelmoschus* (Maurer & Grieder, 1977).

Um estudo da composição do mucopolissacarídeo das flores de *H. sabdariffa* revela sua presença em 6%-8%, além de 15% de ramnose, galactose, arabinose e arabinan, uma pectina típica (constituinte majoritário) (Mueller & Franz, 1990).

Em cultura de tecidos, o *H. sabdariffa* produziu antocianinas; dois tipos de glocisídeos cianidinas (Mizukami et al., 1988), além de genina e açúcares como delfinidina e cianidina, glucose, xilose e frutose (Pouget et al., 1990a e 1990b).

A quantificação das proteínas das sementes de *H. sabdariffa* foi determinada (Kalyane, 1986).

De *H. cannabinus* foram isolados ácido péctico (Saha et al., 1990) e alfacelulose (Saikia et al., 1991). Das sementes de *H. cannabinus* foram isolados hidrocarbonetos, esterol ésters, triacilglicerídeos, ácidos graxos livres, epoxiacilglicerídeos, diacilglicerídeos, esteróis livres, monoglicerídeos, glicolipídios e fosfolipídios que incluem fosfatidilcolina, fosfatidilinositol, fosfatidiletanolamina, N-acilfosfatidiletanolamina, N-acilisofosfatidiletanolamina, lisofosfatidilcolina e lisofosfatidilinositol, ácidos palmítico, oleico e linoleico (Tolibaev et al., 1986; Duckart et al., 1988).

De *H. moschentos* foram isolados 3,5,7,8,4'-pentahidroxiflavona, 7-O--alfarramnopiranosídeo, ácido 2-oxindole-3-acetilaminometilaspártico, betassitosterol, ikshusterol, epi-ikshusterol, linolenato de metila, betassitosteril-glicosilado, quercimeritrina, kaempferol-7-O-alfarramnopiranosídeo, Me dioxindole-3-acetato e rutina (Ohmoto et al., 1988).

No óleo das sementes de *H. esculentus* e *H. mutabilis* foram detectadas as presenças dos ácidos malválico, sterculico, vernólico e outros ácidos graxos (Farooqi & Ahmad, 1986; Husain et al., 1989). Foram isolados também de *H. esculentus* furfuraldeído do ácido aldobiurônico (Shaw & Sen, 1988). De *H. mutabilis* também foram detectadas as antocianinas (Amrhein & Frank, 1989).

Das pétalas de *H. syriacus* foram isolados 3-O-malonilglucosídeos de delfinidina, cianidina, petunidina, pelargonidina, peonidina, malvidina (Kim et al., 1989a e 1989b), taxifolina e herbacetina, kaempferol 3-α-L-arabinosideo-7-α-L-ramnosídeo e os flavonoides foliares saponaretina e saponarina (Bandyukova & Ligai, 1990).

Das folhas de *H. syriacus* também foi isolada mucilagem composta de polissacarídeos como L-ramnose, D-galactose, ácido D-galacturônico e ácido L-glucurônico (Shimizu et al., 1986).

Gossypium

As principais espécies do gênero *Gossypium* são *G. barbadense*, *G. hirsutum* e *G. arboreum*. Foram isolados de *G. barbadense* vários flavonoides (El-Negoumy et al., 1985), sesquiterpenoides (O'Brien & Stipanovic, 1978) e o gossipol (Zhou & Lin, 1987), também isolado de *G. hirsutum* (Schmidt & Wells, 1986). De *G. hirsutum* também foram isolados amilose e amilopectina (Chang, 1979), diversos terpenoides (Hunter et al., 1978) e polissacarídeos (Rakhmov et al., 1985). Compostos terpenoides também foram determinados nas espécies *G. silianum* (Kumamoto et al., 1979) e *G. rainundii* (Stipanovic et al., 1980). Isolaram-se ainda os ácidos linoleico, oleico, palmítico, esteárico, araquídico, mirístico, miristoleico e palmitoleico; glicerídeos como palmito-óleo-linoleínas, palmito-dilinoleínas, óleo-dilinoleínas, dipalmito-oleínas, dipalmito-linoleínas; esteróis; lecitinas; hidrocarbonetos, principalmente o esqualeno; tocoferóis como alfa e gamatocoferóis; corantes como carotenos; xantofilas; fosfolípides; resinas; mucilagens e proteínas (Costa, 1986).

Das sementes de *G. hirsutum* e *B. barbadense* foram isoladas proteínas solúveis em água (Yunuskhanov & Dzhalilov, 1986; Ermatov et al., 1995). Um estudo qualitativo e quantitativo das proteínas presentes nas sementes de *G. barbadense* determinou a presença de albumina, globulina, prolamina e glutelina (Sammour et al., 1995). Foi feita a determinação de (-) gossipol e

gossipol

(+) gossipol de *G. barbadense* e *G. hirsutum* (Zhou & Lin, 1988), e detectou--se também a presença de baixas concentrações de taninos nas espécies *G. barbadense* e *G. hirsutum* (Mansour et al., 1997).

Sida

Alcaloides foram isolados de *S. acuta, S. humilis, S. rhombifolia* e *S. spinosa* (Prakash et al., 1981). Das partes aéreas de *S. rhombifolia* foram isolados n-alcanos e esteróis (Goyal & Rani, 1989a). A extração das partes aéreas de *S. hermaphrodita* com etanol 70% obteve o maior rendimento de rutina (2,3%–3%) (Bandyukova & Ligai, 1987). As partes aéreas floridas de *S. hermaphrodita* contêm também os flavonoides; isoquercitrina, quercimeritrina e herbacetina e as cumarinas; escopoletina e escopolina e ácido clorogênico. Foi detectada também a presença dos aminoácidos livres serina, ácido glutâmico e aspártico, fenilalanina e alanina (Ligai & Bandyukova, 1990). De *S. veronicaefolia* foram isolados n-alcanos de cadeia longa (C13-36) e os fitosteróis; colesterol e stigmasterol (Goyal & Rani, 1989b). Hidrocarbonetos (alcanos de cadeia normal e ramificada, pristano, fitano, hentriacontano e nonacosano) e fitosteróis (colesterol, campesterol, stigmasterol, betassitosterol e stigmast-7-enol) também foram isolados das partes aéreas de *P. acuta* (Goyal & Rani, 1988a). As partes aéreas de *S. cordifolia* contêm hidrocarbonetos saturados, ácidos graxos como betassitosterol, ácido palmítico, esteárico e hexacosanoico (Khan et al., 1989).

Dados farmacológicos

Hibiscus

A administração oral do extrato etanólico 50% (400 mg/dia) de *H. rosa-sinensis* durante sessenta dias em ratos adultos machos sadios causou alterações degenerativas no espermatócito, espermátide e espermatozoide. O epidídimo apresentou uma diminuição de espermatozoides. Os valores hematológicos ficaram dentro da faixa normal. As proteínas e o conteúdo de ácido siálico no epidídimo, vesícula seminal e próstata ventral foram reduzidos nos animais tratados com *H. rosa-sinensis* (Kholkute & Udupa, 1976a e 1976b). Não foram observadas alterações no glicogênio testicular, porém os níveis de colesterol subiram, no tratamento com *Hibiscus*. As flores de *H. rosa-sinensis* apresentaram uma forte atividade contraceptiva, dificultando a implantação de óvulos e impedindo o desenvolvimento da gravidez em 92% dos animais (Kabir et al., 1984; Pakrashi et al., 1986; Pal et al., 1985). A taxa de inibição de fertilidade com *H. rosa-sinensis* foi de 100% nos ratos (Gupta et al., 1985). Em camundongos, a administração oral do extrato benzênico das flores de *H. rosa-sinensis* na dose de 1 g/kg/dia durante cinco a oito dias encerra a gestação em 92% dos animais. O efeito está associado com a queda dos níveis de progesterona periférica e na diminuição da atividade da fosfatase ácida uterina. O ovário apresenta sinais de luteólise, e a atividade da enzima DELTA 5-3 beta-hidroxi-esteroide dehidrogenase do corpo lúteo diminui sensivelmente. O extrato causa reabsorção do feto e diminuição do tamanho do ovário. A luteólise pode se dar pela interferência hormonal, com queda dos níveis plasmáticos de progesterona, causando o final da gestação (Pakrashi et al., 1986). Essas atividades, assim como uma forte ação citostática, citotóxica, antiespermatogênica, verificadas por Singh et al. (1982); Tan (1983) e Singwi & Lall (1980) e hipoglicemiante (Sochdewa et al., 2001). Com outras espécies foram verificadas atividades antitumoral de *H. sabdariffa* (El-Merzabani et al., 1979), hipoglicêmica de *H. moschentos* (Tomoda et al., 1987), e inibidora da broncoconstricção por ADP de *H. esculentus* (Medeiros et al., 1987).

O extrato das flores de *H. sabdariffa* foi capaz de inibir *in vitro* a conversão da angiotensina I e em menor grau a elastase, tripsina e a alfaquimiotripsina. O efeito angioprotetor em ratos se deu pela presença de flavonas e antocioninas no extrato (Jonadet et al., 1990).

A espécie *H. sabdariffa* foi caracterizada também como anti-hipertensiva (Onyenekwe et al., 1999; Haji & Haji, 1999), antimutagênica (Wang et al., 2000), antioxidante e anti-hepatotóxico (Liu et al., 2002).

Os componentes de *Hibiscus mucilage* apresentaram atividade anticomplemento em soro humano, bem como atividade hipoglicemiante (Tomoda et al., 1989). Ainda de *H. rosa-sinensis* foi caracterizada a atividade antimicrobiana (Andrade et al., 1992), e de *H. esculentus*, a atividade broncodilatadora (Medeiros et al., 1987).

Gossypium

O gossipol, principal constituinte do óleo do algodão, induziu esterilidade em ratos machos (Nadakavukaren et al., 1979) e mostrou-se eficaz como agente antifertilidade em fêmeas (Nomeir & Abou-Donia, 1982). Terpenoides isolados de *G. barbadense* e *G. hirsutum* são capazes de induzir a liberação de histamina por mastócitos e de promover alterações respiratórias em humanos (Elissalde et al., 1985). Flavonoides de *G. arboreum* apresentaram atividade antibacteriana contra várias bactérias (Waage & Hedin, 1984). Os sintomas de intoxicação se dão pela presença do gossipol nessas espécies. Um estudo extenso sobre essa substância e seus efeitos tóxicos pode ser encontrado no trabalho de Liener (1980).

O estudo da atividade antioxidativa demonstrou que o extrato de *Gossypium barbadense* inibiu altas porcentagens da atividade hidrocarboneto hidroxilase produzido pelas enzimas microssomais hepáticas de camundongos induzidos por lindane. Esses resultados indicam que a atividade antioxidante que está associada com o efeito anticarcinogênico de *G. barbadense* tem uma importante função de proteção contra injúrias oxidativas (Awney et al., 1997). As proteínas das sementes de *G. hirsutum* e *G. barbadense* apresentaram propriedades imunoquímicas (Ermatov et al., 1996).

Malva

Para a espécie *Malva parviplora* existem relatos de atividade antifúngica (Wang et al., 2001; Wang & Bunkers, 2000) e tóxico (Bourke, 1995).

Sida

Os alcaloides de *S. acuta* apresentaram atividade antimicrobiana (Gunatilaka et al., 1980). Atividade antibiótica contra bactérias e fungos foi verificada com extratos de *S. rhombifolia* (Bortoluzzi et al., 1988) e *S. serratifolia* (Sawhney et al., 1978). Extratos de *S. cordifolia* apresentaram atividade de prevenção de cáries dentárias (Namba et al., 1985).

A atividade antibacteriana de compostos como alcanos e esteróis isolados de três espécies de *Sida* indicam que os hidrocarbonetos de cadeia longa são ativos contra bactérias gram-positivo e gram-negativo, enquanto os esteróis são ativos contra seletivas bactérias, exceto *Bacillus subtilis*. A introdução do grupo acetil no esterol propicia a diminuição da atividade do composto (Goyal & Rani, 1988b).

Do infuso de *S. carpinifolia*, vulgarmente chamada de Guaxuma, não foi observada atividade mutagênica (Sugai, 1996). Das partes aéreas e folhas de *S. cordifolia* (Malva-branca), utilizadas popularmente para banhos ginecológicos e nos casos de inflamações da mucosa bucal, foram detectadas as atividades anti-inflamatória e antimicrobiana (Santos, C. V. F. et al., 1998; Fernandes et al., 1998; Franzotti et al., 1998). Atividade antimicrobiana também foi detectada nas folhas e raízes de *S. rhombifolia*, com uso popular nas afecções respiratórias e digestivas, porém com atividade tóxica (Bortoluzzi et al., 1988; Bianchi et al., 1992).

Urena

As raízes de *U. lobata* apresentaram atividade antibacteriana (Mazumder et al., 2001).

Espécies medicinais da família Sterculiaceae

Introdução

A família Sterculiaceae descrita por Augustin Pyramus de Candole compreende 67 gêneros, nos quais se distribuem 1.500 espécies tropicais, poucas em áreas temperadas, incluindo árvores e arbustos, raramente ervas ou lianas (Mabberley, 1997). Segundo Barrozo (1978), no Brasil ocorrem cerca de 120 espécies, distribuídas em onze diferentes gêneros. Os principais gêneros presentes no Brasil são: *Byttneria*, *Helicteres* e *Waltheria*, todos típicos de cerrados e campos, onde são encontrados em abundância; *Sterculia*, dos populares Chichá e Tacacá do Nordeste brasileiro, onde também é comum a ocorrência de espécies do gênero *Guazuma*; *Dombeya*, de grande cultivo em jardins, e o gênero *Theobroma*, do valioso Cacaueiro (Joly, 1998). As espécies medicinais aqui descritas foram referidas na região amazônica. Na região da Mata Atlântica não foram citadas como medicinais espécies dessa família botânica.

O gênero *Theobroma*, descrito por Carl Linnaeus, inclui vinte espécies vegetais de ocorrência na América tropical, com grande abundância no Norte e Nordeste do Brasil, onde podemos referir o Cupuaçu e o Cacau, duas das mais importantes e valiosas espécies, de valor econômico, medicinal e alimentar. O nome do gênero, *Theobroma*, significa "manjar dos deuses".

Espécies medicinais

Theobroma grandiflorum (Willd. ex Spreng.) Schum.

Nomes populares

A espécie é chamada na região amazônica e em todo o Brasil de Cupuaçu, ou por suas variantes: Cupuaçu, Copoaçu, Cupu-assu.

Dados botânicos

Árvore de grande porte, com ramos longos, grossos e tomentosos; folhas com pecíolos curtos e carnosos, oblongolanceoladas, com estípulas caducas; flores que brotam dos galhos, pedunculadas, grandes e vistosas, vermelho-escuras, com brácteas linear-lanceoladas; fruto do tipo capsular grande, ovoide, liso e escuro (Figura 11.5).

Dados da medicina tradicional

Na região amazônica, o suco das folhas é usado no tratamento da bronquite e de infecções renais.

Em tribos indígenas amazônicas, bem como nas comunidades locais da Amazônia, o Cupuaçu é cultivado como uma fonte alimentar primária (Balee & Moore, 1991). Suas sementes são utilizadas para tratar dores abdominais, na tribo ticuna da Amazônia (Schultes & Raffauf, 1990), e o chá da sua casca, para o tratamento de diarreia, no Pará (Amorozo & Gély, 1988).

Theobroma speciosa Willd. ex Mart.

Nomes populares

Essa espécie é conhecida popularmente como Cacau, Caca-y, Cacao azul, no Amazonas. Outros nomes populares atribuídos a essa espécie são Cacao, Criollo, Cacao forastero, Cacaoyer, Chocolate, Kakao.

Dados botânicos

Árvore de porte médio, até 10 m de altura, com ramos curtos; folhas com pecíolos longos, oblongolanceoladas, inteiras; flores dispostas no caule, fasciculadas, vermelho-escuras; fruto capsular ferrugíneo; fornece sementes sucedâneas ao Cacau verdadeiro, denominado *Theobroma cacao* L. (Figura 11.6).

Dados da medicina tradicional

Na região amazônica, a planta é utilizada para o tratamento de infecções da garganta, e a forma de uso se baseia na secagem das folhas a serem aplicadas na região afetada.

Outras indicações incluem o uso da cinza da madeira e da casca do fruto para produção de um sabão artesanal, usado no interior da região amazônica como excelente desodorante (Rodrigues, 1989). Já a espécie *T. cacao* desse mesmo gênero é usada nos casos de câncer e hemorroidas (Santos, M. et al., 1970; Pagonini et al., 1992a e 1992b).

Dados químicos

Assim como no Cupuaçu (*T. grandiflorum*), *T. speciosa* possui ácido 1,3,7,9-tetrametilúrico. Outras espécies desse gênero, como a *T. cacao*, contêm flavonoides (Jalal & Collin, 1977), ácidos esteárico, palmítico, mirístico, oleico e linoleico, glicerídeos dissaturados, mono e tri-insaturados (Costa, 1986), teobromina, cafeína (Maia et al., 1979), albuminas, globulinas (Voigt et al., 1993), inibidores fenólicos da a-amilase, tripsina

(Quesada et al., 1996), e sua goma encerra polissacarídeos (Figueira et al., 1994). Além de açúcares totais, ácido lático, ácido cítrico, taninos, teobromina, gorduras (Malini et al., 1987), taninos condensados, (-)-epicatequina, (+)-catequina e antocianinas (Andebrhan et al., 1995) estão presentes nas sementes dessa espécie. Essas duas últimas substâncias atuam contra o fitopatógeno *Crinipellis perniciosa* (Vassoura-de-bruxa) (Andebrhan et al., 1995). O índice de saponificação da *T. cacao* foi caracterizado como de 190, pela presença de ácidos graxos, tais como ácidos palmítico, esteárico e oleico (Griffiths & Harwood, 1989). Em menor quantidade foi detectada a presença de ácido hexadecadienoico, ácido araquídico, ácido ecosadienoico, ácido erúcico e ácido lignocérico (Zakaria & Busri, 1986). Durante a maturação da semente foi detectada a presença de fenóis, antocianinas, flavan-3-ols, derivados do ácido hidroxicinâmico, xantinas e lipídios. Foi confirmada também a presença de (-)-epicatequina, procianidina B2, quercetina3-O-glucosídeo, quercetina e esculentina (Bastide et al., 1986). As essências florais de *T. cacao* consistem de 78 componentes, principalmente hidrocarbonetos saturados e insaturados, tais como o 1-pentadeceno e n-pentadecano. Em *T. mammosum* foi detectada a presença de 58 componentes, dentre os quais o óxido de linalol (12,5%) e o isoeugenol (8,9%). Nessa espécie foi detectada a presença de hidrocarbonetos saturados; porém, diferentemente do *T. cacao*, o n-tricosana foi caracterizado como majoritário (12,2%). Em *T. simiarum*, os maiores constituintes foram os monoterpenoides citral, geraniol, nerol, longifoleno e citronelol (Erickson et al., 1987). Os alcaloides teobromina, cafeína e teofilina foram detectados nas diferentes partes de duas variedades de *T. cacao* e também em *T. bicolor* e *T. augustifolium*. A gordura foi o principal constituinte das sementes de todas as amostras (Sotelo & Alvarez, 1991). O *T. cacao* do Estado de São Paulo foi analisado quanto ao seu conteúdo de gordura, que variou 50,7% a 57,6%. A taxa de ácido graxos saturados/insaturados variou de 1,37 a 1,74% (Sant'Anna Tucci et al., 1996).

Alcaloides purínicos (cafeína, teobromina e teofilina) foram encontrados em *Theobroma cacao* (Hammerstone et al., 1994), *T. bicolor* e *T. angustifolium* (Sotelo & Alvarez, 1991), bem como em sementes de *Theobroma grandiflorum*, *T. subincanum*, *T. speciosum*, e *T. mariae*. Porém, nenhuma dessas quatro espécies vegetais apresenta teofilina (Marx & Maia, 1991).

Esse constituinte também pode ser encontrado em culturas de tecidos de *T. cacao* (Gurney et al., 1992).

O fruto do *Theobroma grandiflorum* (Cupuaçu) apresenta em sua composição açúcares, amido, proteína, clorofila, fenóis e taninos. A infecção das folhas com o fungo *Crinipellis perniciosa* é capaz de promover alterações na composição do fruto (Da Conceição et al., 1997). As sementes fornecem 48% de uma gordura branca, análoga à manteiga de cacau, com ponto de fusão de 32°C (Rodrigues, 1989).

Dados farmacológicos das espécies e do gênero

O extrato aquoso dos frutos de *T. cacao* apresentou um efeito vasodilatador, e a proantocianidina, isolada dessa espécie vegetal, uma atividade analgésica (Santos, M. et al., 1970; Paganini et al., 1992a e 1992b), bem como atividade antibacteriana contra *Staphylococcus aureus* (Perez & Anesini, 1994) e antidepressora (Matsunaga et al., 1997).

Polifenóis antitumorais foram encontrados no extrato hidroalcoólico (60:40) das sementes de *T. cacao* (Yamagishi et al., 1997). Esses polifenóis também foram responsáveis pelas atividades antioxidante e moduladora do sistema humano *in vitro* (Osakabe et al., 1997; Sanbongi et al., 1997). Aos polifenóis é atribuída também a atividade antiestresse em testes comportamentais em ratos (Takeda, 1997). Inúmeras revisões têm sido feitas acerca das propriedades farmacológicas dos alcaloides derivados das metilxantinas, cafeína, teobromina e teofilina com seu efeito estimulante natural (Matissek, 1997; Melzig et al., 2000). A presença de epicatechina contribui para a inibição da lipoxigenose e o efeito anti-inflamatório desta espécie (Schewe et al., 2002).

teobromina

teofilina

Espécies medicinais da família Tiliaceae

Introdução

A família Tiliaceae descrita por Antoine Laurent de Jussieu inclui aproximadamente 46 gêneros e 680 espécies subcosmopolitas, sendo a maioria de árvores e arbustos, raramente ervas ou lianas (Mabberley, 1997). Os principais gêneros são *Tilia* e *Muntingia*; neste último está aqui descrita a única espécie referida na região amazônica como medicinal. Essa família tem no Brasil um dos principais centros de dispersão, e aqui são encontrados treze gêneros e aproximadamente sessenta espécies (Barrozo, 1978). No Brasil, os gêneros mais comuns são *Luehea*, que compreende uma espécie medicinal denominada Açoita-cavalo; *Triumfetta*, de outra espécie medicinal chamada Carrapicho-de-carneiro; e *Apeiba*, da planta Pau-de-jangada, muito conhecida na região amazônica (Joly, 1998). Na região da Mata Atlântica não foram citadas como medicinais espécies dessa família botânica.

Espécies medicinais

Muntingia calabura L.

Nomes populares

A espécie é chamada pelos índios tenharins, que a referiram como medicinal, com o nome de Curumin-nhapuã. Outros nomes atribuídos à espécie decorrem desse nome indígena: Curuminzeira e Curuminzieira. Outras denominações são Calabura e Pau-de-seda.

Dados botânicos

Árvore de porte médio, de até 13 m de altura; folhas curto-pecioladas, oblongolanceoladas, agudas no ápice e oblíquas na base, serrilhadas; flores brancas com cinco sépalas e cinco pétalas, de numerosos estames livres, dispostas em pedicelos axilares; ovário 5-7 locular; fruto do tipo baga, vermelho, arredondado, indeiscente; inúmeras sementes (Figura 11.7). O gênero *Muntingia* descrito por Carl Linnaeus inclui uma única espécie, aqui descrita como medicinal. O nome do gênero foi dado por Linnaeus em homenagem a Abraham Munting.

Dados da medicina tradicional

O chá das folhas é utilizado pelos índios tenharins para facilitar a expulsão do feto durante o parto.

A casca é emoliente, e as flores, antiespasmódicas (Corrêa, 1984).

Dados químicos das espécies e do gênero

Das folhas e flores de *M. calabura* foram isolados polifenóis como kaempferol, quercetina, kaempferol 3-O-beta-D-galactosídeo, ácido cafeico e ácido elágico (Seethraman, 1990). Dos frutos de *M. calabura* L. foram isolados por destilação a vácuo 42 compostos, dos quais predominaram alcanos (44,7%), ésteres (26,5%) e compostos carbonil (23,3%). Por destilação de arraste a vapor foram identificados 56 compostos, sendo ésteres (31,4%), alcanos (15,9%), compostos fenólicos (11,3%), sesquiterpenoides (10,6%) e derivados furanos (8,3%) os mais significativos. Foi observada a presença de potentes componentes de odor, denominado de 2-acetil-1-pirroline (1,3%), e salicilato de metila. Do extrato citotóxico das raízes de *M. calabura* foram isoladas flavanas, flavonas e biflavanas (Kaneda et al., 1991).

Parte II – Dicotiledonae medicinais na Amazôniae na Mata Atlântica

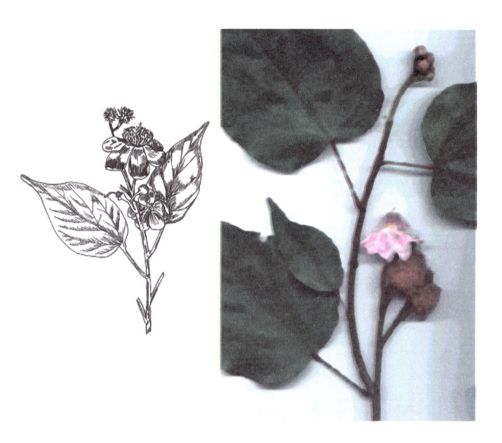

FIGURA 11.1 – *Bixa arborea*. Detalhe do ramo com flores (Desenho modificado por Di Stasi a partir de Gemtchujnikov em Joly, 1998, e foto original por Hiruma-Lima) (Banco de imagens – Lafit-Botu).

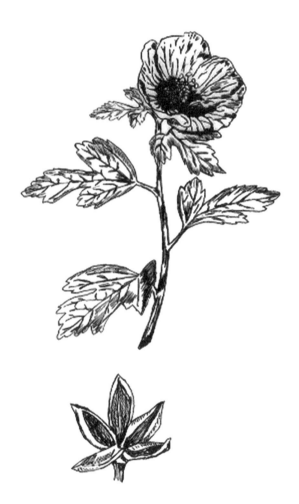

FIGURA 11.2 – *Hibiscus rosa-sinensis*: a) ramo florido (modificado por Di Stasi a partir de Corrêa, 1984); b) detalhe do fruto aberto (segundo Gemtchujnikov em Joly, 1998) (Banco de imagens – Lafit-Botu).

Parte II – Dicotiledonae medicinais na Amazôniae na Mata Atlântica

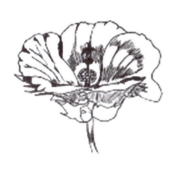
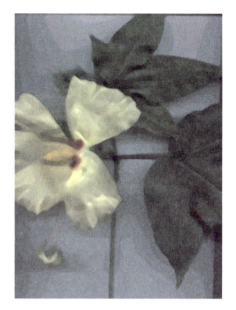
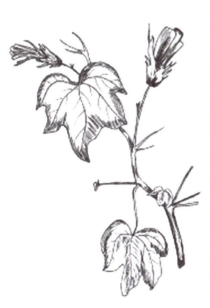
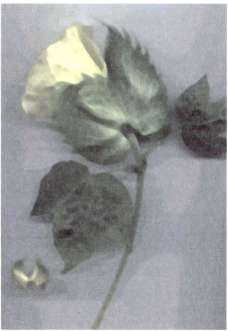

FIGURA 11.3 – *Gossypium barbadense*. Ramos floridos com detalhes das flores (Desenhos originais por Di Stasi e fotos originais por Hiruma-Lima) (Banco de imagens – *Lafit-Botu*).

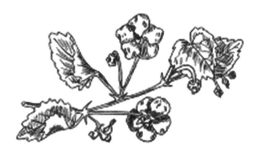

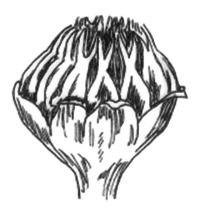

FIGURA 11.4 – *Sida rhombifolia* var. *canaiensis*. Detalhe do ramo florido e do fruto (redesenhado por Di Stasi a partir de Gemtchujnikov em Joly, 1998) (Banco de imagens – Lafit-Botu).

Parte II – Dicotiledonae medicinais na Amazôniae na Mata Atlântica

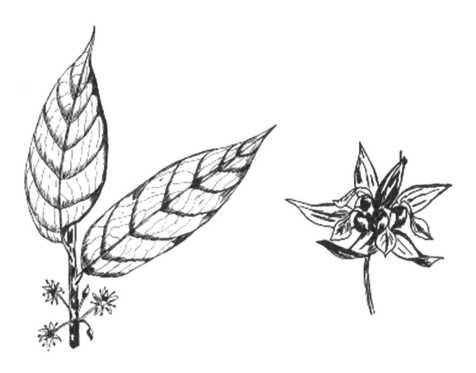

FIGURA 11.5 – *Theobroma grandiflorum*. Ramo florido e detalhe da flor (redesenhado por Di Stasi a partir de Baillon) (Banco de imagens – LaFit-Botu).

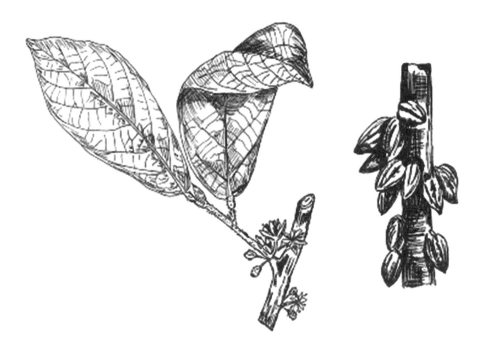

FIGURA 11.6 – *Theobroma speciosa*. Detalhe do ramo florido (Flora brasiliensis) e detalhe do caule com frutos (redesenhado por Di Stasi a partir de Baillon) (Banco de imagens – Lafit-Botu).

Parte II – Dicotiledonae medicinais na Amazôniae na Mata Atlântica

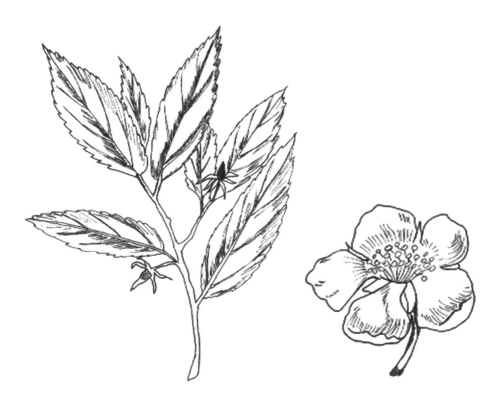

FIGURA 11.7 – *Muntingia calabura*. Ramo florido e detalhe da flor (redesenhado por Di Stasi a partir de Gemtchujnikov) (Banco de imagens – *Lafit-Botu*).

12
Urticales medicinais

L. C. Di Stasi
L. N. Seito
C. A. Hiruma-Lima

A ordem Urticales é uma importante ordem da subclasse Dillenidae, pois nela estão incluídas cinco famílias botânicas, das quais as famílias Moraceae, Cecropiaceae, Urticaceae e Cannabaceae possuem importantes espécies de valor medicinal. Em duas delas, Cecropiaceae e Moraceae, espécies medicinais foram referidas na região amazônica e na Mata Atlântica. Da família Urticaceae devemos destacar a ocorrência de espécies medicinais nos gêneros *Parietaria* e *Pilea*, e o importante gênero *Urtica*. Da família Cannabaceae, devemos salientar os gêneros *Cannabis* e *Humulus*: o primeiro, fonte da maconha (*Cannabis sativa*), cujo uso abusivo é disseminado em todo o planeta; e o segundo, fonte de substâncias também tóxicas. As outras duas famílias dessa ordem, Ulmaceae e Barbeyacea, não possuem importantes espécies de valor medicinal. Relembramos aqui que empregamos neste estudo a revisão de Kubitzki sobre o sistema de classificação de Cronquist e, por esse fato, apresentamos distintamente as famílias Cecropiaceae e Moraceae, cujas espécies sempre foram referidas apenas na família Moraceae. Nos estudos realizados e apresentados neste livro, duas espécies medicinais foram referidas: *Cecropia peltata*, amplamente conhecida como

Umbaúba e citada como medicinal tanto na Amazônia como na Mata Atlântica, e a espécie *Sorocea bomplandii*, referida com adulterante da Espinheira-santa, uma importante espécie medicinal da Mata Atlântica.

Espécies medicinais da família Cecropiaceae

Introdução

A família Cecropiaceae foi recentemente definida por Corneli C. Berg e incorporada por Kubitzki em sua modificação sobre o sistema de Cronquist. Com esse novo arranjo, a família Cecropiaceae fica definida como uma família que inclui aproximadamente 180 espécies, distribuídas em seis gêneros: *Coussapoa, Musanga, Myrianthus, Poikilospermum, Pourouma* e *Cecropia,* sendo este último o único importante como fonte de espécies medicinais e com grande ocorrência em todo o Brasil.

Espécies medicinais

Cecropia peltata L.

Nomes populares

Na região amazônica a planta é chamada de Imbaúba, ao passo que na Mata Atlântica são comuns os nomes Embaúba e Umbaúba. Outras denominações populares são Aimbahú, Ambaí, Ambaíba, Ambaitinga, Imbati, Árvore-da-guiça, Embaúba, Figueira-de-surinam, Ibaíba, Ibaituga, Imbaubão, de Lixa, Toréin, Ambahú, Ambati, Árvore-da-preguiça e Torém.

Dados botânicos

Árvore com ramos curvos, lactescentes; folhas grandes, longo-pecioladas, peltadas acima do centro, alternas e protegidas por duas estípulas;

flores pequenas de sexo separado, reunidas em densas inflorescências; flores masculinas com dois estames e femininas com ovário súpero, carpelar, unilocular; frutos nuculares, formando infrutescências inclusas (Figura 12.1). O gênero *Cecropia* descrito por Pehs Loefling compreende 75 espécies tropicais, muitas delas de ocorrência no Brasil. O nome do gênero *Cecropia* vem de Cecrops, filho da Terra, meio homem e meio serpente, do grego, que significa "chamar, ecoar", referindo-se ao caule e aos ramos ocos das plantas desse gênero, usados na fabricação de instrumentos de sopro.

Dados da medicina tradicional

Na região amazônica, o chá dos brotos é tido como útil contra tosse e bronquite. Na região do Vale do Ribeira, a decocção das folhas é amplamente usada contra tosses, bronquite e gripes fortes. O xarope dos brotos também é usado contra tosse.

As folhas, gemas e brotos são adstringentes; a raiz é considerada útil contra tosse, asma, hidropisia, Mal de Parkinson; o látex é usado contra úlceras gangrenosas e cancerosas e verrugas; a decocção das folhas é usada para facilitar o funcionamento dos rins e contra a malária (Corrêa, 1984).

Dados químicos e farmacológicos

Foram isolados flavonoides e cumarinas de *C. lyratiloba* (Menda, 1986; Kerber, 1983). Na espécie *C. catharinensis* foi determinada atividade colinomimética bloqueável por atropina (Dalla-Costa & Rates, 1985).

Das folhas de *C. obtusa* foram detectadas as atividades anti-hipertensiva e diurética (Ribeiro, R. A. et al., 1984b). Das raízes de *C. peltata* já foram detectadas atividades antimalárica e atóxica (Marinuzzi et al., 1992; Santos, A. F. et al., 1998).

C. adenopus, indicado popularmente como diurético e no tratamento de bronquites e asmas, apresentou atividade hipotensora e atóxica (Borges, A. C. R. et al., 1994). Nas folhas do extrato de *C. catharinensis*, indicada popularmente como anti-inflamatório, não foi detectada atividade inflamatória (Schenkel et al., 1986). Em *C. glazioui* foram detectadas as atividades antissecretora (Cysneiros et al., 1996b), antililiásica (Domingos et al., 1996), depressora do SNC, antidepressiva, ansiolítica (Baretta et al., 1998a e 1998b; Rocha et al., 1998; Rocho et al., 2002), espasmolítica (Della Monache et al., 1988), antiulcerogênica (Cysneiros et al., 1998) e antimalárica (Marinuzzi et al., 1992). Diversos estudos comprovaram a indicação como anti-hipertensivo, e um dos compostos responsáveis é a isovitexina (Della Monache et al., 1988; Cysneiros et al., 1993 e 1996a).

A atividade hipoglicemiante foi constatada nas folhas de C. *obtusifolia* (Andrade-Cetto & Wiedenfild, 2001).

Esta mesma espécie apresentou baixa toxicidade, efeito depressor do SNC, analgésico e relaxante muscular (Perez-Guerrero et al., 2001).

A cecropina, isolada de espécies deste gênero, possui atividade antimicrobiana (Andra et al., 2001).

Espécies medicinais da família Moraceae

Introdução

A família Moraceae, descrita originalmente por Johann Heirinch Friedrich Link, compreende 1.100 espécies tropicais e poucas temperadas, distribuídas em 38 gêneros, que incluem árvores, arbustos, lianas e ervas (Mabberley, 1997), usualmente com células lactíferas e grande produção de látex, característica marcante da maioria das espécies dessa família. No Brasil, a família conta com aproximadamente 340 espécies, distribuídas em 28 gêneros, dos quais se destacam: *Ficus*, com inúmeras espécies usadas como ornamentais, *Dorstenia*, *Morus*, *Astocarpus* e *Sorocea*, nos quais várias espécies medicinais são encontradas.

Espécies medicinais

Sorocea bomplandii (Baill.) Burger, Lanjow & Bouer

Nomes populares

A espécie é chamada, na Mata Atlântica, de Espinheira-santa, pois é confundida e coletada como a verdadeira Espinheira-santa. Em outras regiões do país a planta é chamada de Cincho, Carapicica-de-folha-miúda, Soroco, Resple, Folhas-de-serra, Canxim, Araçari, Laranjeira-do-mato.

Dados botânicos

A planta é uma árvore que pode atingir até 12 m de altura, com tronco ereto, cilíndrico, de casca fina; folhas simples, bastante coriáceas e de bordas com pequenos espinhos, de face superior brilhante e inferior opaca, chegando a 10 cm de comprimento; inflorescências em rácimos axilares com flores verdes (femininas) e vermelho-escuras (masculinas); fruto do tipo baga. A espécie é latescente, característica importante na diferenciação em relação à Espinheira-santa verdadeira (*Maytenus ilicifolia*, da família Celastraceae), quando não está em época de floração. A planta é de ocorrência no Sudeste e no Sul do Brasil, especialmente na Mata Atlântica, onde ocorre em abundância e possui uma madeira empregada apenas pela população local para produção de cabos de enxadas e outros utensílios, uso comum nas comunidades do Vale do Ribeira. Trata-se de uma espécie perenifólia, ciófita, primária e exclusiva do sub-bosque de matas primárias, especialmente da Mata Atlântica.

Dados da medicina tradicional

Na região do Vale do Ribeira, a infusão da espécie é usada contra dores de estômago. Recentemente, os dados etnofarmacológicos obtidos incluem o uso da espécie no tratamento de úlceras.

Dados Químicos e Farmacológicos

A soroceina foi isolada de *S. ilicifolia* e *S. bomplandii* (Ferrari & Delle Monache, 2001; Calixto et al., 1993).

Flavonoides foram isolados de *S. bomplandii*. Esta mesma espécie apresentou efetiva atividade antiulcerogênica (Andrade et al., 2001; Gonzales et al., 2001) e antagonizou as contrações em úteros de ratos e íleo de cobaia (Calixto et al., 1993).

Parte II – Dicotiledonae medicinais na Amazôniae na Mata Atlântica

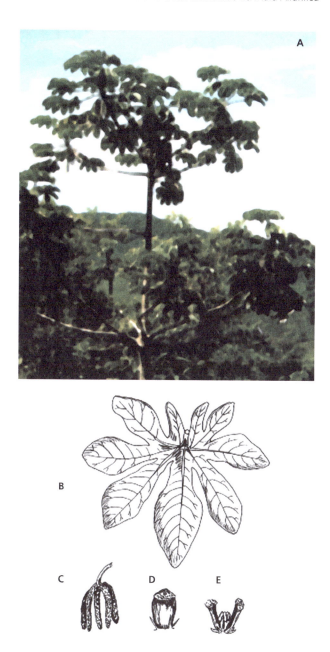

FIGURA 12.1 – *Cecropia peltata*: a) vista geral da planta (foto M. S. Reis); b) detalhe da folha; c) inflorescência; d) flor feminina; e) flor masculina (redesenhado por Di Stasi a partir de Gemtchujnikov em Joly, 1998) (Banco de imagens – Lafit-Botu).

13
Euphorbiales medicinais

C. A. Hiruma-Lima
A. R. M. Souza-Brito
E. M. Guimarães
C. M. Santos
L. C. Di Stasi

Introdução

A ordem Euphorbiales inclui apenas três famílias botânicas: Pandaceae, Thymelaceae e Euphorbiaceae, das quais a terceira é uma importante fonte de espécies medicinais, com ampla distribuição e ocorrência no Brasil.

A família Euphorbiaceae, descrita por Antoine Laurent de Jussieu, compreende 313 gêneros, nos quais estão distribuídas aproximadamente 8.100 espécies, a maioria cosmopolita, especialmente encontradas em regiões tropicais e subtropicais (Mabberley, 1997). Na família ocorrem árvores, arbustos, lianas ou ervas, comumente com células especializadas na produção de látex. No Brasil, a família é representada por 72 gêneros, com aproximadamente 1.100 espécies espalhadas pelos mais variados tipos de vegetação (Barrozo, 1978). Os principais gêneros estão distribuídos em cinco subfamílias e, segundo Mabberley (1997), é urgente uma revisão da família, visto que os limites da diferenciação dos gêneros são pouco precisos. Das centenas de gêneros, devemos destacar *Ricinus*, da valiosa Mamona, espécie rica em óleo de rícino, amplamente explorado comercialmente e cuja espécie *Ricinus communis* também é usada para diversas finalidades terapêuticas. Do gênero *Euphorbia*, devemos destacar inúmeras espécies usadas como ornamentais, belas quando floridas e muitas delas causadoras de irritação ocular. Uma importante espécie da região amazônica do gênero *Hevea* é a seringueira, a maior produtora de borracha, atualmente cultivada em vários países. Espécies medicinais são referidas e encontradas em vários gêneros, especialmente em *Phyllanthus*, *Mabea*, *Pedilanthus*, *Jatropha* e *Croton*, dos quais referimos algumas espécies a seguir.

Espécies medicinais

Croton cajucara Beth.

Nomes populares

A espécie é chamada na região amazônica como Sacaca e Cajuçara.

Dados botânicos

Arbusto grande de até 6 m de altura; folhas simples, pecioladas, estipuladas, lanceoladas, peninérveas, verdes, com limbo dividido em lobos ou segmentos; flores de sexo separado, reunidas em inflorescências racemosas com flores femininas inferiores; fruto seco, esquizocárpico, separando-se em três cocos; sementes ricas em endosperma (Figura 13.1). O nome do gênero *Croton* descrito por Carl Linnaeus significa "carrapato", pela semelhança das sementes com esse animal. Nesse gênero ocorrem 750 espécies tropicais, que são abundantes na região amazônica e na Mata Atlântica, sendo algumas árvores, e outras, ervas e arbustos.

Dados da medicina tradicional

Na região amazônica, a decocção das folhas é utilizada contra dores de estômago, febres, problemas hepáticos, icterícia e malária, enquanto a infusão das folhas, misturada com Melão-de-são-caetano (*Momordica charantia*), é útil contra hepatite.

Croton sacaquinha Croizat.

Nomes populares

A espécie é chamada, na região amazônica, de Sacaquinha.

Dados botânicos

A planta é um arbusto de porte médio, atingindo até 4 m de altura; folhas simples, curto-pecioladas, estipuladas, lobadas, lanceoladas, peninérveas; flores de sexo separado, reunidas em inflorescências racemosas; fruto seco, esquizocárpico, separando-se em três cocos; sementes ricas em endosperma.

A espécie é muitas vezes usada em substituição à *Croton cajucara*, a Sacaca.

Dados da medicina tradicional

A infusão das folhas é usada via oral contra malária e problemas do fígado. Não foram encontradas outras indicações populares para essa espécie.

Jatropha curcas L.

Nomes populares

A espécie é chamada de Peão-branco, mas também de Peão, Pinhão Pinhão-branco, Pinhão-de-purga, Pinhão-do-paraguai, Maduri-graça, Pinhão-dos-barbados, Pinhão-manso, no Ceará; e Mandobiguaçu, Pião, no Pará.

Dados botânicos

Árvore de até 4 m de altura, lactescente, de caule grosso, nodoso; folhas alternas, longo-pecioladas, membranosas, palminérvias, grandes, glabras, com ápice curtamente acuminado e base cordada; flores unissexuadas, pequenas, amarelo-esverdeadas, reunidas em inflorescências paucifloras, com brácteas lanceoladas; flores masculinas com cinco sépalas ovadas e cinco pétalas, dez estames; gineceu com ovário glabro e estigma bífido; fruto do tipo capsular, coriáceo; sementes escuras, lisas, elipsoides e oblongas (Figura 13.2). O nome do gênero *Jatropha*, descrito originalmente por Carl Linnaeus e revista por Muell. Arg., deriva do grego *iatros* = "remédio", e *phagein* = "comer" (depois que extraído o composto tóxico da raiz, esta passa a ser comestível e saudável).

Dados da medicina tradicional

Na região amazônica, a infusão das folhas é usada para lavar a cabeça e curar dores, assim como para constipação nasal, enquanto as sementes, após a retirada do embrião, são torradas, raladas e utilizadas no preparo de infusão ou adicionadas ao leite para tratar sinusite, constipação nasal e como purgativo. A população ribeirinha da região amazônica refere que o embrião da semente pode levar à cegueira pela alucinação que produz, e por isso deve ser sempre retirado antes do preparo do medicamento. O preparado das sementes de Peão-branco com sumo de folhas de cravo, gengibre amassado, resina de copaíba e folhas de arruda é considerado útil contra derrame cerebral. Outras indicações do uso local dessa espécie podem ser encontradas nas plantas Mocura-caá e Peão-roxo.

As sementes são eméticas (Corrêa, 1984); o óleo das sementes é utilizado no Piauí como purgativo (Emperaire, 1982); no Pará, as sementes são usadas contra dor de cabeça (tomar com cachaça ou torrar e fazer pílulas); gripe (descascar a semente, partir e tirar a "folhinha", assar a polpa na cinza, secar até ficar fria, colocar no café e banhar a cabeça); tosse e catarro no peito (torrar com sebo da Holanda); o chá das folhas é usado contra febre e fraqueza; o látex é aplicado externamente, contra feridas (Amorozo & Gély, 1988).

Jatropha gossypifolia L.

Nomes populares

A espécie é conhecida como Peão-roxo ou como Jalopão, Batata-de-téu, Peão-curador, Peão-pajé, Pinhão-roxo, Erva-purgante, Mamoninha, Raiz-de--téu, Pião caboclo.

Dados botânicos

Árvore de pequeno porte, com folhas alternas, palmadas e limbo dividido em lobos, grandes, glabras e estipuladas; flores unissexuadas, roxas, dispostas em cimeiras paniculadas, cálice com cinco pétalas, que nas flores masculinas podem formar um tubo petaloide; fruto capsular, trissulcado, contendo uma semente escura com pintas negras (Figura 13.3).

Dados da medicina tradicional

O banho preparado com as folhas é utilizado como antisséptico; as folhas untadas com sebo da Holanda e aquecidas no fogo são utilizadas na forma de compressa para dores de cabeça; as folhas novas têm uso mágico pelas benzedeiras da região, contra "mau olhado". Outras indicações podem ser observadas em Mocura-caá.

A planta é purgativa; útil nas obstruções das vias abdominais, na hidropisia e no tratamento do reumatismo (Corrêa, 1984). A aplicação do látex no local é tida como útil contra feridas e mordidas de animais peçonhentos, no Piauí (Emperaire, 1982). Em Brasília, as sementes são usadas contra gripes fortes (Barros, 1982). No Pará, o chá das folhas é usado como antitérmico; o banho, contra feridas; e as folhas na cabeça, contra "mau olhado" (Amorozo & Gély, 1988).

Mabea angustifolia Spruce ex Bth.

Nomes populares

A espécie é conhecida popularmente como Canudo-de-pito. Em outras regiões é chamada de Tacoari e Taquari.

Dados botânicos

A planta é uma árvore com até 5 m de altura, ramosa, com ramos pubescentes e estípulas compridas e lineares; folhas pecioladas, lineares, escuras e com pecíolos pubescentes; flores em grande quantidade agrupadas em rácimos. O nome do gênero *Mabea*, descrito por Jean Baptiste Christophore Fuseé

Aublet, refere-se a um nome comum e popular das Guianas, sendo um gênero que inclui cinquenta espécies, distribuídas na América tropical.

Dados da medicina tradicional

Na região amazônica a infusão das cascas é utilizada como antitérmico. Não foram encontradas outras citações de uso medicinal dessa espécie.

Phyllanthus corcovadensis Muell. Arg.

Nomes populares

A espécie é conhecida em todo o Brasil como o nome de Quebra-pedra, Arrebenta-pedra ou Erva-pombinha.

Dados botânicos

Planta de pequeno porte, que atinge até 0,5 m de altura; ramificada, com ramos glabros, dividida na base em ramos cauliformes e em toda a extensão em ramos menores; folhas com limbo, alternas, estipuladas; flores de sexo separado, reunidas em inflorescências do tipo glomérulo; flor masculina fasciculada com três estames; flor feminina fasciculada com ovário 5-7 locular; cápsulas pequenas, trissulcadas; sementes minúsculas (Figura 13.4). O nome do gênero *Phyllanthus*, descrito por Carl Linnaeus, significa "flor na folha".

Dados da medicina tradicional

A planta é usada como diurético e dissolvente dos cálculos renais (Corrêa, 1984).

Na região amazônica, a decocção da raiz ou o preparado de raiz com folha de abacate, é tido como útil na expulsão de pedras dos rins.

Na região do Vale do Ribeira, a infusão das partes aéreas da planta é usada para expulsão de pedras dos rins e contra diarreia, enquanto a infusão de toda a planta, incluindo as raízes, é usada como diurético e contra dores de barriga. A infusão das folhas, além de ser usada contra pedras nos rins, é útil contra problemas do fígado.

Em Minas Gerais, é tida também como útil como desobstruente e contra problemas hepáticos e icterícia (Grandi & Siqueira, 1982).

Dados químicos dos gêneros

Croton

Da espécie *C. cajucara* foram isolados cajucarinolídeo e isocajucarinolídeo, dois clerodane diterpenos que apresentaram atividade anti-inflamatória na inibição da fosfolipase A_2 de veneno de abelha (Ichihara et al., 1992). Das cascas de *C. cajucara* também foi isolada a sesquiterpenolactona desidrocrotonina (Simões et al., 1979; Maciel et al., 2000).

Posteriormente, foi descrita a presença da trans-desidrocrotonina (Itokawa et al., 1989), de ácido aleuritólico (Muller et al., 1986), trans--crotonina, cajucarina A e cajucarina B (Itokawa et al., 1989, 1990; Kubo et al., 1991). O óleo essencial das cascas de *C. cajucara* também foi caracterizado pela presença de sesquiterpenos, principalmente por copaeno e cipereno (Nunes et al., 1998).

desidrocrotonina

copaeno

Craveiro et al. (1981) realizaram um grande estudo sobre a composição do óleo essencial de inúmeras espécies do gênero *Croton*, e os principais constituintes são alfapineno, 1,8-cineol, betacariofileno, alfa-humuleno, cadideno, mirceno, gamaelemeno, alfacubebeno, cânfora, p-cimeno, metil-eugenol, metil isoeugenol, alfaguaieno, estragol, limoneno e outros.

Das cascas de *Croton lechleri* foram isolados 1,3,5-trimetoxibenzeno, 2,4,6-trimetoxifenol, 3,4-dimetoxifenol, 3,4-dimetoxibenzil, 4-hidroxifeenetil, sitosterol, sitosterol-b-D-glucopiranosídeo e b-sitostenona, crolechinol e ácido crolechínico (Cai et al., 1993a). Das cascas de *Croton lechleri* foram isolados também os diterpenos korberina A (I) e korberina B, que apresentaram atividade antimicrobiana (Cai et al., 1993b). Os constituintes voláteis isolados de *C. lechleri* foram: acetato de etila, propionato de etila, 2-metil-butanol, acetato de 2-metil-butanol, acetato de propila, acetato de 3-metil-butanol, eucaliptol, acetato de 1-butanol e 3-metil-2-pentanol (Bellesia et al., 1996). Das folhas de *C. lechleri* foi isolada a sinoacutina, que não apresentou atividade cicatrizante (Carlin et al., 1996).

De *C. megalocarpus* foram isolados o diterpeno clerodane, o epoxichiromodine e 3-O-acetoacetil lupeol (Addae-Mensah et al., 1992b); e chiromodine (Weckert et al., 1992); e de *C. chilensis* foi isolada a clerodane e ácido crotônico (Borquez et al., 1995).

Das partes aéreas de *C. cortesianus* foram isolados o clerodano; a printziano e um norclerodano (Siems et al., 1992); e das cascas do caule de *C. levatii* foi isolado um diterpenoide neoclerodane, a levatina (Moulis et al., 1992).

Dois clerodane-diterpenos foram obtidos do extrato metanólico das cascas de *C. hovarum*: a 3a,4b-di-hidroxi-15,16-epoxi-12-oxo-cleroda-13(16),14-dien-9-al e 3a, 4b-di-hidroxi-15,16-epoxi-12-oxocleroda-13(16),14-dieno. Foram também isolados triterpenos e o ácido 4-hidroxihigrínico (Krebs & Ramiarantsoa, 1996).

A composição do óleo essencial das cascas de *C. aubrevillei* J. e das folhas de *C. zambesicums* Muell. foi determinada. As duas amostras possuem linalol e b-cariofileno como constituintes majoritários. Porém, o óleo de *C. zambesicus* apresenta também grande quantidade de limoneno (Menut et al., 1995).

Foi analisada a composição do óleo essencial de duas espécies de *Croton*, a *C. lundianus* e a *C. glandulosus*. Ambas possuem em comum a presença de betacariofileno, gamaelemeno, alfa-humuleno, cadineno, allo-aromadendreno e torreyol. Além disso, *C. ludianus* possui 1,8-cineol, linalol, alfailangeno, betabourboneno e gamacadineno, enquanto germacreno B, (E)-nerolidol e alfacadinol foram encontrados apenas em *C. glandulosus* (Neto et al., 1994).

De *C. draconoides* foram isoladas as catequinas: (+)-ballocatequina, (-)-epigallocatequina e (-)-epi-3,5,7,3',5'-pentahidroxiflavina (Aquino et al., 1991).

Das raízes de *C. sonderianus* foram isolados os diterpenos neoclerodanos 6a-hidroxiannoneno, 6a,7b-di-hidroxiannoneno e 6a,7b-diacetoxiannoneno (Silveira & McChesney, 1994), e de *C. salutaris* foram isolados sonderianol e diterpenos acíclicos e diterpenos tricíclicos (Itokawa et al., 1991a).

De *C. ruizianus* foram isolados vários alcaloides (Del Castillo Cotillo et al., 1996); e das cascas de *C. matourensis* foi isolado o ácido maravuico um diterpeno, a seco-labdane (Schneider et al., 1995).

Das partes aéreas de *C. draco* foram isolados os terpenoides b-sitosterol, stigmasterol, castaprenol-11, vomifoliol e ergasterol-5a-8a-endoperóxido (Hernandez & Delgado, 1992), e das folhas de *C. sublyratus* foi isolado o plaunotol (Nilubol, 1992).

Altas concentrações de taninos foram encontradas em *C. gossypifolios* (Cespedes et al., 1992), e o diterpeno crotamaclina foi isolado de *C. macrostachys* (Herlem et al., 1993).

Do óleo de *C. eluteria* foram isolados sesquiterpenos, ésteres e cetonas não terpenoides, eudesmanos, sesquiterpeno fenol e diterpenos clerodânicos (Hagedorn & Brown, 1991).

Compostos terpenoides foram isolados de *C. diasii* (Alvarenga et al., 1976), *C. argyrophylloides* (Monte et al., 1986) e *C. riangularis* (Moura et al., 1988), enquanto alcaloides foram encontrados em *C. hemiargyreus* (Barnes & Borges, 1981).

Jatropha

Das raízes de *J. curcas* foram isolados 5a-stigmastane-3,6-diona, nobiletina, b-sitosterol, taraxerol, ácido 2S-tetracosanoico glicéride-1, 5-hidroxi-6,7-dimetoxicoumarina, jatroolona A, jatrofolona B, 6-metoxi-7-hidroxicoumarina, caniojana, 3-hidroxi-4-metoxibenzaldeído é ácido 3-metoxi-4-hidroxibenzoico e daucosterol (Kong et al., 1996). De *J. curcas* foram isolados ainda as latiranas, curculatiranas A e B (Naengchomnong et al., 1986), os triterpenoides jatrofolona A, jatrofolona B, jatrofol, 16-hidroxijatrofolona, jatrofina, tomentina, beta-D-glucosídeo e betassitosterol, taraxerol, betassitosterol (Chen et al., 1988) e curcaciclina B (Auvin et al.,

1997). Suas sementes possuem 50% a 60% de óleo, e delas foram isolados os óleos fixos: ácido palmítico, ácido esteárico, ácido oleico, ácido linoleico (Nasir et al., 1988), bem como o ácido nurístico, ácido araquídico e toxalbumina, denominada curcina (Costa, 1986). De *J. curcas* foram isoladas também várias lectinas, saponinas, compostos fenólicos, mas não foi detectada a presença de taninos (Aderibigbe et al., 1997; Makkar et al., 1997).

Do látex de *J. gossypifolia* foram isolados os heptapeptídio cíclico, ciclogossina A e ciclogossina B (Horsten et al., 1996; Auvin-Guette et al., 1997). De *J. gossipifolia* foram isolados a lignana prasantalina (Chatterjee et al., 1988; Banerji et al., 1989), a lignana arilnaftaleno (Das & Banerji, 1988), os aminoácidos cistina (2,94%), arginina (0,98%), glicina (19,71%), alanina (28,1%), metionina (13,07%), valina (18,9%), isoleucina (3,92%) e leucina (12,30%) (Jain & Garg, 1989). Das raízes secas de *J. gossypifolia* foram isolados os diterpenos jatrofolona A e jatrofatriona (Rahman et al., 1990), além de outros três derivados diterpenoides, todos utilizados no tratamento de tumores (Taylor et al., 1983). Do caule de *J. gossypifolia* foram isoladas as lignanas isogadaína, gadaína (Das et al., 1996a) e jatrodiena (Das et al., 1996b). Das folhas de *J. pohliana* var. *mollissima* foram isoladas orientina, iso-orientina, vitexina e isovitexina (Xavier & D'Angelo, 1995).

As espécies *J. curcas*, *J. gossypifolia* e *J. podagrida* apresentaram 24%,15% e 15% de ácidos graxos saturados, sendo 0,26%, 0,60%, 0,26% de ácido aracdônico, e 43,9%, 15,9%, 14,6% de ácido oleico, respectivamente (Raina & Gaikwad, 1987; Teixeira, 1987).

Das raízes de *J. divica* foram isolados betassitosterol, jatrofolona B, citalitriona e riolozatriona (Villarreal et al., 1988).

Das cascas da raiz de *J. grossidentata* foram isolados jatrogrossidiona, 2-epijatrogrossidiona, caniojana e 1,11-bisepicaniojana (Jakupovic et al., 1988).

De *J. multifida* L. foi isolado de seu látex a albaditina, um decapeptídeo cíclico a multifidol e o glucosídeo multifidol (Kosasi et al., 1989a e 1989c).

Das folhas de *J. elbae*, *J. malacophylla*, *J. tlalcozotitlanensis* e *J. galvani* foram caracterizadas as presenças de alcaloides, flavonoides, terpenos, esteroides e glicosídeos.

Saponinas foram detectadas apenas em *J. galvani* (Guevara et al., 1990).

Dos rizomas de *J. elliptica* foi isolado como constituinte majoritária do óleo a d-selinina (Brum et al., 1997).

Da espécie *J. podagrica* foram isolados vários esteroides e flavonoides, citral, timol e carvacrol (Odebiyi, 1985), e um alcaloide denominado tetrametilpirazina (TMPZ), que apresentou atividade bloqueadora da junção neuromuscular e hipotensora (Ojewole & Odebiyi, 1980 e 1981), antibroncoconstritora e antiarrítmica (Ojewole, 1983; Ojewole & Odebiyi, 1984) e antibacteriana (Odebiyi, 1980). E do seu látex foram isolados peptídeos cíclicos podaciclina A e B (Van den Berg et al., 1996).

De *J. macrorhiza* isolaram-se compostos triterpenoides com atividade antitumoral (Torrance et al., 1977), assim como os diterpenoides de *J. gossypifolia.*

Mabea

Do látex do caule de *M. excelsa* foi isolado um diterpeno ingenana (Brooks et al., 1990), e dos frutos de *M. fistulifera* foi detectado um naringenina coumaroil glucosídeo (Garcez et al., 1997).

Phyllanthus

Das várias espécies do gênero *Phyllanthus*, a mais estudada é a *P. niruri*, da qual foram isolados alcaloides, flavonoides, terpenos, diterpenos, triterpenoides (Joshi et al., 1986; Petchnaree et al., 1986; Yunes et al., 1988; Singh et al., 1989a e 1989b; Hassarajani & Mulchandani, 1990; Singh et al., 1991), lignanas (Satyanarayana et al., 1988; Anjaneyulu et al., 1986), neolignanas (Satyanarayana et al., 1988; Singh et al., 1989; Anjaneyuly et al., 1986) e vários outros compostos (Singh et al., 1986; Ahmad et al., 1981).

Há revisões acerca desse gênero devido à diversidade de espécies existentes (Unander et al., 1991). Alcaloides foram isolados das folhas da *P. niruroides, P. discoideus, P. simplex, P. amarus* e *P. virgatus* (Babady-Bila et al., 1996; Mensah et al., 1988; Houghton et al., 1996; Huang et al., 1996; Negi et al., 1988).

De *P. klotzchianus* foi isolado o orcinol (Kuster et al., 1996), enquanto em *P. sellowianus* foram detectadas as presenças de 7-hidroxiflavanona, ácido clorogênico, ácido cafeico, levulose, sacarose, glucose e galactose (Hnatzyszyn et al., 1995), hidroxiflavanona, cumarinas, como sofraxidina e escopoletina (Hnatyszyn et al., 1996) e do alcaloide filantimida (Tempesta et al., 1988).

De *P. myrtifolius*, inúmeras lignanas filamiricinas e os filamiricosídeos que aumentam a atividade da transcriptase reversa HIV-1 foram descritos (Lee, C. D. et al., 1996).

De *P. emblica* L. foi determinado o conteúdo de ácido ascórbico, ácido múcico e ácido gálico (Basa & Srinivasulu, 1987; Lu et al., 1988; Li et al., 1996), além de taninos (Zang, Z. et al., 1997).

Em *P. peviana* foi descrita a presença de ácidos graxos no fruto e sementes (Aslanov et al., 1995) e de carboidratos ésteres do ácido cinâmico (Latza et al., 1996), além do alcaloide fisoperuvina (Hiroya et al., 1995). De *P. minima* foi isolada a fisalina L (Kawai et al., 1996).

Das raízes de *P. alkekengi* var. *francheti* foram obtidos cicloheptano, calisteginas (Asano et al., 1996) e fisalinas (Makino et al., 1995a), estas últimas também presentes em *P. angulata* (Makino et al., 1995b).

De *P. flexuosus* foram isolados triterpenos, olenadienóis, n-alcanos, n-alcanóis, fitosteróis e ácido tricadênico (Tanaka & Mastunaga, 1988; Tanaka et al., 1988a; Tanaka & Matsunaga, 1989; Tanaka et al., 1988b).

Em *P. acuminatus* foi descrita uma lignana com atividade citostática denominada filantostatina A.

Dados farmacológicos dos gêneros

Croton

A desidrocrotonina isolada das cascas de *C. cajucara* apresentou atividade anti-inflamatória, antinociceptiva (Carvalho et al., 1996) antitumoral (Grynberg et al., 1999), antidiabética (Silva et al., 2001), antiestrogênica (Luma Costa et al., 1999) e antiulcerogênica (Souza Brito et al., 1998; Hiruma-Lima et al., 1999a), e o extrato hidroalcoólico das folhas apresentou atividade hipolipidêmica em ratos (Farias et al., 1996c). Das cascas dessa espécie já foram comprovadas as atividades hipoglicemiante (Cavalcante, 1988; Farias et al., 1997 e 1996a), hipocolesterolêmica (Martins et al., 1993; Farias et al., 1996b), depressora do SNC (Hiruma-Lima, 1996), analgésica, anti-inflamatória, antiedermatogênica (Campos et al., 2002; Bighetti et al., 1998) e teratogênica (Crisostomo et al., 1998).

Apesar de a desidrocrotonina não ter apresentado efeito citotóxico (Agner et al., 2001), estudos de toxicidade subcrônica com a desidrocrotonina alertam para o desenvolvimento de distúrbios hepáticos em ratos, com o uso prolongado (Rodriguez et al., 1999). Além da desidrocrotonina a atividade antiulcerôgenica foi atribuída também a crotonina, presente nos casos de *C. cajucara* (Hiruma-Lima et al., 2002a). O óleo essencial obtido de suas cascas apresentou atividade anti-inflamatória, antinociceptiva (Bighetti et al., 1999) atóxica e excelente efeito cicatrizante e antiulcerogênica (Hiruma-Lima et al., 1999b, 2000a e 2002b).

Em outras espécies desse gênero foram verificadas inúmeras atividades farmacológicas. Propriedade antineoplásica potente foi determinada utilizando-se extratos de *C. mucronofolius* (Moraes Filho & Fonteles, 1982). Atividade antibiótica contra inúmeras bactérias e fungos foi determinada com extratos de *C. rangelianus* (Lima et al., 1988a), *C. campestris* (Lima et al., 1988b) e substâncias isoladas de *C. lacciferus* (Bandara & Wimalasiri, 1988), *C. sonderianus* (Craveiro & Silveira, 1982), C. *rhamnifolius* (Silveira et al., 1986). Foram verificadas ainda atividades laxativas com *C. macrostachys* (Mazzant et al., 1987) e *C. penduliflorus* (Asuku, 1987); antiulcerogênica de *C. subtyratus* (Kitazawa et al., 1980); hipotensora de *C. glabelus* (Novoa et al., 1985; Luz Paredes et al., 1985) e *C. penduliflorus* (Anika & Shetty, 1983); inseticida de *C. lacciferus* (Ratnayake et al., 1988) e *C. tiglium* (Deshmukh & Borle, 1975); anestésica local, tranquilizante, anticonvulsivante e analgésica de *C. zehnteri* (Albuquerque et al., 1980; Batatinha et al., 1988; Costa, C. M. C. et al., 1984), entre outras.

Das sementes de *C. tiglium* foram isoladas duas toxinas crotina I e II. A DL_{50}, para crotina I foi de 0,45 mg/kg e 2,23 mg/kg para crotina II. A crotina II também apresentou forte atividade inibitória sobre a síntese proteica em ribossomo (Chen et al., 1993; Chen & Pan, 1993; Tang et al., 1994).

Sangue de dragão é um látex viscoso de coloração vermelha obtido de espécies de *Croton*, mais comumente de *C. lechleri, C. draconoides* e *C. erythrochilus*. Ensaios *in vitro* indicaram que o látex não estimula a proliferação celular (Pieters et al., 1993). A propriedade cicatrizante de *Croton* sp (sangue de dragão) foi testada com seus constituintes isolados: o alcaloide taspina, a ligana 3',4-O-dimetilcedrusina e uma proantocianidina. Ao final, pôde-se concluir que o poder cicatrizante da planta se dá pelas proantocianidinas que estimularam a contração do ferimento e formação de proteínas cicatrizantes (Pieters, 1992; Pieters et al., 1995).

Das raízes de *C. sonderianus* foram isolados vários diterpenos acídicos, que apresentaram atividade antimicrobiana (McChesney et al., 1991a e 1991b). Atividade antimicrobiana também foi encontrada no óleo essencial de *C. nardus* (Lemos et al., 1992).

As folhas secas de *C. tonkinensis* contêm 0,32% de alcaloides e 2,78% de flavonoides. Os alcaloides das folhas foram estudados quanto à sua atividade antimalárica. Ao final dos experimentos, os alcaloides de *C. tonkinensis* reduziram significativamente a infecção de camundongos com *P. berghei* (Be & Truong, 1991).

A fração anticâncer ativa foi isolada da mistura aquosa de *Croton tiglium* e *Coptis japonica*. Essa possui isoguanosina, berberina e outros alcaloides desse grupo. A mistura foi citotóxica em todas as linhagens de células tumorais testadas (Kim et al., 1994a e 1994b). Foi avaliado também o efeito antitumoral de alcaloide de *Croton* e da cisplatina sobre a membrana celular de eritrócitos humanos (Xy et al., 1995).

De *C. macrostachys* foram isolados cropóxido, lupeol, betulina e ácidos graxos. A cropóxido possui atividade antitumoral contra carcinoma de pulmão de Lewis e carcinossarcoma de Walker (Addae-Mensah et al., 1992a).

O extrato etanólico bruto das folhas de *C. campestris* também apresentou atividade relaxante da musculatura lisa em diversas preparações farmacológicas, e a fração responsável pela atividade relaxante é a fração de alcaloides totais (Ribeiro Prata et al., 1993).

C. lechleri foi testado em ensaios *in vitro* para avaliar sua propriedade citotóxica, antibacteriana e cicatrizante. Ao final, pôde-se constatar que a planta não apresentou atividade citotóxica e a atividade antibacteriana constatada foi atribuída aos compostos fenólicos e diterpenos existentes na planta. O efeito de *C. lechleri* sobre a proliferação das células endoteliais foi pouco significativo (Chen et al., 1994).

Do óleo essencial de *C. zehntneri* foram extraídos os constituintes majoritários anetol e estragol. Tanto o óleo essencial quanto o anetol e o estragol foram estudados em preparação de músculo isolado de rato. Todos os três compostos bloquearam a contração induzida por estimulação nervosa. Os resultados sugerem que tanto o óleo essencial como o anetol e o estragol

Plantas medicinais na Amazônia e na Mata Atlântica

possam ter dois sítios de ação na fibra muscular: na membrana pós-juncional, pelo bloqueio da transmissão neuromuscular, e no retículo sarcoplasmático, pelo aumento da concentração de cálcio (Albuquerque et al., 1995).

O óleo de *C. zehntneri* também foi capaz de alterar parâmetros comportamentais, tanto na prova do campo aberto, diminuindo o comportamento exploratório e a locomoção, como também diminuindo os episódios de convulsões induzidas por pentilenotetrazol (Batatinha et al., 1995).

Do látex de *C. lechleri* foi isolada grande quantidade de proantocianidinas, que apresentaram atividade antiviral (Tempesta, 1992; Ubillas et al., 1994).

Os extratos da sementes de *C. tiglium* foram testadas *in vitro* e apresentaram efeito inibitório contra protease HIV (Ma et al., 1994).

Do extrato clorofórmico das raízes de *C. aromaticum* foram isolados ácidos ciperenoico e (-)-hardwíquico, que apresentaram atividade inseticida (Bandara et al., 1990) o óleo de *C. eluteria* é usado como atrativo de insetos (Tokumoto et al., 1992), e um inseticida de plantas foi preparado a partir de *C. tiglium* (Fan et al., 1993).

De *Croton palanostigma* foi isolada uma substância citotóxica, o alcaloide taspina (Itokawa et al., 1991a).

Jatropha

Das sementes de *J. curcas* foram isolados ésteres forbálicos promotores de tumores (Horiuchi et al., 1987; Hirota et al., 1988), e detentores de atividade moluscicida contra *Biomphalaria glabrata* (Liu et al., 1997) e *Schistosoma mansoni* e *S. haematobium* (Rug & Ruppel, 2000). Do látex de *J. curcas* foi isolada uma enzima proteolítica, a curcaína (Nath & Dutta, 1988, 1989 e 1991). Um alto grau de toxicidade em ratos foi encontrado nas sementes de *J. curcas*. Uma análise química das sementes revela a existência de um alto grau de conteúdo proteico (26,7%) além de aminoácidos essenciais e lipídios (57,9%) (Liberalino et al., 1988). Das sementes de *J. curcas* foram isoladas três proteínas que apresentaram efeito tóxico potente em camundongos com DL_{50} de 6,39 mg pela via i.p. (Huang et al., 1991). Das sementes de *J. curcas* também foi purificada e caracterizada uma hemaglutinina (Asseleih et al., 1989). Atividades larvicida (Karmegam et al., 1997) antidiarreica (Mujumdar et al., 2000); antiplasmodial (Kohler et al., 2002) e hemostática (Kone-Bamba et al., 1987) também foram caracterizadas em *J. curcas*.

O látex de *J. multifida*, usado tradicionalmente para o tratamento de feridas infecciosas, apresenta constituintes anticomplementos do soro humano (Kosasi et al., 1989c) e atividade antibacteriana (Aiyelaagbe, 2001). O óleo das sementes de *J. multifida* é utilizado como cosmético de pele e cabelos (Furuse et al., 1997).

De *J. zeyheri* foi isolada a jaherina, um diterpeno que possui atividade antimicrobiana (Dekker et al., 1987b). Esta mesma atividade foi observada em *J. gaumeri* (Sanchez-Medino et al., 2001).

Das raízes de *J. elliptica* foram caracterizadas as atividades anti-inflamatória, espasmolítica (Trebien et al., 1987) e tóxica (Brum et al., 1996; Santos et al., 1998). Dessa espécie foi isolada a jatrofona, que é moluscicida (Santos & Sant'Ana, 2000) responsável pela atividade antitumoral (Pessoa et al., 1994), antiespasmódica (Silva et al., 1992), inibidora da agregação plaquetária (Dutra et al., 1992a, 1992b e 1996), das contrações de preparações de músculo liso e cardíaco de maneira concentração dependente (Calixto & Santana, 1990; Dutra et al., 1996). Esse efeito da jatrofona pode ser decorrente tanto da etapa intracelular de transdução dos sinais como da mobilização dos níveis de cálcio intra e/ou extracelular (Dutra, F. J. et al., 1996).

A *J. gossypifolia* apresentou atividades espasmolítica (Fontenele et al., 1993), atóxica e anti-hipotensora (Paes et al., 1996). Mas o extrato metanólico dos seus frutos não foi capaz de apresentar atividade moluscicida, apesar de sua utilização tradicional (Adewunmi & Marquis, 1987).

De *J. cilliata* foram isolados iso-orientina e orientina, que apresentaram componentes ansiolíticos e fraxetina com efeito analgésico (Okuyama et al., 1996). As folhas de *J. curcas* foram ativas na intercalação de DNA (Gupta, M. P. et al., 1996). De *J. grossidentata* foi isolada a jatrogrossidiona, e de *J. isabellii* foi isolada a jatrofona, as quais apresentaram atividade leishmanicida e tripanossomicida (Schmeda-Hirschmann et al., 1996).

De *J. curcas* foram isoladas curcusonas A e C, que apresentaram efeito citotóxico e promoveram hipertermia (Picha et al., 1996).

A atividade moluscicida foi também derivada na espécie *J. glauca* (Al-Zanbagi et al., 2000).

Phyllanthus

Diversas espécies do gênero *Phyllanthus* apresentaram efeito analgésico (Santos et al., 2000).

Existem relatos da atividade diurética (Ribeiro et al., 1984) do extrato hidroalcoólico das folhas de *P. corcovadensis*, porém o mesmo tipo de extrato não foi capaz de promover a diurese em outro artigo (Gorski et al., 1992). De *P. corcovadensis* existem diversos relatos de sua atividade analgésica (Di Stasi et al., 1985 e 1986b; Gorski et al., 1992; Santos et al., 1993; Ribeiro et al., 1984; Di Stasi, 1987), que foi atribuída aos compostos estigmasterol, campesterol e fitosterol (Santos et al., 1994), obtidos da fração hexânica das partes aéreas do Quebra-pedra (*Phyllanthus corcovadensis*).

Na espécie *P. niruri* foram determinadas atividades de redução no crescimento de cálculos renais (Melo et al., 1988), anti-hepatotóxicas (Syamasundar et al., 1985) e contra hepatite do tipo B (Venkateswaran et al., 1987). O extrato etanólico dessa espécie apresentou atividade inibitória sobre a aldose reductase, e o ácido elágico mostrou-se seis vezes mais potente que a quercitrina (Ueno, 1988; Shimizu et al., 1989). Além disso, a geranina foi ativa em inibir a atividade diante da enzima conversora de angiotensina (Ueno et al., 1988). Do extrato metanólico das folhas dessa planta foi isolado o nirurisídeo, que não foi capaz de proteger as células contra uma infecção aguda de HIV (Qian-Cutrone et al., 1996). Foram também isolados dessa espécie antagonistas não peptídicos da endotelina, denominados filantina e fipofilantina e nirtetralina (Hussain et al., 1995). O extrato alcaloide de *P. niruri* demonstrou atividade relaxante do músculo liso do trato urinário e biliar, o que leva pesquisadores a supor uma maior facilidade de expulsão de cálculos renais e vesiculares. A atividade anti-hepatotóxica dessa espécie foi atribuída a dois compostos chamados de filantina e fipofilantina (Syamasundar, 1985). Além disso, essa planta demonstrou atividades analgésica (Santos et al., 1995), diurética, hipotensiva e hipoglicemiante (Srividya, 1995).

O extrato hidroalcoólico de *P. urinaria* promoveu resposta contrátil em traqueia isolada de cobaia (Paulino et al., 1996a), mas promoveu efeito relaxante em traqueia isolada de cobaia contraída por carbacol (Paulino et al., 1996b) e resposta contrátil na bexiga urinária de cobaia *in vitro* (Dias et al., 1995).

Do extrato etanólico dos caules e folhas de *P. sellowianus* foram isolados elagitaninos identificados como furosina e geranina. Por meio de modelos *in vivo* foram caracterizadas as atividades antinociceptivas dos extratos de *P. niruri* e *P. urinaria* (Santos et al., 1995). Em ensaios *in vivo* foram observados mecanismos envolvidos com a atividade antinociceptiva (Miguel et al., 1996). Foram caracterizadas, de *P. urinaria*, propriedades antivirais do éster metílico do ácido dehidroquebúlico e ácido metil brevifolincarboxílico, que apresentaram atividade inibitória sobre o crescimento do vírus HSV-1 (Zuo et al., 1994).

Foi isolado de *P. sellowianus* um alcaloide com atividade antibacteriana (Cechinel-Filho et al., 1995); das folhas e caules foram isoladas xantoxilinas que apresentaram atividade antifúngica (Lima et al., 1995), e o extrato diclorometano inibiu a função de neutrófilos (Paya et al., 1996). Seu extrato aquoso administrado oralmente durante três semanas provocou a diminuição dos níveis de glicose em ratos diabéticos (Hnatyszyn et al., 1997). De *P. fraternus* foram isolados flavonoides que apresentam atividade hipoglicemiante oral em ratos tratados com aloxana (Hukeri et al., 1988).

De *P. emblica* foi detectada a atividade antioxidante (Zhang et al., 1996), e o extrato dos frutos foi avaliado quanto ao efeito protetor contra clastogenicidade induzida por sais de chumbo e alumínio (Dhir et al., 1990; Roy et al., 1991). De *P. matsumurae* foram isolados compostos polifenólicos como geranina, corilagina, ácido brevifolincarboxílico, ácido elágico, ácido gálico e ácido protocatecoico. A corilagina e outros flavonoides apresentaram atividade anticarcer *in vivo* e *in vitro* (Chen & Ren, 1997a e 1997b).

O extrato de *P. amarus* apresentou atividade potente no tratamento do vírus da hepatite B (Lee et al., 1996). Foi caracterizada a presença das lignanas filantina e hipofilantina, caracterizadas como responsáveis pela atividade hepatoprotetora (Deb & Mandal, 1996; Sane et al., 1997).

De *P. caroliniensis* foram isolados fitosteróis, quercetina, ácido gálico e geraniina e flavonoides responsáveis pela atividade antinociceptiva (Filho et al., 1996).

O extrato aquoso dos frutos de *P. alkekengi* foi capaz de modular a atividade aminopeptidase da pituitária e do hipotálamo basomedial (Vessal et al., 1996). O extrato dos seus frutos possui antagonistas de estrogênio (Vessal & Yazdanian, 1995).

Dados toxicológicos dos gêneros

Jatropha

Essa espécie é muito importante pelos efeitos tóxicos que produz. O óleo de suas sementes induz ao aparecimento de tumores de pele (Horiuchi et al., 1987) e provoca náuseas, vômitos e diarreias em crianças (Joubert et al., 1984). A presença de um complexo-lipoide nas sementes é considerada responsável pela dermatite causada. Os glicosídeos da casca dessa semente possuem ação depressora sobre os sistemas respiratório e cardiovascular, e ação estimulante da musculatura lisa. Efeitos como redução no tempo de protrombina, coagulação e aumento no tempo de sangria foram verificados com o uso da polpa da semente. Ações simpatomimética e hipotensora foram determinadas com administração de jatrofona (Schvartsman, 1979). Quadros de hemorragia anal, diarreia, redução no consumo de água, desidratação e morte são sinais de envenenamento por *J. curcas* em ratos, cabras e carneiros (Abdu-Aguye et al., 1986; Ahmed & Adam, 1979). Hemorragias internas em diversos órgãos, podendo causar a morte em humanos, foram verificadas por Ahmed & Adam (1979). A sintomatologia após o consumo é caracterizada por dor abdominal, náuseas, vômitos e diarreia. Em casos graves ocorrem espasmos musculares, distúrbios respiratórios e eletrocardiográficos, hipotensão e desidratação. Torpor, hiporreflexia e coma podem ser consequência dos distúrbios hidroeletrolíticos (Schvartsman, 1979). Existem registros de intoxição em crianças de *J. mutifida* (Levin et al., 2000).

Croton

As espécies do gênero *Croton* também merecem cuidados quanto à sua utilização, uma vez que existem diversos relatos de citotoxicidade para diferentes espécies do gênero (Mongelli et al., 1995; Pieters et al., 1993; Porros et al., 1993; Itokawa et al., 1991c). Um caso típico foi relatado para a espécie *Croton cajucara*, amplamente utilizada sob a forma de chá no combate ao colesterol e em regimes de emagrecimento. Como consequência de seu uso crônico, diversos casos de hepatite foram registrados confirmando portanto os resultados de Bighetti (1999b); Rodrigues (1999) e Rodrigues & Haum

(1999), nos quais são descritas as atividades citotóxicas e hepatotóxicas desta planta. Já foram isoladas também substâncias carcinogênicas de *C. tiglium* (Bauer et al., 1983; Pieters & Vlietinck, 1986).

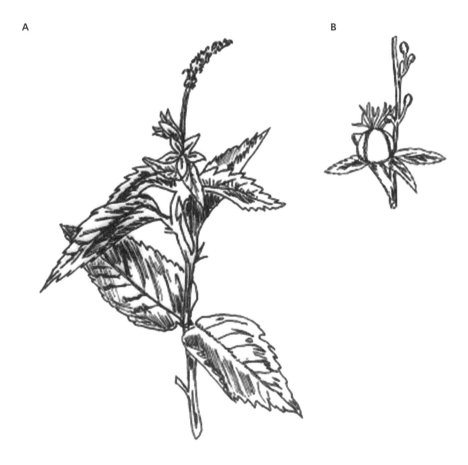

FIGURA 13.1 – *Croton cajucara*: a) detalhe do ramo com flores e b) flor (redesenhado por Di Stasi a partir de Gemtchujnikov em Joly, 1998) (Banco de imagens – Lafit-Botu).

Plantas medicinais na Amazônia e na Mata Atlântica

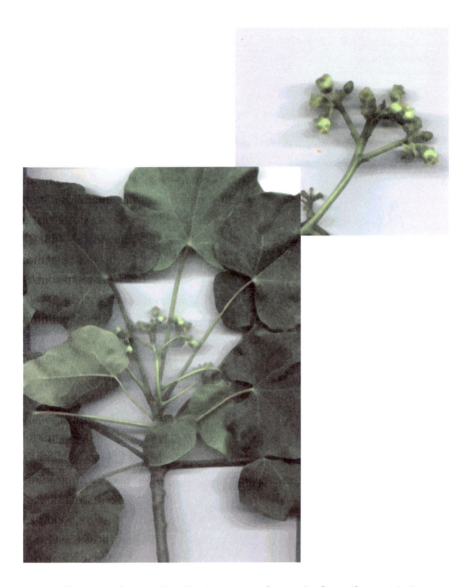

FIGURA 13.2 – *Jatropha curcas*. Detalhe do ramo com flores e das flores (fotos originais por Hiruma-Lima).

Parte II – Dicotiledonae medicinais na Amazôniae na Mata Atlântica

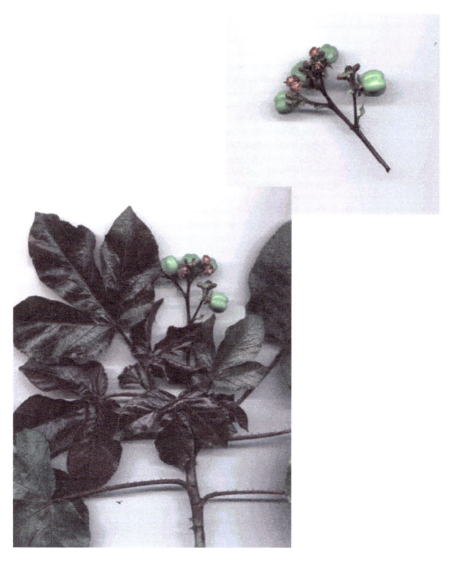

FIGURA 13.3 – *Jatropha gossypifolia*. Detalhe do ramo com flores e frutos e detalhe das flores e frutos (fotos originais, Hiruma-Lima).

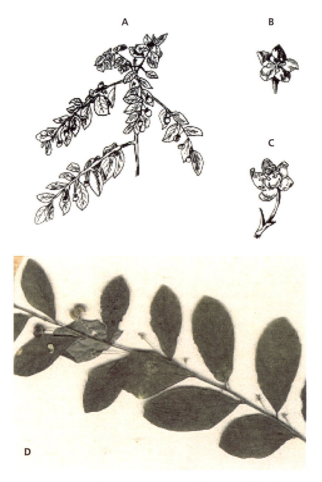

FIGURA 13.4 – *Phyllanthus corcovadensis*: a) aspecto geral do ramo; b) flor feminina; c) flor masculina (redesenhado por Di Stasi a partir de Gemtchujnikov em Joly, 1998); d) escanerata do ramo com folhas e flores (Banco de imagens – LaFit-Botu).

14
Guttiferales medicinais

C. A. Hiruma-Lima
L. C. Di Stasi

Introdução

A ordem Guttiferales inclui as famílias Guttiferae (também denominadas Clusiaceae), e Elatinaceae. No Brasil ocorrem várias espécies da família Clusiaceae, algumas delas de valor medicinal.

A família Clusiaceae foi descrita por Antonie Laurent de Jussieu e compreende aproximadamente 1.370 espécies, dentro de 45 gêneros de ocorrência em regiões tropicais (Mabberley, 1997). No Brasil ocorrem 21 gêneros, com aproximadamente 131 espécies de ampla distribuição por todo o território (Barrozo, 1978). É composta por árvores, arbustos ou ervas, sendo raramente descritas epífitas. Os gêneros são distribuídos em três subfamílias, destacando-se inúmeros com importância medicinal no Brasil, como *Hypericum* e *Vismia* (Hypericoideae), *Clusia*, *Calophyllum* e *Garcinia* (Calophylloideae) e *Kielmeyera* (Bonnetioideae). Destacam-se nesses gêneros importantes espécies econômicas para a produção de madeiras, gomas, pigmentos, óleos essenciais e resinas.

Espécies medicinais

Vismia japurensis Reich.

Nomes populares

A espécie é conhecida na região amazônica como Lacre. Em outras regiões, como Picharrinha, Pau-de-lacre e Purga-de-vento.

Dados botânicos

A espécie é uma árvore que atinge de 9 a 11 m de altura e possui uma copa larga e densa. O tronco ereto possui casca grossa; as folhas são simples, pecioladas, coriáceas, opostas e com borda inteira; inflorescências em panículas terminais com flores branco-amareladas e fruto do tipo baga. Trata-se de uma espécie semidecídua, com ocorrência em formações secundárias, sendo facilmente cultivada. O gênero inclui aproximadamente 35 espécies, com distribuição restrita à América tropical, e algumas na África; a maioria é fornecedora de resinas, e várias têm valor medicinal. No Brasil, a espécie mais conhecida é a *Vismia brasiliensis*, também chamada de Lacre. O nome do gênero *Vismia*, descrito por Domingos Vandelli, foi dedicado a Visme, comerciante de Lisboa que se dedicava à Botânica.

Dados da medicina tradicional

Na região amazônica, o látex é usado topicamente no tratamento de impetigo. Não houve registro de espécies medicinais dessa família no levantamento realizado na Mata Atlântica.

Dados químicos do gênero

Nas folhas e caules de *V. martiana* foi observada a presença de sitosterol, damaradienol, ácido betúlico, friedelina, euxantona, ácido crisofânico, damagascina, madagascina, vismiaquinona A-C (Nagem & Faria, 1990). Em *V. guianensis* foi detectada a presença de dois compostos fenólicos: a vismiona e a ferruginina (Pasqua et al., 1995; Moracelli et al., 1997). Xantonas e antraquinonas (Bilia et al., 2000) e benzofenonas e benzocumarinas (Seo et al., 2000). Das raízes de *V. guaramirangae* foram isoladas xantonas e xantolignoides (Delle Monache et al., 1983), 2-isorenilemodina e 5,5'-dimetoxisesamina (Camele et al., 1982). Em *V. micrantha* foram isolados xantonas, flavonoides e triterpenoides (Nagem & Ferreira, 1993), e em *V. cayennensis*, benzofenonas (Fuller et al., 1999) em *V. magnoliaefolia*, vários triterpenos, como a friedelina.

Dados farmacológicos do gênero

De *Vismia* cf. *japurensis* Rich., conhecido popularmente como Lacre, não foram observados sinais de toxicidade em bovinos até a dose de 10 g/kg, p.o. da planta fresca (Tokarnia et al., 1979). De *Vismia caynnensis*, vulgarmente chamada de Pichirina, foi estudado um extrato etanólico dos frutos verdes que promoveu uma atividade depressora do Sistema Nervoso Central. Foram realizados testes de toxicidade com o fruto do *Vismia reichardtiana*, popularmente chamado de Lacre ou Picharinha. Neles observou-se inexistência de efeito mutagênico ou citotóxico (Borges et al., 1994). Os extratos hidroalcoólicos, clorofórmicos e hexânicos apresentaram atividade imunodepressora e supressora de IgM (Guerra & Souza, 1995). Porém, as antraquinonas isoladas do fruto apresentaram atividade imunoativante (Pinto Jr. et al., 1996). O extrato etanólico da folhas, indicado para dermatofilose, apresentou atividade hipotensora (Prazeres et al., 1996). De *Vismia guineensis* foi isolado vismiona o H com potencial atividade antimalarial (Francois et al., 1999).

15
Primulales medicinais

L. C. Di Stasi
C. A. Hiruma-Lima

Introdução

A ordem Primulales compreende apenas três famílias botânicas: Primulaceae, Theophrastaceae e Myrsinaceae, das quais se destacam espécies medicinais na família Myrsinaceae, descrita por Robert Brown. Nessa família ocorrem 33 gêneros, nos quais se distribuem 1.225 espécies tropicais e raramente em climas temperados, sendo a maioria árvores, arbustos e lianas, e poucas espécies herbáceas (Mabberley, 1997). Os principais gêneros com espécies medicinais são *Embelia*, *Rapania* e *Cybianthus*. Descrevemos a citação de uma única espécie do gênero *Cybianthus*, ainda não identificada completamente, mas aqui referida dada a sua importância como medicamento para os índios tenharins.

Espécies medicinais

Cybianthus sp.

Nomes populares

A espécie é chamada pelos índios tenharins de Moitini-nhopoã. Não foram encontrados sinônimos para ela.

Dados botânicos

Pequeno arbusto com canais secretores na forma de pontes ou estrias nas folhas, ramos, flores e frutos; folhas alternas, inteiras, sem estípulas; flores pequenas, actinomorfas, diclamídeas, reunidas em inflorescências axilares, curtas, dispostas em racemos; androceu com cinco estames opostos às pétalas; ovário súpero, bicarpelar e unilocular com óvulos unisseriados (Figura 15.1). O nome do gênero *Cybianthus* vem do grego *kybos* = "cubo", e *anthos* = "flor"; referindo-se à forma radial e tetrâmera da corola. O gênero foi descrito por Carl Friedrich Philip von Martius e inclui aproximadamente 150 espécies de clima tropical.

Dados da medicina tradicional

Os índios tenharins utilizam o chá das folhas contra veneno de cobra. Observação: Não foram encontrados estudos sobre plantas deste gênero.

Plantas medicinais na Amazônia e na Mata Atlântica

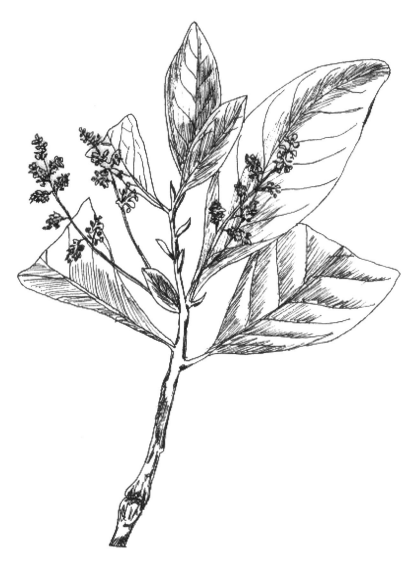

FIGURA 15.1 – *Cybianthus* sp. Ramo florido (redesenhado por Di Stasi a partir de Martius) (Banco de imagens – Lafit-Botu).

16
Capparidales medicinais

C. A. Hiruma-Lima
L. C. Di Stasi

A ordem Capparidales inclui treze famílias com pequena distribuição no Brasil, onde se encontram mais facilmente inúmeras espécies das famílias Capparidaceae e várias outras cultivadas da família Brassicaceae. Essa ordem possui pequena importância como fonte de espécies medicinais; no entanto, uma espécie da família Capparidaceae foi referida em uma das regiões de estudo e é descrita a seguir. Da família Brassicaceae foram referidas duas espécies medicinais de uso na região do Vale do Ribeira, *Brassica nigra* (Mostarda) e *Nasturtium officinale* (Agrião), ambas cultivadas ou obtidas no comércio local.

A espécie *Brassica nigra* reúne diversas aplicações na medicina tradicional do Vale do Ribeira, incluindo o uso interno do macerado em água da semente para o tratamento de inflamações e o uso tópico das sementes cruas e frescas contra inflamações, além de seu consumo como condimento.

Para a espécie *Nasturtium officinale,* a população do Vale do Ribeira refere o uso do xarope das folhas, assim como a infusão das partes aéreas contra tosses, gripes e bronquites, enquanto a decocção das folhas e talos é usada contra bronquites, anemia e distúrbios da tireoide. Na região amazônica, essas espécies não foram referidas como medicinais, apesar de seu amplo uso em todo o mundo.

Considerando que essas duas espécies são amplamente usadas e comercializadas em todo o mundo, e amplamente conhecidas e descritas em inúmeros livros e estudos, optamos apenas por referi-las como medicinais de uso comum na região do Vale do Ribeira.

Espécies medicinais da família Capparidaceae

Introdução

A família Capparaceae ou Capparidaceae (Dicotyledonae), descrita por Antoine Laurent de Jussieu, tem aproximadamente 39 gêneros e 650 espécies, espalhadas nas regiões tropicais (Mabberley, 1997); no Brasil ocorrem apenas nove gêneros e aproximadamente 45 espécies, com seus representantes incluindo ervas, arbustos ou pequenas árvores; raramente são descritas lianas (Barrozo, 1978). Os principais gêneros são *Cleome*, *Capparia* e *Maerua*, e a espécie *Cleome latifolia*, descrita a seguir, tem valor medicinal na região amazônica.

Espécies medicinais

Cleome latifolia Vahl.

Nomes populares

A espécie é conhecida na região amazônica com o nome de Muçambé ou Mussambé.

Dados botânicos

A espécie é um arbusto bastante espinhento e ramificado, que atinge até 1,5 m de altura; possui folhas compostas com 5 a 7 folíolos; inflorescências terminais bastante vistosas, com muitas flores rosas e bonitas, que justificam seu uso como ornamental. O gênero *Cleome* inclui aproximadamente 150 espécies tropicais, das quais um número muito pequeno (seis) é usado como medicinal (Mabberley, 1997). Várias espécies desse gênero, incluindo a *Cleome latifolia*, são cultivadas e usadas como ornamentais. Essa espécie é facilmente cultivada em todo o Brasil a pleno sol e muito usada ao longo de cercas.

Dados da medicina tradicional

Na região amazônica, a infusão da planta toda é usada internamente como analgésico e antitérmico.

Dados químicos

Do gênero *Cleome* foram isolados flavonoides (Sharaf et al., 1997) e glicinebetaína, a única betaína descoberta em espécies do gênero *Cleome* (McLean et al., 1996). De *C. brachycarpa* foi isolado o triterpenoide cleocarpone (Ahmad et al., 1990), um trinortriterpenoide dilactona, a diacetoxibraquiicarpona, além do cabralealactona e do ácido ursólico (Ahmad & Alvi, 1986). De *C. droserifolia* foram isolados os flavonoides quercetina-3--O-glucosil-7-O-ramnosídeo, isorhamnetina-3-O-glucosil-7-O-ramnosídeo, kaempferol, 3,7-di-O-ramnosídeo e 3-O-glucosil-7-O-ramnosídeo (Yang et al., 1990), um flavonol, a isoramnetina 3,7-di-O-ramnosídeo (0,0075%), os flavonoides artemetina (0,0013%), bonanzina (0,0025%), kaempferitrina (0,03%) e isorhamnetina e 3-O-neo-hesperidosídeo (0,06%) (El-Din et al., 1987). Das sementes de *C. viscosa* foram isolados cleomiscosinas (Kumar et al., 1988) e um diterpeno macrocíclico, o ácido cleomaldeico (Jente et al., 1990); e das partes aéreas de *C. amblyocarpa* foram isolados cleoamblinol A (Ahmed et al., 1997) e triterpenos (Harraz et al., 1995).

Dados farmacológicos

De *Cleome africana* foram isolados esteroides triterpenoides que apresentaram atividade antitumoral (Nagaya et al., 1997a) e citotóxica (Nagaya et al., 1997b). O extrato metanólico da planta toda de *C. viscosa* apresentou um efeito inotrópico sob os batimentos espontâneos *in vitro*. Foram isolados o stigmast-4-en-6b-ol-3-ona e stigmast-4-en-3,6-diona como as substâncias inotrópicas que aumentaram a amplitude do batimento cardíaco pela inibição da atividade Na^+-K^+ ATPase (Huang et al., 1995). De *C. arabica* foi isolado flavonol que apresentou atividade anti-inflamatória comparável ao do diclofenaco em ratos (Selloum et al., 1995a) e antioxidante (Selloum et al., 1995b). A espécie *Cleome brachycarpa* foi testada quanto à sua atividade sobre a musculatura lisa intestinal (Tanira et al., 1996). No extrato etanólico das raízes de *Cleome* sp, popularmente conhecido como Mussambé, foi detectada a atividade espasmolítica (Barros et al., 1970). A mesma atividade foi observada em *Cleome spinosa*, além de antiagregadora plaquetária (Medeiros et al., 1993; Lemos et al., 1992).

A propriedade antibacteriana foi constatada em *C. viscosa* (Samy et al., 1999), *C. Chrysantha* (Hashem & Wahba, 2000) e *C. gynandro psis* Samy et al., 1999). A espécie *C. droserifolia* apresentou atividade hipoglicemiante e hipocolesterolêmico (Nicola et al., 1996).

Seção 4
Rosidae medicinais na Amazônia e na Mata Atlântica

17
Rosales medicinais

L. C. Di Stasi
C. A. Hiruma-Lima

A ordem Rosales inclui 22 distintas famílias botânicas, com inúmeras espécies medicinais. No Brasil só ocorrem representantes das famílias Cunoniaceae, Pittosporaceae, Crassulaceae, Saxifragaceae, Rosaceae e Chrysobalanaceae (Barrozo, 1978), e muitas das espécies da família Crassulaceae e Rosaceae são amplamente cultivadas como alimentares ou ornamentais. Várias espécies dessa ordem são medicinais, destacando-se em Crassulaceae as plantas do gênero *Kalanchoe*, e de Rosaceae, espécies dos gêneros *Spiraea*, *Rubus* e *Prunus*. Em Rosaceae também são encontrados os principais exemplos de espécies cultivadas e usadas como alimentares e ornamentais.

Na região amazônica, das espécies medicinais dessa ordem foi referida apenas uma da família Chrysobalanaceae, a qual foi identificada apenas até o gênero. No entanto, a espécie descrita a seguir tem uso disseminado e generalizado na região de estudo, sendo raro o informante que não conheça ou não cite a planta como medicinal. Na Mata Atlântica foi referido o uso de uma espécie cultivada da família das Rosaceae amplamente consumida como alimento, a qual descrevemos a seguir. Não apresentamos uma revisão geral dessa espécie ou desse gênero, em razão do uso prioritário da planta como frutífera.

Espécies medicinais da família Chrysobalanaceae

Introdução

A família Chrysobalanaceae inclui aproximadamente dezessete gêneros, com cerca de 460 espécies tropicais, incluindo árvores e herbáceas. É considerada por muitos autores uma subfamília das Rosaceae e, segundo Barrozo (1978), o centro de dispersão dessa família é a Amazônia, onde ocorrem 120 espécies, distribuídas em seis gêneros encontrados no Brasil. Os principais gêneros dessa família são *Licania*, *Chrysobalanus* e *Hirtella*, incluindo este último uma das espécies mais usadas e conhecidas na região de estudo.

Espécies medicinais

Hirtella sp.

Nomes populares

A espécie é conhecida na região amazônica como Marapuama. Não foram encontrados sinônimos populares para ela.

Dados botânicos

Árvore de pequeno porte; folhas simples, inteiras, alternas, estipuladas, peninérveas, flores pequenas, cíclicas, zigomorfas, diclamídias, sépalas e pétalas livres, cálice gamossépalo com cinco lacínios, corola com cinco pétalas, ovário unilocular; fruto do tipo drupa, com semente sem endosperma e sulcos longitudinais (Figura 17.1). O nome do gênero *Hirtella* descrito por Carl Linnaeus deriva de *hirtus*, referindo-se ao tipo de pilosidade, e inclui aproximadamente 103 espécies tropicais, encontradas especialmente nas Américas e algumas na África, muitas delas usadas para a produção de carvão.

Dados da medicina tradicional

A raiz da planta, ralada, preparada com aguardente ou vinho branco e ingerida por seis dias consecutivos em jejum, é utilizada como afrodisíaco. A população distingue a planta em duas: com raiz pivotante que deve ser usada pelos homens, e raiz bifurcada para as mulheres; também se utiliza o chá contra reumatismo.

Observações: Não foram encontrados dados na literatura sobre espécies desse gênero, no que se refere à farmacologia, toxicologia e química.

Espécies medicinais da família Rosaceae

Introdução

A família Rosaceae, descrita por Antoine Laurent de Jussieu, compreende 95 gêneros, com aproximadamente 1.825 espécies subcosmopolitas, encontradas em climas temperados, e inúmeras em climas subtropicais e tropicais. Normalmente são árvores de pequeno porte, arbustos e ervas (Mabberley, 1997). Os principais gêneros estão distribuídos em quatro subfamílias:

- Spiraeoideae, com destaque para o gênero *Spiraea*, da histórica *Spiraea ulmaria*, da qual foi isolado o ácido salicílico; a partir deste se sintetizou o ácido acetilsalicílico, a famosa aspirina, primeira substância a ser comercializada como medicamento, aliás um dos mais consumidos em todo o mundo;
- Rosoideae, com destaque para os gêneros *Rubus*, *Potentila*, *Agrimonia* e *Fragaria*;
- Maloideae, que inclui, entre outros, os gêneros *Crataegus* e *Malus*; e
- Prunoideae, do gênero *Prunus*, que inclui a espécie aqui descrita e referida como medicinal.

No Brasil há poucas espécies, a maioria nos gêneros *Prunus*, *Rubus* e *Quijala*, e outros gêneros normalmente de espécies cultivadas como ornamentais, como é o caso das espécies do gênero *Rosa*, ou frutíferas, como a

Maçã (*Malus*), Pera (*Pirus*), Marmelo (*Cydonia*), Morango (*Fragaria*), Grose-lha e Moranguinho (*Rubus*), Pêssego, Ameixa, Damasco, Cereja, Abricó e outras do gênero *Prunus* (Joly, 1998).

Espécies medicinais

Prunus domestica L.

Nomes populares

Na Mata Atlântica, assim como em várias regiões do país, a planta é chamada popularmente de Ameixa ou Ameixeira.

Dados botânicos

A planta é uma árvore de pequeno porte, com folhas alternas, lan-ceoladas, de margem serrada, ásperas; flores vistosas brancas, solitárias e/ou geminadas, dispostas em fascículos do tipo umbela; fruto do tipo dru-pa, comestível e saboroso, de cor roxo-escura ou amarelo-ouro, carnoso, pendente, doce e com uma única semente, dependendo da variedade, que existe em grande número. Espécie de grande valor econômico pela delícia de seus frutos e pela ampla ocorrência e cultivo na Europa e também no Brasil. O gênero *Prunus* descrito por Carl Linnaeus inclui aproximadamente duzentas espécies, a maioria de climas temperados e raramente encontradas espontaneamente em climas tropicais, onde algumas têm sido aclimatadas e cultivadas em áreas de climas mais amenos. O nome do gênero corresponde a "ameixa", em latim.

Dados da medicina tradicional

Na região da Mata Atlântica, a decocção das folhas é usada contra dores, especialmente de cabeça, e contra diarreias, enquanto o banho preparado com as folhas é indicado como anti-inflamatório. A infusão da casca do tronco é usada contra dores de barriga e diarreia, e a infusão dos frutos, contra distúrbios hepáticos e dores de barriga. O suco preparado com água e sementes é usado para lavar os olhos quando irritados.

Corrêa (1984) refere que os frutos são laxativos quando ingeridos em grande quantidade.

Dados Químicos e Farmacológicos do Gênero *Prunus*

À espécie *Prunus domestica* têm sido atribuídas as propriedades antioxidantes (Kayano et al., 2002; Nakatani et al., 2000), laxante cardiotônica e preventiva na osteoporose (Stacewicz-Sapuntzakis et al., 2001). Estas propriedades têm sido atribuídas à presença de flavonoides (Stacewicz-Sapuntzakis et al., 2001). De *Prunus avium* foi constatada a presença de monoterpinos (Rapparini et al., 2001).

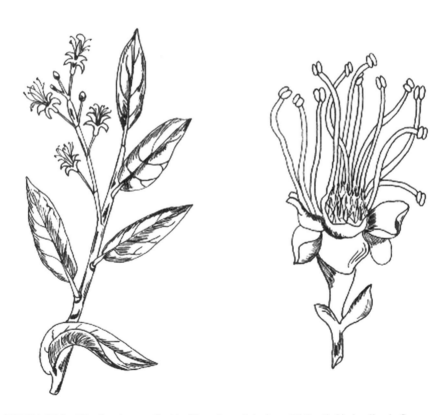

FIGURA 17.1 – *Hirtella*: a) ramo florido (desenho original por Di Stasi); b) detalhe da flor (redesenhado por Di Stasi a partir de Barroso, 1978) (Banco de imagens – Lafit-Botu).

18
Fabales medicinais

L. C. Di Stasi
E. M. Guimarães
C. M. Santos
C. A. Hiruma-Lima
A. R. M. Souza-Brito

A ordem Fabales inclui a família Leguminosae, que é uma das maiores e mais importantes famílias botânicas, visto o grande número de espécies vegetais e a sua importância como fonte de produtos alimentares, medicinais, ornamentais, madeireiras e outras espécies úteis de grande valor econômico.

A família Leguminosae originalmente descrita por Antoine Laurent de Jussieu inclui 642 gêneros, nos quais estão distribuídas dezoito mil espécies cosmopolitas, incluindo árvores, arbustos, lianas e ervas. Compreende três subfamílias, muitas vezes tratadas individualmente como famílias botânicas distintas, dependendo do arranjo sistemático adotado.

De acordo com o arranjo de Kubitzki a partir do sistema de Cronquist (Mabberley, 1997), tem-se a divisão nas seguintes subfamílias:

- Caesalpinioideae (Leguminosae I) ou família Caesalpiniaceae;
- Mimosoideae (Leguminosae II) ou família Mimosaceae; e
- Papilionoideae (Leguminosae III) ou família Fabaceae.

Espécies medicinais da família Caesalpiniaceae

Introdução

A família Caesalpiniaceae (Dicotyledonae), também denominada subfamília Caesalpinioideae (Subfamília I) da família Leguminosae descrita originalmente por Antoine Laurent de Jussieu e redefinida em 1983 por Leslie Watson e M. J. Dalwits, pertence à ordem Fabales e subclasse Rosidae (Mabberley, 1997). As espécies dessa família estão distribuídas em quatro tribos, conforme indicado a seguir para os principais gêneros:

- Caesalpinieae, que inclui o gênero *Caesalpinia*, no qual estão distribuídas inúmeras espécies medicinais com uso em inúmeros países, das quais se destacam as espécies *C. bonduc, C. bonducella, C. sapan* e *C. pulcherrima*. No Brasil destaca-se o conhecido Pau-ferro (*Caesalpinia ferrea*);

- Cassieae, que inclui os gêneros *Cassia, Dialium* e *Senna*, todos contendo várias espécies de valor medicinal, amplamente usadas e comercializadas como medicamentos, dentre as quais *C. senna, C. angustifolia* e *C. occidentalis*;

- Cercideae, que inclui o gênero *Bauhinia*, no qual se pode referir a conhecida Pata-de-vaca (*Bauhinia forficata*), espécie vegetal com grande utilização medicinal em todo o território brasileiro;

- Detarieae, que inclui o gênero *Copaifera*, onde se encontra a famosa Copaíba encontrada no Norte e Nordeste do país, de onde se extrai um importante óleo com grande valor na indústria.

No levantamento etnofarmacológico realizado na região amazônica foram referidas cinco espécies medicinais, a saber: *Caesalpinia ferrea, Caesalpinia pulcherrima, Cassia multijuga, Cassia occidentalis* e *Cassia reticulata*, ao passo que no levantamento realizado na região do Vale do Ribeira foram citadas como medicinais as espécies *Bauhinia forficata, Cassia occidentalis, Hymenaea courbaryl* e outras espécies do gênero *Hymenaea*, as quais descrevemos a seguir.

Espécies medicinais

Bauhinia forficata Link.

Nomes populares

Na região da Mata Atlântica, assim como em quase todo o Brasil, a espécie é chamada de Pata-de-vaca ou Unha-de-vaca, dadas as características morfológicas de suas folhas. Outras denominações comuns são Casco-de--vaca, Mororó, Pata-de-boi e Unha-de-boi.

Dados botânicos

A planta é uma espécie arbórea com até 10 m de altura, bastante espinhosa, tronco tortuoso ou ereto; folhas glabras, divididas a partir da metade e atingindo até 12 cm, sempre com acúleos e seus dois ápices; flores intensamente brancas, vistosas (Figura 18.1). É uma planta decídua, heliófita, com grande abundância na Mata Atlântica, onde ocorre em áreas úmidas, raramente dentro das florestas, mas especialmente nas encostas e formações secundárias. A espécie fornece madeira leve, usada para produção de carvão e caixotes. É amplamente utilizada como ornamental, mas por causa de seus espinhos é substituída por outras espécies do mesmo gênero. Por ser de rápido crescimento, é recomendada para recuperação de áreas degradadas. O gênero *Bauhinia* foi descrito por Carl Linnaeus e inclui aproximadamente trezentas espécies pantropicais, algumas arbóreas e outras lianas.

Dados da medicina tradicional

Na região da Mata Atlântica, a infusão das folhas é amplamente referida como diurético, hipoglicemiante e contra hipertensão e dores nas costas, os mesmos usos atribuídos à decocção das folhas.

Caesalpinia ferrea Mart.

Nomes populares

A espécie é denominada, na região amazônica, Jucá, mas conhecida em todo o Brasil como Pau-ferro ou Pau-ferro verdadeiro, além dos nomes indígenas Ibirá-obi, Imirá-itá, Muirá-obi e Muiré-itá.

Dados botânicos

Árvore de grande porte, com tronco liso e cerne duro, podendo chegar a 15 m de altura; folhas bipinadas com folíolos oblongos, ovalados ou obovais; flores diclamídeas, hermafroditas, com corola de quatro pétalas subiguais e uma quinta superior, séssil, ultrapassando o cálice gamossépalo; dez estames, ovário séssil e pubescente com 10 a 12 óvulos; fruto levemente estipitado, quase reto (Figura 18.2). A espécie é heliófita, com característica de mata pluvial com ampla dispersão. São muito comuns duas variedades: a *C. ferrea* var. *ferrea* e a *C. ferrea* var. *leiostachya*. O nome do gênero *Caesalpinia* descrito por Carl Linnaeus é uma homenagem a Andrea Caesalpino, botânico italiano. A madeira da espécie é muito usada na construção civil, além de largamente empregada como espécie ornamental, especialmente de ruas e avenidas.

Dados da medicina tradicional

Na região amazônica, várias são as utilizações medicinais dessa espécie. Suas folhas, na forma de decocto, são utilizadas externamente e no local contra hemorroidas, enquanto o uso interno dessa decocção é indicado contra amebíase e problemas hepáticos, além de ser empregado como fortificante para crianças. O sumo das folhas é usado internamente para problemas cardíacos. A infusão conjunta das folhas e frutos é útil para tratar inflamações do fígado e tuberculose, enquanto a decocção da casca é usada internamente como antidisentérico. O preparado da casca com um litro de água e um quilo de açúcar, aquecido até formar um xarope, é utilizado contra asma e bronquite. A infusão conjunta da raspa da casca com folhas de manga é útil como antigripal e antitussígeno, ao passo que o preparado de casca de jucá, casca de jatobá, folhas de manga, açúcar e água, após aquecimento, é utilizado como anticatarral. A vagem crua é útil contra tosse, inflamações do fígado e baço, bem como contra desarranjo menstrual e problemas renais e pulmonares.

Na região da Mata Atlântica, a infusão das folhas da espécie é usada contra problemas respiratórios, especialmente bronquites, além do uso comum contra gripes, resfriados e tosses.

Outros usos medicinais dessa espécie são referidos por vários autores, tais como o das raízes como febrífugos e antidiarreicos; do fruto com propriedades béquicas e antidiabéticas; da casca como desobstruente e da madeira como anticatarral e contra feridas (Corrêa, 1984). No Piauí, a espécie também é utilizada contra feridas e contusões (Emperaire, 1982), e em Alagoas, contra tosse crônica, asma e como cicatrizante (Campelo, 1982).

Caesalpinia pulcherrima (L.) Sw.

Nomes populares

A espécie é denominada, na região, Chagueira ou Barba-de-barata. Em outras localidades do país, também é chamada de Flor-de-pavão, Baio-de--estudante, Flor-do-paraíso, Flamboyanzinho e Poinciana-anã.

Dados botânicos

A espécie é um arbusto bastante lenhoso e com espinhos fracos e pouco numerosos; folhas compostas, bipinadas, com folíolos ovado--oblongos, glabros; flores grandes e vistosas, vermelhas e amarelas e roxo--alaranjadas com estames longos; frutos do tipo vagem bivalve e lenhosos, com até 10 cm de comprimento. Espécie muito usada como ornamental, sobretudo como cerca viva, pois floresce quase ininterruptamente. Considerada de origem antilhana, tem distribuição das Guianas até o Rio de Janeiro (Corrêa, 1984).

Dados da medicina tradicional

Na região amazônica, a decocção das raízes é usada como antitérmico, enquanto o macerado das cascas em água fria é empregado, internamente, como emenagogo e abortivo e, externamente, no alívio de dores causadas por contusões e para diminuir a febre. A decocção das flores é utilizada contra dores de dente, febre e como purgativo, quando em grandes doses.

Segundo Corrêa (1984), a raiz é acre, amarga, tendo propriedades tônicas, febrífugas e venenosas; a casca é considerada emenagoga e, em doses elevadas, abortiva; as folhas e flores são usadas como tônicos, febrífugos, excitantes, odontálgicos, purgativos, emenagogos e indicadas contra as anginas e qualquer inflamação da garganta e catarro pulmonar.

Cassia multijuga Rich.

Nomes populares

As espécie é denominada pelos índios tenharins Topeiuia, mas também é conhecida na região amazônica e no Brasil como Canafístula e Aleluia. Em outros locais do país, é chamada de Pau-cigarra e Caquera.

Dados botânicos

Árvore de pequeno porte, atingindo até 10 m de altura; casca lisa e cinzenta; folhas pinadas, estipuladas, compostas de inúmeros pares de folíolos (20 a 40) peciolados, obtusos no ápice e com base irregular; as flores amarelas são reunidas em racemos dispostos em panículas terminais múltiplas; o fruto é do tipo vagem reta, largo e achatado (Figura 18.3). A espécie ocorre em todo o Brasil, sendo uma planta decídua no inverno, heliófita e pioneira, com rara ocorrência dentro de florestas. A espécie reúne usos econômicos como fornecimento de madeira para produção de caixotes leves, brinquedos, lenha e carvão, além de ornamental, pela beleza da planta na época de floração. O nome do gênero *Cassia*, descrito também por Carl Linnaeus, deriva do grego *Kasia*, dado à falsa canela.

Dados da medicina tradicional

As folhas da espécie são usadas pelos índios tenharins como sedativo para crianças, passando-se o ramo no rosto como se fosse um benzimento.

Cassia occidentalis L.

Nomes populares

Na região amazônica e na Mata Atlântica, assim como em outras regiões do país, a espécie é conhecida principalmente como Fedegoso. Outras denominações são Folha-de-pajé, Ibixuma, Lava-pratos, Lava-prados, Majerioba, Manjerioba, Rioba, Mata-pasto, Tararucu, Maioba, Mamangá, Fedegoso-verdadeiro e Fedegosa.

Dados botânicos

Arbusto glabro de até 2 m de altura, com caule lenhoso na base, ramos quase cilíndricos; folhas alternas, paripenadas com ráquis comprida, estipulada e com glândulas na base, composta de folíolos apicais (quatro a seis pares), curto-peciolados, verde-escuros em ambas as faces; flores grandes, amarelas, dispostas; racemos axilares; androceu com seis estames e três estaminódios curtos; gineceu com ovário piloso; frutos do tipo vagem glabra, achatados; sementes cilíndricas achatadas (Figura 18.4). A espécie é anual e floresce na época de chuvas; no Brasil é espontânea nas pastagens, beiras de estradas e próximo a culturas.

Dados da medicina tradicional

Na região amazônica, a semente torrada ou na forma de decocção é utilizada no tratamento de anemias e contra doenças do fígado e baço; o sumo das folhas é usado topicamente em locais com coceira e na cura de micoses. A infusão das folhas também é utilizada contra a malária.

Na região da Mata Atlântica, a infusão das raízes é usada contra dores de barriga, gripes, febre, infecções gerais, distúrbios hepáticos e do estômago e como diurético, enquanto o macerado da raiz em aguardente de cana é usado como diurético e contra infecções gerais.

Segundo Emperaire (1982), no Piauí a infusão do caule, das folhas e da raiz é utilizada durante a menstruação. Em Minas Gerais, é indicada popularmente como antitérmico, laxativo, diurético e colagogo (Gavilanes et al., 1982) e no tratamento de dores de cabeça, resfriado e diarreia (Grandi et al., 1982). No Rio Grande do Sul, é utilizada contra doenças do fígado, estômago, rins e bexiga (Simões et al., 1986). No Peru, as raízes são consideradas diuréticas, e a decocção é indicada para baixar a febre (Soukup, 1970). Na Amazônia peruana, as sementes, preparadas como o café, são utilizadas contra asma, e a infusão das flores contra bronquite (Rutter, 1990). Na Índia, a raiz triturada é utilizada para epilepsia, reumatismo, mordida de escorpião, tinha e hemorroidas. No Panamá, o chá das folhas é usado para cólicas estomacais e a trituração dessa mesma parte vegetal, na forma de cataplasma, como anti-inflamatório e, internamente, como vermífugo (Nagaraju et al., 1990). No Brasil, as raízes são consideradas um tônico, febrífugo e diurético, mas também são utilizadas contra tuberculose, anemia, doenças hepáticas e como reconstituinte em doenças e fraquezas em geral (Coimbra, 1994). Além disso, as folhas e as raízes são usadas contra gonorreia, desordens do trato urinário, hidrópisia e dismenorreia (Dennis, 1988). Os índios misquitos da Nicarágua usam a decocção da planta fresca para dores em geral, dores menstruais e uterinas, e para constipações em bebês (Gupta et al., 1979). A espécie *C. occidentalis* tem uma longa história de uso pelos indígenas e indianas para febre, malária, problemas hepáticos, sarna e doenças de pele (Bardhan et al., 1985).

Corrêa (1984) relata o uso dessa espécie como antídoto de venenos e como abortiva enérgica, no combate de febre palustre e doenças hepáticas, sendo o suco utilizado no alívio da dor causada por queimaduras; as folhas são usadas no combate a doenças cutâneas e ainda como diaforético, febrífugo, sudorífico, diurético, emenagogo, purgativo, na asma, nos desarranjos menstruais, inflamações nos olhos, reumatismo, doenças venéreas, erisipela e tuberculose.

Cassia reticulata Willd.

Nomes populares

A espécie é conhecida na região amazônica com os nomes de Pé-de--são-joão e Dartrial. Em outras localidades do país, como Mata-olho.

Dados botânicos

É um arbusto com caule lenhoso na porção inferior; folhas compostas, alternas e pilosas, contendo glândulas e estípulas coriáceas persistentes e folíolos oblongos, glabros na porção superior e pilosos na porção inferior; flores amarelas reunidas em racemos longos e repletos de flores; os frutos são vagens delgadas, negras, com 6 a 15 cm de comprimento. A espécie também é comumente usada como ornamental e habita sobretudo nas margens dos rios.

Dados da medicina tradicional

Na região amazônica, a decocção das raízes dessa planta é empregada no controle de problemas menstruais, como antitérmico e diurético, enquanto a infusão da planta toda é usada internamente no alívio de sintomas após picada de cobra. A infusão de folhas é empregada externamente para problemas de pele.

A planta é usada na medicina de San Salvador também como laxativo, purgativo e contra enfermidades renais (Guerrero, 1994).

Hymenaea courbaryl L.

Nomes populares

No Vale do Ribeira, a espécie é conhecida como Jatobá, nome dado à planta em quase todo o Brasil. Também é chamada de Jatobá-mirim, Jatobazeiro, Jutaí-açu, Abati-tambaí, Algarobo, Jataí, Jutaí, Jatobá-de--anta, Jatobá-de-porco, Jatobá-roxo, Jutaí-café, Jutaí-peba, Jutaí-do-campo, Olho-de-boi, entre outros.

Dados botânicos

A planta é uma árvore com até 20 m de altura, tronco ereto e ramos glabros; folhas compostas contendo dois folíolos brilhantes, lisos, ápices acuminados, base assimétrica; flores brancas vistosas, dispostas em cimeiras terminais; fruto doce, farinhento e comestível, com casca dura, marrom, brilhante, com até

15 cm de comprimento. É uma espécie semidecídua, com florescimento entre outubro e dezembro, sendo usada na arborização de parques e jardins, além de cultivada em pomares para consumo de seus frutos. A casca serve para curtume e fornece fibras para cordoaria, enquanto a madeira é usada na construção civil. O nome do gênero deriva do grego *hymen*, o deus da união, em alusão aos dois folíolos. O gênero descrito por Carl Linnaeus compreende dezesseis espécies tropicais de ocorrência nas Américas e na África.

Dados da medicina tradicional

Na região da Mata Atlântica, a infusão das folhas é usada internamente contra bronquites, especialmente em crianças, enquanto o xarope da casca do caule, além do uso contra bronquite, é eficaz contra tosses. O macerado das folhas em aguardente é usado contra bronquites e asma e como estimulante do apetite. A infusão da casca é usada como tônico para crianças, e o fruto ainda é comestível e amplamente consumido na região do Vale do Ribeira. A espécie não foi referida nem encontrada na região amazônica.

Corrêa (1984) refere que a casca serve como adstringente, vermífugo, sedativo e peitoral, e a seiva é excelente tônico para crianças, estimulando a digestão e fortificando o organismo.

Dados químicos dos gêneros

Bauhinia

As espécies *Bauhinia variegata* e *B. purpurea* possuem flavonas glicosiladas (Yadava & Reddy, 2001; Yadava & Tripathi, 2000) e os flavonoides kaempferol, quercitrina e miricitrina foram obtidos de *B. microstachya* (Meyre–Silva et al., 2001) e betassistosterol e kaempferotrina foram isolados de *B. forticata* (da Silva et al., 2000).

Caesalpinia

O extrato benzênico de *C. ferrea* forneceu sitosterol, ácidos palmítico e octacosanoico, enquanto o extrato alcoólico forneceu galato de etila, ácidos gálico e elágico (Santos & Sant'Ana, 1985). Das sementes de *Caesalpinia ferrea* foram isolados os aminoácidos: ácido 2-amino-3-(3-carboxifenil) propanoico, ácido 2-amino-4-etilidenepentanedioico, ácido 2-amino-4-metilidenepentanedioico e ácido 2-amino-4-metilpentanedioico (Watson & Fowden, 1973).

De *Caesalpinia pulcherrima* foram isolados: homoisoflavanona, a 8-metoxibonducelina (Parmar et al., 1987) e pulcherriminas A, B, C e D (Patil et al., 1997). De diferentes partes de *C. pulcherrima* foram também isolados produtos naturais alifáticos (ácido decanedioico) (Awasthi & Misra, 1977), ácido 3,4,5-trihidroxibenzoico (Rao et al., 1978) e 2,6-dimetoxi-1,4--benzoquinona (McPherson et al., 1983). Foram isolados os flavonoides: rutina, miricetina, quercetina (Rao et al., 1978), cianina, leucodelfinidina, quercimeritrina (Awasthi & Misra, 1977), bonducelina, pulcherimina, 8-metoxibonducelina, 6-metoxipulcherrimina (McPherson et al., 1983), cianidina e miricitrina (Forsyth & Simmonds, 1954). Das cascas e raízes de *C. pulcherrima* foram isolados os terpenoides caesalina, lupeol, 6β-cinamoiloxi--5α, 7β-vouacapenediol, 8,9,11,14-didehidro-5α-vouacapenol, pulcheralpina e 5-vouacapenol (Che et al., 1986) além do esteroide β-sitosterol (Varshney & Pal, 1978); e dos ácidos 2-amino-4-metilenepentanedioico e 2-amino-4--metilpentanodioico (Watson & Fowden, 1973) e furanoditerpenoides (Ragasa et al., 2002).

De *Caesalpinia bolducella* foram isolados os furanoditerpenos caesalpina A e F (Pascoe et al., 1986; Peter et al., 1997a), neocaesalpinas A e B (Kinoshita et al., 1996), bonducelpina A, B, C e D (Peter et al., 1997b), bondenolídeo, alfa-amirina, beta-amirina, lup-20(29)-en-3betaol, acetato de lup-20 (29)-en--3betail, os esteróis betassitosterol e betassitosteril galactosídeo (Ahmad et al., 1997). Das sementes de *C. bolducella* foram isolados trinta diferentes ácidos graxos (Shameel et al., 1997).

Da madeira de *C. sappan* foram isolados octacosanol, betassitosterol, taraxerol (Yadava & Nigam, 1987), 4,4'-di-hidroxi-2'-metoxichalcona, 8-metoxibonducelina, quercetina, ramnetina e ombuína (Namikoshi et al., 1987a), 3'-O-metilsappanol, 3'-O-metilepisappanol, 3'-O-metilbrazilin, sapanol, episapanol, 3'-deoxisapanol, brazilina (Namikoshi et al., 1987b; Kim et al., 1997), protosapina (Namikoshi et al., 1987c), 4-O-metilsapanol, 4-O-metilepisapanol, sapanona B, 3-deoxisapanona B e 3'-deoxisapanona B (Namikoshi et al., 1987e).

Das raízes de *C. major* foram isoladas caesaldekarinas A-E. (Kitagawa et al., 1996) e de *C. crista* foi isolado (+)-ononitol (Shi et al., 1988).

Dos frutos de *C. spinosa* foram extraídos ácido gálico (Reategui Gonzalez & Nakasone Rivadeneyra, 1988) e altas concentrações de taninos (Garro Galves et al., 1997).

Da madeira de *C. japonica* foram isolados 3'-deoxi-4-O-metilsapanol, sapanol, episapanol, 4-O-metilsapanol, 4-O-metilepisapanol, sapanonas a e b, sapachalcona, 3-deoxisapanchalcona, isoliquiritigenina, buteína, brasilina e protosapaninas A, B e C (Namikoshi et al., 1987d).

Das sementes de *C. leiostachya* foram isolados polissacarídeos como galactomanana e xilogucana (Lima, M. M. S. et al., 1996).

A composição de ácidos graxos das sementes de *C. caladenia* e *C. pumila* foi analisada, sendo predominantemente de ácido linoleico e oleico (Ortega--Nieblas et al., 1996).

Foram isolados alcaloides de *C. digyna* (Mahato et al., 1983); iso-flavanoides de *C. japonica* (Namikoshi et al., 1987f), *C. sappan* (Namikoshi & Tamotsu, 1987; Namikoshi et al., 1987a); glicosídeos de *C. sappan* (Nigan et al., 1977); ácidos linoleico e palmítico de *C. dicopetala* (Chowdhury et al., 1986); vários compostos aromáticos de *C. sappan* (Saitoh et al., 1986; Fuke et al., 1985).

Foi realizado um estudo comparativo da composição de flavonoides e ácidos graxos das sementes de *Caesalpinia velutina*, *C. platyloba*, *C. cacalaco* e *C. hintoni* (Contreras et al., 1995).

Cassia

Da espécie *C. multijuga* foram isolados derivados antraquinônicos (Singh, 1981), glicosídeos (Singh, 1982), sitosterol, sitosterona, ácido esteárico e pinitol (Fernandes et al., 1977).

Na espécie *C. reticulata*, estudos fitoquímicos demonstram a presença de alcaloides, taninos, glicosídeos cardiotônicos, saponinas, triterpenos e sesquiterpenolactonas (Guerrero, 1994).

Do Fedegoso, a espécie *C. occidentalis*, isolaram-se 1,8-di-hidroxi-antraquinona (Costa, 1986) e outros derivados antraquinônicos (Tiwardi & Singh, 1977; Kitanaka et al., 1985), além de xantonas (Wader & Kudav,

1987; Telange et al., 1977) e os ácidos cáprico, mirístico, palmítico, esteárico e oleico (Alencar et al., 1985). Foram isolados das sementes de C. *occidentalis* ácidos graxos e esteróis (Miralles & Gaydou, 1986), triglicerídeos (Zaka et al., 1988a), ácidos monoenoico, dienoico e trienoico (Zaka et al., 1986), além do ácido graxo ceto(Z)-7-oxo-11-octadecenoico (Daulatabad et al., 1996). Da raiz de C. *occidentalis* foram isolados pinselina, 1,7-di-hidroxi-3--metilxantona, 1,8-di-hidroxiantraquinona (Wader & Kudav, 1987), bis (tetra-hidro) antraceno, occidentalol-1, occidentalol-2, crisofanol, emodina, pinselina, questina, germicrisona, metilgermitorosona e singueanol-I (Kitanaka & Takido, 1989). Das superfícies das folhas de C. *occidentalis* foram isolados hidrocarbonetos (Majumdar et al., 1987). Das sementes de C. *occidentalis* também foram avaliados conteúdo de óleo, carotenoides e tocoferóis durante o desenvolvimento das sementes (Zaka et al., 1987, 1988b). A concentração de compostos fenólicos totais foi estimada em folhas e caules de C. *occidentalis* de diferentes estágios de desenvolvimento (Ambasta et al., 1990).

O gênero *Cassia* tem sido amplamente estudado do ponto de vista químico, e sua descrição fitoquímica permite verificar as potencialidades de estudo de outras de suas espécies como fontes de novas substâncias químicas.

De C. *marginata* foram isolados derivados antraquinônicos das folhas (Duggal & Misra, 1982) e das raízes (Singh & Singh, 1987), além de flavonas (Gupta et al., 1989a).

Das folhas de C. *roxburghii* foram isolados derivados antraquinônicos (Ashok & Sarma, 1985), enquanto das vagens foram isolados crisofanol, roxburguina, ácido tereftálico e (-)-epiafzelequina (Reddy et al., 1990). Da madeira foram isolados betassitosterol, crisofanol, roxburguinol e um novo estilbeno, roxburguina (Ashok & Sarma, 1987).

De C. *senna* foram isolados derivados antraquinônicos (Lemli & Curvele, 1978).

Das sementes de C. *hirsuta* foram isolados triterpenoides e biantraquinona (Singh & Singh, 1986; Singh, J. & Singh, J., 1987).

De C. *renigera* foram isolados derivados antraquinônicos (Tiwardi & Richards, 1979), alfa- e beta-amirina, betassitosterol e betulina (Zafar et al., 1989).

Das raízes de *C. torosa* foram isoladas as estruturas de tetraidroantracenos diméricos torosa I e II, que apresentaram atividade inibitória do crescimento de células KB (Kitanaka & Takido, 1990). Das sementes foi isolado o di-hidroeleuterinol (Kitanaka et al., 1990), e das folhas, uma C--glicosilflavona (Kitanaka et al., 1989). Também foram isolados vários outros derivados antraquinônicos (Pal et al., 1977).

De *C. tora* foram isolados crisoobtusina e os aminoácidos cistina, gama--hidroxiarginina e ácido aspártico (Upadhyaya & Singh, 1986), flavonas, antraquinonas (Zhang et al., 1987) e emodina (Yang & Wang, 1997).

De *C. acutifolia* foram isolados derivados antraquinônicos (Kalashnikova et al., 1985), flavonoides (Wassel & Baghdadi, 1979).

De *C. obtusifolia* foram isolados derivados antraquinônicos (Kitanaka & Takido, 1984), o senosídeo é o principal desses derivados. Dessa espécie também foram isolados os ácidos esteárico, succínico e tartárico (Matsuura et al., 1978). De *C. obtusifolia* foram também isolados obtusina, obtusifolina e estigmasterol, o aminoácido histidina (Zhang et al., 1987). Do óleo essencial foram isolados di-hidroactinidiolídeo, m-cresol, 2-hidroxi-4--metoxiacetofenona, Metil palmitato e metil oleato, além de ácido palmítico, oleico e linoleico, colesterol, estigmasterol, betassitosterol e 1,3-di--hidroxi-8-metilantraquinona (Kameoka et al., 1987; Asamizu et al., 1988). Nas sementes de *C. obtusifolia* foi detectada a presença de antraquinonas (Yasuda et al., 1988), ácido crisofânico, fisciona, obtusofolina, emodina, questina, obtusina, crisoobtusina, aurantioobtusina, polissacarídeos solúveis em água (Alam & Gupta, 1986), além da presença de betassitosterol, flavonoides (Crawford et al., 1990) e das naftopironas cassiasídeos B e C (Kitanaka & Takido, 1988).

De *C. siamea* foram isolados alcaloides e triterpenoides (Biswas & Mallik, 1986), polissacarídeos (Khare et al., 1980) e os ácidos palmítico, esteárico, oleico , linoleico, malválico, estercúlico e vernólico (Daulatabad et al., 1988).

De *C. angustifolia* foram isolados polissacarídeos (Alam & Gupta, 1986), flavonoides (Wassel & Baghdadi, 1979) e sennosídeos A e B em diferentes partes da planta (Yasmin et al., 1986; Ishida et al., 1989). O perfil fitoquímico de *C. angustifolia* não difere muito do de *C. acutifolia* quanto à presença de aminoácidos, glicosídeos, agliconas de antraquinonas e flavonoides (Upadhyaya & Singh, 1989).

De *C. grandis* foram isolados polissacarídeos (Bose & Srivastava, 1978), flavonoides (Srivastava & Gupta, 1981), ácidos estercúlico e malválico (Daulatabad et al., 1987b).

De *C. fistula* foram isolados flavonoides (Morita et al., 1977). Das vagens de *C. fistula* e das cascas de *C. javanica* foram isoladas proantocianidinas (Kashiwada et al., 1990) e foi determinada a variação sazonal do conteúdo de senosídeos das folhas de vagens de *C. fistula* (Cano Asseleih et al., 1990). De *C. fistula* também foram isolados flavonóis e glicosídeos (Gupta et al., 1989a). Das folhas de *C. fistula* foram isolados biflavanoides e triflavanoides (Morimoto et al., 1988) e antraquinonas (Ahuja et al., 1988). O óleo da semente de *C. fistula* e *C. renigera* possui ácidos vernólico, malválico, estercúlico e ácidos graxos ciclopropenoides (Daulatabad et al., 1987b; Chowdhury et al., 1987).

De *C. laevigata* foram isolados flavonoides (Tiwardi & Singh, 1978).

De *C. allata* foram caracterizados os conteúdos de proteínas, de carboidratos e ácidos graxos totais (Ukhun & Ifebigh, 1988).

As cascas do caule de *C. singueana* possuem 7-metilfisciona e cassiamina A (Mutasa et al., 1990).

O extrato das folhas de *C. javanica* apresenta nonacosano, triacontano, butirospermona, palmitato de betassitosterol, behenato de betassitosterol, ácido behênico, beta-amirina, palmitato, araquidato de betassitosterol, emodina, reína, ácido crisofânico e kaempferol (Chaudhuri & Chawla, 1987). Das cascas do caule de *C. javanica* foram isoladas antraquinonas (Singh & Singh, 1988).

Das raízes de *C. auriculata* foram isolados flavanoides glicosilados (Rai & Dasaundhi, 1990a), e do caule foram isolados procianidinas (Nopitsch-Mai et al., 1990).

De *Cassia pudibunda* foram isolados derivados naftopironas (Messana et al., 1990a) e antraquinonas (Messana et al., 1991), biantraquinonas e o alcaloide espermidina (Alemayehu et al., 1988).

Do óleo das sementes de *C. glauca* foram isolados os ácidos palmítico, esteárico, oleico, linoleico, linolênico e araquídico (Dixit & Tiwari, 1990).

Das sementes de *C. sericea* foram caracterizadas as presenças de fibras, proteínas brutas, carboidratos, aminoácidos (lisina, ácido glutâmico e aspártico, arginina, triptofano, treonina e leucina), compostos fenólicos e taninos (Ramachandra et al., 1990).

Das partes aéreas de *C. mimosoides* foram isolados n-hentriacontanol, crisofanol e antraquinonas (Mukherjee et al., 1986 e 1987).

Galactomanana foi encontrada nas sementes de *Cassia alata* (Gupta et al., 1987; Sen et al., 1987), *C. marginata* (Kumar et al., 1987), *C. sericea* (Muralikrishna et al., 1988), *Cassia javanica* (Azero et al., 1997), *C. siamea* (Khan et al., 1988), *Cassia laevigata* (Singh, R. B., 1989) e nas sementes de *C. javanica* (Singh & Jindal, 1986, 1987). Das folhas de *C. fastuosa* foram isolados os glicosídeos, senosídeos A e B e 3 agliconas (aloé emodina, emodina e rheina) (Krambeck et al., 1985).

De *C. garrettiana* foram isolados um polifenol denominado cassigarol A. (Baba et al., 1986 e 1988b) e derivados antraquinônicos (Hata et al., 1978).

Das flores de *C. spectabilis* foram isolados antraquinonas, ácido quelidônico, dimetil quelidonato e monometil quelidonato (Ashok & Sarma, 1988), além de alcaloides (Christofidis et al., 1977), betassitosterol e estigmasterol (Mulchandani & Hassarajani, 1977).

Das raízes de *C. nodosa* foram isolados glicosídeos antraquinônicos (Sinha et al., 1986).

De *C. pumila* foram isolados tetratriacontanol, di-hidroxantiletina e fisciona (Mukherjee et al., 1989a) e derivados antraquinônicos (Jain & Purohít, 1985).

De *C. didymobotrya* foram isolados e caracterizados crisofanol, fisciona, emodina, 2-methoxistipandrona, falacinol e uracila (El-Sayyad et al., 1988).

De *C. semicordata* foram isolados compostos do tipo 1,4-di-hidronaftaleno (Delle Monache et al., 1989).

A composição dos ácidos graxos de *C. holosericea* é predominantemente de ácido láurico, mirístico, palmítico, palmitoleico, estérico, oleico, linoleico, linolênico, araquídico e behênico (Khalid et al., 1989).

De *C. podocarpa* foram isoladas antraquinonas (Rai, 1988).

Das sementes de *C. ovata* foram isolados polissacarídeos solúveis em água (Kumar et al., 1990).

Dados farmacológicos dos gêneros

Bauhinia

A propalada atividade hipoglicemiante foi observada nas espécies *B. forficata* e *B. candicans* (Pepato et al., 2002; Lemus et al., 1988). Existem relatos ainda da propriedade antioxidante de *B. tarapotensis* (Braca et al., 2001) e antimolarial de *B. malabarica* e *B. guianensis* (Kittakoop et al., 2000; Munoz et al., 2000). O uso crônico de *B. purpurea* deve ser evitado por causar disfunções tireoidianas (Panda & Kar, 1999).

Caesalpinia

Estudos com extratos brutos de *C. ferrea* revelaram a presença de atividades atóxica e antiúlcera (Bacchi et al., 1995; Bacchi & Sertié, 1994) e de restrição ao fluxo coronariano por possível ação sobre a musculatura lisa dos vasos, com alterações eletrocardiográficas secundárias (Santos et al., 1986). De *C. ferrea* foram ainda caracterizadas as atividades cardiotônica (Santos W. O. et al., 1986), antimicrobiana (Cebalhos et al., 1990) Lima, E. O. et al., 1994; Amaral et al., 1998), antiedematogênica, analgésica (Carvalho, J. C. et al., 1996), anti-inflamatória (Carvalho, J. C. T. et al., 1991), anti-histamínica e antialérgica (Rossi-Ferreira, 1995; Rossi-Ferreira et al., 1996; Lopes et al., 1998), anticoagulante (Milagres et al., 1997) e hepatotóxica (Queiroz Neto et al., 1991).

Estudos mais recentes têm apontado *C. ferrea* como antitumoral (Queiroz et al., 2001; Nakamura et al., 2002a e 2002b).

A espécie *C. pulcherrima* atua sobre as interações DNA-ligante (McPherson, 1987), e os dibenzoatos diterpenos pulcherriminas A e B foram ativos na reparação de DNA de leveduras (Patil et al., 1997).

Atividade hipoglicemiante foi verificada com extratos de *C. leiostachya* (Moura et al., 1985). Extratos de *C. crista* apresentaram atividade antimicrobiana (Beloy et al., 1976) e proteínas de *C. gilliesii* produziram 70% a 80% de inibição do tumor de Walker em ratos (Montgomery et al., 1977).

Os inibidores da aldose reductase, comumente utilizados no tratamento de complicações da diabetes, contêm caesalpina P, sapanchalcona, 3-

-deoxisapanona, protosapanina A, brasilina e derivados fenólicos extraídos de *C. sappan* como ingredientes ativos (Morota et al., 1989). O extrato metanólico de *C. sappan* apresentou mais de 50% de inibição sobre a atividade da hialuronidase (Kim et al., 1995a). A brasilina isolada de *C. sappan* foi capaz de aumentar a atividade tirosinase e o conteúdo de melanina nas células B-16 (Lee & Kim, 1997). De *C. spinza* foi obtido um inibidor da formação de melanina utilizado em cosméticos (Shibata et al., 1996).

pulcherrimina

A brasilina (isolada de várias espécies de *Caesalpinia*) também foi capaz de modular a função imunológica, principalmente pelo aumento da atividade das células T em camundongos com halotano (Choi et al., 1997).

Do extrato de *Caesalpinia* foram isolados derivados benzindenopiranos, que foram utilizados no tratamento de microanginopatias e nas desordens da microcirculação (Moon, 1985). O extrato de *Caesalpinia crista* foi testado quanto à sua atividade anti-helmíntica contra *Toxocara vitulorum*, porém o tratamento em búfalos não apresentou eficácia (Sindhu et al., 1996).

Cassia

Nas folhas de *C. occidentalis* verificaram-se atividades anti-inflamatória (Sadique et al., 1987), hepatoprotetor (Jafri et al., 1999), hipotensiva, vasoconstritora, inibitória da hemólise, de relaxamento do músculo liso, de estimulante uterino (Saraf et al., 1994; Sadique et al., 1987; Feng et al., 1962), antiviral contra hepatite B (Patney et al., 1978; Sama et al., 1976) e, *in vitro*, antibacteriana, antifúngica, antiparasitária, antimalária (Gasquet et al., 1993; Schmeda-Hirschmann et al., 1992; Hussain et al., 1991; Caceres et al., 1991b) antimutagênico (Bin-Hafeez et al., 2001).

Das sementes de *C. obtusifolia* foram obtidas antraquinonas (glucocrisoobtusina, glucoobtusifolina e glucoaurantioobtusina), que apresentaram efeito antiagregador plaquetário quando estudadas com células de ratos estimuladas por ácido araquidônico, ADP e colágeno (Yun-Choi et al., 1990). As antraquinonas de *C. obtusifolia* também apresentaram atividade tóxica sobre as funções mitocondriais do músculo (Lewis & Shibamoto, 1989). Nas sementes de *C. obtusifolia* também foram detectados altos níveis de mutagenicidade em testes com linhagens de bactérias (Friedman & Henika, 1991). Estudos com as sementes de *C. obtusifolia* indicam alto grau de toxicidade quando comparados com parâmetros como tamanho do fígado e níveis de citocromo P-450 funcional (Crawford & Friedman, 1990; Crawford et al., 1990).

As folhas de dez espécies de *Cassia* da Nigéria foram estudadas quanto à sua propriedade laxante em ratos albinos machos, utilizando as folhas de *C. acutifolia* como controle positivo. As folhas de *C. podocarpa* apresentaram atividade laxante tão potente como a *C. acutifolia*. Os resultados finais indicaram que tanto *C. alata* quanto *C. podocarpa* apresentaram resultados significativos quanto à atividade laxante (Elujoba et al., 1989). O extrato a 10% das folhas de *C. fastuosa* também apresentou atividade laxante (Krambeck et al., 1985).

O extrato das folhas de *C. alata* e o kaempferol 3-O-soforosídeo foram avaliados quanto à sua atividade anti-inflamatória comparada com a fenilbutazona. Ao final dos testes foi determinado que ambos apresentaram significativa atividade anti-inflamatória (Palanichamy & Nagarajan, 1990).

De *C. garrettiana* foi isolada a 3,3',4,5'-tetra-hidroxistilbene, que apresentou intenso efeito inibitório sobre a liberação de histamina induzida por anti-IgE de basófilos humanos *in vitro* (Inamori et al., 1991). As sementes de *C. tora* possuem glicosídeos de naftopirona que apresentaram atividade anti-hepatotóxica (Wong et al., 1988 e 1989); e *C. pumila* possui antraquinonas que apresentaram atividade espasmolítica (Fatawi et al., 1986a).

A fração polissacarídica de *C. angustifolia* foi testada quanto à sua atividade antitumoral contra Sarcoma-180 de camundongos, exibindo uma taxa de 51% de inibição (Mueller et al., 1989).

Atividade antimicrobiana foi verificada com a utilização de *C. obtusifolia* (Kitanaka & Takido, 1986), *C. pudibunda* (Cavalcanti et al., 1988) e *C. garrettiana* (lnamori et al., 1984); citotóxica com extratos de *C. lugustrina* (Abhaham et al., 1979) e *C. pudibunda* (Cavalcanti et al., 1988); espasmolítica com substâncias isoladas de *C. pumila* (Fatawi et al., 1986b); purgativa dos glicosídeos de *C. angustifolia* (Nakajima et al., 1985); antitumoral com extratos de *C. fistula* (Bhardwaj & Mathur, 1979) e *C. quinquangulata* (Ogura et al., 1977) e antivirótica com extratos de *C. fistula* (Babbar et al., 1979).

Dados toxicológicos dos gêneros

Embora a semente de *C. occidentalis* seja utilizada na medicina tradicional, em muitos países, como substituta do café, estudos clínicos têm demonstrado sua toxicidade, na forma fresca, seca e/ou torrada. A ingestão de grandes quantidades dessa semente tem causado problemas de toxicidade e até mesmo de morte em vacas, cavalos e cabras. Isso pôde ser verificado em intoxicação de suínos, que apresentaram um quadro de ataxia, apatia, diarreia, dispneia, anorexia e morte após oito a doze dias da ingestão, com degeneração de músculos esquelético e cardíaco (Martins et al., 1986; Colvin et al., 1986).

Estudos realizados com *Caesalpinia ferrea* determinaram seu efeito hepatotóxico (Queiroz Neto et al., 1991). A espécie *C. pulcherrima* é considerada planta de uso perigoso, em razão dos efeitos tóxicos e abortivos de sua casca (Corrêa, 1984). *C. echinata* também apresentou toxicidade (Oliveira et al., 1998). Salienta-se que a espécie *C. ferrea*, amplamente utilizada pela população, deve ter seu uso controlado e realizado com cuidado, em razão de seus efeitos hepatotóxicos.

A administração de folhas de *C. talica* em cabras e carneiros revelou quadros de ataxia, anemia, cansaço e dores, além de lesões renais e disfunção hepática (Galal et al., 1985), enquanto um quadro de envenenamento foi verificado com *C. roenwilana* (Rowe et al., 1987). O gênero *Cassia* produz, em geral, um quadro de sintomas de tóxicos por causa da presença de glicosídeos antraquinônicos, caracterizado por náuseas, vômitos, cólicas abdominais e diarreia, acompanhado de distúrbios hidreletrolíticos em casos graves (Schvartsman, 1979). Salienta-se que as espécies desse gênero são amplamente usadas e comercializadas como laxativos, fazendo parte de uma grande série de fitoterápicos disponíveis no mercado. Seu consumo indiscriminado é perigoso, e as espécies usadas para essa finalidade devem ser consumidas com cuidado, especialmente por crianças.

Espécies medicinais da família Fabaceae

Introdução

A família Fabaceae também é classificada como subfamília Papilionoideae (Faboideae) da família Leguminosae. Para a família Fabaceae estão descritos aproximadamente 482 gêneros e cerca de doze mil espécies de ampla distribuição nas regiões temperadas e tropicais, onde se encontram plantas (Barrozo, 1978). Os principais gêneros estão distribuídos em 31 subfamílias, das quais destacamos aqui apenas as de importância medicinal:

- Swartziae: *Swartzia* e *Zollernia*;
- Sophoreae: *Sophora, Diplotropis, Myrocarpus* e *Ormosia*;
- Dypteryxeae: *Dypteryx;*
- Dalbergieae: *Dalbergia* e *Andira*;
- Abreae: *Abrus*;
- Millettieae: *Tephrosia, Derris* e *Lonchocarpus*, onde muitas espécies vegetais possuem importantes efeitos inseticidas, sendo amplamente utilizadas *in natura* no combate a inúmeras pragas de lavouras e de ectoparasitas de animais;
- Robinieae: *Sesbania* e *Robinia*;
- Indigofereae: *Indigofera*;
- Desmodieae: *Desmodium*;
- Phaseoleae: *Phaseolus* – do famoso Feijão, um importante produto alimentar no Brasil –, *Canavalia, Cajanus, Cymbosena, Dioclea* e *Mucuna*;
- Psoraleae: *Psoralea*;
- Galegeae: *Astragfalus* e *Glycyrrhiza*;
- Vicieae: *Vicia* e *Pisum*;
- Trifolieae: *Medicago*;
- Crotalarieae: *Crotalaria*;
- Genisteae: *Lupinus*.

Os dados aqui referidos demonstram a imensa importância dessa subfamília de espécies vegetais. Nos estudos realizados na região amazônica e

Espécies medicinais

Cajanus cf. *indicus* Spreng

Nomes populares

A espécie é chamada, na Mata Atlântica, Guandu ou Feijão-guandu. No restante do Brasil é conhecida como Guando, Andu, Cuandu, Ervilha--de-angola, Erva-do-congo, Feijão-de-árvore, Feijão-de-cuandu e Erva-de--sete-anos.

Dados botânicos

A planta é um subarbusto de caule ereto e lenhoso, podendo atingir 3 m de altura, com ramos angulosos, de onde partem folhas pecioladas, pinadas, compostas de três folíolos aveludados, oblongos; flores vistosas, dispostas em pedúnculos axilares; fruto do tipo vagem linear, comprimida. Alguns autores referem que ocorrem três variedades, mas há divergências quanto a essa classificação. A espécie possui um grande valor econômico, visto que seus frutos são comestíveis e usados em substituição ao feijão verdadeiro, sendo ainda forrageira, com ampla utilização em diversos países. Inúmeras utilidades são atribuídas a essa espécie (Corrêa, 1984). O gênero *Cajanus* foi descrito por Augustin Pyramus de Candole e inclui 37 espécies tropicais, sendo um nome popular da planta usado em Malabar.

Dados da medicina tradicional

Na região do Vale do Ribeira, o banho preparado com as folhas é indicado contra dores de barriga e diarreia, enquanto a decocção é usada internamente contra tosses, gripes, dores de barriga e diarreia e a infusão, contra constipação nasal.

Cymbosema roseuna Bent.

Nomes populares

A espécie é chamada, na Mata Atlântica, de Flor-da-terra.

Dados botânicos

A planta é um arbusto com folhas trifoliadas; flores rosas, reunidas em inflorescências com ráquis nodosa; fruto do tipo legume falcado. O nome do gênero significa "estandarte cimbiforme", em forma de bote, e foi descrito por George Benthan. O gênero *Cymbosema* inclui uma única espécie.

Dados da medicina tradicional

Na região da Mata Atlântica, a infusão das folhas é usada contra desordens do fígado e do estômago.

O chá das folhas é usado na Amazônia contra desordens menstruais (Mabberley, 1997).

Derris amazonica Killip

Nomes populares

A espécie é chamada de Timborana na região amazônica.

Dados botânicos

A planta é uma enorme liana, com ramos tomentosos, de onde partem folhas compostas com sete a nove folíolos, oblongos, acuminados e glabros; flores rosas, pediceladas, reunidas em fascículos. O nome do gênero *Derris*, descrito por João de Loureiro, significa "pele dura", referindo-se ao legume. O gênero *Derris* é composto basicamente por lianas e, menos frequentemente, por arbustos ou árvores. Aproximadamente quarenta espécies desse gênero estão distribuídas nas florestas tropicais e subtropicais do Velho Mundo, mais frequentemente do sudeste da Ásia até a Austrália.

Dados da medicina tradicional

A infusão das raízes é usada pelos índios tenharins no alívio dos sintomas de picada de cobra.

Derris floribunda Bth.

Nomes populares

A espécie é denominada pelos índios tenharins Timuatã. Não foram encontrados sinônimos populares para ela.

Dados botânicos

Erva de pequeno porte; folhas alternas, compostas, com folíolos articulados na base; flores fortemente zigomorfas, com uma grande pétala superior, externa, pentâmera, diclamídea, hermafrodita, com cálice gamossépalo; corola dialipétala; a prefloração da corola é imbricada descendente; fruto do tipo legume linear, coriáceo; sementes sem endosperma (Figura 18.5).

Dados da medicina tradicional

O talo da planta amassado é útil contra dores no peito e garganta e na cura de resfriados, enquanto a raspa da raiz é empregada contra envenenamento por cobras.

Desmodium tortuossum (Sw.) DC.

Nomes populares

A espécie é chamada de Carrapicho na região amazônica. Outros nomes populares são Amores-do-campo, Trevo-da-flórida, Erva-dos-mendigos e Jiquerana.

Dados botânicos

A planta é um arbusto com até 2 m de altura, ereto e com raiz bastante lenhosa, cilíndrica, revestida de pelos curtos; folhas pecioladas, trifoliadas e com folíolo terminal ovado maior que os laterais; flores rosas ou roxo-pálidas e raramente brancas, pequenas, reunidas em racemos; fruto do tipo vagem. A espécie é excelente fornecedora de forragens e adubo verde. O gênero *Desmodium* descrito por Auguste Desvaux inclui aproximadamente 450 espécies vegetais, com ampla distribuição no Brasil e no México. O nome do gênero significa "feixe", referindo-se à disposição das flores.

Dados da medicina tradicional

Na região amazônica, um banho preparado com toda planta é indicado para combater a caspa, e a infusão é usada internamente como antigonorreico.

Diplotropis purpurea (Rich.) Amshoff

Nomes populares

A espécie é chamada na região amazônica principalmente de Fava. Outros nomes comuns são Favinha, Sucupira-da-terra-firme, Cutiúba, Cutiubeira, Paricarana, Sapupira, Sapupira-da-mata, Sapupira-da-várzea, Sapupira-preta, Sicupira, Sebipira.

Dados botânicos

Árvore de pequeno porte, com folhas compostas, pinadas e folíolos glabros, coriáceos; inflorescência revestida por pelos cinzentos; flor com estandarte longo, tendo um apêndice na base; ovário piloso com pelos cinzentos ou quase sésseis; botão floral com pétalas de carenas desenvolvidas; vexilo oblongo provido de apêndices na base; fruto do tipo legume, plano, indeiscente, com sementes pretas e duras (Figura 18.6). O gênero descrito por George Benthan inclui sete espécies da região amazônica, todas conhecidas como Sucupira. O nome *Diplotropis* significa "duas carenas".

Dados da medicina tradicional

A semente ralada, misturada com enxofre, é aplicada topicamente para tratamento de impingem.

Dipteryx odorata (Aubl.) Willd.

Nomes populares

A espécie é chamada, na região amazônica, de Cumaru. Em outras regiões do Brasil é conhecida como Cumaru-verdadeiro, Cumaru-amarelo, Cumar-do-amazonas, Cumaruzeiro, Imburana, Imburana-de-cheiro, Umburana e Kumbaru.

Dados botânicos

A planta é uma árvore de grande porte, podendo atingir até 35 m de altura; caule reto, grosso, com cascas avermelhadas ou amarelo-acinzentadas, de pequena espessura; folhas grandes, alternas, pecioladas, imparipinadas, compostas; flores vermelhas, aromáticas, dispostas em panículas pubescentes; frutos em forma de vagem drupácea, de cor verde-amarelada, que, quando maduros e secos, se fendem liberando a semente roxo-escura, oleosa e aromática coberta por um pecíolo (Vieira, 1991). A planta é de grande ocorrência na Amazônia e fornece excelente madeira de lei, muito explorada comercialmente pela qualidade na produção de móveis de luxo. Das sementes se preparavam antigamente excelentes colares e braceletes, além da famosa fava de cumaru, produto de enorme comércio no século passado por causa de seu excelente aroma, que permitiu seu uso na aromatização de chocolates, cigarros, charutos, doces, alimentos e uísque, e na produção de perfumes, sabonetes e outros produtos da indústria de cosméticos. O gênero *Dipteryx* descrito por Johann Cristian Daniel von Schreber inclui apenas dez espécies tropicais de grande ocorrência na Amazônia.

O nome do gênero significa "duas asas", referindo-se ao cálice.

Dados da medicina tradicional

Na região amazônica, as sementes maceradas em água são utilizadas como antiespasmódico, diaforético e contra problemas cardíacos e menstruais. Os frutos usados topicamente são eficazes no alívio da dor de ouvido e, quando passados sobre as costelas, servem para tratar a pneumonia. O macerado dos frutos em álcool é usado contra dores de cabeça, sendo indicado "cheirar quando se está com dor".

As sementes embebidas no rum são usadas pelos "Créoles" para mordida de cobra como xampu, contra contusão e reumatismo. Já os índios wayãpi usam a decocção da casca para banhos antipiréticos; e os palikur, para banhos fortificantes de crianças. Em outros lugares, essa espécie é utilizada como anticoagulante, cardiotônico, antitussígeno, antidispéptico, diaforético, febrífugo, narcótico e estimulante. Na Amazônia o uso dessa planta é aconselhado nas convalescências, como reconstituinte das forças orgânicas, emenagogo, diaforético, antiespasmódico, tônico cardíaco e anestésico sobre o sistema nervoso. O óleo das sementes auxilia nas úlceras bucais, dores de ouvido e serve como tônico capilar (Vieira, 1991).

Corrêa (1984) refere que as sementes são antiespasmódicas, diaforéticas, emenagogas e cardíacas, pela presença de cumarina.

Dipteryx punctata (Blake) Amshoff

Nomes populares

A espécie é chamada de Dióuvi pelos índios tenharins.

Dados botânicos

A planta é uma árvore de grande porte, podendo atingir até 3 m de altura; caule ereto, grosso, contendo casca de pequena espessura; folhas grandes, alternas, pecioladas, imparipinadas, compostas de sete a nove folíolos; flores vermelhas, aromáticas, dispostas em panículas pubescentes; frutos em forma de vagem verde, com semente oleosa e aromática. A planta é de grande ocorrência na Amazônia.

Dados da medicina tradicional

A decocção das sementes é usada pelos índios tenharins em gargarejos, para aliviar dores de garganta e, internamente, contra qualquer inflamação.

Myrocarpus frondosus Allem.

Nomes populares

A espécie é chamada, na região da Mata Atlântica e em quase todo o Brasil, de Cabreúva. Outros nomes são Cabruê, Óleo-pardo, Pau-bálsamo, Bálsamo e Pau-de-óleo.

Dados botânicos

A planta é uma árvore com até 15 m de altura, com casca rugosa no caule; ramos glabros de onde partem folhas imparipinadas, compostos 5-9 folioladas; flores brancas dispostas em racemos e fruto do tipo vagem oblonga. A planta fornece uma madeira avermelhada muito usada na construção civil, para fabricação de carroças, portas e janelas de luxo. A madeira, assim como a casca, possui aroma balsâmico, sendo muito usada na indústria de cosméticos, tinturas e perfumaria. O gênero descrito por Francisco Friera Allemão e Cysneiro inclui apenas quatro espécies, de ocorrência na América do Sul. A espécie tem grande ocorrência e distribuição na Mata Atlântica do Estado de São Paulo. O nome do gênero significa "fruto de bálsamo".

Dados da medicina tradicional

Na região da Mata Atlântica, o macerado da casca da planta em aguardente é usado externamente como cicatrizante e anti-inflamatório.

Corrêa (1984) refere que a casca e a resina são excelentes para tratar feridas e contusões, sendo ainda expectorante peitoral, indicadas nas lesões do sistema respiratório; os mesmos efeitos são atribuídos às raízes, enquanto os frutos passam por excitantes e antidispépticos.

Dados químicos dos gêneros

Derris

Das espécies do gênero *Derris*, a mais estudada é a *D. urucu*, de onde foram isolados flavonoides (Braz Filho et al., 1974), outros compostos rotenoides (Braz Filho et al., 1973b) e saponina (Parente & Mors, 1977). Flavonoides também foram isolados em *D. araripensis* (Nascimento et al., 1976; Nascimento & Mors, 1977), *D. obtusa* (Nascimento et al., 1976) e *D. spruceana* (Garcia et al., 1986), *D. laxiflora* (Lin et al., 1991; Kim et al., 1995b) e *D. reticulata* cujos flavonoides apresentaram atividade citotóxica (Mahidol et al., 1997).

Em diferentes espécies de *Derris* caracterizou-se a presença de rotenonas. em maior quantidade nas raízes com mais de 18-24 meses de idade (Nguyen et al., 1989), além de coumestrol e alfa-amirina (Zoghbi et al., 1988).

De *D. laxiflora* foram isoladas as flavanonas: 6,8-difenileriodictiol, hira-vanona, senegalenseína, lupinifolina e laxiflorina, com significativa atividade inibitória contra a proteína tirosina quinase (Kim et al., 1995b). Do caule de *D. reticulata*, foram isoladas as flavanonas lupinofolina e as piranoflava-nonas, epoxilupinifolina e dereticulatina. Todos os compostos apresentaram atividade citotóxica contra linhagem de células P-388 (Mahidol et al., 1997). Das raízes de *D. elliptica* foram isolados os rotenoides eliptinol, deguelina e tefrosina (Ahmed et al., 1989), e das raízes de *D. spruceana, D. oblonga* e *D. scandens* foram isolados isoflavonoides (Garcia et al., 1986; Lin & Kuo, 1993; Rao M. N. et al., 1994). Foram isolados alcaloides de *D. amoena, D. canarensis* (Evans et al., 1985) e *D. benthmii* (Fellows et al., 1978). E em *D. indica* caracterizou-se a presença de carboidratos, proteínas, lipídios, ácido ascórbico e pigmentos fenólicos (Mathur & Kamal, 1994).

Desmodium

De *D. tortuosum, D. glutinosum, D. heterocarpon* e *D. hookerianum* foi isolada canavanina (Bell et al., 1978; Nakatu et al., 1962). As espécies *D. incanum* DC. ou *D. frutescens*, conhecidas popularmente como Pega-pega ou Beiço-de-boi, possuem em suas flores o flavonoide delfinidina (Forsyth & Simmonds, 1954).

Da espécie *D. aparines* (Link.) DC., também denominada *D. adhaesivum* Schldl, foram isolados, do seu caule e de suas folhas, os flavonoides, cri-santemina e cianina (Matinod et al., 1978), enquanto de *D. canadense* (L.) DC. foram isolados os flavonoides desmodina, homoadonivenita (Batyuk et al., 1987) e também o aminoácido canavanina (Tschiersch, 1961; Bell et al., 1978).

Em *D. canum* detectou-se a presença de isoflavanonas (desmodianonas A, B e C), que apresentaram atividade antimicrobiana (Monache et al., 1996).

Os alcaloides bufotenina, bufotenina N-óxido, N,N-dimetiltriptamina, os flavonoides desmodol (Ueno et al., 1978) e swertisina (Aritomi & Kawasaki, 1968) e o aminoácido canavanina (Nakatu et al., 1962; Nakatu et al., 1964) foram todos isolados de *D. caudatum* (Thunb.) DC.

desmodol

De *D. cinarascens* A. Gray foram isolados o carboidrato D-pinitol (Plouvier, 1949) e a canavanina (Van Etten et al., 1963), e de *D. cinereum* (Kunth) DC. foram isolados mangiferina, os flavonoides hiperina, isoquercitrina, kaempferol e quercetina, e o esteroide antiosídeo (Alaniya, 1983).

A espécie *D. elegans* DC., também denominada *D. tiliafolium* G. Don, possui em suas folhas os produtos naturais alifáticos hexacosil eicosanoato, ácido octacosanoico, 1-octacosanol, 1-triacontanol e o esteroide betassitosterol (Hussain & Saifur-Rahman, 1972). Em suas raízes foram isolados abrina, betaína, hipoforina e os alcaloides, 3,4-dimetoxifenetilamina, N-N--dimetil-3,4-dimetoxifenetilamina, hordenina, normacromerina, salsolidina, salsolina, triptamina e tiramina (Ghosal & Srivastava, 1973).

O *D. gangeticum* (L.) DC., também muito usado medicinalmente, possui os flavonoides dalbergioidina, desmocarpina, desmodina, difisolina, gangetina, gangetinina, genisteína, 2-hidroxigenisteína e kievitona (Ingham & Dewick, 1984; Purushothaman et al., 1971); hipoforina; os alcaloides candicina, betacarbolina, hordenina, leptocladina, 2-feniletilamina, N-metiltiramina, O-metilbufotenina, O-metilbufotenina N-óxido (Gosal & Banerjee, 1969; Ghosal & Bhattacharya, 1972; Purushothaman et al., 1975).

A planta conhecida popularmente como Amor-seco ou Pega-pega (*D. intortum*) possui carboidratos; galactopinitol A, ario-inositol e betapinitol, além de canavanina (Beveridge et al., 1977; Bell et al., 1978). Em *D. intortum* foram caracterizados também os taninos condensados (Mwendia,

1995; Perez-Maldonado & Norton, 1996), compostos estes também isolados em *D. ovalifolium* (Giner-Chavez et al., 1997).

De *D. multiflorum*, também conhecido com *D. floribundum*, foi isolado o alcaloide hordenina (Maurya et al., 1985). De *D. ojeinese*, também denominado *Ougeinia dalbergioides* Benth., foram isolados os flavonoides dalbergioidina, homoferreirina, kaempferol, ougenina e quercetina (Balakrishna et al., 1961 e 1962; Ahluwalia et al., 1966); os terpenoides beta-amirina, betuína e lupeol (Ghosh & Dutta, 1965; Mukherjee et al., 1963a e 1963b; Anjaneyulu et al., 1965). De *D. podocarpum*, também denominado *D. racemosum*, foi isolado o flavonoide kaempferitrina (Aritomi, 1962); e de *D sandwicense* E. Meyer foi isolado o flavonoide malvina (Park & Rotar, 1968).

De *D. styracifolium* foram isolados os flavonoides schaftosídeo e vicenina e os terpenoides soiasapogenol B e soiasaponina (Yasukawa et al., 1986; Kubo et al., 1989). De *D. styracifolium* foram também isolados triterpenoides saponínicos (Ikegami et al., 1989; Kubo et al., 1989).

De *D. triflorum* (L.) DC. foram isolados os flavonoides apigenina, flavo-sativasídeo, isovitexina, vitexina, vitexina e xilosilvitenina; e os alcaloides colina, N,N-dimetiltriptamina N-óxido, ácido indol-3-acético, feniletilamina, trigonelina e tiramina (Ghosal et al., 1971; Adinarayana & Syamasundar, 1982; Sreenivasan & Sankarasubramanin, 1984).

De *Desmodium uncinatum* (Jacq.) DC., também denominado Amor-de-velha-da-folha-graúda, Amor-de-velho-comum, foram isolados os carboidratos galactopinitol A, inositol, pinitol e canavanina (Beveridge et al., 1977; Bell et al., 1978); e de *D. mollicum* foram isolados flavonas e flavonoides glicosilados (D'Agostino et al., 1995).

De *D. laxiflorum* foram isolados heptacosanos, nonacosanos, tricosanol, heptacosanol, lupeol, estigmasterol, b-sitosterol, ácido triacontanoico e ácido 2-triacontenoico (Saxena & Shukla, 1995); e de *D. triquetrum* foram isolados friedelina, epifriedelinol e estigmasterol (Yang et al., 1989).

Diplotropis

Foram isolados do tronco da espécie os esteroides sitosterol, estig-masterol; o terpenoide lupeol; e os flavonoides isoliquiritigenina, formono-netina, 7-hidroxiflavona, liquiritigenina e maackiana (Braz Filho et al.,

1973a). De *Diplotropis martiusii* foram isolados os alcaloides angustifolina, 1,3--epimetoxilupanina, lupanina e tetra-hidrorombifolina (Kinghorn et al., 1982).

estigmasterol

betassitosterol

maackiana

Dipteryx

De diferentes partes de *D. odorata* foram isolados benzopiranoides (umbelliferona e benzopiranona), flavonoides (dipterixina, odoratina, odoratina, retusina) e terpenoides (19-vouacapanol, ácido voucapênico e vouacapana) (Bisby et al., 1994). De *Dipterix odorata* foram isolados também o ácido melilótico e melilotato de etila (Ehlers et al., 1995) e cumarinas (Ehlers et al., 1996). Das sementes de *D. alata* foram determinados 40% de óleo, 30% de proteínas e 19% de fibra (Togashi & Sgarieri, 1995), além dos terpenoides betulina, lupenona e lupeol (Kaplan et al., 1966). Benzopiranoides também foram isolados da espécie *D. punctata* (Gruenwald, 1952).

A espécie *D. odorata* apresenta um grande valor comercial, pois suas sementes são ricas em cumarina, utilizadas na indústria de cosméticos e perfumaria. De diferentes partes de *D. odorata* foram isolados benzopiranoides (umbelliferona e benzopiranona), flavonoides (dipterixina, odoratina, odoratina, retusina), isoflavonoides (Lourenço et al., 2000; Nakano et al., 1979) e terpenoides (19-vouacapanol, ácido voucapênico e vouacapana) (Bisby et al., 1994). Benzopiranoides também foram isolados da espécie *D. punctata* (Gruenwald, 1952).

De *D. odorata* foram isolados também o ácido melilótico e melilotato de etila (Ehlers et al., 1995), cumarinas (Ehlers et al., 1996) e constituintes voláteis (Woerner & Schreier, 1991). Das sementes da espécie *D. alata* foram determinados 40% de óleo, 30% de proteínas e 19% de fibra (Togashi & Sgarieri, 1995; Togashi, 1993), além dos terpenoides betulina, lupenona e lupeol (Kaplan et al., 1966) e betafarneseno (Matos et al., 1981).

De *D. lacunifera* foram isolados ácidos graxos e di e sesquiterpenoides (Mendes & Silveira, 1994).

2H-1-benzopiran-2-ona

vouacapano

Dados farmacológicos dos gêneros

Cajanus

Uma proteína isolada de *C. indicus* tem apresentado efeito hepatoprotetor (Datta et al., 1999; Datta & Bhattacharrya, 2001).

Derris

A espécie *Derris amazonica* apresentou atividade antimalárica (Munoz et al., 2000) e inseticida (Luitgards-Moura et al., 2002).

Das raízes de *D. scandens* foram isolados dois compostos warangalona e ácido robústico, que provavelmente estão envolvidos com o efeito biológico *in vivo* e por sua atividade inseticida (Wang et al., 1997), *D. urucu* e *D. nicou* (Costa et al., 1997). De *Derris* sp, também conhecido como Timbó, foi avaliada a atividade tóxica em bovinos. Até a dose de 10 g/kg da planta fresca aplicada ao animal não foram observados sinais de toxicidade (Tokarnia et al., 1979). De *D. micou, Derris* sp e *D. urucum* foram caracterizados os efeitos ictiotóxicos, sendo a rotenona o composto responsável pela atividade (Santos et al.; 1998, Aragão & Valle, 1972). O extrato etanólico de *D. eliptica* apresentou atividade antifúngica seletiva (Mohamed et al., 1996).

Desmodium

O *Desmodium* sp foi utilizado para o tratamento de hepatites do tipo B em humanos, e o princípio ativo responsável pela atividade foram os alcaloides indólicos (Tubery et al., 1987).

Foi isolada das raízes de *D. gangeticum* a gangetina que promoveu a diminuição da fertilidade masculina em ratos (Latha et al., 1997). Essa planta também foi responsável pela atividade leishmanicida (Iwu et al., 1992) e depressora do SNC (Jabbar et al., 2001).

gangetina

A *D. styracifolium* promoveu a estimulação da secreção biliar, além de apresentar atividades analgésica e antibacteriana (Vu et al., 1997), e os taninos isolados de *D. ovalifolium* apresentaram atividade antibacteriana (Nelson et al., 1997). De *Desmodium canum* foram caracterizadas isoflavanonas desmodianonas A, B e C, que também apresentaram atividade antimicrobiana (Monache et al., 1996).

D. intortum foi estudado quanto à sua digestibilidade e quanto ao seu uso como suplemento alimentar para carneiros e ovelhas (Perez-Maldonado et al., 1996; Tolera & Said, 1997).

O extrato aquoso de *D. adscendens* apresentou atividade antianafilática e é utilizado localmente para o tratamento da asma. Uma caracterização preliminar sugere serem as saponinas triterpênicas as responsáveis pelas atividades (Addy, 1989).

O extrato de *D. styracifolium* inibiu a cristalização de oxalato de cálcio, e o principal constituinte parece ser um polissacarídeo que poderia ser usado para o tratamento renal (Li et al., 1988). Estudos *in vivo* foram realizados com os flavonoides de *D. styracifolium*, que foram responsáveis pela prevenção da formação de cálculos renais (Kubo et al., 1988). O extrato de *D. grahami* promoveu relaxamento da musculatura lisa (Rojas et al., 1999).

De *D. canadense* foram isolados os flavonoides desmodina e homoadonivernite. A desmodina apresentou atividade analgésica *in vivo* no modelo da placa quente (Batyuk et al., 1987).

Diplotropis

O caule de *Diplotropis duckei* apresentou atividades antiedematogênica e antinociceptiva (Costa et al., 1998).

Dipteryx

Das cascas de *Dipterix alata* foi caracterizada a atividade anti-inflamatória (Lima & Martins, 1996); das sementes de *D. lacunifora* foi caracterizada atividade moluscicida (Almeida, Y. M. et al., 1987).

Dados toxicológicos do gênero

Derris

O contato direto de *D. urucum* provoca irritação da pele; doses elevadas podem causar náusea, vômito, tremores musculares e morte por parada respiratória no homem (Sousa et al., 1991). Mas o pesticida natural rotenona extraído das espécies de *Derris* não apresenta atividade carcinogênica (Greenman et al., 1993).

Espécies medicinais da família Mimosaceae

Introdução

A família Mimosaceae (subfamília Mimosoideae ou Leguminosae II) compreende 64 gêneros e 2.950 espécies descritas, distribuídas em cinco tribos, das quais destacamos os gêneros *Parkia, Mimosa, Adenanthera, Leucaena, Prosopis, Inga, Albizia, Calliandra, Zollernia* e *Acacia,* muitos deles de valor medicinal.

Espécies medicinais

Inga spectabilis (Vahl.) Willd.

Nomes populares

Essa espécie é conhecida popularmente como Ingá, Ingá-grande e Jambolão.

Dados botânicos

A planta é uma árvore com folhas alternas, pecioladas, pinadas, compostas por folíolos ovais, repletas de glândulas; flores reunidas em espigas terminais. O fruto é amplamente consumido como comestível na região amazônica. O gênero *Inga* descrito por Phillip Miller inclui 350 espécies vegetais, encontradas em áreas tropicais e temperadas, com grande ocorrência na Amazônia. O nome do gênero é denominação popular nas Guianas.

Dados da medicina tradicional

Os frutos são comestíveis, e a infusão das folhas é usada no tratamento de diabetes.

Zollernia ilicifolia Vog.

Nomes populares

A espécie, na região da Mata Atlântica, é chamada de Espinheira-santa, pois é confundida e coletada como adulterante da Espinheira-santa verdadeira (*Maytenus ilicifolia*). Em outras regiões do país, a espécie é chamada de Mocitaíba, Laranjeira-do-mato, Moçataíba e Orelha-de-onça.

Dados botânicos

A planta é uma árvore de porte médio (aproximadamente 15 m); folhas simples coriáceas com cerca de 15 cm de comprimento e 5 cm de largura, oblongas, com margens onduladas e providas de espinhos; estípulas espessas (característica marcante na diferenciação da Espinheira-santa verdadeira, *Maytenus ilicifolia*); flores rosadas (Figura 18.7). O gênero descrito por Maximilian Alexander Philipp zu Wied-Neuied e Christian Gottfried Daniel Nees von Esenbeck inclui quatorze espécies tropicais, e o nome deriva de Hohenzollern, a antiga casa regente prussiana.

Dados da medicina tradicional

Na região do Vale do Ribeira, a infusão das folhas é usada internamente contra úlceras e problemas estomacais, incluindo dores. Não foram encontradas outras referências de uso medicinal dessa espécie.

Dados químicos e farmacológicos dos gêneros

De *Inga edulis* var. *parviflora* foram isolados os constituintes 7,22--stigmastadien-3b-ol glucosedeo, 5,7,3',4'-tetra-hidroxi-3-metoxiflavona, 6,3'4'-trihidroxiaurona e 7,4'trihidroxi-6,8-dimetilflavona (Correa et al., 1996).

Foram isolados alcaloides das espécies *I. alba*, *I. bourgonii*, *I. heterophylla*, *I. laurina*, *I. nobilis*, *I. semialata*, *I. sertulifera*, *I. stipularis* (Kraus & Reinbothe, 1973), *I. longispica*, *I. oerstediana* e *I. paterno* (Morton et al., 1991).

Sobre o gênero *Zollernia* não foram encontrados estudos químicos, farmacológicos e toxicológicos. Estudos preliminares de atividades analgésica e antiulcerogênica da espécie *Zollernia ilicifolia*, assim como perfil fitoquímico e toxicidade aguda, estão sendo realizados em nossos laboratórios (Lafit-Botu), mas ainda em fase de publicação.

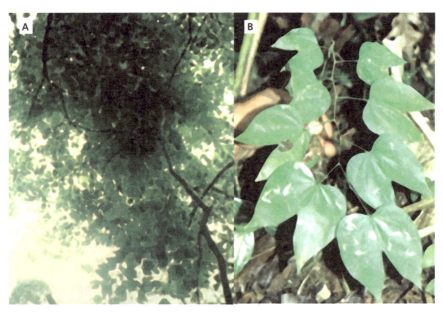

FIGURA 18.1 – *Bauhinia forficata*: a) vista geral da copa da árvore; b) detalhe das folhas (fotos originais por M. S. Reis).

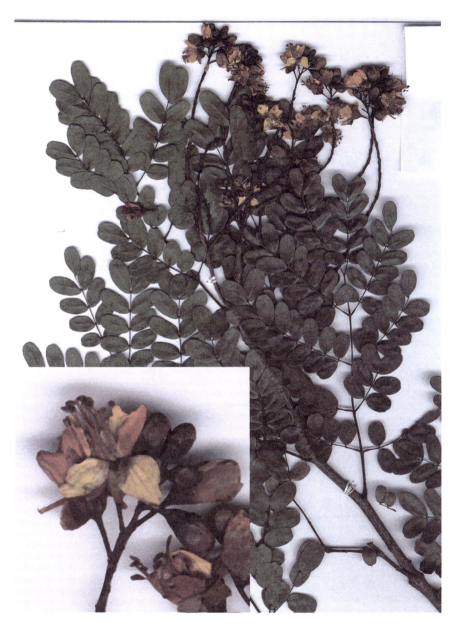

FIGURA 18.2 – *Caesalpinia ferrea*. Escanerata do ramo florido e da flor (Banco de imagens – Lafit-Botu).

Plantas medicinais na Amazônia e na Mata Atlântica

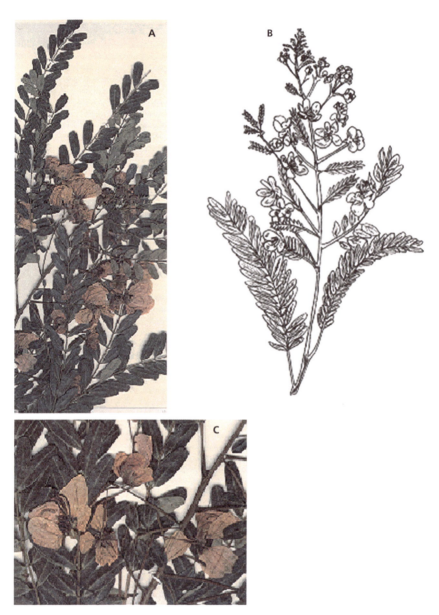

FIGURA 18.3 – *Cassia multijuga*: a) escanerata do ramo com flores e frutos; b) ramo florido (redesenhado por Di Stasi a partir de Corrêa, 1984); c) escanerata com detalhe das flores (Banco de imagens – LaFit-Botu).

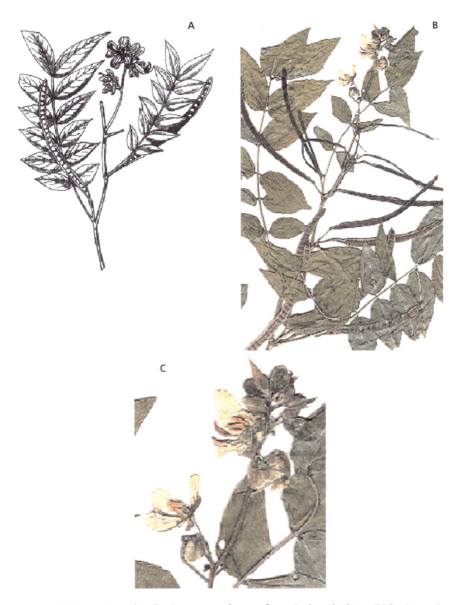

FIGURA 18.4 – *Cassia occidentalis*: a) ramo com frutos e flores (redesenhado por Di Stasi a partir de Hoehne, 1939); b) escanerata do ramo com flores e frutos; c) escanerata com detalhe das flores (Banco de imagens – *Lafit-Botu*).

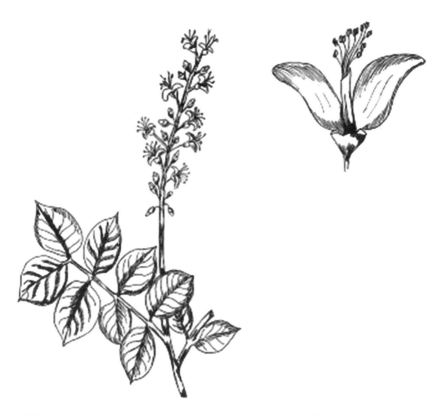

FIGURA 18.5 – *Derris floribunda*. Ramo florido e detalhe da flor (desenho original por Di Stasi – Banco de imagens – Lafit-Botu).

Parte II – Dicotiledonae medicinais na Amazôniae na Mata Atlântica

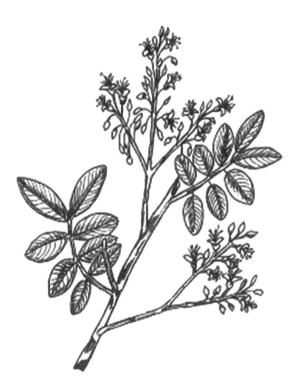

FIGURA 18.6 – *Diplotropis purpurea*. Aspecto geral do ramo florido (desenho original por Di Stasi – Banco de imagens – Lafit-Botu).

Plantas medicinais na Amazônia e na Mata Atlântica

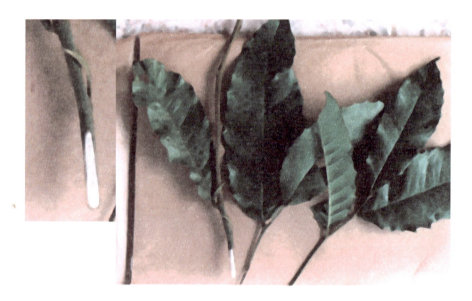

FIGURA 18.7 – *Zollernia ilicifolia*. Detalhe das folhas com espinhos e das estípulas (fotos originais por M. S. Reis).

19
Myrtales medicinais

L. C. Di Stasi
C. A. Hiruma-Lima

A ordem Myrtales reúne doze famílias botânicas, das quais devemos destacar as Lytraceae do gênero *Cuphea*; Punicaceae, que inclui o gênero *Punica*, da famosa Romã, a *Punica granatum*; e as duas famílias aqui descritas, Melastomataceae e Myrtaceae, que incluem espécies medicinais, assim como outras espécies de valor econômico.

Espécies medicinais da família Melastomataceae

Introdução

A família Melastomataceae descrita por Antoine Laurent de Jussieu inclui 4.950 espécies, distribuídas nos 188 gêneros, com ocorrência principalmente nas regiões tropicais de todo o mundo (Mabberley, 1997). São plantas herbáceas, arbustivas, lianas ou arbóreas (árvores) grandes e pequenas, com inúmeros representantes no Brasil, onde ocorrem cerca de 63 gêneros e aproximadamente 480 espécies (Barrozo, 1978). Muitas dessas espécies são ornamentais e amplamente conhecidas no Brasil, como a popular Quaresmeira (*Tibouchina*) e as demais plantas ornamentais do gênero *Leandra, Salpinga, Miconia, Huberia, Microlicia, Cambessedesia* e *Lavoisiera* (Joly, 1998). Neste estudo, foram referidas como medicinal apenas duas espécies, *Clidemia novemnervia* e *Rhynchanthera grandiflora*, ambas pela indicação popular na região amazônica.

Espécies medicinais

Clidemia novemnervia

Nome popular

Essa espécie é conhecida popularmente como Aritucá, na região amazônica, ou Pixirica, em outras regiões.

Dados botânicos

A planta é um arbusto de pequeno porte, ereto e piloso, com folhas ovais e cordiformes, nervadas e pubescentes; flores pequenas, brancas ou rosas, dispostas em cimeiras; fruto do tipo baga, roxo. O nome do gênero *Clidemia* foi dedicado ao médico grego Clidemus, que descreveu inúmeras patologias em plantas. O gênero foi descrito por David Don e inclui 117 espécies tropicais de ocorrência nas Américas, muitas delas com frutos comestíveis e várias de uso medicinal.

Dados da medicina tradicional

Na região amazônica, as folhas maceradas cruas são usadas topicamente em feridas e coceiras provocadas por picadas de insetos e carrapatos.

Rhynchanthera grandiflora (Aubl.) DC.

Nomes populares

Na região amazônica, essa espécie é chamada de Quaresma. Outro nome popular é Flor-de-quaresma.

Dados botânicos

A planta é um arbusto de caule ereto e repleto de ramos pilosos e glandulosos, de onde partem folhas de pecíolo longo, planas, cordiformes na base e com margens serreadas e nervura central proeminente; flores rosas ou roxas e fruto de cápsula escura. A planta fornece madeira e é cultivada como ornamental pela beleza das flores. O nome do gênero significa "antera rostrada" e foi descrito por Augustin Pyramus De Candole. No gênero são descritas quatorze espécies vegetais.

Dados da medicina tradicional

A infusão das folhas é usada contra febres. Não foram encontradas outras referências medicinais dessa espécie.

Dados químicos e farmacológicos do gênero *Clidemia*

Não foram encontrados dados químicos ou farmacológicos da espécie. Mas existem relatos da intoxicação em cabras por ingestão de *Clidemia hirta*, que contém 19% de taninos hidrolizáveis. Enzimas séricas indicam provável dano hepático. Foram observadas também nefrotoxicidade e gastroenterites (Murdiati et al., 1990).

Espécies medicinais da família Myrtaceae

Introdução

A família Myrtaceae, descrita por Antoine Laurent de Jussieu, inclui cerca de 129 gêneros e aproximadamente 4.620 espécies (Mabberley, 1997) arbustivas e arbóreas, bem representada na Austrália, oeste da Índia e América tropical, e várias outras em climas temperados. Essa família inclui gêneros como *Myrtus*, *Psidium*, *Pimenta*, *Eugenia*, *Pseudocaryophyllus*, *Syzygium*, *Eucalyptus*, *Leptospermum* e *Melaleuca*. Várias espécies fornecem importantes óleos essenciais e temperos, como o Óleo de eucalipto e a Pimenta. Os constituintes dessa família incluem, além de óleos essenciais, leucoantocianinas, taninos, ácidos fenólicos e ésteres, sendo rara a presença dos glicosídeos cianogênicos e alcaloides (Evans, 1996).

No Brasil, várias espécies dos gêneros *Psydium* (Goiaba, Araçá), *Myrciaria* (Jabuticaba), *Eugenia* (Pitanga, Cereja-nacional, Jambo e Cambuci) e *Paivaea* se destacam pelo valor alimentício; os gêneros *Pimenta* (Pimenta) e *Syzygium* (Cravo-da-índia) destacam-se como condimentos (Joly, 1998).

Espécies medicinais

Caryophyllus aromaticus L.

Nomes populares

Essa espécie é conhecida principalmente como Cravo-da-índia ou Craveiro-da-índia.

Dados botânicos

Árvore de porte médio (até 15 m) a pequeno (até 5 m quando cultivada), com folhas pecioladas, opostas, oblongas e glabras; flores pequenas, bastante aromáticas, rosas ou avermelhadas, dispostas em corimbos; fruto do tipo drupa. É uma espécie exótica, comercializada no mundo todo como condimento e para a extração de seu óleo essencial, de grande valor pelo seu uso na indústria de cosméticos e na produção de bebidas.

Dados da medicina tradicional

Na região amazônica, as partes aéreas do Cravo-da-índia, cultivado ou adquirido no comércio, são usadas no local, especialmente as flores, para o alívio de dores de dentes. A infusão das partes aéreas é utilizada como afrodisíaco e contra desordens estomacais, enquanto a infusão com folhas de alfavaca (*Ocimum basilicum*) é usada externamente contra sinusite, congestão nasal e dores de cabeça.

Outras indicações incluem o uso da "água destilada de cravo" como digestivo e sudorífico (Corrêa, 1984).

Psydium guajava L.

Nomes populares

Essa planta é conhecida na região Amazônica como Goiaba; no entanto, existem registros para a espécie como Goiabeira, Araçá-goiaba, Araçá-guaiaba, Araçá-guaçu, Guaiaba, Guaiava; Araçá-vaçu no Rio Grande do Sul, e Goiabeira Branca em Minas Gerais.

Dados botânicos

Arbusto ou árvore de pequeno porte, galhada, com caule tortuoso e casca lisa; folhas opostas, curto-pecioladas, ovadolanceoladas, glabras ou ligeiramente pubescentes na face superior; botões florais tomentosos ou glabros, com cálice membranoso; flores hermafroditas, diclamídeas, actinomorfas, brancas e com numerosos estames; fruto com baga amarela, de polpa abundante (branca ou vermelha) e numerosas sementes pequenas e duras (Figura 19.1). O nome do gênero, *Psidium*, significa "triturar, esmagar, morder", referindo-se aos frutos, de sabor agradável. Provém de *psidion*, que é a denominação em grego da planta.

Dados da medicina tradicional

Na região amazônica, o chá das folhas novas, assim como o chá das folhas com Amor-crescido, é indicado contra diarreia; os brotos de goiaba e de caju, fervidos, são usados contra dores de estômago e problemas de fígado e contra desarranjo menstrual e hemorroidas.

Na região da Mata Atlântica, a infusão das folhas é usada contra dor de barriga, enquanto a decocção dos brotos é indicada contra diarreias graves. A infusão dos frutos, usada externamente, é útil contra hemorroidas, doenças da pele, edema e, internamente, contra diarreias.

O chá feito das folhas e/ou da casca dessa espécie é utilizado por algumas tribos contra diarreia e disenteria; e, por outras, para regulação do ciclo menstrual, indisposição estomacal e vertigem (Forero, 1980; Grenand et al., 1987; Duke & Vasquez, 1994). As folhas de *P. guajava* ainda são utilizadas na América Latina, Central, oeste da África e sudeste da Ásia (Smith et al., 1992).

As outras indicações populares incluem a utilização da casca como adstringente, antidiarreica, principalmente em diarreias infantis, antileucorreica, anticolérica e antiúlcera; as raízes são usadas contra problemas estomacais e cutâneos (Corrêa, 1984); no Piauí, a infusão das folhas é utilizada como antidiarreica e contra problemas hepáticos (Emperaire, 1982); em Minas Gerais, a casca do tronco é utilizada também contra catarros intestinais, como estomáquico, e o decocto, em gargarejos contra afecções da boca e garganta, lavagens de úlceras; também é indicado contra leucorreias e em irritações vaginais (Verardo, 1982; Grandi & Siqueira, 1982); no Rio Grande do Sul, o chá das folhas, misturado com folhas de pitanga, é considerado útil contra desarranjo menstrual (Simões et al., 1986); no Pará, o chá da folha, misturado com folhas de salva-de-marajó, é antidiarreico (Amorozo & Gély, 1988).

Psydium cf. *guineense* Sw.

Nomes populares

A espécie é denominada nas comunidades tradicionais da Mata Atlântica Araçá ou Araçá-mirim.

Dados botânicos

A espécie é um arbusto com até 5 m de altura, com vários galhos e caule bastante tortuoso e casca lisa; folhas opostas, curto-pecioladas e glabras; botões florais tomentosos ou glabros, com cálice membranoso; flores hermafroditas, diclamídeas, actinomorfas, brancas e com numerosos estames; fruto com baga amarela, de polpa abundante. A espécie é muito semelhante à goiabeira verdadeira, como também os frutos, igualmente usados como alimento, sendo facilmente confundida com esta. Na Mata Atlântica a espécie é encontrada dentro de áreas florestais de formação secundária, sendo também muito abundante em capoeiras e outras áreas desmatadas. A espécie é igualmente cultivada no Brasil e em vários outros países.

Dados da medicina tradicional

Na Mata Atlântica, as comunidades tradicionais usam a decocção das folhas como anti-inflamatório e cicatrizante local, enquanto a infusão das folhas é usada na forma de gargarejo como antisséptico bucal e também como anti-inflamatório externo.

Dados químicos

Foi isolado de *Caryophyllus aromaticus* o eugenol (Costa et al., 1994), bem como outros constituintes aromáticos (Cicogna-Junior et al., 1987). O dehidrodieugenol, derivado de eugenol, apresentou atividade depressora do SNC, analgésica e anticonvulsivante (Costa et al., 1994). Existem relatos das atividades quimopreventiva e detoxificante hepática (Kumari, 1991).

De *Psydium guajava* foram isolados vários polifenóis (Okuda et al., 1982) e quercetina; o óleo essencial é constituído principalmente de α-pineno, mirceno, p-cimeno, p-menten-9-ol, borneol, α-terpineol, α-cubebeno, β-himacaleno, α-cedreno, t-cariofileno, α-bergamoteno, α-humuleno, α-santaleno, acoradieno, β-guaieno, cremoflieno, óxido de humuleno, β-bisaboleno, α-bisaboleno e β-bisabolol (Craveiro et al., 1981); os frutos contêm monoterpenos e sesquiterpenos, e 95% são β-cariofileno (Latza et al., 1996; Chyau & Wu, 1989; Zheng et al., 1987; Oliveros-Belardo et al., 1986; Wilson & Shaw, 1978), aldeídos, cetonas, alcanos, ésteres, hidrocarbonetos e uma mistura de compostos (Nishimura et al., 1989; Pino et al., 1990; Ortega & Pino, 1996), além de taninos (Misra & Seshadri, 1968), pectina, vitaminas C e A, açúcares, lignina, polissacarídeos e ácidos (El--Zorkani, 1968; Yusof & Mohamed, 1987; Marcelin et al., 1990). Dos frutos também foram isolados: 1-O-trans-cinamoil-a-L-arabinofuranosil-(16)-b-D--glucopiranose e 1-O-trans-cinamoil-b-D-glucopiranose (Latza et al., 1996); 122 componentes voláteis, dos quais 13 são aldeídos, 17 cetonas, 31 alcanos, 10 ácidos, 28 ésteres, 10 hidrocarbonetos e 13 uma mistura de compostos (Nishimura et al., 1989; Pino et al., 1990; Ortega & Pino, 1996). O aroma característico do fruto foi atribuído a quatro constituintes, denominados 1,1-dietoximetano, 1,1-dietoxietano, 1,1-dietoxihexano e acetaldeído etil cis-3-hexenil acetal (Zhengy et al., 1987). As diferenças quantitativas e qualitativas nos constituintes voláteis do interior e do exterior da casca do fruto foram determinadas. O interior das cascas é rico em ésteres, enquanto (Z)-ocimeno e betae gamacariofileno se apresentam em maior quantidade no exterior (Chyau & Wu, 1989). Nas sementes foram determinados lipídios e proteínas (Habib, 1986); ácidos linoleico, palmítico, oleico e esteárico (Opute, 1978); d-galactose, d-arabinose e ácido urônico (El-Sayed, 1981); e nas folhas foram isolados taninos (Okuda et al., 1987), óleo essencial (Ji et al., 1991), flavonoides, alcoóis sesquiterpenoides e triterpenoides (Begum et al., 2002; Okuda et al., 1987; Osman et al., 1974; Hegnaurer, 1986). Ácido elágico, guaijaverina, ácido oleanólico (Mair et al., 1987), polifenoloxidase (Augustin et al., 1985) e quercetina foram isolados das flores (Mair et al., 1987).

quercetina

Dados farmacológicos dos gêneros

Farmacologicamente, existem várias atividades descritas para espécies desse gênero. As atividades antimicrobiana e antimutagênica foram verificadas para essa espécie (Misas et al., 1979b; Jain et al., 1987). A atividade antibacteriana das cascas de *P. guajava* foi atribuída à presença de alcaloides quaternários (Ali et al., 1996). Chen & Yang (1983), Lima Filho et al. (1994) e Neri et al. (1994) verificaram atividade hipoglicêmica, e Maruyama et al. (1985) demonstraram que essa atividade não está relacionada com alterações no nível de insulina plasmática. O extrato aquoso também diminuiu significativamente os níveis de triglicérides sanguíneos (Basnet et al., 1995). A quercetina isolada de *P. guajava* inibiu a liberação gastrintestinal de acetilcolina em íleo de cobaia estimulado eletricamente ou por meio de contração espontânea, explicando possivelmente seu efeito no tratamento das diarreias agudas (Lutterdodt, 1989). De *P. guajava* foram isolados inibidores de colagenase com atividade anti-inflamatória, incorporados aos dentifrícios para o controle de doenças periodontais (Santos, F. A. et al., 1997; Shimomura, 1995). Do extrato hexânico das folhas de *P. guajava* foram isolados terpenoides (cariofileno, óxido e b-selineno), que apresentaram atividade depressora do SNC (Shaheen et al., 2000; Meckes et al., 1996). Das cascas de *P. guajava* foi isolado um alcaloide quartenário que apresentou atividade antibacteriana contra *Shigella dysenteriae* (Ali et al., 1996) Rotavirus enterico e suas folhas foram efetivas contra a *staphylococcus faureus* (Gran & Demillo, 1999).

O óleo essencial de *P. guyanensis*, *P. pohlianum* e *Psidium* sp. apresentou atividade antimicrobiana (Santos, F. A. et al., 1995), e eugenol e timol de *P. pohlianum* foram os responsáveis pela atividade (Cunha et al., 1994.). Atividades analgésica e anti-inflamatória também foram detectadas nas espécies *P. guyanensis* (Santos, F. A. et al., 1996a), *P. incanescens* (Santos, F. A. et al., 1996b) e *P. widgrenianum* (Souza et al., 1998).

Existem ainda relatos das reduzidas atividades tóxicas (Rao et al., 1994), propriedade anticatártica (Pinto et al., 1994), anticonvulsivante (Santos, F. A. et al., 1996c; Santos et al., 1997) e bloqueadora da junção neuromuscular, (Santos et al., 1996a) de *P. guyanensins*, e antitumoral de *P. incanescens* (Zelnik et al., 1970).

O extrato de folhas de *P. guajava* tem sido validado por estudos clínicos para o tratamento de disordens gastrintestinais (Lin et al., 2002; Ponce--Macotela et al., 1994; Morales et al., 1994; Lozoya et al., 1994; Cáceres et al., 1993; Lutterdodt, 1992; Lozoya et al., 1990; Cáceres et al., 1990; Lutterdodt, 1989; Grover et al., 1993; Lutterdodt et al., 1988) e tosse (Jaiay et al., 1999). A propriedade hipoglicêmica dos frutos dessa espécie tem sido estudada e demonstrada (Roman-Ramos et al., 1995; Cheng et al., 1983).

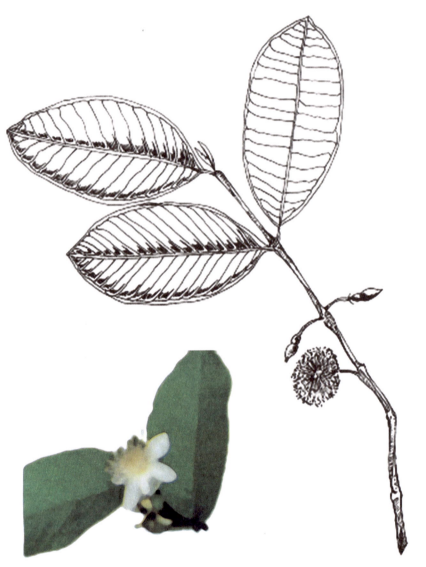

FIGURA 19.1 – *Psydium guajava*. Ramo florido (redesenhado por Di Stasi a partir da Flora Catarinensis) e detalhe da flor (Banco de imagens – LaFit-Botu).

20
Celastrales medicinais

L. C. Di Stasi
L. N. Seito
F .G. Gonzalez

Introdução

A ordem Celastrales inclui oito famílias botânicas, e apenas uma delas, a família Celastraceae, representa importante fonte de espécies medicinais, com inúmeras atividades farmacológicas já descritas, aqui presente pela sua importância na região da Mata Atlântica.

A família Celastraceae foi descrita por Robert Brown e compreende 88 gêneros, nos quais se distribuem aproximadamente 1.300 espécies vegetais tropicais e raramente de climas temperados (Mabberley, 1997). Inclui desde árvores até arbustos e lianas. Os principais gêneros dessa família, que possuem espécies medicinais, são *Celastrus* e *Trypterygium*, ambos contendo espécies amplamente estudadas, com atividade antifertilidade masculina; *Salacia* e *Cassine* são também muito usadas e estudadas; *Austroplenckia*, que inclui uma importante espécie vegetal do cerrado brasileiro, e *Maytenus*, gênero de grande valor medicinal, no qual discutimos duas espécies referidas na região da Mata Atlântica.

Espécies medicinais

Maytenus ilicifolia Mart. ex Reiss.

Nomes populares

A espécie é conhecida em todo o Brasil e é chamada na região da Mata Atlântica de Espinheira-santa. Também é conhecida como Sombra-de-touro, Erva- cancerosa, Espinho-de-Deus, Salva-vidas, Espinheira-divina, Cancerosa, Erva-santa e Congorça.

Dados botânicos

A planta é uma árvore com até 10 m de altura (no interior da Mata Atlântica), arbusto menor (de 1 a 3 m), copa globosa e ramos glabros, de onde partem folhas elípticas, bastante coriáceas, denteadas, glabras, com acúleos, ápice agudo, atingindo até 9 cm de comprimento; flores numerosas, axilares, agrupadas em pequenas inflorescências fasciculares de cor amarelo-esverdeada; fruto do tipo cápsula ovoide, amarelo-avermelhado.

Dados da medicina tradicional

Na região da Mata Atlântica, a infusão das folhas é usada contra dores de barriga, dor do "ciático", dores nas costas e úlceras do estômago.

Corrêa (1926) refere o emprego da planta contra câncer do estômago e Graham (2000) cita o uso de diversas espécies para câncer. Costa (1984) prescreve o uso da infusão de suas folhas contra dispepsia, gastrite e ulcera péptica.

Maytenus aquifolium M.

Nomes populares

A espécie é chamada, na região da Mata Atlântica, de Espinheira-santa. Em outras regiões é chamada de Cambotá bravo e Pau-mamão.

Dados botânicos

A planta é uma árvore ou um grande arbusto, podendo chegar a até 4 m de altura, com ramos finos, contendo folhas alternas, podendo chegar a até 15 cm de comprimento, oblongas, serradas e com acúleos nas margens e pequenas estípulas caducas; flores pequenas e axilares; fruto do tipo capsular, vermelho.

Dados da medicina tradicional

Na região da Mata Atlântica, a infusão das folhas é usada contra dores de barriga e úlceras do estômago. A espécie tem sido amplamente usada e coletada na Mata Atlântica do Estado de São Paulo, para comercialização como adulterante da Espinheira-santa *Maytenus ilicifolia*.

Não foram encontradas outras referências de uso popular desta espécie.

Dados químicos

De *M. amazonica* foram isolados nor-triterpeno e triterpenos nor-fenólicos (Chavez et al., 1999), alcaloides e triterpenos foram obtidos de *M. heterophylla* e *M. arbitifolia* (Orabi et al., 2001) e triterpenos cetônicos de *M. krukovii* (Honda et al., 1997).

Da infusão das folhas de *M. aquifolium* foram isolados quercetina e kaempferol (Sannomiya et al., 1998) e glucosídeos (Zhu et al., 1998). Foram isolados das cascas de raízes de *M. aquifolium* os alcaloides aquifoliunina E-III e aquifoliunina E-IV e os alcaloides siringaresinol e 4'-O-metil-(-)-epigalocatequina (Corsino et al., 1998a e 1998b os terpenoides friedelina e quinona metídeo (Corsino et al., 2000).

De *M. blepharodes* foram isolados o triterpenoide xuxuarina E alfa (dímero baseado em duas unidades de pristimerinas) e dois sesquiterpenoides com esqueleto di-hidrobeta-agarofurano (Gonzalez et al., 2000), bem como os triterpenos fenólicos blefarodol e 7 alfa-hidroxi-canarol (Gonzalez et al., 1995a).

Das sementes de *M. boaria* foram isolados quatro poliésteres beta-agarofurânicos (Alarcon et al., 1995). Foram também isolados um glicosídeo, cuja aglicona é estruturalmente relacionada com os típicos sesquiterpenos di-hidrobeta-agarofurânicos de várias Celastraceae (Munoz et al., 1995;

Gonzalez et al., 1994), os triterpenoides beta-amirina, lupeol, betulina, lup-20(29)-ene-3beta,30-diol (20), ácido oleanólico e ácido betulônico, além de epicatecol, 5'-O-metilgallocatecol e 4-hidroxibenzaldeído (Munoz et al., 1993).

De *M. canariensis* foram isolados nor-triterpenos (Gonzalez et al., 1996b), 15 alfa-hidroxi-21-ceto-pristimerina, além de pristimerina, tingenona e 20 alfa-hidroxi-tingenona (Alvarenga et al., 1999); triterpenos com esqueleto friedo-oleanano (Gonzalez et al., 1995b) e sesquiterpenos com esqueleto di-hidrobeta-agarofurânico (Gonzalez et al., 1993a e 1993b); os triterpenos 3-beta,28,30-lup-20(29) ene-triol e 28,30-di-hidroxi-lup-20(29)--en-3-one (Gonzalez et al., 1992b); os triterpenos fenólicos canarol, 7 alfa--hidroxi-canarol, 7-hidroxi-6-oxoiguesterol, canaradial, e outros triterpenos (Gonzalez et al., 1995a).

Dímeros geométricos e estereoisoméricos de triterpenos, 7,8-di-hidroisoxuxuarina E alfa, xuxuarinas F beta, G alfa e G beta, e escutidina alfa A foram isolados de *M. chuchuhuasca* (Shirota et al., 1998). As cascas das raízes de *M. chuchuhuasca* apresentam diferentes alcaloides, tendo sido isolados os alcaloides chuchuhuaninas E-I, E-II, E-III, E-IV, E-V, W-I e 4-deoxieuonimina (Shirota et al., 1994).

Dos ramos de *M. diversifolia* foi isolado um triterpeno friedelano (maytensifolina-C), sendo a estrutura determinada como 6-beta-hidroxifriedelan--3,16,21-trione (Nozaki et al., 1991).

Dos ramos de *M. ebenifolia* foram isolados os alcaloides ebenifolinas W-I, E-I e E-II (Itokawa et al., 1992).

De *M. emarginata* foram isolados os alcaloides emarginatina-C, emarginatina-D, emarginatina-E e emarginatinina, sendo que o último apresenta atividade citotóxica contra células KB humanas (Kuo et al., 1994).

Das folhas de *M. ilicifolia* foram isolados glicosídeos como os ilicifolinosídeos A-C (Zhu et al., 1998). Além disso, alcaloides piridínicos com centro di-hidroagarofurânico foram isolados das cascas de raízes de *M. iliocifolia* (Shirota et al., 1994b); triterpenos do tipo friedelana; cangoronina e ilicifolina, foram isolados das folhas de *M. ilicifolia* (Itokawa et al., 1991b).

Sesquiterpenos foram isolados de *M. macrocarpa* (Chavez et al., 1999a e 2000), bem como oito triterpenos dammarano (Chavez et al., 1997).

M. magellanica apresenta sesquiterpenos di-hidrobeta-agarofurânicos (Gonzalez et al., 1993c) e triterpenos dímericos (Gonzalez, A. G. et al., 2001).

Alcaloides foram isolados de *M. myrsinoides* (Baudouin et al., 1984).

Um triterpeno denominado escutiona foi isolado das cascas de raízes de *M. scutioides* (Gonzalez et al., 1996b), tendo sido também isolados dímeros triterpenos na espécie (Gonzalez et al., 1996c).

Do extrato metanólico de cascas dos ramos de *M. senegalensis* foram isolados glicosídeos flavan-3-ol metilados e uma protoantocianidina metilada ((-)-epicatequina, tendo o extrato hidrometanólico apresentado moderada atividade inibidora contra protease de HIV (Hussein et al., 1999). De *M. senegalensis* também foi isolado o triterpeno ácido maytenônico (Abraham et al., 1971), maytansina e *maytanprina* com atividade antitumoral (Wang et al., 1981).

Dados farmacológicos

M. senegalensis e *M. confertiflora* apresentaram atividade antitumoral (Tinwa et al., 1971; Gonzalez et al., 2000; Wang et al., 1981) e antimolarial (El Taher et al., 1999). Nor-triterpenos e triterpenos nor-fenólicos isolados de *M. amazonica* apresentam uma baixa atividade antitumoral contra linhagens de células tumorais (Chavez et al., 1999b), assim como os compostos 6 beta, 8 beta, -15-triacetoxi-1 alfa, 9 alfadibenzoiloxi-4 beta-hidroxi-betadi-hidroagarofurano e 1 alfa, 6 beta, 8 beta, 15-tetra-acetoxi9-alfabenzoiloxi-4 beta-hidroxi-betadi-hidroagarofurano, isolados de *M. macrocarpa* (Chavez et al., 1999a).

M. buchananii apresenta atividade mitogênica em linfócitos isolados de camundongos atímicos (Tachibana et al., 1996).

Nor-triterpenos isolados de *M. canariensis* apresentaram atividade antimicrobiana contra bactérias gram-positivas (Gonzalez et al., 1996a), assim como outro nor-triterpeno isolado de *M. catingarum* (Alvarenga et al., 1999). O composto escutiona isolado de *M. scutioides* apresenta atividade antimicrobiana contra bactérias gram-positivas e modesta atividade citotóxica contra as linhagens de células HeLa, Hep-2 e Vero (Gonzalez et al., 1996b).

O extrato diclorometânico de *M. senegalensis* apresentou importante atividade antiplasmódica contra linhagens de *Plasmodium falciparum* sensíveis e resistentes à cloroquina. Estudos fitoquímicos preliminares detectaram a presença de terpenoides e traços de compostos fenólicos nesse extrato (El Tahir et al., 1999).

Extratos de *Maytenus ilicifolia* e *M. aquifolium* possuem várias atividades farmacológicas, especialmente contra úlceras (Souza-Formigoni et al., 1991; Oliveira et al., 1991; Gonzalez, F. G. et al., 2001; Queiroz et al., 2000). Dados recentes indicam que o extrato etanólico das folhas de *M. ilicifolia* não interfere na espermatogênese (Montanari et al., 1998a) porém reduziu a taxa de implantações dos embriões em ratas grávidas (Montanari & Bevilacqua, 2002). As folhas e caules de *M. ilicifolia* não foram efetivos como antifúngicos (Portillo et al., 2001).

21
Polygalales medicinais

L. C. Di Stasi

Introdução

A ordem Polygalales inclui sete famílias botânicas, das quais se destacam as Malpiguiaceae e Polygalaceae, ambas com várias espécies medicinais. No Brasil são encontradas espécies das famílias Malpiguiaceae, Polygalaceae, Trigoniaceae, Vochysiaceae e Krameriaceae. Da família Vochysiaceae destacam-se os gêneros *Vochysia* e *Qualea*, com importantes espécies fontes de madeiras, corantes e de medicamentos. Algumas plantas dos gêneros *Polygala* e *Securidaca* são espécies medicinais da família Polygalaceae; como espécies medicinais da família Malpiguiaceae, além das duas referidas a seguir, podem ser citadas as dos gêneros *Banisteriopsis*, especialmente a famosa *Banisteriopsis caapi*, usada na produção da *Ayahuasca*, bebida alucinógena, e outras espécies dos gêneros *Byrsonima* e *Galphimia*.

A família Malpiguiaceae descrita por Antoine Laurent de Jussieu abrange aproximadamente 67 gêneros, contendo cerca de 1.100 espécies tropicais, especialmente árvores, arbustos e lianas (Mabberley, 1997). Os principais gêneros dessa família são *Banisteriopsis, Byrsonima, Malpiguia* e *Stygmaphyllon*. No Brasil, ocorrem 32 gêneros, com aproximadamente trezentas espécies, distribuídas em todo o território nacional (Barrozo, 1978).

Espécies medicinais

Stigmaphyllon fulgen Juss. e *Stigmaphyllon strigosum* (Poepp.) Juss.

Nomes populares

Ambas são denominadas na região amazônica Tapiquira, Gordura-de-porco ou Cajuçara, sendo comumente coletadas como da mesma espécie.

Dados botânicos

A espécie é uma planta trepadeira, grande e robusta, de folhas cordiformes, arredondadas, glabas na face superior e sedosas na face inferior; possui inflorescências dispostas em racemos axilares, formando panículas com flores amarelas e frutos do tipo sâmara, bastante pubescente; nas raízes formam-se grandes tubérculos. O nome do gênero *Stigmaphyllon*, descrito por Antoine Laurent de Jussieu, significa "estigmas foliáceos". Outra espécie na região amazônica é coletada com o mesmo nome e mesma utilização medicinal, no entanto foi identificada como *Stigmaphyllon strigosum* (Poepp.) Juss.

Dados da medicina tradicional

A decocção das folhas é usada internamente contra febre, dor de estômago e gripes; e, externamente, contra icterícia.

Observação

Não foram encontrados dados químicos e farmacológicos sobre essas duas espécies.

22
Sapindales medicinais

C. A. Hiruma-Lima
A. R. M. Souza-Brito
L. C. Di Stasi

A ordem Sapindales possui vinte diferentes famílias botânicas, algumas com grande ocorrência no Brasil e na região amazônica, destacando-se as famílias Burseraceae, Sapindaceae, Anacardiaceae, Simaroubaceae, Meliaceae, Rutaceae, Oxalidaceae e Balsaminaceae. Essa ordem, além das espécies aqui citadas, reúne inúmeras plantas de grande valor medicinal e econômico. Na família Sapindaceae destacam-se os gêneros *Paullinia*, *Cupania* e *Serjania*, todos com importantes espécies conhecidas popularmente como Timbó, muitas das quais usadas para a pesca por serem consideradas narcóticas para os peixes. Possuem também significativos efeitos farmacológicos, especialmente no Sistema Nervoso Central. É ainda nessa família que se encontra um dos produtos mais importantes do Brasil, o Guaraná. Simarubaceae e a outra família, que contém, inúmeras espécies medicinais, especialmente dos gêneros *Simarouba*, *Quassia*, *Ailanthus*, *Picrasma* e *Brucea*, amplamente usadas e estudadas como fontes de várias substâncias com atividades antimalárica e amebicida. Das demais famílias dessa ordem, a ocorrência na região amazônica de espécies medicinais das famílias Anacardiaceae, Oxalidadaceae e Rutaceae foi relevante; essas espécies serão descritas a seguir.

Espécies medicinais da família Anacardiaceae

Introdução

A família Anacardiaceae (Dicotyledonae), descrita por John Lindley, pertence à ordem Sapindales, subclasse Rosidae; reúne setenta gêneros, com aproximadamente 875 espécies, distribuídas em regiões tropicais, sub-tropicais e poucas em regiões de clima temperado (Mabberley, 1997). Essa família botânica inclui árvores, arbustos, lianas e raramente ervas pereniais. As espécies estão prioritariamente distribuídas nos trópicos. Os principais gêneros dessa família botânica são *Anacardium* e *Mangifera* (Anacardiae), *Spondias*, *Lanneae* e *Tapirira* (Spondiadeae), *Semecarpus* (Semecarpeae), *Schinus*, *Rhus* e *Ozoroa* (Rhoeae) e *Dobinea* (Dobineae). Desses gêneros destacam-se, nos países de clima temperado, as espécies *Pistacia lentiscus*, *Pistacia terebinthus* e *Rhus coriaria*, enquanto no Brasil os gêneros principais são *Anacardium*, *Mangifera*, *Spondias* e *Schinus*.

Muitas espécies dessa família são produtoras de frutos bem apreciados em todo o mundo, tais como Caju, Manga e Pistache, enquanto outras representam importantes fontes de madeiras. No Brasil, muitas espécies estão espalhadas por todo o território, algumas com ampla ocorrência na Região Nordeste, especialmente como fonte de frutas amplamente consumidas e comercializadas. Muitas dessas espécies são usadas como medicinais em diversas regiões do país. Na região amazônica registrou-se amplo uso das espécies *Anacardium occidentale* (Caju), *Anacardium giganteum* (Moranha) e *Spondias purpurea* (Seriguela).

Das variadas espécies dessa família deve-se destacar o Cajueiro, cuja castanha possui grande valor no mercado internacional como alimento, além de inúmeros usos na indústria de plásticos e de resinas. Além dos usos medicinais, relatados a seguir, o Cajueiro fornece uma fruta de grande valor na produção de sucos. Do mesmo gênero, *Anacardium giganteum* é uma espécie muito utilizada pelos índios do Brasil, sendo pouco referida e usada em populações urbanas. Nessa família, o segundo gênero mais importante no Brasil é o *Spondias*, que inclui espécies conhecidas popularmente como Cajazeiro e Umbuzeiro. A espécie *Mangifera indica*, amplamente consumida como alimento e cultivada em todo o território brasileiro, não foi referida na região de estudo como medicinal, apesar de possuir inúmeras virtudes medicinais registradas em outros levantamentos etnofarmacológicos.

Espécies medicinais

Anacardium giganteum Hancock ex. Engl.

Nomes populares

Essa espécie é conhecida pelos índios tenharins como Moranha, sendo também denominada Cajuaçu, Caju-assu, Cajuí, Caju-da-mata (Amazonas), Cajueiro-da-mata (Mato Grosso), em outras regiões do Brasil e Cajuy e Mairu, entre outras tribos indígenas.

Dados botânicos

Anacardium giganteum é uma árvore alta, de 25 a 30 m de altura, com tronco de casca lisa; as folhas simples e alternas são glabras na face superior e pubescentes na face inferior; as flores, dispostas em panículas, possuem sépalas e pétalas pentâmeras, perfumadas; ovário súpero com um só óvulo; o fruto em forma de drupa é peduncular, carnoso e raras vezes doce (Figura 22.1). Possui ocorrência na Região Norte do Brasil, especialmente no Amazonas, Pará e Mato Grosso.

Dados da medicina tradicional

O uso dessa espécie é restrito aos índios tenharins, não sendo referida em outra comunidade da região amazônica. Esses índios se utilizam do suco das folhas como antitérmico e para o alívio de dores de cabeça. O suco é preparado por maceração em água fria e então aplicado topicamente sobre a testa e a nuca. Não foram encontradas outras referências de usos desta espécie na medicina popular.

Anacardium occidentale L.

Nomes populares

Essa espécie é amplamente conhecida como Cajueiro, ou simplesmente Caju, em referência ao nome de seu fruto; no entanto, várias outras denominações são usadas para a espécie, tais como Acajaíba, Acajuíba, Caju-manso, Caju-manteiga, Caju-da-praia, Caju-de-casa, entre outras.

Dados botânicos

Anacardium occidentale é uma árvore nativa do Nordeste do Brasil, que alcança até 15 m de altura e tem um tronco grosso e tortuoso de 25 a 40 cm de diâmetro; as folhas são alternas, pecioladas, ovadas, onduladas, glabras, reticuladas e nervadas em ambas as faces; as flores, pequenas e de coloração pálida, são pediceladas e dispostas em panículas terminais ramificadas, com um só estame fértil, ovário unilocular; o fruto é do tipo aquênio reniforme, pendente de um receptáculo carnoso e aromático que é confundido com fruto (Figura 22.2). É uma planta decídua, heliófita e que cresce bem em solos secos. O gênero *Anacardium* descrito por Carl Linnaeus inclui quinze espécies tropicais na América do Sul, sendo seu centro de ocorrência o Brasil. O nome do gênero, *Anacardium*, significa "semelhante ao coração".

Além dos usos medicinais descritos a seguir, o suco das frutas é usado como bebida refrigerante, e as castanhas secas e torradas são muito apreciadas no mundo inteiro. Economicamente, o óleo da castanha, assim como a própria castanha, possui importante mercado nacional e internacional. O óleo é usado na produção de borracha, plástico e resinas.

Dados da medicina tradicional

Na região de estudo foi relatado que a casca é usada no tratamento de hemorroidas e diarreias graves. Para hemorroidas, utiliza-se o chá da casca adicionando-se broto de goiaba, raspa de amor-crescido e cajá; o chá deve ser aplicado na forma de banho de assento. Contra diarreia, utiliza-se um macerado coado da casca em água fria, tomando-se um copo por dia. O broto do caju é utilizado contra dores de estômago e problemas digestivos e deve ser fervido com broto de goiaba.

Outros usos catalogados no Brasil referem à utilização da casca como tônico e estimulante medular, contra glicosúria e poliúria na forma de banho; contra aftas e inflamação da garganta na forma de gargarejo. A resina é usada como depurativo e expectorante. O suco das folhas serve como antiescorbútico, é eficiente contra aftas e cólicas intestinais. As flores são afrodisíacas, e a raiz, purgativa. O pericarpo tem utilização como antisséptico, anti-helmíntico, contra úlceras, calos e verrugas. O pedúnculo dos frutos é reputado diurético, depurativo e antissifilítico, e ainda como expectorante e contra a icterícia (Corrêa, 1984). No Piauí, utiliza-se ainda a infusão da casca como purgativo (Emperaire, 1982). Em Juiz de Fora (MG), a casca é utilizada como adstringente, tônico, antidiabético e anti-hemorrágico (Verardo, 1982). No Brasil ocorre ainda o uso da fruta contra sífilis, como um diurético, estimulante e afrodisíaco, além de o chá de folhas ser usado como líquido para limpeza bucal e gargarejo em úlceras de boca, tonsilite e problemas de garganta, e a maceração de folhas para tratar diabete, astenia, debilidade muscular, desordens urinárias e asma (Lima, P., 1993; Matos, 1994; Cruz, 1995).

Inúmeros outros usos foram descritos para essa espécie, historicamente há relatos do consumo do suco de caju para o tratamento de febre, problemas respiratórios e do estômago (Smith et al., 1992). Os índios ticuna da Amazônia usam o suco de fruta como preventivo contra gripes e o chá das folhas contra diarreia, enquanto os índios wayãpi da Guiana indicam o chá contra cólicas de crianças (Schultes & Raffauf, 1990; Grenand et al., 1993). É comum no Brasil o uso na forma de banho de assento, para controle das secreções vaginais, assim como um potente adstringente. Reporta-se ainda que as frutas verdes são usadas para tratar hemoptise; o óleo de semente com suco de fruta é usado contra verrugas; uma infusão de folha é usada contra diarreia; brotos servem como expectorantes e o vinho obtido da fruta é indicado como um antidisentérico (Duke et al., 1994). O uso dessa espécie no combate à diarreia é comum em inúmeros países da América do Sul (Mejia & Reng, 1995).

Schinus terebenthifolius Raddi.

Nomes populares

Na região da Mata Atlântica, a planta é amplamente conhecida como Arueira ou Aroeira. Outros nomes comuns são Aroeira-mansa, Aroeira--vermelha, Aroeira-da-praia, Aroeira-do-brejo, Aroeira-do-sertão, Fruto--de-raposa, Fruto-de-sabi, Coração-de-bugre, Cambuí, Bálsamo, Aroeira--do-campo, Aroeira-branca.

Dados botânicos

A planta é uma árvore com até 12 m de altura, com copa bonita e arredondada; caule tortuoso, com casca grossa, o de onde saem ramos principais repletos de ramos secundários com folhas compostas, imparipi-nadas e de folíolos glabros (Figura 22.3). A planta é de ocorrência em todo o Centro-Oeste e Sudeste do Brasil, sendo comum encontrá-la no interior da Mata Atlântica. Fornece uma madeira de valor para a produção de mourões, lenha e carvão, mas é muito usada como ornamental. O gênero *Schinus* foi descrito por Carl Linnaeus e compreende 27 espécies tropicais americanas. O nome do gênero significa "cortar", referindo-se às frestas da casca do fruto.

Dados da medicina tradicional

Na região do Vale do Ribeira, o macerado das folhas em aguardente é usado externamente como cicatrizante, analgésico e contra coceiras. A infusão das folhas é usada internamente contra reumatismo e a masti-gação das folhas frescas, como cicatrizante e contra gengivites.

Corrêa (1984) refere que a casca é depurativa, febrífuga e usada contra afecções uterinas; as folhas são antirreumáticas e consideradas excelentes para tratar úlceras e feridas. Apesar de diversas outras indicações medicinais como diurético, tônico, estimulante e analgésico, adstringente, sugere-se o uso com moderação, por tratar-se de espécie com vários efeitos tóxicos.

Spondias purpurea L.

Nomes populares

As espécie é conhecida na região amazônica como Umbu ou Seriguela. Inúmeras espécies desse gênero são historicamente conhecidas como Cajazeiro e Umbuzeiro, ou Cajá e Umbu, referindo-se apenas à fruta da espécie. Outras denominações comuns são Acajá, Acaju, Acaiou, Cirouela, Siriuela, ou mesmo Caju.

Dados botânicos

Spondias purpurea é uma árvore alta, com 5 a 7 m de altura; as folhas pecioladas e alternas são ovadolanceoladas, imparipinadas, com folíolos oblongo-elípticos e acuminados; as flores são pequenas, reunidas em racemos; o fruto, do tipo drupa, é ovoide, esverdeado e doce (Figura 22.4). O gênero *Spondias*, descrito também por Carl Linnaeus, inclui espécies tropicais, especialmente árvores com resinas. O nome *Spondias* significa "ameixa", referindo-se à semelhança com o fruto.

Dados da medicina tradicional

Na região amazônica os frutos, além de comestíveis, são usados na forma de suco para o alívio de febre e dores. Em outros países da América do Sul, o fruto da espécie é empregado contra dores renais, como antidiarreico, antiespasmódico, diurético e analgésico, enquanto as folhas são consideradas antianêmicas (Guerrero, 1994).

Dados químicos dos gênero

A família Anacardiaceae é bem conhecida pela presença de fenóis e ácidos fenólicos. O ácido anacárdico ($C_{22}H_{32}O_3$), ilustrado a seguir, foi isolado da fruta e especialmente do óleo da castanha por Stadler (1887), sendo um composto característico das espécies deste gênero. Das folhas de *Anacardium occidentale* foram isolados ácidos fenólicos como gálico, p-hidroxi-

-benzoico e cinâmico (Koegel & Zech, 1985). Compostos derivados do ácido anacárdico, anacardol e cardol, também foram isolados (Costa, 1986). De *Anacardium occidentale* foram feitas caracterizações químicas e obtidas a partir das castanhas inúmeras proteínas, amido, aminoácidos, sódio e açúcar. No fruto foram detectadas as presenças de ácido ascórbico, aminoácidos, fenol, taninos e açúcar (Nagaraja et al., 1986), além de flavonoides voláteis (Pino, 1997c). As castanhas possuem 96% de lipídios neutros e 4% de glicolipídios e fosfolipídios (Nagaraja, 1987), anacardeína (Sathe et al., 1997), além de Na, Mg, Al, P, S, Cl, K e Ca (Thomas & Dave, 1990). A castanha possui também cardol e ácido anacárdico (Hegnauer, 1973). Das cascas de seu tronco foram isolados b-sitosterol, estigmasterol, campesterol e colesterol (Dinda et al., 1987), e de suas folhas foram isolados miricetina, agathisflavona, robustaflavona, amentoflavona, quercetina, kaempferol, apigenina, quercetina 3-O-ramnosídeo e quercetina 3-O-glucosídeo (Arya et al., 1989). Foram também caracterizados, de diferentes partes da planta,

Ácido anacárdico

os seguintes compostos: acetofenona, (-)-epiafzelequina, a-amirina, anacardol, álcool araquidílico, ácido-*p*-hidroxibenzoico, cardanol, (-)-epicatequina, cicloartenol, n-eicosano, ácido gentísico, leucocianidina, limoneno, narigenina, ácido procatéquico, glicosídeos de quercetina, derivado de resorcinol, a-selineno e vitamina C (Gupta, 1995).

Estudos farmacognósticos realizados com a espécie *Anacardium occidentale* indicam a presença de glicosídeos cardiotônicos, flavonoides, antocianinas, taninos, esteróis, triterpenos e sesquiterpetenolactonas

(Guerrero, 1994). Dados descritos em inúmeras publicações confirmam a presença de inúmeros constituintes químicos, tais como α-catequina, ácidos esteárico, palmítico, láurico, palmitoleico, oleico, α-linolênico, aminoácidos variados, tocoferol, quercetina, β-caroteno, β-sitosterol, ácido salicílico, tocoferol e outros.

Estudos farmacognósticos realizados com a espécie *Spondias purpurea* indicam a presença marcante de taninos, flavonoides e triterpenos em suas folhas, e raízes (Guerrero, 1994) e frutos (Augusto et al., 2000).

Do extrato etanólico de folhas e caule de *S. mombin* foi isolada uma série de ácidos 6-alkenilsalicílicos (Corthout et al., 1994). Do extrato hexânico dessa espécie foi obtido SB-202742, um derivado do ácido anacárdico (Onwuka, 1992). Das folhas e caule dessa espécie também foram isolados dois taninos (Corthout et al., 1991), denominados geraniina e galoilgeraniina. De *Spondias citherea* foram isolados compostos terpênicos voláteis (Franco & Shibamoto, 2000).

Dados farmacológicos dos Gêneros

Das cascas da castanha de *Anacadium occidentale* foi isolado um composto fenólico denominado cardol, que apresentou uma pronunciada atividade antifilária. O grupo hidroxil e a cadeia lateral alquil são imprescindíveis para a manutenção da atividade. Dezesseis compostos fenólicos isolados do óleo da castanha do caju foram testados quanto às suas propriedades antimicrobianas em quatro micro-organismos típicos – *Bacillus subtilis*, *Escherichia coli*, *Saccharomyces cerevisiae* e *Penicillium chrysogenum* –, onde se observou que o ácido anacárdico foi o que apresentou a atividade mais fraca (Himejima & Kubo, 1991). Porém diante do *Helicobacter pylori* o ácido anacárdico foi o mais efetivo antibacteriano (Kubo et al., 1999).

Vários derivados do ácido anacárdico, cardol e metilcardol obtidos dessa espécie apresentaram potente ação inibidora das enzimas tirosina-hidroxilase (Kubo et al., 1994) e 15-lipoxigenase (Shobha et al., 1994). O composto 2-hexenal isolado dessa espécie mostrou importante ação bactericida contra bactérias gram-positivas, gram-negativas e outros micro-organismos (Muroi et al., 1993; Himegima & Kubo, 1991; Muroi &

epicatequina

Kubo, 1993). Três ácidos anacárdicos isolados recentemente possuem ação citotóxica contra células de carcinoma de mama, enquanto o cardol, meticardol e outros ácidos dessa espécie apresentaram efeitos citotóxicos moderados (Kubo et al., 1993), mas se mostraram importantes como agentes antitumorais.

Craveiro et al. (1981) identificaram a-pineno no óleo essencial, que apresentou atividade depressora central (Garg & Kasera, 1984b) e antibacteriana (Garg & Kasera, 1984a). Não foi constatada a atividade hipoglicemiante de *A. occidentale* administrado em dose única em ratos normoglicêmicos e hiperglicêmicos (Vargas, 1991).

O extrato hexânico das cascas de *A. occidentale* apresentou atividade moluscicida (Pereira & Pereira, 1974; Souza et al., 1992; Jurberg et al., 1995). Os componentes do ácido anacárdico extraído de *A. occidentale* foram avaliados perante a *B. glabrata*, e observou-se que tanto o grupo carboxil como a cadeia lateral insaturada são necessários para a manutenção da atividade moluscicida. Atividades moluscicida e hipoglicemiante foram determinadas também por Pereira & Souza (1974). Extratos aquosos de folhas dessa espécie possuem importante ação antifúngica (Ganesan, 1994). Estudos com os componentes do ácido anacárdico extraído de *A. occidentale* permitiram verificar que tanto o grupo carboxila como a cadeia lateral insaturada são necessários para a manutenção da atividade moluscicida (Sullivan et al., 1982).

Parte II – Dicotiledonae medicinais na Amazôniae na Mata Atlântica

A epicatequina, isolada de *A. occidentale*, foi estudada farmacologicamente e observou-se sua propriedade antiedematogênica e anti-inflamatória em ratos (Swarnalakshmi et al., 1981).

Dos extratos hidroalcoólico, etanólico e aquoso das cascas e do caule de *A. occidentale*, foram isolados taninos que produziram atividade anti-inflamatória, antiartrítica, analgésica e tóxica (Rocha Mota et al., 1982; Mota et al., 1982 e 1985; França et al., 1990). O extrato aquoso das cascas do caule apresentou atividade hipoglicemiante (Vetral et al., 1980) enquanto, o extrato etanólico e metanólico apresentaram atividades antimicrobiana e antifúngica (Moura et al., 1990; Akinpelu, 2001; Kudi et al., 1999; Barbosa Filho et al., 1992). As catequinas isoladas a partir do extrato clorofórmico apresentaram atividade depressora do SNC (Fonteles et al., 1983).

Ácidos alcenisalicílicos isolados de *Spondias mombin* apresentaram pronunciado efeito antifúngico (Rodrigues et al., 2000; Abo et al., 1999) e antibacteriano contra *Bacillus cereus*, *Streptococcus pyogenes* e *Mycobacterium fortuitum*, além de uma atividade moluscicida contra o caramujo *Biomphalaria glabrata*, um intermediário do ciclo de vida do *Schistosoma mansoni* (Corthout et al., 1994). Do extrato hexânico dessa espécie foi obtido SB-202742 (1), um derivado do ácido anacárdico que possui atividade inibitória sobre a betalactamase (Coates et al., 1994).

Geraniina e galoilgeraniina, taninos isolados de *S. mombin*, possuem pronunciada atividade antiviral contra *Coxsackie* e *Herpes simplex viruse* (Corthout et al., 1991). Além disso, as folhas possuem altas concentrações de taninos e saponinas, o que pode ser considerado um fator limitante à alimentação bovina (Onwuka, 1992).

Estudos *in vitro* realizados com extratos etanólico de *Spondias purpurea* apresentaram atividade contra algumas enterobactérias: *Escherichia coli*, *Salmonella enteritidis* e *Shigella flexneri* (Cáceres et al., 1993).

Dados toxicológicos da família Anacardiaceae e observações de uso

Foram relatados efeitos tóxicos com a utilização das sementes cruas do caju, responsáveis por irritação da pele, pela presença do cardol (Hoehne,

1939). Nesse sentido, estudos mais recentes demonstram que o cardol e o ácido anacárdico são os compostos responsáveis pela promoção de dermatites de contato (Hegnauer, 1973). Em razão da presença de fenóis, o caju induz a processos alérgicos, e a ingestão da semente crua determina problemas digestivos com dores e queimação na boca, edema de lábios, língua e gengivas, sialorreia intensa, disfagia e vômitos (Schvartsman, 1979). A semente assada é inócua. Recentes estudos confirmam casos de dermatite de contato pela castanha-de-caju (Rosen & Fordice, 1994; Diogenes et al., 1996), enquanto outros demonstram o desenvolvimento de processos alérgicos por causa do pólen da espécie (Fernandes & Mesquita, 1995). Sérios problemas de irritação da pele são causados pelos compostos fenólicos, ácido anacárdico e compostos derivados, enquanto os casos mais sérios de irritação e alergia ocorrem nos trabalhadores que coletam ou manipulam produtos da espécie *Anacardium occidentale*.

A espécie *Schinus terebenthifolius* possui vários efeitos tóxicos, especialmente sob uso prolongado, o qual deve ser evitado.

Espécies medicinais da família Oxalidaceae

Introdução

A família Oxalidaceae descrita por Robert Brown compreende seis gêneros e aproximadamente 775 espécies distribuídas no Hemisfério Sul, especialmente nas zonas tropicais e subtropicais (Mabberley, 1997). Essa família apresenta em geral plantas herbáceas, ervas ou raramente arbóreas pequenas (*Averrhoa*), de folhas compostas, trifolioladas (*Oxalis*) ou com maior número de folíolos (*Averrhoa*), alternas com ou sem estípulas (Joly, 1998). Essa família inclui várias espécies de Trevo ou Azedinha de uso medicinal (*Oxalis*) e comestíveis (*Averrhoa*).

Espécies medicinais

Averrhoa bilimbi L. e *Averrhoa carambola* L.

Nomes populares

Esta planta é conhecida na região amazônica como Limão de cayanna; no entanto, existem registros para a espécie como Bilimbi, Bilimbino e Caramboleira-amarela.

Dados botânicos

Árvore de até 13 metros de altura, com casca lisa e escura; folhas inteiras, com disposição alterna, imparipinadas, compostas de numerosos folíolos opostos; flores vermelhas e aromáticas, com cálice pubescente, reunidas em panículas terminais; fruto do tipo baga, oblongo, anguloso, verde-amarelado, comestível e semelhante ao de *Averrhoa carambola* (Carambola); duas sementes elípticas (Figura 22.5). O nome do gênero *Averrhoa* foi dado em homenagem a Averróis, médico árabe. O gênero *Averrhoa* foi descrito por Carl Linnaeus e inclui apenas as duas espécies aqui referidas; a espécie *A. carambola* tem origem na Malásia e é amplamente cultivada no Brasil; diferencia-se da outra porque os estames férteis são alternados com estaminódios, enquanto na espécie *A. bilimbi* os estames férteis possuem filetes mais curtos, alternados com filetes mais longos.

Dados da medicina tradicional

Na região amazônica, o chá do fruto é utilizado na cura de resfriados; o fruto misturado com goma de mandioca, água e açúcar é indicado contra dores de estômago; o fruto macerado com folhas de mocura-caá, alfavacão, peão-branco ou roxo e água é considerado excelente para dores de cabeça.

Na região da Mata Atlântica, os frutos, além de comestíveis, são usados na forma de suco contra febres e disenterias. A infusão das folhas é considerado útil em diabetes "leves", como diurético e para reduzir o colesterol.

Os outros usos catalogados no Brasil referem a utilização do suco do fruto como antiescorbútico e contra doenças cutâneas (Corrêa, 1984).

Dados químicos do gênero

Das folhas de *A. carambola* foram isolados 5-hidroximetil-2-furfural, além de flavonoides, antraquinonas, cianidina, b-sitosterol (Jabbar et al., 1995), saponosídeos, taninos, ácidos orgânicos e cálcio. Os saponosídeos totais e flavonoides totais apresentaram atividade antibacteriana sobre cinco tipos de bactérias gram-positivas, porém não foram efetivas contra outros cinco tipos de bactérias gram-negativas e *Candida albicans* (Long et al., 1996).

Dos frutos da *A. carambola* foram isolados carotenoides (Gross et al., 1983), polifenoloxidase (Adnan et al., 1986), ácido málico, ácido cítrico, fructose e glucose, aminoácidos (Yang et al., 1995), ácido ascórbico (Biswas & Mannan, 1996) pectinesterase (Horng et al., 1996), ácido oxálico (Wei & Wu, 1997). Constituintes voláteis do fruto fresco de *A. carambola* foram determinados, nos quais foi detectada a presença de um total de 126 compostos voláteis, predominantemente ésteres e compostos carbonil. Dos constituintes majoritários detectou-se a presença de (E)-hex-2-enal (2,4 mg/kg) e benzoato de metila (1,9 mg/kg) (Froehlich & Schreier, 1989). Das folhas foram isolados 5-hidroximetil-2-furfural, além de flavonoides, antraquinonas, cianidina, b-sitosterol (Jabbar et al., 1995), saponosídeos, taninos, ácidos orgânicos e cálcio (Long et al., 1996).

Constituintes voláteis dos frutos dessa espécie foram isolados, obtendo--se 53 componentes, dos quais 47,8% são ácidos alifáticos, além de ácido hexadecanoico (20,4%) e ácido (Z)-9-octadecenoico. Dentre os doze ésteres, foram isolados butil-nicotinato (1,6%) e hexil nicotinato (1,7%) (Wong & Wong, 1995), além de 3-O-cianidina também isolado de *A. bilimbi* (Gunasegaran, 1992). Já a espécie *A. carambola* possui diversos carotenoides (Gross et al., 1983) e sementes ricas em óleo (Berry, 1978).

Dados farmacológicos do gênero

O extrato aquoso de *A. carambola* apresentou atividade hipoglicemiante (Dalla Martha et al., 1997). Além disso, constatou-se atividade depressora central (Muir & Lam, 1980) e houve relatos de intoxicação pela ingestão de neurotoxinas do fruto em pacientes com insuficiência renal (Neto et al., 1998).

Os saponosídeos totais e flavonoides totais isolados de *A. carambola* apresentaram atividade antibacteriana (Long et al., 1996). O efeito hipoglicemiante foi observado também para a espécie *Averrhoa bilimbi* sendo a função aquosa detentora de melhor atividade (Pushparaj et al., 2000 e 2001).

Espécies medicinais da família Rutaceae

Introdução

A família Rutaceae descrita por Antoine Laurent de Jussieu compreende 156 gêneros, nos quais estão distribuídas 1.800 espécies cosmopolitas, especialmente em regiões tropicais, incluindo arbóreas, arbustos e ervas aromáticas contendo compostos terpenoides característicos da família (Mabberley, 1997). No Brasil, a família está representada por 28 gêneros e aproximadamente 182 espécies (Barrozo, 1978). No sistema de Engler, as Rutaceae fazem parte da ordem Rutales e incluem sete subfamílias, enquanto no rearranjo aqui utilizado e proposto por Kubistzki, os gêneros dessa família se distribuem em cinco subfamílias distintas, das quais a mais importante é a Rutoideae, onde se encontram os gêneros *Ruta*, da famosa Arruda aqui descrita, e os gêneros *Esenbeckia* e *Cusparia*, que incluem espécies medicinais. Na subfamília Aurantioideae encontram-se os gêneros *Aegle* e *Citrus*, este segundo de imenso valor econômico e medicinal, dadas as famosas Laranjeiras e os variados Limoeiros, grupos de espécies cítricas amplamente cultivadas e comercializadas no Brasil, num importante setor da economia. Desse gênero, inúmeras espécies foram referidas como medicinais; no entanto, pelo amplo conhecimento delas e grande número de trabalhos envolvendo-as, optamos por não incluí-las no presente estudo.

Espécies medicinais

Ruta graveolens L.

Nomes populares

Essa espécie é chamada popularmente de Arruda, sendo ainda denominada Ruta em Minas Gerais, Arruda-fedorenta e Arruda-fêmea e Arruda-macho no Rio Grande do Sul.

Dados botânicos

Subarbusto de folhagem densa com odor característico; folhas alternas, pecioladas, tripinatipartidas, sem estípulas; flores amarelo-esverdeadas, hermafroditas, com pétalas livres entre si, pedunculadas, lanceoladas, com bráctea pequena; ovário súpero com muitos óvulos; fruto do tipo capsular com quatro a cinco lobos, arredondados; sementes pardas e rugosas (Figura 22.6). O nome do gênero, *Ruta*, vem do grego *rute*, derivado de *ruesthai* = "salvador", referindo-se ao poder curativo da planta. O gênero *Ruta* descrito por Carl Linnaeus inclui espécies com ocorrência e origem na região do Mediterrâneo e no sudeste da Ásia.

Dados da medicina tradicional

Na região amazônica, o chá ou o sumo das folhas, utilizado externamente, é considerado útil contra asma, pneumonia e dor de cabeça; o chá das folhas também é usado como analgésico, antiespasmódico, tranquilizante e contra problemas uterinos, quando misturado com alho e cominho; o suco das folhas é usado como abortivo e contra derrame cerebral; folhas de arruda misturadas com sumo das folhas de cravo, resina de copaíba, gergelim amassado e semente de peão-branco são indicadas contra derrame cerebral; o preparado de sumo das folhas com flores de cravo e semente de gergelim é usado contra dores, paralisia infantil e "malapanhado" ("doença que entorta criança").

Na região do Vale do Ribeira, a infusão das folhas é usada contra cólicas menstruais, diarreia, dores de cabeça e febres, enquanto o xarope das folhas é usado contra tosses graves. O macerado das folhas em aguardente ou vinho branco é usado externamente contra dores de cabeça e enxaqueca, e o banho preparado com as folhas serve para aliviar qualquer tipo de dor. A decocção das folhas de arruda é usada como abortivo, especialmente associada a outras espécies vegetais ou medicamento.

É também utilizada externamente como inseticida e internamente como estimulante, sudorífero e emenagogo, e suas sementes servem como anti-helmínticos e parasiticidas (Corrêa, 1984); o chá das folhas é usado como analgésico, abortivo, emenagogo, estupefaciente, antigripal, hemostático, anti-helmíntico, antirreumático e contra lumbago, em Minas Gerais (Verardo, 1982; Grandi & Siqueira, 1982; Grandi et al., 1982); no Ceará, como analgésico e contra dismenorreia (Matos et al., 1982); em Brasília, como tranquilizante (Barros, 1982); no Rio Grande do Sul, como abortivo e o banho com o chá das folhas serve para menstruação atrasada (Simões et al., 1986). Além destas indicações, também é utilizada como febrífugo, no Pará (Amorozo & Gély, 1988).

Dados químicos da espécie

Os constituintes químicos particulares da planta são a rutina e a essência. Foram reconhecidas também lactonas aromáticas como a cumarina,

rutina

bergapteno, xantotoxina, rutarena e rutamarina, heterosídeos antiociânicos, alcaloides como a rutamina, cocusaginina, esquiamianina e ribalinidina. A essência da arruda possui metilcetonas, sendo 87,8% são representadas pela metilnonilcetona e metil-heptíicetona, pequenas quantidades de outras metilcetonas, hidrocarbonetos aromáticos e terpenoides, fenóis, ésteres fenólicos, ácidos graxos, cineol e alcoóis alifáticos (Costa, 1986). Alcaloides e glicosídeos também foram isolados (Nahrstedt et al., 1981; Kuzovkina et al., 1980; Kong et al., 1984; Kuzovkina et al., 1984; Nahrstedt et al., 1985; Somanathan & Smith, 1981; Chen et al., 2001) e flavonoides (Trovato et al., 2000).

Dados farmacológicos da Espécie

Costa (1986) relatou propriedades anti-helmínticas, estimulantes, febrífugas, emenagogas, e mostra que a ação espasmolítica da planta é atribuída à presença de bergapteno e xantotoxina, enquanto a presença de metilnonilcetona é responsável por sua ação vesicante, excitante da motilidade uterina e abortiva quando em doses altas. Atividade antimicrobiana foi determinada utilizando-se alcaloides dessa planta (Eilert et al., 1984) e flavonoides (Trovato et al., 2000). Atividades espasmolítica, contra micoses cutâneas e inibidora da implantação de óvulos, foram também determinadas (Minker et al., 1979; Fróes & Fróes, 1988; Guerra & Andrade, 1978).

O extrato de *Ruta graveolens*, que apresenta os alcaloides dictamina, gamafagarina, chimianina, pteleína e cocusaginina, revelou um efeito mutagênico moderado na linhagem TA98 da *Salmonella typhimurium* (Paulini et al., 1987). A rutina é um dos compostos isolados dessa planta mais utilizados para o tratamento dermatológico, porém apresenta problemas quanto à sua metabolização. Em razão disso, várias tentativas de encontrar um composto que melhore sua metabolização têm sido realizadas. Testes posteriores com rutacridona e epoxirutacridona indicaram que a rutacridona possui menor toxicidade ao ser metabolizada por enzimas do fígado de rato, ao passo que o epóxido não sofre metabolização (Paulini et al., 1989). Além disso, o extrato dessa planta também foi responsável pela inibição de 100% da atividade hemolítica dos venenos de cobra e escorpião (Sallal & Alkofahi, 1996).

Isolou-se ainda das raízes dessa espécie o alcaloide furanoacridona, composto responsável pela atividade mutagênica em diferentes linhagens de *Salmonella typhimurium* (Paulini et al., 1991a). Em estudos farmacológicos recentes, as folhas apresentaram atividades abortiva, mutagênica, além de diminuir a fertilidade (Rao et al. 1987; Sugai, 1996; Melito et al., 1997). E o extrato hidroalcoólico das partes aéreas mostrou atividade anticonvulsivante (Trotta et al., 1989) e antimicrobiana, mas não apresentou atividade esquistossomicida (Guilherme et al., 1989; De Sá et al., 1990b).

A tintura de *R. graveolens* também foi responsável pela moderada atividade fotomutagênica em uma linhagem de algas verdes. A tintura possui bergapteno, psoraleno, impeatorina, dictaminina, gamafagarina e skimianina. Mas o principal responsável pela atividade fotomutagênica parece ser o bergapteno (Schimmer & Kuehne, 1990). O extrato de éter de petróleo dessa planta apresentou efeito citotóxico quanto avaliado *in vitro* utilizando-se células de sarcoma de Yoshida (Trovato et al., 1996). O extrato clorofórmico da raiz, caule e folhas apresentou significativa atividade antifertilidade em ratos quando administrado intragastricamente do primeiro ao décimo dia pós-coito. A partir do fracionamento do extrato foi isolada a chalepensina como componente ativo responsável pela atividade tóxica (Kong et al., 1989).

Dados toxicológicos da Espécie

Hesnel et al. (1983) e Schwartsman (1979) verificaram fitodermatites causadas por substâncias químicas da *R. graveolens*, mediante um mecanismo fototóxico que torna a pele sensível à luz solar, induzindo dermatites. Corrêa (1984) relatou o aparecimento, após a ingestão, de dores epigástricas, cólicas, vômitos, arrefecimento da pele, depressão do pulso, contração das pupilas, convulsões e sonolência. A ingesta desta planta, por animais, tem promovido morte em 1 a 7 dias (El Agraa et al., 2002).

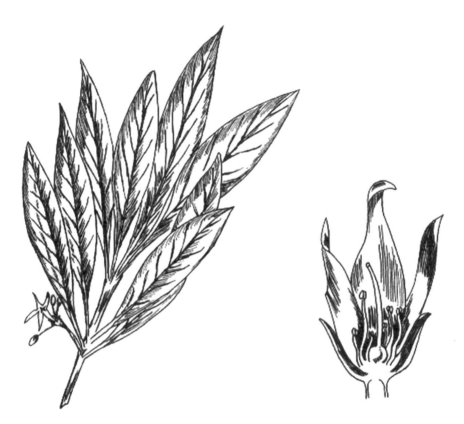

FIGURA 22.1 – *Anacardium giganteum*. Ramo com flor (desenho original por Di Stasi) e detalhe da flor (redesenhado por Di Stasi a partir de Gemtchujnikov em Joly, 1998) (Banco de imagens – Lafit-Botu).

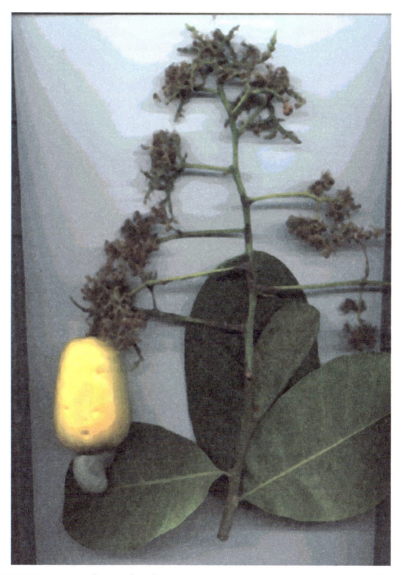

FIGURA 22.2 – *Anacardium occidentalle* Ramo com inflorescência e fruto (original por Hiruma-
-Lima).

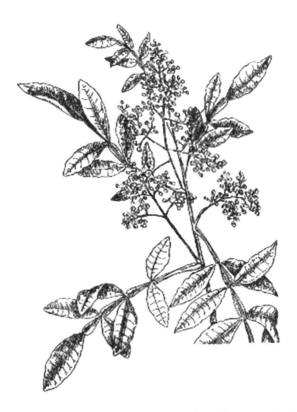

FIGURA 22.3 – *Schinus terebenthifolius*. Ramo florido (modificado por Di Stasi a partir de Gemtchujnikov em Joly, 1998).

Parte II – Dicotiledonae medicinais na Amazônia e na Mata Atlântica

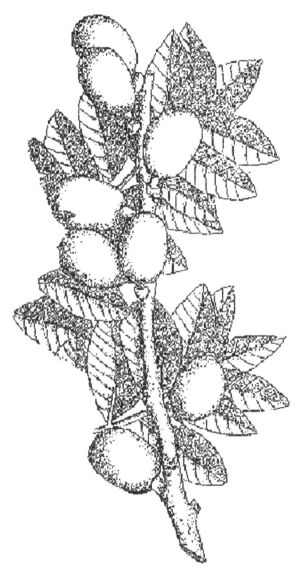

FIGURA 22.4 – *Spondias purpurea*. Ramo com frutos (modificado a partir de Hoehne, 1946).

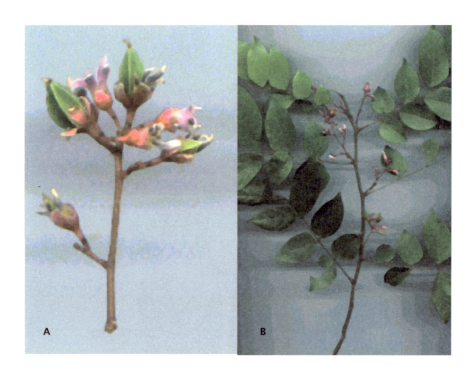

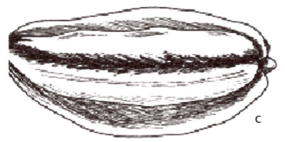

FIGURA 22.5 – *Averrhoa carambola*: a) detalhe do ramo com flor e fruto; b) detalhe do ramo com folhas e flores (fotos originais por Hiruma-Lima); c) detalhe do fruto (original por Di Stasi) (Banco de imagens – Lafit-Botu).

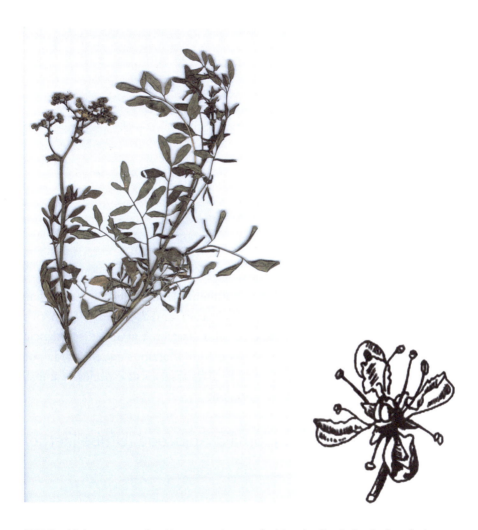

FIGURA 22.6 – *Ruta graveolens*. Escanerata do ramo florido e detalhe da flor (redesenhado por Di Stasi a partir de Eichler) (Banco de imagens – Lafit-Botu).

23
Apiales medicinais

C. A. Hiruma-Lima
L. C. Di Stasi

A ordem Apiales, denominada também Umbellales, inclui apenas duas famílias botânicas (Araliaceae e Apiaceae), ambas com várias espécies medicinais e ocorrência em todo o Brasil. Existe uma grande discordância quanto à classificação dessas espécies e aqui adotamos aquela usada por Mabberley (1997). Dessa ordem foram registrados usos de espécies de ambas as famílias, as quais são descritas a seguir.

Espécies medicinais da família Apiaceae (Umbelliferae)

Introdução

A família Apiaceae (Dicotyledonae) é também denominada, de acordo com o sistema de classificação botânica, como Umbelliferae, descrita inicialmente por Antoine Laurent de Jussieu. Essa família inclui 446 gêneros, com aproximadamente 3.540 espécies cosmopolitas do Norte de climas temperados e espécies tropicais de montanhas (Mabberley, 1997). A maioria das espécies é de plantas herbáceas, mas alguns arbustos e árvores são descritos na família. Os gêneros mais importantes dessa família são *Centella* e *Hydrocotyle* (Hydrocotyleae – Hydrocotyloideae), *Eryngium* e *Alepidea* (Eryngeae – Saniculoideae), *Daucus* (Caucalideae – Apioideae), *Coriandrum* (Coriandreae – Apioideae), *Apium*, *Cicuta*, *Foeniculum* e *Pimpinella* (Apiae – Apioideae), entre inúmeros outros.

No Brasil ocorrem poucos gêneros, sendo considerados nativos *Hydrocotyle* com espécies em matas, dunas e brejos, *Apium* com características ruderais, e *Eryngium* com espécies frequentes em campos (Joly, 1998). Inúmeros gêneros cultivados são muito comuns no Brasil, especialmente pelo seu uso como alimento e condimento, dos quais se destacam *Daucus* (que inclui a Cenoura), *Apium* (gênero do Salsão), *Petroselium* (Salsa), *Pimpinella* (Erva-doce), *Coriandrum* (Coentro) e *Foeniculum* (Cominho e Funcho).

Muitas dessas espécies são cultivadas, tais como Cenoura, Erva-doce, Coentro, Cominho e Salsa, sendo também usadas como medicamentos na região amazônica e na Mata Atlântica. Essas plantas exóticas e amplamente cultivadas no Brasil possuem inúmeros estudos e descrições já disponíveis e, assim, optamos por incluir aqui apenas duas delas, a *Eryngium ekmanii*, pela sua grande utilização na região amazônica e por representar um gênero nativo do Brasil, e *Hydrocotyle exigua*, muito comum na Mata Atlântica, onde há amplo uso como medicamento.

Espécies medicinais

Eryngium ekmanii Wolff.

Nomes populares

Essa espécie é conhecida principalmente pelo nome de Chicória; não foram encontrados sinônimos populares que a identificassem.

Dados botânicos

Erva de até 1 m de altura, com raízes fasciculadas, fibrosas e caule florífero solitário; folhas alternas, densamente imbricadas, ascendentes, oblongolanceoladas; inflorescência dicásio ramificado com cada bifurcação com um pedúnculo terminal e dois ramos laterais surgindo de um par de folhas ou brácteas; capítulos esverdeados com flores pequenas, cíclicas, diclamídeas e hermafroditas; fruto subgloboso (Figura 23.1). O nome do gênero, *Eryngium*, vem de *eros* = "lã", e *aix* = "cabra", referindo-se às fibras do rizoma, semelhantes a barba de cabra. O gênero *Eryngium* descrito por Carl Linnaeus inclui aproximadamente 250 espécies tropicais e temperadas, espalhadas por diversos continentes.

Dados da medicina tradicional

Na região amazônica, o sumo das folhas frescas, usado topicamente, é considerado excelente contra dores de cabeça, enquanto o chá da raiz é empregado internamente em estados gripais, especialmente em crianças. Esse chá, quando preparado em alta concentração, é usado internamente para expulsar restos de placenta em partos difíceis.

Inúmeras espécies desse gênero são usadas como medicinais em diversos países; no entanto, não foram encontrados dados de medicina tradicional referente à espécie em questão.

Hydrocotyle hirsuta Sw. var. *exigua* (Urban.) Malme

Nomes populares

A espécie é chamada, na região do Vale do Ribeira, de Erva-terrestre. Também é conhecida como Erva-capitão.

Dados botânicos

A planta é uma erva de caule prostrado, de no máximo 1 cm de espessura, com nós, dos quais são emitidas raízes; folhas pequenas, torcidas antes de abrir, cordiformes, crenadas, lobadas e pilosas; inflorescência em capítulo, com flores avermelhadas; frutos pilosos. Na Mata Atlântica a espécie é encontrada em áreas de formação secundária e raramente na floresta, habitando em lugares úmidos. O gênero foi descrito por Carl Linnaeus e inclui 130 espécies cosmopolitas. O nome *Hydrocotyle* deriva do grego *hydro* = "água", e *cotyle* = "umbigo".

Dados da medicina tradicional

Na Mata Atlântica, a infusão das folhas é usada contra gripes e bronquites fortes.

Corrêa (1984) refere o uso das folhas como tônico, diurético e, em altas doses, emético; a água das folhas serve para tirar sardas do rosto.

Dados químicos e farmacológicos

Sobre a espécie *Eryngium ekmanii* não foram encontrados estudos químicos e farmacológicos. Das folhas de *E. foetidum* L. foram isolados 46 compostos, sendo 2,4,5-trimetilbenzaldeído, ácido hexadecanoico e carotol os constituintes majoritários (Pino et al., 1997a), ao passo que das sementes foram isolados 37 compostos, sendo majoritários carotol, farneseno, anetol e alfapineno (Pino et al., 1997a). Glicosídeos foram isolados de *E. planum* (Hiller et al., 1980) e *E. campestre* (Erdemeier & Sticher, 1986), enquanto vários acetilenos foram obtidos das raízes de *E. bourgatii* (Lam et al., 1992). Além de saponinas, acetilenos, comarinas e flavonoides, foi ainda isolado o falcarindiol em *E. elegans* (Campos & Garcia, 1986). De *E. campestre* foram isolados ainda flavonol e cumarinas (Erdemeier & Sticher, 1985; Hohmann et al., 1997), também encontrados em *E. ilicifolium* (Pinar & Galan, 1985).

A atividade anti-inflamatória foi determinada em *E. maritimum* (Lisciani et al., 1984). O extrato aquoso de *E. foetidum* apresentou atividade anticonvulsivante (Simon & Singh, 1986); a DL_{50} por via oral foi de 1.000 mg/kg e de 50 mg/kg por via endovenosa (Gupta, 1995). Esta mesma espécie apresentou atividade anti-inflamatória (Garcia et al., 1999). O extrato aquoso e etanólico das folhas frescas e secas e da raiz de *E. creticum* foi testado por sua atividade inibitória contra venenos de escorpião e de cobra. O extrato das folhas frescas e secas e da raiz seca promoveu 100% de inibição dos venenos de cobra e de escorpião (Alkofahi et al., 1997) além da atividade antimicótica (Abou-Jawdah et al., 2002).

Observação de uso

Esta Chicória não é a mesma planta conhecida na região Sudeste, Centro-Oeste e Sul, utilizada como alimento, especialmente em refogados e saladas. Os dados da espécie e do gênero não fornecem subsídios que garantam sua utilização, mas demonstram a importância da realização de estudos com a espécie e outras do gênero.

Várias espécies dessa família são consideradas tóxicas, especialmente do gênero *Cicuta*, famosa por ter sido usada, segundo a história, no envenenamento do filósofo Sócrates. Várias espécies do gênero *Hydrocotyle* também são consideradas tóxicas para animais, mas muito pouco se tem estudado sobre as espécies nativas dessa família botânica.

Espécies medicinais da família Araliaceae

Introdução

A família Araliaceae (Dicotyledonae) descrita por Antoine Laurent de Jussieu pertence à ordem Apiales, subclasse Rosidae, e inclui 47 gêneros, com aproximadamente 1.325 espécies tropicais espontâneas e poucas espécies de clima temperado (Mabberley, 1997). As espécies estão distribuídas predominantemente em regiões tropicais, em três distintas zonas de expansão: região Indomalaia, Australásia e América tropical (Joly, 1998). Árvores, arbustos, lianas, epífitas, mas raramente ervas, são encontradas na família. Os gêneros mais importantes dessa família são *Aralia*, *Panax*, *Hedera*, *Schefflera*, *Tetrapanax*, *Mackinlaya* e *Polyscias*.

No Brasil ocorrem vários gêneros, e as espécies mais comuns pertencem aos gêneros *Hedera*, da famosa Hera dos parques; *Tetrapanax* e *Aralia*, ambos introduzidos no Brasil; e *Polyscias*, de uso comum em cercas vivas e como ornamentais. Das inúmeras espécies descritas nessa família, é pouco comum a ocorrência de uso medicinal. No entanto, nessa família as raízes de uma importante espécie *Panax ginseng* têm sido usadas há mais de dois mil anos na medicina tradicional chinesa contra inúmeras doenças. Essa espécie é uma das drogas mais comercializadas no mundo, e centenas de estudos têm sido realizados em razão de sua importância química e far-macológica. Outras espécies do gênero, tais como *Panax notoginseng* e *Panax quinquefolius*, também possuem constituintes químicos e atividades farma-cológicas similares ao Ginseng verdadeiro.

No levantamento etnofarmacológico realizado foi registrado o uso de apenas uma espécie medicinal dessa família, pertencente ao gênero *Polyscias*, cuja identificação taxonômica não foi completamente obtida.

Espécies medicinais

Polyscias sp

Nomes populares

A espécie é conhecida na região amazônica como Cuia-mansa, Cuia, Cunha e Cunha-mansa.

Dados botânicos

Árvore de pequeno porte, amplamente cultivada como ornamental; fo-lhas alternas, grandes, variegadas, com larga bainha na base; flores pequenas, reunidas em inflorescências axilares; cálice pequeno; androceu com cinco estames; ovário ínfero; fruto indeiscente, globoso. A espécie não foi com-pletamente identificada, mas com certeza não se trata das espécies (Figura 23.2) *Polyscias fruticosa* e *Polyscias guilfoylei*, amplamente cultivadas no Brasil como ornamentais, pela beleza de sua folhagem. O gênero *Polyscias*, descrito por Johann Forster e Georg Forster, inclui aproximadamente 150 espécies tropicais, a maioria de árvores de pequeno porte ou arbustos. O nome do gênero vem do grego *polys* = "muito", e *acias* = "sombra". O nome popular da espécie, Cuia, refere-se à forma da folhas.

Dados da medicina tradicional

A infusão preparada com folhas, usada internamente, e o banho com folhas são úteis para acalmar crianças na hora de dormir, sendo também usados como calmante por adultos. A raspa da casca do tronco servida com o sumo das folhas com raiz de açaí é um preparado útil contra anemias, ao passo que a fruta verde com mel é usada contra tosse. Não foram encontradas referências de uso dessa espécie em nenhum levantamento etnofarmacológico, sobretudo no extenso trabalho realizado por Corrêa (1984).

Dados químicos e farmacológicos do gênero *Polyscias*

Saponinas triterpênicas do grupo do ácido oleanólico, sesquiterpenoides voláteis e poliacetilenos foram isolados de *Polyscias fruticosa* (Brophy et al., 1990; Lutumski & Luan, 1992; Chaboud et al., 1995; Proliac et al., 1996; Vo et al., 1998). Em *P. crispatum* caracterizou-se a presença de alcanos de cadeia longa (Broschat & Bogan, 1986). Nas folhas de *Polyscias* sp. foi constatada a presença de flavonoides (Lussignol et al., 1991). Glicosídeos oleanólicos, saponinas triterpênicas e triterpenos glicosilados foram encontrados nas folhas de *P. scutellaria* (Paphassarang et al., 1988, 1989a, 1989b, 1989c e 1990) e de *P. fulva* (Bedir et al., 2001). De *P. pichroostachya* foram isoladas saponinas triterpênicas que apresentaram efeito moluscicida (Gopalsamy et al., 1990).

Extratos alcoólicos de *Polyscias filicifolia* possuem efeito antimutagênico detectado pela habilidade de suprimir mutações genéticas de *Salmonella tiphymurium* (Dvornyk et al., 2002; Barilyak & Dugan, 1994). Recentes estudos confirmam os resultados obtidos por Slaveinskene et al. (1986) e demonstram que culturas de células da espécie *Polyscias filicifolia* normalizam a biossíntese de proteínas e a atividade de RNAt-sintetases de fígado de coelhos com isquemia do miocárdio induzida (Lekis et al., 1992). Estudos com camundongos tratados (três vezes por semana a partir de doze meses de idade) com extrato da raiz de *Polyscias fruticosum* demonstram claramente o aumento da função da memória, assim como do tempo de sobrevida e ganho de peso. A combinação desse tratamento com levo-deprenil é mais eficaz que o tratamento isolado (Yen & Knoll, 1992). Um importante estudo realizado por Trylis & Davydov (1995) sugere os mecanismos endócrinos e metabólicos da atividade adaptogênica de culturas de tecidos das espécies *Polyscias filicifolia* e *Panax ginseng*. Nesse estudo, os autores demonstram que as espécies estimulam a capacidade de trabalho físico dos animais em condições de imobilização; foi verificado aumento da atividade da adrenal e da tiroide, bem como diminuição da produção de insulina e glucagon pelo pâncreas, e de prolactina pela hipófise, alterações nas taxas de metabolismo de carboidratos e lipídios, prevenindo a exaustão das reservas de energia nos estágios finais de estresse. A espécie *P. filicifolia* também possui atividade antimicrobiana (Furmanowa et al., 2002).

Observações

Os dados apresentados para algumas das espécies desse gênero, associados àqueles referentes a outras da família, especialmente a *Panax ginseng*, mostram que essa espécie, assim como outras do gênero *Polyscias*, são fontes potenciais de novos constituintes químicos com importantes atividades farmacológicas.

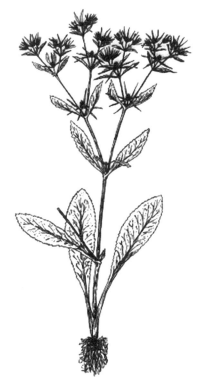
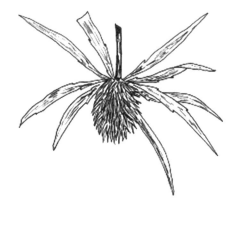

FIGURA 23.1 – *Eryngium ekmanii*. Detalhe da planta toda e da inflorescência (redesenhado por Di Stasi a partir da Flora Catarinensis) (Banco de imagens – Lafit-Botu).

Plantas medicinais na Amazônia e na Mata Atlântica

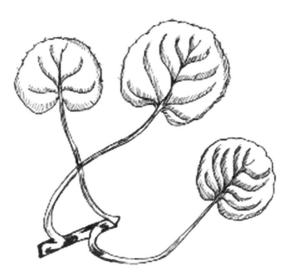

FIGURA 23.2 – *Polyscias*. Detalhe do ramo vegetativo (desenho original por Di Stasi – Banco de imagens – Lafit-Botu).

Seção 5
Asteridae medicinais na Amazônia e na Mata Atlântica

24
Gentianales medicinais

L. C. Di Stasi
C. A. Hiruma-Lima

A ordem Gentianales inclui apenas seis famílias – Strychnaceae, Loganiaceae, Genistomaceae, Apocynaceae, Gentianaceae e Asclepiadaceae –, das quais as três últimas reúnem várias espécies medicinais e algumas com ampla ocorrência no Brasil, referidas como medicinais na região amazônica e descritas a seguir. Essas três famílias reúnem grande valor medicinal e terapêutico, sendo importantes fontes de substâncias com atividade farmacológica. Apesar de não referidas no nosso estudo, espécies da família Strychnaceae também possuem importantes fontes de substâncias ativas, destacando-se o gênero *Strychnos* (família Strychnaceae ou também denominada Loganiaceae III), do qual foi isolada a famosa estricnina e inúmeros outros compostos com efeitos tóxicos já descritos. Esses dados, somados aos descritos a seguir para as famílias Apocynaceae, Gentianaceae e Asclepiadaceae, demonstram que a ordem Gentianales, apesar de pouco numerosa, é uma importante fonte de substâncias com potentes efeitos e ações farmacológicas, devendo ser considerada uma significativa fonte de novos compostos de interesse terapêutico ou toxicológico.

Espécies medicinais da família Apocynaceae

Introdução

A família Apocynaceae (Dicotyledonae) descrita por Antoine Laurent de Jussieu pertence à ordem Gentianales, subclasse Asteridae; inclui 165 gêneros, com aproximadamente 1.900 espécies tropicais e subtropicais, sendo algumas poucas registradas em regiões temperadas (Mabberley, 1997). Inclui espécies arbustivas, herbáceas, arbóreas, muitas das quais trepadeiras e suculentas. Os gêneros mais importantes dessa família são *Alstonia, Aspidosperma, Rauwolfia, Vinca, Tabernaemontana, Mandevilla, Hancornia, Nerium, Strophantus, Catharanthus, Allamanda, Thevetia, Himatanthus (Plumeria)* e *Wrightia.*

No Brasil ocorrem 41 gêneros e aproximadamente quatrocentas espécies. Joly (1998) destaca, dentre os gêneros, aqueles que incluem espécies arbóreas, como *Aspidosperma*, que possui diversas espécies como a Peroba e o Pau-pereira, fornecedores de madeira; *Hancornia*, com espécies distribuídas nos cerrados e na Amazônia, muitas das quais conhecidas como Mangaba; as ornamentais *Tabernaemontana* e *Plumeria*; além dessas, a família possui espécies trepadeiras, como os gêneros *Allamanda*, muito utilizadas ornamentalmente, e, entre as espécies de pequeno porte, os gêneros *Mandevilla* e *Thevetia.*

A família Apocynaceae pode ser considerada uma das mais importantes fontes vegetais de constituintes químicos de utilidade na medicina moderna. Várias substâncias têm sido isoladas a partir de espécies dessa família, e muitas dessas espécies representam protótipos de classes farmacológicas distintas de drogas e fazem parte da história da Farmacologia e da Terapêutica. Nesse contexto, ressaltam-se alguns gêneros e suas principais espécies:

- do gênero *Rauwolfia*, especialmente a espécie *Rauwolfia serpentina*, arbusto encontrado na Índia, Java, Paquistão e Tailândia, e que inclui aproximadamente trinta alcaloides, com destaque para ajmalina, ajmalinina, serpentina, serpentinina e reserpina, sendo esta última o mais importante, e encontrado em várias outras espécies do gênero. Esse composto foi isolado em 1952 e possui inúmeras atividades farmacológicas, muito bem descritas nas obras clássicas de Farmacologia;

- do gênero *Vinca* e *Catharanthus*, as espécies *Vinca major*, *Vinca minor*, *Vinca rosea* e *Catharanthus roseus*, fonte de mais de sessenta distintos alcaloides, tais como majdina, vinblastina e vincristina, sendo estes dois últimos importantes agentes antineoplásicos. A espécie *Vinca rosea*, segundo Evans (1996), tem sido designada também como *Catharanthus roseus*, fonte principal dos alcaloides antitumorais citados e de aproximadamente mais de 150 distintos alcaloides;
- do gênero *Alstonia* as espécies *Alstonia scholaris* e *Alstonia contricta*, ambas contendo inúmeros alcaloides bioativos, tais como alstonina, alstonilina, cilastonina e também a reserpina;
- do gênero *Strophantus*, as espécies *Strophantus gratus*, *Strophantus combe* e *Strophantus sarmentosus*, espécies ricas em glicosídeos, tais como ouabaína, estrofantinidina e cimarina;
- do gênero *Nerium*, especialmente a *Nerium oleander*, conhecida no Brasil como Espirradeira e muito usada como ornamental, merece destaque por possuir glicosídeos cardiotônicos como a adinerigenina e a canogenina.

Várias espécies dessa família têm sido recentemente objeto de estudos como fonte de novas drogas, destacando-se espécies do gênero *Mandevilla*, *Wrightia* e *Aspidosperma*.

Deve-se destacar, contudo, que essa família inclui um grande número de espécies tóxicas, tanto para os animais como para a espécie humana, algumas das quais serão discutidas no final deste capítulo.

No levantamento etnofarmacológico realizado foi registrado o uso de três espécies medicinais distintas dessa família, a saber *Allamanda cathartica*, *Himathantus* sp. e *Thevetia peruviana*.

Espécies medicinais

Allamanda cathartica L.

Nomes populares

Alamanda é o nome popular utilizado nas duas regiões. A espécie também é conhecida no país com as seguintes denominações: Alamanda-de--flor-grande, Dedal-de-dama, Orélia, Alamanda amarela e Quatro-patacas.

Dados botânicos

A espécie *Allamanda cathartica* é um arbusto alto e trepador lactescente, semilenhoso, com folhas brilhantes, espessas, glabras e verticiladas; inflorescências com flores amarelas, grandes, em grande número, axilares e fasciculadas, com tubo estreito e longo, na forma de funil; fruto do tipo capsular, contendo poucas sementes (Figura 24.1). O nome do gênero *Allamanda* descrito por Carl Linnaeus é uma homenagem ao famoso botânico holandês Allamand. O gênero inclui doze espécies tropicais, sendo a *A. Cathortica* a mais extensivamente cultivada como ornamental.

Dados da medicina tradicional

O uso tópico do macerado de todas as partes da planta é utilizado contra sarna, especialmente em crianças. Refere-se ainda o intenso emprego desse macerado, com a mesma indicação, em animais domésticos, especialmente cães e macacos, sendo este segundo muito comum como animal doméstico na região amazônica. A infusão das folhas é utilizada como emético, purgativo e catártico, enquanto a decocção das cascas da planta, usada internamente, é considerada um excelente vermífugo.

Segundo Corrêa (1984), a planta exsuda látex considerado venenoso, o qual também é útil contra sarna quando usado externamente. A folha é considerada excelente catártico, emético e purgativo. Atribuem-se à casca as mesmas atividades das folhas, adicionando-se seu uso contra tumores hepáticos e parasitas intestinais. As flores e raízes são usadas contra problemas do baço.

Himatanthus sucuuba (Spruce) Wood.

Nomes populares

A espécie é conhecida na região amazônica como Sucuuba, Ucuuba e Sucuba. Outros sinônimos populares são Janaguba e Sucuuba-verdadeira.

Dados botânicos

É uma árvore latescente de grande porte, atingindo até 20 m de altura, com copa estreita e tronco ereto, com casca rugosa; folhas simples, alternas, pecioladas, glabras em ambas as faces, ovaladas, coriáceas, margens inteiras; inflorescências dispostas em cimeiras terminais com poucas flores, grandes e brancas; frutos geminados em forma de chifres, contendo sementes aladas. A espécie tem ocorrência principal na Amazônia, sendo uma planta perenifólia, heliófita e secundária, ocorrendo preferencialmente no interior da mata. O gênero *Himatanthus* foi descrito por Carl Willdenov e Josef Schultes e inclui apenas treze espécies, todas encontradas na América do Sul (Plumel, 1990). Esse gênero é considerado sinônimo do gênero *Plumeria* (Mabberley, 1997); no entanto, recente divisão realizada por Plumel (1991) permite a distinção entre ambos os gêneros. O nome do gênero deriva do grego, significando "manto de flor", referindo-se às brácteas que envolvem os botões florais.

Dados da medicina tradicional

O uso tópico do látex é indicado contra afecções da pele, especialmente no alívio de coceiras, enquanto a decocção das folhas é usada internamente contra problemas do intestino (constipação), estômago (dores e irritação) e na expulsão de vermes. A população refere que a planta deve ser usada com cuidado, especialmente em crianças, pois o uso excessivo pode causar diarreias e desidratação.

Corrêa (1984) relata que a casca exsuda um látex medicinal e venenoso, sendo útil como anti-helmíntico.

Thevetia peruviana (Pers.) K. Schum.

Nomes populares

A espécie é conhecida na região amazônica como Castanha-da-índia e Chapéu-de-napoleão. Outros nomes populares no Brasil são Jorro-jorro, Coração-de-jesus, Noz-de-cobra, Fava-elétrica e Ahoay-guassu.

Dados botânicos

A espécie é um arbusto alto, alcançando até 10 m de altura, com um tronco de casca cinzenta; folhas alternas, simples, linear-lanceoladas, acuminadas, com até 15 cm de comprimento e 7 cm de largura, carnosas e glabras nas duas faces; inflorescências dispostas em cimeiras terminais, contendo flores grandes, amarelas, aromáticas, com corola em forma de funil; fruto do tipo drupa carnosa, triangular, contendo sementes duras e grandes. É uma espécie muito usada como ornamental, sendo amplamente cultivada em vários países tropicais. No Brasil, as sementes da espécie são muito utilizadas pelos indígenas na confecção de artefatos de adorno, como pulseiras, colares, braceletes, revestimento de maracás (Corrêa, 1984). O nome do gênero *Thevetia*, descrito originalmente por Carl Linnaeus, foi dado em homenagem a um monge francês chamado Andre Thevet, que veio ao Brasil em 1590 e escreveu sobre a Guiana Francesa. O gênero inclui apenas oito espécies tropicais, das quais a referida é a mais conhecida e estudada. *Thevetia peruviana* é sinônimo de *Thevetia neriifolia*.

Dados da medicina tradicional

A infusão das cascas da planta é usada internamente como antitérmico, purgante, para provocar vômitos, enquanto a decocção das folhas é usada no alívio dos sintomas após picada de cobra.

A casca é considerada amarga e febrífuga, purgativa e emética e de uso perigoso; o látex acre é usado para acalmar dores de dente; a amêndoa, em pó, é empregada como cataplasma para neutralizar efeitos de veneno de cobra (Corrêa, 1984).

Os usos dessa espécie como purgativo, antitérmico e emético são conhecidos por todo o planeta, sendo referidos em inúmeros trabalhos etnobotânicos realizados em vários países, especialmente do continente africano, onde a espécie também é usada no envenenamento de peixes e como inseticida (Walt & Breyer-Brandwijk, 1962), enquanto na Índia é comum a utilização da espécie para suicídios (Mabberley, 1997).

As sementes da espécie são usadas como inseticida, bactericida e como veneno para peixes, além de comumente empregadas para suicídio ou homicídio, além da sua utilização uso em vários países como emético, arbotifaciente, contra reumatismo e hemorroidas e no tratamento de insônias (Duke, 1985). O látex é amplamente utilizado em vários locais do mundo como veneno para flechas; a decocção das folhas tem sido empregada para combater febre e malária, assim como outros inúmeros usos de várias partes da planta têm sido relatados por diversos autores (Duke, 1985). Os dados etnofarmacológicos são similares em todas as partes do mundo.

Dados químicos dos gêneros *Allamanda*, *Himatanthus* e *Thevetia*

Akah & Offiah (1992) relatam a presença de alcaloides, flavonoides, saponinas e carboidratos no extrato aquoso de *Allamanda cathartica*, enquanto do extrato etanólico das folhas e ramos foram isolados 3-β-O-β-D-gluco-piranosilsitosterol (Matida et al., 1996). Existem ainda relatos da presença de iridoides lignanas(Abdel- Kader et al.,1997; Kupchan et al., 1974). De outras espécies do gênero *Allamanda*, como a *A. schottii*, foram isolados do caule isoplumericina, plumericina, escoparona, alamandina, escopoletina, pinoresinol e alamicina (Anderson et al., 1988), e de suas flores, β-sitosterol, β-amirina, quercetina, kaempferol, rutina e os iridoides plumierida, cumarato e um glicosídeo (Ganapaty & Rao, 1988). Foram isolados de *A. neriifolia* os compostos 9-α-hidroxipinoresinol e 9-α-hidroximedioresinol, além de lignanas como pinoresinol, medioresinol, siringaresinol e glicosídeos (Abe & Yamauchi, 1988). Dessa mesma espécie também foi caracterizado o iridoide glicosídeo, a alanerosida, além de 13-O-acetil plumierida, plumierida, cumarato de plumierida e protoplumericina (Shen & Chen, 1986). O isolamento de diosgenina, β-sitosterol, acetato de lupeol, lupeol e trifolina foi descrito nas flores de *A. blanchetii* (Ganapaty et al., 1989).

As sementes de *Thevetia peruviana*, assim como de outras espécies do gênero, são ricas em um glicosídeo a tevetina, também chamado tevetina A, e possuem ainda outros glicosídeos como a tevetoxina, perivosídeo, tevetina B, ruvosídeo e neriifolina, também encontrados em outras partes das plantas desse gênero (Watt & Breyer-Brandwijk, 1962; Corrêa, 1984). Das folhas dessa espécie foram isolados vários glicosídeos derivados da digitoxigenina, canogenina, tevetiogenina e uzarigenina (Abe et al., 1992b, 1992a e 1994). Glicosídeos do grupo dos iridoides também têm sido descritos nas folhas dessa espécie (Abe et al., 1995c e 1995a). As folhas dessa planta contêm ainda as lignanas ácido ortocumárico, ácido ferúlico e ácido gentísico, além das flavonoides (Germonsén-Robineau, 1996; Tewtrakul et al., 2002). Glicosídeos também têm sido isolados de outras espécies desse gênero, tais como de *T. ovata* e *T. thevetioides* (Perez-Amador et al., 1993).

Foi isolado das folhas dessa espécie um novo triterpeno pentacíclico além de um conhecido glicosídeo (Begum et al., 1993). Triterpenos como ácido olianólico, ursólico, acetato de α-amirina e acetato de β-amirina também foram descritos nessa espécie (Siddiqui et al., 1992) e em *T. neriifolia* (Dinda & Saha, 1990).

Das folhas de *T. peruviana* foram igualmente isolados novos flavonóis, além de compostos conhecidos como kaempferol e quercetina (Abe et al., 1995b) e monoterpenos poli-hidroxilados (Abe et al., 1996). Dados fitoquímicos demonstram que as folhas possuem alcaloides, glicosídeos cardiotônicos, taninos e saponinas, enquanto as cascas possuem alcaloides, flavonoides, taninos, triterpenos e saponinas, e as raízes, alcaloides, taninos e saponinas (Gupta, 1995; Guerrero, 1994; Ali et al., 2000).

De acordo com Obasi et al. (1990) e Beauregard Cruz et al. (1986), o rendimento e a composição do óleo das sementes de *Thevetia peruviana* variam de acordo com a época de coleta, tendo sido isolados do óleo das sementes maduras e imaturas componentes como ácidos oleico, linoleico, esteárico e palmítico. Foram descritos os ácidos mirístico, cáprico, láurico e caprílico apenas no óleo das sementes imaturas coletadas em outra época do ano. Da mesma forma, Saxena & Jain (1990) descrevem que o óleo das sementes dessa espécie possui os ácidos palmítico, esteárico, oleico, linoleico, linolênico, behênico e erúcico.

Quanto à espécie *Himatanthus sucuuba*, estudos descrevem a presença dos compostos denominados ácido confluêntico, ácido metilperlatólico (Endo et al., 1994) e fulvoplumierina (Perdue & Blonster, 1978), esperolactonas, triterpenoides (Wood et al., 2001) e o ácido di-hidroplumerinico além da ausência de alcaloides (Rocha et al., 1982). Da espécie *H. phagedaenica* foram isolados iridoides e triterpenos como a plumericina, allamandina e isoplumericina (Vanderlei et al., 1991). Iridoides também foram isolados de *H. obovatus* (Vilegas et al., 1992) e *H. follax* (Abdel-Kader et al., 1997) além da lignana pinoresinol (Braga et al., 1998).

Dados farmacológicos dos gêneros *Allamanda*, *Himatanthus* e *Thevetia*

Estudos recentes demonstram que extratos brutos de folhas de *A. cathartica* causam purgação e aumento do movimento propulsivo do intestino em camundongos, além de induzir contrações dose-dependentes apenas antagonizadas pela atropina, indicando ação purgativa por aumento da motilidade do trato gastrintestinal via ativação de receptor muscarínico (Akah et al., 1992). O extrato etanólico das partes aéreas de *Allamanda blanchetii*, conhecida popularmente como orélia, produziu atividades espasmogênica, anti-hipertensora (Socorro & Thomas, 1982a e 1982b; Moreira et al., 1994) antifúngico (Tiwari et al., 2002) e antiofídico (Otero et al., 2000)

A atividade antibiótica foi atribuída à alamandina de *A. violacea* (Lima & Caldas, 1964) e à plumericina e isoplumericina isoladas de *A. cathartica* e *A. blanchetii* (Melo et al., 1984; Moraes et al., 1981).

O glicosídeo tevetina isolado de *Thevetia peruviana* possui importante ação estimulante de músculos lisos do intestino, bexiga, útero e vasos sanguíneos (Chopra et al., 1933). Dados clínicos mostraram que esse composto produziu bons resultados em pacientes com descompensação cardíaca (Arnold et al., 1935), mas substâncias mais ativas e menos tóxicas que elas foram obtidas por processos semissintéticos. Ações similares foram obtidas com o glicosídeo tevetoxina, o qual se mostrou menos tóxico que a tevetina, mas mesmo assim pouco seguro para ser usado como agente terapêutico (Watt & Breyer-Brandwijk, 1962). A neriifolina, isolada dessa espécie, é considerada precursora de outros glicosídeos citados e possui efeitos farmacológicos e tóxicos similares aos apresentados (Frerejacque et al., 1945 e 1947). Peruvosídeo e neriifolina, componentes principais da espécie *Thevetia peruviana*, inibem a atividade da Na^+K^+-ATPase por mecanismos similares ao dos digitálicos (Ye & Yang, 1990). O óleo das sementes de *Thevetia peruviana* possui atividade bactericida contra *Bacillus subtilis*, *Staphylococcus aureus* e *Vibrio cholerae* e outros micro-organismos (Saxena & Jain, 1990; Obasi & Igboechi, 1991).

De *Himatanthus sucuuba* foram isolados a fulvoplumierina com atividade citotóxica (Perdue & Blonster, 1978) e os ácidos confluêntico e metilperlatólico, que possuem atividade inibitória sobre a enzima monoamino oxidase B (Endo et al., 1994). Existem ainda estudos que caracterizam a atividade antitumoral (Trotta & Paiva, 1989), analgésica e anti-inflamatória (de Miranda et al., 2000), antimicrobiana (Neto et al., 2002), atóxica e cicatrizante (Villegas et al., 1997).

Dados toxicológicos das espécies

Recentes estudos realizados com a espécie *A. cathartica* indicam sua toxicidade para bovinos e demonstram que a DL_{50} para essas espécies é de 30 g/kg (Tokarnia et al., 1996), fato importante por ser essa espécie ornamental e muito comum em pastos. O consumo da espécie por bovinos causa cólicas, edema da parede do rúmem e congestão da mucosa do trato digestivo (Tokarnia et al., 1996).

A espécie *Thevetia peruviana* é considerada extremamente tóxica e a causa de inúmeros envenenamentos na espécie humana (Eddleston et al., 1999; Saraswat et al., 1992). A tevetina encontrada nessa espécie é altamente tóxica para camundongos, cobaias, gatos, peixes e outros animais (Chopra et al., 1933; Frerejacque, 1958; Singh & Singh, 2002) a margem de segurança entre dose terapêutica e tóxica dessa substância é extremamente pequena (Chopra et al., 1933). Inúmeros efeitos tóxicos dos glicosídeos produzidos por essa espécie e por outras do mesmo gênero estão descritos por Watt & Breyer-Brandwijk (1962) e Langford & Boor (1996).

A inclusão de sementes de *Thevetia peruviana* na dieta de ratos permitiu estabelecer que o consumo acima de 2.700 mg/kg é dose letal. Os animais exibem sérios problemas cardíacos e neuromusculares, vindo a morrer 24 horas após o consumo (Oji & Okafor, 2000; Oji et al., 1993). Estudos de toxicidade demonstram que as espécies *Allamanda cathartica*, *Nerium oleander*, *Thevetia peruviana* possuem valores de dose letal na ordem de 30 g/kg, 0,5 g/kg e 14,4 g/kg, respectivamente, para bovinos (Tokarnia et al., 1996). *Allamanda cathartica* causou principalmente manifestações de cólica e edemas nas paredes do rúmen e retículo, além de congestão da mucosa da área digestiva restante. *Nerium oleander* causou arritmia cardíaca e diarreia severa, acompanhadas de hemorragias e necrose de fibras do coração, e *Thevetia peruviana* e T. *nereifolia* provocou arritmia cardíaca e diarreia sem manifestações histológicas (Tokarnia et al., 1996; Maringhini et al., 2002; Eddleston et al., 2000).

Em razão das grandes semelhanças farmacológicas entre os diversos compostos obtidos de espécies dessa família com os digitálicos, efeitos tóxicos também são similares. No entanto, há diferenças entre esses compostos quanto à sua toxicidade. A mortalidade humana pela ingestão de *Thevetia peruviana* e *Nerium oleander* é geralmente pouco frequente, e estudos recentes demonstram que os acidentes mais sérios ocorrem com crianças. A utilização dessas espécies em paisagismo ou como ornamentais oferece sérios riscos à saúde (Langford & Boor, 1996).

Observações

Várias espécies dessa família, especialmente *Thevetia peruviana* e *Nerium oleander*, são capazes de produzir efeitos inotrópicos positivos no coração de várias espécies animais, incluindo o homem. Essas propriedades cardiotônicas têm sido exploradas desde a Antiguidade, tanto de forma terapêutica quanto como instrumento de suicídio. A base das ações fisiológicas desses compostos é similar àquela dos digitálicos clássicos; ou seja, inibição da Na^+,K^+-ATPase. Dessa forma, a utilização de espécies dessa família na pesquisa de novos compostos com esse tipo de atividade é extremamente promissora.

A utilização interna da espécie *Allamanda cathartica* como purgativo e catártico se confirmou pelos estudos já realizados. Deve-se salientar, no entanto, que o uso indiscriminado de preparados tradicionais com essa espécie pode causar sérios efeitos tóxicos, pelo agravamento dos sintomas de purgação e êmese. De todo modo, é importante considerar a utilização externa da espécie no combate a sarnas e parasitas intestinais, visto que estudos nessa área ainda não foram realizados.

Considerando a importância da família Apocynaceae como fonte de compostos com atividade farmacológica, verifica-se a potencialidade dessas espécies e a consequente necessidade de estudos voltados a uma melhor descrição química, especialmente do grupo dos alcaloides e glicosídeos, com consequente identificação dos compostos responsáveis pela atividade hipotensora já determinada e como antiparasitária, visto que a espécie age aumentando a motilidade intestinal, podendo provocar a eliminação de parasitas do trato gastrintestinal. Da mesma forma, a espécie *Himatanthus sucuuba* pode representar, dada a riqueza química da família, uma importante fonte de novos constituintes químicos de interesse farmacológico, os quais ainda não foram estudados.

Estudos realizados com a decocção de casca de caule de *Himatanthus sucuuba* sugerem que há uma baixa toxicidade reprodutiva e teratogênica, revelando que seu consumo é seguro para a espécie humana (Guerra & Peters, 1991).

Espécies medicinais da família Asclepiadaceae

Introdução

A família Asclepiadaceae (Dicotyledonae) descrita por Friedrich Medikus e Mortis Borkhausen pertence à ordem Gentianales, subclasse Asteriddae, e inclui 315 gêneros, com aproximadamente 2.900 espécies tropicais e poucas de clima temperado (Mabberley, 1997). Inclui lianas, trepadeiras, herbáceas e raramente arbustos e árvores, distribuídos em três subfamílias – Periplocoideae, Sacamonoideae e Asclepiadoideae, esta última com os principais gêneros de espécies medicinais – *Asclepias, Oxypetalum, Fischeria, Tylophora* e *Calotropis*.

No Brasil, a maioria das espécies tem ocorrência em matas secundárias ou capoeiras e em regiões de campo de cerrado, sendo raras em matas primárias e em restingas (Barrozo, 1986). Verifica-se aqui uma grande ocorrência de espécies dos gêneros *Asclepias, Oxypetalum* e *Calostigma*, sendo o gênero *Asclepias* o mais abundante em espécies conhecidas, especialmente por seus efeitos tóxicos.

Nessa família ocorre um grande número de espécies tóxicas, sobretudo para animais, e algumas de grande valor medicinal, tais como *Asclepias curassavica, Tylophora asthmatica* e *Calotropis procera*, todas com inúmeros usos medicinais em vários países de todos os continentes e amplamente estudadas como fonte de novos compostos de interesse terapêutico.

No levantamento etnofarmacológico realizado foi registrado o uso da espécie *Fischeria* cf. *mariana*, descrita a seguir.

Espécies medicinais

Fischeria cf. *mariana* Dcne.

Nomes populares

A espécie é denominada Angélica ou Angélica-do-ar.

Dados botânicos

Espécie de pequeno porte, com ramos pubescentes, de onde saem as folhas simples, opostas, membranosas, com pecíolos pubescentes; flores pentâmeras, diclamídeas, hermafroditas e de simetria radial; corola gamopétala, com lacínios conspicuamente crispados; androceu modificado, formando uma corona composta de uma porção petaloide maior (cúculo) e uma porção fina recurvada (cornículo); fruto unilocular; sementes comosas, com testa verrucosa (Figura 24.2). O gênero *Fischeria* inclui apenas dezesseis espécies tropicais com ocorrência na América tropical. O nome do gênero foi dado por Augustin de Candolle em homenagem a Friedr. E. L. von Fischer, curador do Jardim Botânico Imperial em Petersburgo e que viajou com Langsdorff.

Dados da medicina tradicional

A infusão da folhas é usada contra problemas hepáticos e no combate a sintomas da malária, especialmente a febre. Não foi encontrada descrição de outros usos tradicionais dessa espécie.

Dados toxicológicos da espécie

Pela sua constante presença em pastagens, foi realizado experimento de toxicidade, administrando-se oralmente *Fischeria mariana* (10 g/kg) em bovinos jovens e desmamados. Ao final do experimento não foram observados sinais de toxicidade nos animais (Tokarnia et al., 1979). Exceto por esse ensaio e ainda alguns dados botânicos e ecológicos de algumas espécies, continuam inexistentes na literatura dados farmacológicos, químicos e toxicológicos de espécies desse gênero.

Espécies medicinais da família Gentianaceae

Introdução

A família Gentianaceae descrita por Antoine Laurent de Jussieu, inclui aproximadamente 78 gêneros, nos quais se distribuem 1.225 espécies cosmopolitas, mas também inúmeras espécies tropicais, subtropicais e de clima temperado, com pequenas árvores e alguns arbustos e ervas (Mabberley, 1997). No Brasil estão registrados aproximadamente 25 gêneros, muitas espécies são comumente usadas como ornamentais e várias outras possuem valor medicinal pelos seus princípios amargos (Barrozo, 1978). Os gêneros principais e mais conhecidos são *Gentiana*, *Voyria*, *Dejanira*, *Lisianthus* e *Coutoubea*. Muitas dessas espécies são comuns no cerrado brasileiro, especialmente do gênero *Dejanira*, e outras são usadas como ornamentais, como é o caso de espécies de *Lysianthus* (Joly, 1998).

Espécies medicinais

Coutoubea spicata Aubl.

Nomes populares

A espécie é chamada, na região amazônica, de Carne-seca, Puruvá e Cutúbea, sendo conhecida em outras regiões brasileiras como Genciana, Genciana-do-brasil ou Raiz-amargosa.

Dados botânicos

É uma planta anual, com caule ereto de muitos ramos; folhas opostas e sésseis, amplexicaules e grandes; flores brancas grandes e muito vistosas, reunidas em verticilos, dispostas em espigas simples terminais, também sésseis; fruto capsular. O nome do gênero *Coutoubea* descrito por Jean Baptiste C. F. Aublet refere-se a um nome popular e comum nas Guianas e inclui cinco espécies tropicais encontradas na América do Sul e no Brasil, sendo várias delas medicinais.

Dados da medicina tradicional

Na região amazônica, a decocção das raízes é usada contra febre, desordens estomacais, amenorreia e como vermífugo.

Toda a planta é amarga e a decocção da raiz é usada como estomáquico, tônico, febrífugo, anti-helmíntico e útil contra amenorreia (Corrêa, 1984).

Dados toxicológicos

A *Coutoubea ramosa*, conhecida popularmente como Tingui em Roraima, foi atribuída a mortes súbitas em bovinos. Porém, estudos de toxicidade, demonstraram que a morte foi decorrente da ingestão de *Arrabidaea japurensis* (Bignoniaceae). Mas a *C. ramosa* também apresenta toxicidade manifestada com um quadro predominante de dores abdominais que evoluem de 8 a 20 horas. Um estudo experimental em bovinos indica que a dose letal da planta gira em torno de 20 g/kg. Os primeiros sintomas foram observados por aproximadamente 14 a 19 horas após ser completada a dose letal, quando ingerida dentro de 24 horas. Os sintomas duraram cerca de 8 a 19 horas e consistiram em anorexia, diminuição da atividade motora e dores abdominais, diminuição da atividade do rúmen, taquicardia, polipneia, hipotermia, e morte. A rama coletada seca permanece tóxica mesmo depois de quatro meses e meio (Tokarnia et al., 1979).

Espécies medicinais da família Loganiaceae

Introdução

A família Loganiaceae descrita por Ivan Ivanovitc Martinov compreende 29 gêneros, com aproximadamente 570 espécies de distribuição tanto em áreas tropicais como em áreas de clima temperado, incluindo tanto árvores como arbustos, lianas e ervas (Mabberley, 1997). Os gêneros estão distribuídos em dez subfamílias; dentre eles, destacamos apenas os principais: *Spigelia*, um dos encontrados no Brasil, onde é cultivado como ornamental; e *Strychnos*, da famosa *Strychnos nux vomica*, fonte entre outras espécies do gênero da estricnina, um gênero fonte de substâncias de interesse farmacológico e toxicológico, do qual destacamos aqui uma espécie referida como medicinal.

Espécies medicinais

Strychnos triplinervia M.

Nomes populares

Na Mata Atlântica, a espécie é chamada de Quina-cruzeiro. A planta recebe esse nome por possuir, em seus cipós, nós na forma de uma cruz. A espécie também é conhecida como Cipó-cruzeiro, Noz-vômica e Quina-de-cipó.

Dados botânicos

A planta é descrita como árvore ou como uma enorme liana cujos rizomas saem e entram do solo; folhas opostas e ovais, glabras, coriáceas e trinervadas; flores amarelas em grande abundância; fruto do tipo baga globosa. Segundo Corrêa (1984), a planta é narcótica e venenosa. O gênero *Strychnos* é o mais importante dessa família e foi descrito por Carl Linnaeus, que se refere à presença de mais de 190 espécies, das quais aproximadamente setenta ocorrem no Brasil, a maioria na Amazônia (Barrozo, 1978). A espécie é encontrada no interior da Mata Atlântica. O nome do gênero designava, antigamente, as plantas com propriedades narcóticas.

Dados da medicina tradicional

Na região do Vale do Ribeira, a decocção da casca é amplamente referida como útil contra qualquer tipo de dor e para reduzir a febre. No levantamento realizado, foi uma das espécies mais citadas pelos entrevistados.

Corrêa (1984) refere que a casca dos rizomas é usada contra problemas do estômago.

Dados Farmacológicos do Gênero

Não existem registros de estudos com *Strychnos triplinervia*, porém de *S. potatorum* foi caracterizada a atividade antidiarreica (Biswas et al., 2002), também constatado para a espécie *S. nux-vomica* (Shoba & Thomas, 2001).

A *S. nux-vomica* reduziu a ingestão de álcool em ratos (Sukul et al., 2001). Das raízes de *S. icaja* foi isolado a sungucina com atividade antimalarial e citotóxica (Frederich et al., 2000; Rafatro et al., 2000). Alcaloides do gênero tem apresentado potente atividade antitumoral (Bonjean et al., 1996).

Existem relatos da atividade tóxica de diversas espécies do gênero que alerta para os cuidados de sua utilização (Ho et al., 1996).

Dados Químicos do Gênero

Os alcaloides foram os constituintes mais frequentemente obtidos de espécies de *S. panganesis* (Nuzillard et al., 1996), *S. mellodora* (Brandt et al., 2001), *S. guianesis* (Penelle et al., 2000 e 2001; Quetin-Lecrerq et al., 1995), *S. usambarensis* (Frederich et al., 1998) e *S. myrtoides* (Martin et al., 1999).

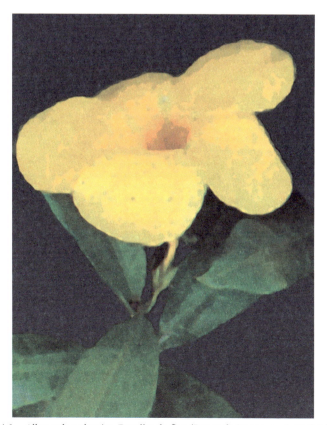

FIGURA 24.1 – *Allamanda cathartica*. Detalhe da flor (Banco de imagens – Lafit-Botu).

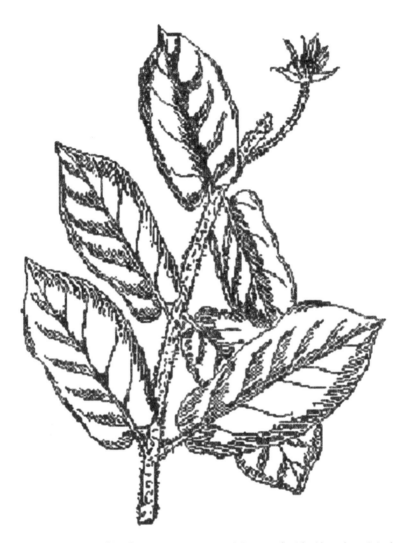

FIGURA 24.2 – *Fischeria cf. laniflora* Dcne. Aspecto geral do ramo florido (desenho original por Di Stasi – Banco de imagens – Lafit-Botu).

25
Solanales medicinais

L. C. Di Stasi
F. G. Gonzalez
L. N. Seito
C. A. Hiruma-Lima

A ordem Solanales inclui cinco famílias: Nolanaceae, Solanaceae, Convolvulaceae, Polemoniaceae e Hydrophyllaceae. Inúmeras plantas medicinais são encontradas principalmente nas famílias Solanaceae e Convolvulaceae, das quais alguns exemplos são aqui referidos. Essas duas famílias botânicas também são importantes pelo grande número de espécies cultivadas e comercializadas como alimentos.

Espécies medicinais da família Convolvulaceae

Introdução

A família Convolvulaceae descrita por Antonie Laurent de Jussieu inclui aproximadamente 1.600 espécies, distribuídas em 56 gêneros de ocorrência em regiões tropicais e de clima temperado e distribuição cosmopolita, incluindo plantas herbáceas, algumas vezes parasitas, lianas, ervas, arbustos e raramente árvores (Mabberley, 1997). Os principais gêneros são *Ipomoea* e *Convolvolus*, e muitas espécies são cultivadas como alimentares e ornamentais. No gênero *Ipomoea* se encontra a famosa Batata-doce, *Ipomoea batatas*, espécie amplamente cultivada e usada como alimento em todo o mundo, aqui também descrita como medicinal.

Espécies medicinais

Ipomoea batatas Poir.

Nomes populares

A espécie é chamada, na região do Vale do Ribeira e em todo o Brasil, de Batata-doce. A planta também é conhecida, ainda que raramente, como Batata-da-terra.

Dados botânicos

A espécie é uma planta herbácea, com folhas alternas, pecioladas, cordiformes, geralmente lobadas; flores brancas, rosas ou arroxeadas, axilares e fruto capsular; raízes tuberosas, suculentas, delicadas e amplamente consumidas como alimento. Possuem inúmeras variedades, que são cultivadas com fins comerciais. Na região da Mata Atlântica, a espécie é cultivada e consumida como alimento.

Dados da medicina tradicional

A infusão das folhas é usada externamente como cicatrizante e, internamente, em gargarejos, para infecções da boca, gengivite e dores de dente. Os tubérculos são amplamente utilizados como alimento.

Corrêa (1984) refere que as folhas são antirreumáticas e eficazes contra abcessos da boca e inflamações da garganta.

Ipomoea quamoclit L.

Nomes populares

A espécie é conhecida na região amazônica como Primavera ou Flor-de-cardeal. É também chamada de Boa-tarde e Primavera.

Dados botânicos

A espécie é uma trepadeira anual, glabra, com caules bastante entrelaçados; folhas alternas, pinatipartidas e pecioladas, de 5 a 18 cm de comprimento, com nove a dezenove pares por segmentos lineares; flores de 4 a 6 cm reunidas em pedúnculos axilares com uma a três flores tubulosas, de cor vermelho-viva ou rosa, com cinco lobos arredondados; fruto capsular ovoide. O gênero *Ipomoea* é numeroso e inclui aproximadamente 650 espécies tropicais e temperadas, sendo várias ervas, tubérculos ou arbustos, muitas delas amplamente cultivadas, principalmente como ornamentais pela beleza de suas folhagens e de suas flores, como é o caso de *I. Alba, I. carnea, I. cairica, I. purpurea* e *I. hederifolia*. Muitas espécies são medicinais, como é o caso de *I. coptica, I. cairica, I. oblongata, I. purpurea* e *I. sinensis*. O nome do gênero *Ipomoea* descrito por Carl Linnaeus deriva de *ips* = "verme que rói", e de *homoios* = "semelhante", comparando-se as plantas deste gênero, pelo seu aspecto parecido com o dos vermes.

Dados da medicina tradicional

A decocção da raiz da planta é usada internamente contra dores de cabeça e como purgativo.

Corrêa (1984) refere que o pó da raiz é utilizado como antiencefalálgico e esternutatório, enquanto as folhas são detergentes, antirreumáticas e laxativas, de amplo uso em Veterinária contra feridas e úlceras de animais (uso externo).

Dados químicos do gênero

Da espécie *I. batatas* Lam. foram isolados vários carotenos (Bicudo de Almeida et al., 1986), flavonoides (Zhou, 1996), antocianinas e antocianidinas (Terahara et al., 2000; Goda et al., 1996; Delgado et al., 1996), b-sitosterol, friedelina, acetil-b-amirina, ácido cafeico e quercetina (Tan et al., 1995). De

I. tricolor foram caracterizadas antocianinas (Teh & Francis, 1988), tricolorinas e ácido tricolórico (Bah & Pereda-Miranda, 1996 e 1997). Das raízes de *I. operculata* foram isolados os glicosídeos jalapina, operculinas I-VIII ácido operculínico A, ácido n-dodecanoico e/ou n-decanoico (Ono et al., 1990). Das sementes de *I. alba* foram isolados os alcaloides do tipo hexa-hidroindolizina (Ikhiri et al., 1987), também encontrados em *I. hardwickii* (Liu et al., 1987). De *I. lonchophylla* foi isolada uma fração tóxica para ca-mundongos que contém uma mistura de inseparáveis glicosídeos resinosos (MacLeod et al., 1997). Das partes aéreas de *I. cairica* foram isoladas as cumarinas umbeliferona e scopoletina, e também dibenzil-g-butirolactona, as lignanas arctigenina, matairesinol e trachelogenina, além de b-sitosterol ácidos graxos e lignonas (Paska et al., 1999a; De Lima & Braz-Filho, 1997). Já do extrato etanólico da planta toda foram isoladas as ligninas (-)-arctige-nina, arctiina e matairesinosídeo, os flavonoides 4',7-dimetil-quercetina e 7-O-b-D-glucopiranosil-4'-metilapigenina, além de escopoletina e friedelinol (Lin & Chou, 1997). Das sementes de *I. reptan* foi isolada galactomanana (Kumari & Alam, 1997), e das flores de *I. purpurea* foram isolados glicosídeos acilados como a pelargonidina (Saito et al., 1996). As folhas de *I. asarifolia* apresentam quantidades apreciáveis de proteínas brutas, alta concentração de cálcio e potássio; os níveis de oxalato e ftalatos na planta são menores do que a recomendação máxima como tóxica, tornando-a uma boa opção de suplementação alimentar (Ekpa, 1996). Em *Ipomoea aquatica* foi detectada a presença do carotenoide aluteína (Wills & Rangga, 1996) amidos pirrolidina defótica (Tofern et al., 1999) e estudos químicos foram realizados com a *I. carnea* Jacq. (Sharma & Shukla, 1996). Diversos flavonoides foram isolados de *I. regnellii* e *I. reticulata* (Mann et al., 1999).

Dados farmacológicos e toxicológicos do gênero

De *Ipomoea orizabensis* e *I. muricata* foram isolados glicosídeos com ativi-dade laxante (Noda et al., 1986). Foram detectados indícios de toxicidade nas folhas de *I. carnea*, quando administradas a cabras, onde foi observada a diminuição dos níveis de glicose e fosfatase sanguínea e elevação dos níveis de ureia (Zakir et al., 1989). A contração do trato gastrintestinal pela admi-nistração de *I. cornea*, é medido por mecanismos colinérgicos, adrenérgicos e não colinérgicos (Hore et al., 2000). Foram observadas também anorexia, depressão, tristeza e perda de peso nas cabras tratadas com a planta. O efeito tóxico foi observado no cérebro, no cerebelo e na medula espinhal (Srilatha et al., 1997). As sementes de *Ipomoea ssp.* apresentaram potencial atividade genotóxica em testes com bactérias (Friedman & Henika, 1991). O extrato diclorometano de *I. fistulosa* apresentou atividade anti-inflamatória em teste de edema de rato em camundongos (Gorzalczany et al., 1996).

A *I. hispida* é citada como droga antileprótica da flora medicinal indígena, e seus constituintes foram avaliados diante da *Mycobacterium leprae* (Kataria & Gupta, 1996).

Foram isolados de *I. stans* três tetrassacarídeos, que apresentaram uma pronunciada atividade citotóxica em três linhagens de célula tumoral humana e atividade antibiótica contra duas linhagens de bactérias (Reynolds et al., 1995). Os extratos aquosos, hidroalcoólicos e clorofórmicos das raízes desta espécie apresentaram atividade anticonvulsivante em ratos (Navarro-Ruiz et al., 1996).

Das partes aéreas de *Ipomoea asarifolium*, conhecida popularmente como salsa-da-praia, já foram caracterizadas as suas propriedades antimicrobiana (Lima et al., 1994), antiagregadora plaquetária (Lemos et al., 1992), espasmolítica (Medeiros et al., 1993) e tóxica (Melo Diniz et al., 1990). Atividade tóxica também foi encontrada na espécie *I. fistulosa* (Florio et al., 1998). As folhas de *Ipomoea impeati* apresentaram atividades anti-inflamatória (Paula & Freitas, 1997) e hemolítica (Paula & Freitas, 1998). A atividade antinociceptiva foi caracterizada também em *I. pescapae* (Madeira et al., 1998a e 1998b).

Espécies medicinais da família Solanaceae

Introdução

A família Solanaceae descrita por Antoine Laurent de Jussieu compreende 94 gêneros, com 2.950 espécies subcosmopolitas, sendo 56 gêneros espontâneos da América do Sul, dos quais 25 são endêmicos. Entre estes, encontram-se árvores, arbustos, lianas e ervas (Mabberley, 1997), muitos destes com grande ocorrência no Brasil. Os principais gêneros estão distribuídos em duas subfamílias:

- Solanoideae, na qual se encontram os gêneros *Capsicum*, das inúmeras pimentas vermelhas e amarelas usadas como condimento, de onde se isolou, entre outros inúmeros compostos, a capsaicina; *Datura*, da famosa *Datura stramonium*, e outras relevantes espécies de importância farmacológica pela presença de inúmeros alcaloides como a hiosciamina e hioscina, constituintes também presentes no gênero *Hyoscyamus*, dessa subfamília, especialmente na espécie *Hyosciamus niger*; *Physalis*, que tem aqui descrita e posteriormente discutida uma de suas espécies, e *Solanum*, com inúmeros representantes no Brasil, como Juá-bravo, Fumo-bravo, Cuvitinga e outras espécies, amplamente usadas como alimento e que possuem elevado valor econômico, como é o caso da Batata-doce e das mais variadas batatas; *Lycopersicum*, do famoso Tomate;
- Cestroideae, na qual se destacam os gêneros *Nicotiana*, da famosa espécie *Nicotiana tabacum*, fonte de nicotina, importante ferramenta farmacológica e, ainda do ponto de vista comercial e social, uma importante espécie cuja indústria do fumo movimenta milhões de dólares anualmente, mas que causam problemas de saúde extremamente sérios e graves; *Brunsfelsia*, descrito posteriormente.

Estes dados mostram a enorme importância dessa família botânica, tanto do ponto de vista farmacológico, visto que inclui inúmeras espécies fontes de compostos químicos de grande relevância na Farmacologia e na medicina moderna, como por compreender espécies vegetais de alto valor econômico e de grande utilidade na alimentação humana. Nos estudos realizados, inúmeras espécies dessa família foram referidas como medicinais e passam a ser descritas a seguir.

Espécies medicinais

Brunfelsia grandiflora D. Don.

Nomes populares

Na região amazônica, essa espécie é conhecida popularmente como Maliaca. Em outras regiões, pelos nomes de Manacá-da-serra, Managá-caa, Gambá, Manacá-açu e Jeratacaca.

Dados botânicos

A espécie é um arbusto alto, muito ramificado, contendo ramos cilíndricos e casca fina e rugosa; folhas elípticas e acuminadas; flores dispostas em cimeiras. O gênero *Brunfelsia* descrito por Carl Linnaeus inclui quarenta espécies tropicais americanas e fontes de alcaloides, usadas e cultivadas como ornamentais e medicinais, especialmente na Amazônia. O nome do gênero foi dado por Carl Linnaeus em homenagem ao botânico alemão Otto Brunfels.

Dados da medicina tradicional

Na região amazônica, a infusão das folhas é considerada excelente para diminuir febre.

Mabberley (1997) refere que as folhas e cascas da espécie são usadas na Amazônia como alucinógenos.

Physalis angulata L.

Nomes populares

A espécie é chamada, na região amazônica, de Camapu. Em outras regiões também é conhecida como Bucho-de-rã, Joá, Juá-de-capote, Mata-fome, Joá-de-capote, Mulaca, Bolsa mulaca, Tomate silvestre e Cereja-de-inverno.

Dados botânicos

Erva com muitos ramos, glabra; caule verde, ereto e crasso; folhas inteiras, sem estípulas, agudas, longo-pecioladas; flores amarelas, pequenas, pentâmeras, diclamídeas, hermafroditas, com anteras azuladas; androceu com cinco estames; ovário bicarpelar, bilocular, súpero; fruto esverdeado do tipo baga, possui, semente rufescente (Figura 25.1). O nome do gênero *Physalis* vem do grego *physa* = "bexiga, bolha", referindo-se à forma do fruto.

Dados da medicina tradicional

Na região amazônica, o chá de sua raiz é utilizado para o tratamento de problemas do fígado e contra malária. O chá preparado com raiz de camapu misturada com raiz de açaí, jurubeba e pega-pinto é utilizado contra doenças nervosas.

A seiva dessa espécie é calmante e depurativa, útil contra reumatismo; os frutos são desobstruentes, diuréticos e resolutivos (Corrêa, 1984); em Minas Gerais, são utilizados para os mesmos fins (Gavilanes et al., 1982); no Pará, o chá da raiz é considerado útil contra problemas do fígado, contra inflamações, tosse e dores no corpo (Amorozo & Gély, 1998); na Paraíba, o uso interno da planta toda é tido como útil contra problemas renais (Agra, 1980).

As tribos indígenas da Amazônia utilizam a infusão das folhas como diurético (Duke et al., 1994). Embora alguns indígenas da Amazônia peruana usem o suco das folhas, interna e externamente, contra vermes, e as folhas e/ ou as raízes contra dores de ouvido, problemas hepáticos, malária, hepatite e reumatismo (Forero, 1980; Rutter, 1990), outros, da Amazônia brasileira, usam a seiva dessa planta para combater dores de ouvido (Ayala Flore, 1984) e a raiz, contra ictéricias (Schultes & Raffauf, 1990). Algumas tribos colombianas utilizam o chá das folhas no tratamento de asma (Forero, 1980), enquanto outras acreditam que as folhas e os frutos possuem propriedade narcótica e que a decocção dessas partes vegetais apresentam atividade anti-inflamatória e efeito desinfectante sobre as doenças de pele (Garcia-Barriga, 1974-1975). No Peru, essa espécie vegetal é utilizada contra diabetes; a infusão da sua raiz, para tratar hepatite; e suas folhas têm uso diurético. A ingestão de uma xícara de chá das partes aéreas desse vegetal é recomendada para o tratamento de asma e de malária (Kember Mejia & Elsa, 1995). No Brasil, a espécie ainda é empregada para tratar reumatismo crônico, dermatites e doenças de pele, bem como no combate a febre, vômito, problemas hepáticos, renais e de vesícula biliar (De Almeida, 1993).

Solanum paniculatum L.

Nomes populares

Na região do Vale do Ribeira, a espécie é conhecida como Jurubeba e Jurubebinha. Outras denominações populares são Jurubeba verdadeira, Jubeba, Juripeba, Juuna e Juvena.

Dados botânicos

A planta é um arbusto pubescente nos ramos e nas folhas, as quais são inteiras ou lobadas (cinco a sete lobos), sinuosas e acuminadas, de cor verde brilhante na parte superior e verde-esbranquiçada na inferior; flores em umbela, muito parecidas com as da Batata-inglesa; fruto do tipo baga redonda. A espécie ocorre em áreas de formação secundária na região do Vale do Ribeira, de onde é obtida pelos habitantes locais. O gênero *Solanum* descrito por Carl Linnaeus compreende 1.700 espécies subcosmopolitas, muitas delas de grande valor econômico. O nome do gênero deriva de *solamen* = "consolo, alívio", referindo-se aos efeitos analgésicos e sedativos de inúmeras de suas espécies.

Dados da medicina tradicional

A decocção das folhas é usada contra parasitas intestinais, especialmente contra lombrigas, além de ser indicada contra problemas do estômago.

Corrêa (1984) refere que as raízes e os frutos possuem propriedades amargas e desobstruentes, sendo úteis contra icterícia, hepatite e febres intermitentes.

Solanum tuberosum L.

Nomes populares

Na região do Vale do Ribeira, a espécie é conhecida como Batata e comumente denominada Batata-inglesa ou Batatinha.

Dados botânicos

A espécie é uma planta herbácea, ereta, de caule alado; folhas alternas, desiguais, compostas de cinco segmentos inteiros e ovados; flores brancas, lilás ou roxas, dispostas em racemos; fruto do tipo baga globosa; ramos subterrâneos formam tubérculos de diversos tamanhos e formas, carnosos, brancos ou amarelados, ricos em fécula e amplamente consumidos e apreciados em todo o mundo. Inclui inúmeras variedades, todas cultivadas, especialmente no Sul e no Sudeste do Brasil para comercialização interna e para exportação. Na região, a planta é obtida no comércio (tubérculos) ou pelo cultivo (folhas).

Dados da medicina tradicional

Na Mata Atlântica, a infusão das folhas é usada contra distúrbios do estômago.

Dados químicos das espécies e dos gêneros

As espécies de *Brunfelsia* são ricas em escopoletina, furocumarinas que parecem ser um anti-inflamatório (Iyer, 1977). Uma análise detalhada através de CG-MS do óleo essencial de *B. grandiflora*, obtido de suas partes aéreas, identificou a presença de 122 compostos, dos quais foram caracterizados, principalmente, hidrocarbonetos, aldeídos, cetonas, alcoóis e ésteres. Salicilato de metila também foi caracterizado como um dos constituintes majoritários. Constatou-se que quase um terço da totalidade dos compostos identificados é de origem terpênica (Castioni & Kapetanidis, 1996). De *B. nitida*, espécie de origem cubana, foram identificados escopoletina e ácido oleanólico (Magadan et al., 1986). As sementes de *B. uniflora* constituem rica fonte de óleo (30,5%). Os principais componentes identificados foram: ácido linoleico (75,5%), ácido oleico (11,8%), ácido palmítico (7,25%) e ácido ricinoleico (0,52%) (Maestri & Guzman, 1995). No óleo das sementes de *B. americana* foram identificadas as presenças do ácido ricinoleico, com ciclopropenoides, além de ácidos graxos normais (Daulatabad & Hosamani, 1991). Já da casca da raiz de *B. hopeana* foram isolados quatro novos glicosídeos esteroidais (Ichiki et al., 1994).

Do gênero *Physalis*, o principal grupo de substâncias são os esteróis obtidos de *P. angulata* (Row et al., 1980; Vasina et al., 1986), *P. alkekengi* (Kawai et al., 1987; Itoh et al., 1977 e 1978), *P. minima* (Mulchandani et al., 1979a; Sinha et al., 1987; Gottlieb et al., 1987), *P. peruviana* (Gottlieb et al., 1980; Frolow et al., 1981), *P. pubescens* (Reddy et al., 1985; Glotter et al., 1985), *P. viscosa* (Maslennikova et al., 1980) e *P. ixocarpa* (Abdullaev et al., 1986).

Alcaloides foram isolados de *P. peruviana* (Sahai & Ray, 1980) e alcoóis triterpenoides de *P. alkekengi* (Itoh et al., 1977a). Das raízes *P. peruviana* foram isolados vitanolídeos (Neogi et al., 1986; Eguchi et al., 1988; Oshima

Parte II – Dicotiledonae medicinais na Amazôniae na Mata Atlântica

et al., 1989; Dinan et al., 1997). De *P. alkekengi* foram isoladas fisalinas (Kawai et al., 1987b, 1988 e 1989), enquanto das folhas de *P. angulata* foram isolados ainda vitasteroides, vamonolídeo e vitanolídeos (Vasina et al., 1986, 1987 e 1990; Moiseeva et al., 1990; Chen et al., 1990), além de alcaloides, flavonoides (Ismail & Alan, 2001) e vários tipos de esteroides (De Almeida, 1993; Vasina et al., 1987; Chen et al., 1990; Shingu et al., 1992a, 1992b e 1992c); 14-alfa-hidroxi-ixocarpanolídeo, aianinas, ácido clorogênico, acetil colina, betassitosterol, figrina, fisagulina A e K, fisangulídeo, vamonolídeo, vitagulatina A, vitaminimina, vitangulatina A, 24-25-epoxi-vitanolídeo D e T e vitafisanolídeo.

De *P. minima* var. *indica* foram isolados vitasteroides, glicosídeos, flavonas e betassitosterol (Sinha et al., 1988), flavonoides (Ser, 1988), fisalina B e quercetina (Gupta et al., 1990), além de vitaminimina (Gottlieb et al., 1987). De *P. ixocarpa* foi isolada ixocarpalactona A (Abdullaev et al., 1986). Da espécie *Solanum papniculatum* foram isolados paniculonina A e B, neoclorogenina, painculogenina e jurubina (Ripperger & Schreiber, 1968; Ripperger et al., 1967a e 1967b).

Dados farmacológicos das espécies e dos gêneros

Brunfelsia grandiflora é popularmente utilizada para o tratamento de reumatismo, artrites, bronquites, febre e picadas de cobra. Existem relatos de atividade tóxica das espécies *B. bonodora*, *B. calcyina* var. *floribunda*, *B. pauciflora* e *B. australis* (McBarron & de Sarem, 1975; Neilson & Burren, 1983; Banton et al., 1989; Spainhour et al., 1990). A administração oral de *B. uniflora* na forma de infuso (planta seca) a 10% ou planta fresca a 20% nas doses de 1 ou 2 g/kg produziu atividade analgésica e anti-inflamatória em camundongos (Ruppelt et al., 1991). Uma *triagem* hipocrática em ratos, com extratos da raiz de *B. hopeana*, revelou atividade depressora do SNC, além de contatar também atividade anti-inflamatória (Iyer et al., 1977). Já da raiz de *B. hopeana* foi detectado um constituinte denominado escopoletina, que apresentou atividade espasmolítica (Romero et al., 1997; Oliveira et al., 2001). O extrato aquoso de *B. uniflora*, utilizada para picadas de cobra, apresentou atividade antiedematogênica (Pereira et al., 1992).

Para a *Physalis angulata*, aqui descrita, constataram-se atividades hipotensora, anticolinérgica (Fonteles et al., 1990), moluscicida (Almeida & Fonteles, 1989), tripanossomicida (Barbi et al., 1998; Ribeiro et al., 1998), antibacteriana (Hussain et al., 1991; Kurokawa et al., 1993; Silva, M. T. G. et al., 1998), imunomoduladora (Rosas et al., 1998) antimicobacteriano (Januario et al., 2002; Pietro et al., 2000), antiviral (Otake et al., 1995; Kusumoto et al., 1992a e 1992b), antiespasmódica, antisséptica, imunoestimulante (Carvalho, M. V. et al., 1998), anticoagulante (Kone-Bamba et al., 1987), antiasmática, antileucêmica, antimutagênica, antigonorreica, diurética, citotóxica, entre outras. O extrato aquoso e etanólico de diferentes partes dessa planta apresentou atividade anti-inflamatória (Carvalho, M. V. et al., 1997; Carvalho, M. V. et al., 1998) e antineoplásica (Carvalho, M. V. et al., 1997; Haussmann et al., 1998; Barbi et al., 1998; Soares et al., 1998). A atividade antineoplásica foi atribuída à fisalina D, isolada da fração aquosa da planta inteira (Carvalho, M. V. et al., 1998), e a atividade imunoestimulante, aos esteoides, do extrato da planta inteira e/ou da fração esteroidal (Carvalho, M. V. et al., 1998). Os extratos aquosos, alcoólicos, etanólicos e esteroidal mostraram, *in vitro* e *in vivo*, atividade citotóxica contra vários tipos de células cancerígenas, incluindo leucemias, melanomas, entre outras (Lin et al., 1992; Chiang et al., 1992a e 1992b).

Para as diferentes partes vegetais de *Physalis caroliniensis*, *P. niruri* e *P. tenellus* foi detectada a atividade analgésica (Ribeiro, I. M. et al., 1998b). Das folhas de P. minima foram isolados constituintes que apresentaram atividade anti-inflamatória (Sethuraman & Sulochana, 1988). O estudo dos vitanolídeos de *P. peruviana* revelou atividade antimicrobiana (Zaki et al., 1987). Nos frutos de *P. edulis* detectou-se a presença das atividades colinomiméticas por meio de testes farmacológicos *in vitro* (De Almeida, 1990).

Dados toxicológicos

Estudos realizados com folhas frescas e secas de *Brunsfelsia pauciflora* apresentaram toxicidade em bovinos, quando ingeridas em dose única ou repetida. O principal sintoma desse envenenamento foi a excitabilidade, embora outros sinais também tenham sido verificados, como movimento de mastigação, salivação, irritabilidade, falta de apetite, perda de peso, estiramento e contração das patas traseiras, tremor muscular com algumas contrações súbitas e falta de estabilidade do animal, às vezes levando-o ao chão. Além disso, quatro animais sofreram ataque epiléptico (Tokarnia et al., 1991).

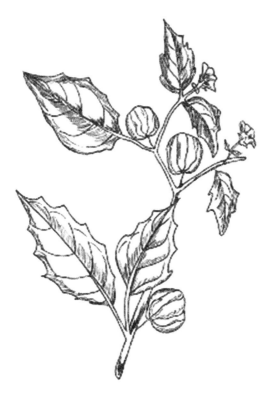

FIGURA 25.1 – *Physalis angulata*. Aspecto geral do ramo com flor e fruto (desenho original por Di Stasi – Banco de imagens – Lafit-Botu).

26
Lamiales medicinais

L. C. Di Stasi
E. M. Guimarães
C. M. Santos
C. A. Hiruma-Lima

Lamiales é uma das maiores ordens botânicas existentes, apesar de incluir apenas oito famílias, das quais se destacam as Boraginaceae, Verbenaceae e Lamiaceae (Labiatae). Esta última família compreende um grande número de espécies de valor medicinal, espalhadas por todo o planeta. Nas regiões de estudo, Amazônia e Mata Atlântica, foram referidas espécies medicinais dessas três famílias botânicas, as quais serão discutidas a seguir.

Espécies medicinais da família Boraginaceae

Introdução

A família Boraginaceae (Dicotyledonae), descrita por Antoine Laurent de Jussieu, inclui 130 gêneros distintos, com aproximadamente 2.300 espécies (Mabberley, 1997). A família inclui árvores, arbustos, frequentemente herbáceas e raramente lianas. Inúmeras espécies dessa família são conside-radas medicinais, e seus gêneros mais importantes são:

- *Cordia* (Cordoideae), um dos gêneros mais comuns no Brasil, no qual se encontra a famosa *Cordia verbenaceae*, amplamente utilizada como medi-cinal e conhecida como Erva-baleeira e aqui descrita;
- *Heliotropium* (Heliotropioideae), cujo gênero inclui a espécie *Heliotropium indicum*, referida como medicinal na região de estudo e reconhecida como espécie cultivada no Brasil (Joly, 1998);
- *Cynoglossum*, *Borago* e *Symphytum* (Boraginoideae), este último com uma espécie amplamente conhecida e usada como medicinal, denominada popularmente Confrei e identificada como *Symphytum officinale*.

Espécies medicinais

Cordia verbenaceae L.

Nomes populares

A espécie é chamada, na Mata Atlântica e em todo o Brasil, de Erva--baleeira. A planta também é conhecida como Balieira-cambará.

Dados botânicos

A planta é um arbusto com até 2 m de altura, muito ramificado, de onde saem folhas sésseis, pubescentes na face inferior, lanceoladas, agudas, com até 12 cm de comprimento; inflorescência espigosa, densa, com pe-dúnculos eretos e muitas flores brancas, fruto subgloboso vermelho (Figura 26.1). Espécie muito comum na região da Mata Atlântica, onde ocorre em abundância em solos arenosos e em áreas de restinga. É uma planta helió-fita e higrófita, formando grandes populações em áreas litorâneas, sendo raramente encontrada no interior de matas.

Dados da medicina tradicional

Na região do Vale do Ribeira, a infusão das folhas é usada como anti--inflamatório, sendo também indicada para o alívio de dores e na redu-ção de febres. A população atribui os mesmos efeitos à decocção das folhas.

Heliotropium indicum L.

Nomes populares

Essa espécie é conhecida popularmente como Borragem-brava ou Fedegoso. Outros sinônimos são Aguaraciunha-assu, Crista-de-galo, Aguaraquiunha, Jamacanga e Jacuacanga.

Dados botânicos

A espécie é um subarbusto de 0,5 a 1 m de altura, com ramos lisos e glabros; folhas pecioladas, alternas, ovadas ou cordiformes e acuminadas; inflorescência curvada, com flores brancas ou azuis, tubulosas, dispostas em espigas solitárias; fruto formado como uma mitra, glabro ou pubescente. É uma planta anual, de flores brancas, com dispersão regiões tropicais e temperadas, de origem na América e distribuição global por todo o Brasil. O gênero *Heliotropium* contém aproximadamente 250 espécies vegetais, incluindo espécies tropicais e outras de climas temperados. Um grande número dessas espécies é útil como ornamental, e as espécies *H. amplexicaule* e *H. europaeum* são reconhecidamente medicinais. O nome do gênero *Heliotropium* descrito por Carl Linnaeus vem de *helios* = "Sol", e *trepein* = "mudar", referindo-se ao fato de as flores se torcerem após a exposição ao sol.

Dados da medicina tradicional

Na região amazônica, o macerado de folhas em água é indicado topicamente contra hemorroidas e afecções cutâneas. O uso interno da infusão de folhas é útil como desobstruente do fígado.

Amorozo & Gély (1988) referem que o chá da folha fresca é útil contra tosse e febre, enquanto as folhas amassadas com folhas de Mucuracaá são usadas topicamente contra "baque". Segundo Corrêa (1984), a planta é desobstruente e anti-hemorroidária, e seu suco é de alto valor contra aftas, estomatites, anginas, faringites, moléstias cutâneas e feridas, incluindo úlceras, abcessos, furúnculos e também contra queimaduras. Na medicina tradicional salvadorenha, as folhas e raízes maceradas são usadas topicamente nas regiões inflamadas do corpo (Guerrero, 1994).

Symphytum officinale L.

Nomes populares

A espécie é chamada, na Mata Atlântica e em todo o Brasil, de Confrei. Outros nomes são Consolda, Sonsólida, Consolda maior, Erva-do-cardeal, Língua-de-vaca, Orelha-de-vaca etc.

Dados botânicos

A espécie é uma erva de rizoma grosso, com porte herbáceo e raízes fasciculadas; caule curto e ramoso, com folhas ovadas ou oblongas, dispostas radialmente, acuminadas no ápice, ásperas e onduladas; flores grandes, vistosas, amarelas ou rosas, tubulosas; fruto com quatro aquênios lisos. É uma planta cultivada ou subespontânea com origem na Ásia.

Dados da medicina tradicional

Na região do Vale do Ribeira, a espécie é amplamente cultivada com fins medicinais. A decocção das folhas é usada internamente contra hepatite, distúrbios estomacais, inflamação e dores de barriga. O macerado das folhas em aguardente é empregado externamente como cicatrizante, enquanto o macerado da raiz em aguardente também é usado como diurético e contra anemias.

Dados químicos

Estudos fitoquímicos mostram que as folhas de *Heliotropium indicum* são ricas em alcaloides, taninos e triterpenos, enquanto as raízes, além de alcaloides e taninos, possuem glicosídeos cardiotônicos (Guerrero, 1994). De *H. indicum* também foram isolados da fração alcaloídica os alcaloides pirrolizidínicos heliotrina e lasiocarpina e compostos não alcaloídicos, como betassitosterol, lupeol, beta-amirina e betassitosterolglucosídeo (Pandey et al., 1996).

Das partes aéreas de *H. marifolium* foram isolados os alcaloides pirrolizidínicos conhecidos por sua atividade antitumoral e denominados heliotrina, lasiocarpina, europina, lasiocarpina-N-óxido e indicina-N-óxido (Jain & Purohit, 1986).

lasiocarpina

De *H. bacciferum* foram isolados também os alcaloides heliotrina e europina (Pizk et al., 1988), heleurina, heliotrina, supinina e europina (Rizk et al., 1988; Farrag et al., 1996), e suas folhas encerram ácidos graxos e esteróis (Miralles et al., 1989).

Das partes aéreas de *H. circinatum* foram isolados os alcaloides curassavina, echinatina, europina, heleurina, heliotrina e lasiocarpina (Guner, 1988).

Alcaloides pirrolizidínicos também foram descritos em *H. rotundifolium* (europina, heliotrina, lasiocarpina e 5'-acetileuropina) por Asibal et al. (1989); em *H. keralense* (isolicopsamina, intermedina e retronecina) por Ravi et al. (1990); heliotrina e lasiocarpina de *H. lasiocarpum* (Akramov, 1990); licopsamina amabilina, curassavinina, coromandalinina, heliovicina, coromandalina, curassavina, além de dois novos alcaloides pirrolizidínicos – a heliospatina e o heliospatulina – de *H. spathulatum* (Roeder et al., 1991); heliotrina e lasiocarpina e, em menor quantidade, europina e supinina em *H. hirsutissimum* (Guner et al., 1986); e heliotropina de *H. dasycarpum* (Rakhimova & Shakirov, 1987). Inúmeros alcaloides pirrolizidínicos foram também descritos nas espécies *H. subulatum* (Malik & Rahman, 1988), *H. bursiferum* (Marquina et al., 1988), *H. curassavicum* var. *argentinum* e var. *curassavicum* (Davicino et al., 1988); *H. arborescens* (Bourauel et al., 1995), *H. esfandiarii* (Yassa et al., 1996), *H. bracteatum* (Lakshmanan & Shanmugasundaram, 1995b), *H. bovei*, *H. scabrum* (Lakshmanan & Shanmugasundaram, 1995b; Reina et al., 1995) e *H. bracteatum* (Lakshmanan & Shanmugasundaram, 1994).

Outras classes de compostos também têm sido estudadas para este gênero, destacando-se compostos fenólicos em *H. stenophyllum*, em que se descreveram os constituintes galangina, pinocembrina, naringenina e 2-geranil-4-hidroxifenil acetato (Villarroel & Urzua, 1990). A *H. pervianum* produz compostos fenólicos antioxidantes, tais como ácido rosmarínico, derivados do ácido cafeico trimérico e tetramérico (Motoyama et al., 1996). Os constituintes fenólicos denominados galangina, pinocembrina, naringenina e 2-geranil-4-hidroxifenil acetato foram isolados de *H. stenophyllum* (Villarroel & Urzua, 1990).

Os flavonoides ayanina, 7,3'-dimetileriodictiol, sakuranetina foram isolados da resina de *H. chenopodiaceum*, enquanto 3-metilgalangina e galangina foram isolados de *H. filifolium* (Urzua et al., 1996). De *H. filifolium* também foram isolados, do exsudato, o filifolinol e um espirobenzodi--hidrofuranilterpeno (Torres et al., 1994 e 1996). Do exsudato resinoso de *H. sinuatum* foram isolados os flavonoides naringenina, 7-O-metileriodictiol, pinobanksina-3-acetato, pinocembrina, hesperetina, 3-O-metilgalangina,3--O-metilisorhamnetina e pachipodol (Torres et al., 1996).

Ácidos graxos e esteróis foram descritos em *H. bacciferum* (Miralles et al., 1989) e esteróis e quinonas em *H. ovalifolium* (Guntern et al., 2001).

Dados farmacológicos

De *Cordia dichotoma* foi caracterizada a atividade antimicrobiana (Ahmad & Beg, 2001) e de *C. multispicata* foi isolado triterpenoides com atividade antiandrogénica (Kuroyangi et al., 2001). A Atividade anti-inflamatória foi atribuída aos frutos de *C. myxa*, *C. verbenacea*, dentre outras espécies (Ficarra et al., 1995; Sertie et al., 1991 e 1988; Al Awadi et al., 2001). As propriedades antifúngicos, larvicidas e antiviral foram obtidas das espécies de *C. solicifolia* (Hayashi et al., 1990), *C. linnaei* (Ioset et al., 1998), *C. alliodora* (Ioset et al., 2000a) e *C. curassavica* (Ioset et al., 2000b).

De *Heliotropium indicum* foi isolada indicina N-óxido, a qual foi avaliada quanto à sua atividade antitumoral diante de carcinoma de Ehrlich e sarcoma 180 em camundongos (Dutta et al., 1987). A propriedade cicatrizante também foi atribuída a esta espécie (Reddy et al., 2002). De *H. bursiferum* foram isolados os alcaloides 9-angeloylretronecina N-óxido que inibiu o crescimento de *Bacillus subtilis*, e a lasiocarpina que foi capaz de inibir todos os micro-organismos testados. Porém nenhum composto isoladamente foi ca-

Plantas medicinais na Amazônia e na Mata Atlântica

paz de inibir efetivamente o *B. subtilis* como o extrato bruto de *H. bursiferum* (Marouina et al., 1989). Alcaloides isolados de *H. ellipticum* e *H. subulatum* apresentaram atividade antimicrobiana significativa (Jain & Sharma, 1987; Singh et al., 2002; Jain et al., 2001). Um outro estudo com o extrato etanólico das partes aéreas e raízes de *H. elipticum* apresentou também atividades antimicrobiana e antitumoral (Jain & Arora, 1997). De *H. europaeum* e *H. dolosum* foram isolados alcaloides pirrolizidínicos que apresentaram hepatotoxicidade em camundongos, porcos e aves (Gaul et al., 1994; Eroksuz et al., 2001a e 2001b). Alcaloides pirrolizidínicos de *Heliotropium bovei* possuem atividade antifúngica (Reina et al., 1995), enquanto alcaloides de *Heliotropium curassavicum* var. *argentinum* apresentam genotoxicidade, possivelmente associada aos pirrolizidínicos alcaloides (Carballo et al., 1992). Das partes aéreas de *H. ramosissimum* foram isolados alcaloides pirrolizidínicos que em estudos preliminares inibiram a atividade colinesterase sérica (Mahmoud et al., 1987).

Dados toxicológicos

A espécie, assim como todo o gênero *Heliotropium*, é potencialmente tóxica, havendo relatos da presença de alcaloides pirrolizidínicos em inúmeras espécies do gênero, reconhecidamente constituintes com alta toxicidade. Portanto, o consumo de espécies desse gênero deve ser evitado.

Em razão dos estudos realizados com a espécie *Symphytum officinale*, o Ministério da Saúde do Brasil proibiu o uso e a comercialização de preparados por via oral, sendo também contraindicado o uso do material fresco, infusão ou chás por via oral.

Espécies medicinais da família Lamiaceae

Introdução

A família Lamiaceae, também denominada Labiatae, foi descrita por Antoine Laurent de Jussieu e inclui cerca de 252 gêneros, nos quais se distribuem 6.700 espécies, a maioria de arbustos e ervas e raramente de árvores

(Mabberley, 1997). Trata-se de uma importante família, do ponto de vista medicinal, visto que nela se concentra um grande número de plantas referidas e citadas como medicinais em todo o mundo. A família também é importante como fonte de espécies de grande valor no mercado, pois são usadas como condimentos, alimentos, bem como na indústria de perfumes e cosméticos. Os principais gêneros desta família ocorrem em sete subfamílias, nas quais destacamos as principais espécies medicinais de ocorrência subespontânea ou cultivadas no Brasil:

- Viticoidea: *Vitex*;
- Teucrioideae: *Teucrium*;
- Ajugoideae: *Ajuga*;
- Scutellarioideae: *Scutellaria*;
- Lamioideae: *Leonotis*, *Leucas* e *Sideritis*;
- Pogostemonoideae: *Pogostemon*;
- Nepetoideae: *Hyssopus*, *Melissa*, *Mentha*, *Origanum*, *Rosmarinus*, *Salvia*, *Satureja*, *Thymus*, *Lavandula*, *Ocimum*, *Hyptis* e *Plectranthus*.

Espécies medicinais

Hyptis crenata Pohl. ex Benth.

Nomes populares

A espécie é chamada na região amazônica de Malva-do-campo, Malva, Salva, Salva-do-campo, Salva-de-marajó e Salsa-de-marajó.

Dados botânicos

A planta é uma erva ereta, com haste suculenta, folhas pecioladas, obovais, crenadas, rígidas, pubescentes, oposto-decussadas, com ápice agudo ou arredondado e base arredondada; flores dispostas em capítulos pedunculados, com cálice tubuloso, corola com tubo infundibuliforme, bilabiado; androceu com estames esbranquiçados e anteras unitecas (Figura 26.2). O nome do gênero *Hyptis* descrito por Nicolaus Jacquim vem de *hyptios* = "recurvado", referindo-se ao lábio inferior da corola bilabiada, e inclui mais de trezentas espécies de áreas tropicais, especialmente americanas.

Dados da medicina tradicional

Na região amazônica, a decocção das folhas é usada contra malária, icterícia, diarreia, cólicas menstruais e problemas digestivos; a decocção misturada com folhas de sacaca (*Croton cajucara*) é considerada útil contra problemas do fígado.

Na região da Mata Atlântica, uma espécie popularmente chamada de Mentrasto pertence a esse gênero, mas não foi completamente identificada. Essa espécie é usada na forma de infusão das raízes como analgésico, antigripal, antirreumático e contra cólicas menstruais, enquanto o banho preparado com as raízes é usado externamente contra infecções, e a infusão da planta toda, para regular a menstruação.

As folhas e os ramos são indicados como excitantes, emenagogos, sudoríficos, no tratamento de inflamações da garganta e olhos, de constipações e artrites (Van den Berg, 1982).

Leonotis nepetaefolia Hort.

Nomes populares

A espécie é chamada, na região amazônica e em quase todo o Brasil, de Rubim. Na Mata Atlântica, recebe o mesmo nome. Também é popularmente denominada Cordão-de-frade, Cordão-de-são-francisco e Pau-de-praga.

Dados botânicos

Erva anual, um pouco lenhosa, com caule quadrangular aveludado e pubescente, de até 2 m de altura; folhas opostas, ovadas e subcordiformes na base; flores pediceladas com quatro estames, cálice pulverulento (corola bilabiada com lábio superior elminiforme muito mais longo que o inferior; flores dispostas em racemos densos e verticelados, formando capítulos globosos isolados (Figura 26.3). O nome do gênero *Leonotis* descrito inicialmente por Christian Persoon e posteriormente revisado por Robert Brown significa "orelha de leão", por causa do lábio superior da corola grande e ereto, e inclui apenas quinze espécies tropicais.

Dados da medicina tradicional

Na região amazônica, a aplicação do macerado da planta no local lesado serve como cicatrizante e para aliviar dores de contusão.

Na região do Vale do Ribeira, a infusão das folhas é usada, internamente, contra gripes, reumatismo, hipotensão, distúrbios do estômago, dores gerais, especialmente de barriga e, externamente, como cicatrizante.

A planta é também considerada antiespasmódica, antiasmática, antirreumática, febrífuga e diurética, útil contra úlceras, elefantíase e hemorragias uterinas (Corrêa, 1984); o xarope das flores é indicado contra problemas digestivos, no Ceará (Matos et al., 1982); a planta florida é usada na fraqueza geral, nas inflamações broncopulmonares, facilitando a expectoração, sendo ainda indicada contra úlceras, em Minas Gerais (Verardo, 1982; Grandi & Siqueira, 1982); no Rio Grande do Sul, o chá de toda a planta, duas vezes ao dia, é utilizado como antirreumático; uma xícara por dia, durante dois dias, como abortivo e antitérmico (Simões et al., 1986); no Mato Grosso, o sumo da raiz amassada é considerado útil contra maleita (Van den Berg, 1980).

Leucas martinicensis R. Br.

Nomes populares

A espécie é conhecida na região amazônica pelo nome de Catinga-de--mulata e, na Mata Atlântica, como Cordão-de-frade. Outros nomes comuns na região amazônica e em outras regiões do país são Cordão-de-são-francisco, Pau-de-praga e Cordão-de-frade. Esses nomes também são comuns para a espécie *Leonotis nepetaefolia*.

Dados botânicos

Planta anual, de caule ereto, herbáceo, ramoso e pubescente; ramos quadrangulares, pilosos e sulcados; folhas pecioladas, ovadas ou oblongo--lanceoladas, raramente arredondadas, pubescentes nas duas faces e membranosas; flores sésseis, brancas, cálice bilabiado, com cinco segmentos acuminados, desiguais entre si; corola bilabiada, com lábio superior 1-2 lobado e o inferior 1-3 lobado; flores dispostas em verticilos axilares multiflorais; fruto do tipo aquênio (Figura 26.4). O nome do gênero *Leucas*, descrito por Robert Brown, significa "branco", referindo-se à cor das flores.

Dados da medicina tradicional

Na região amazônica, as folhas picadas e adicionadas à água pré-aquecida são utilizadas contra problemas digestivos, ao passo que a infusão ingerida com elixir de Parigó é considerado útil contra dores de estômago.

Na região do Vale do Ribeira, o macerado das folhas em água, na forma de gargarejo, é usado sobre gargantas inflamadas, enquanto a infusão das folhas é utilizada internamente contra gripes fortes e tosses e, externamente, contra dores musculares e reumatismo.

A planta também é utilizada como tônico, antiespasmódico e contra nevralgias; topicamente, contra tumores; e seu cozimento é indicado como antirreumático; as folhas (infusão) são sudoríficas e carminativas (Corrêa, 1984).

Mentha piperita L.

Nomes populares

A espécie é chamada na região amazônica de Hortelã-pimenta e, na Mata Atlântica, apenas de Hortelã, nome recebido em todo o Brasil. Entre seus sinônimos estão Hortelanzinho, Hortelã-das-cozinhas, Menta e Hortelã-verdadeira.

Dados botânicos

A espécie *M. piperita* é um híbrido de *M. viridis* e *M. aquatica*, de porte herbáceo, pouco aveludada, com raiz fibrosa e caule ereto, ramoso; ramos eretos e opostos; folhas opostas, decussadas, curto-pecioladas, planas, agudas, serrilhadas, um pouco pubescentes; flores violáceas, numerosas; difere da *M. viridis* por apresentar maior número de flores por glomérulo e menor número de glomérulos, hermafroditas, diclamídeas, pentâmeras, zigomorfas, formando espigas no ápice dos ramos; corola gamopétala, bilabiada; fruto formado por quatro aquênios (Figura 26.5). O nome do gênero *Mentha* descrito por Carl Linnaeus deriva de Mintha, filha de Cocylus; dela, os poetas dizem ter sido transformada nessa planta.

Dados da medicina tradicional

Na região amazônica, a infusão das folhas, três vezes ao dia, é indicada contra dores de estômago em crianças, cólicas abdominais e tétano.

Na região da Mata Atlântica, o suco das folhas é usado externamente como cicatrizante, enquanto o macerado das folhas em aguardente ou vinho branco também é empregado externamente como analgésico; a infusão das folhas é usada como sedativo e contra parasitas intestinais, diarreia, dor de barriga, bronquite e tosses; a decocção das sementes é indicada para a expulsão de vermes, e as folhas frescas são usadas em crianças como estimulantes do apetite.

Outros usos incluem suas propriedades tônicas, estimulantes, antiespasmódicas, digestivas, estomáquicas, carminativas, sendo indicada contra flatulências, timpanite, catarros de mucosas, tremores, vômitos, cólicas uterinas, dismenorreias e verminoses, e ainda para diminuir o leite em lactantes (Corrêa, 1984); em Brasília, é utilizada para tratar problemas do fígado (Barros, 1982) e como antisséptico, calmante, antirreumático e contra insônia, problemas cutâneos, de estômago, vômitos e cólera (Matos & Das Graças, 1980); no Rio Grande do Sul, é utilizada internamente em distúrbios digestivos, dores de cabeça, musculares, garganta e dentes (Simões et al., 1986).

A *M. piperita* ou o seu óleo é considerado eficiente espasmolítico (particularmente usado para aliviar desconfortos causados por espasmos no trato digestivo), estimulante do fluxo biliar, antibacteriano e promotor de secreções gástricas (Bundesanzeiger, 1986). Contudo, em 1990, a FDA declarou que o óleo dessa espécie não é eficaz no auxílio digestivo e baniu seu uso no país como droga sem prescrição para tal finalidade terapêutica (Blumenthal, 1991).

Mentha viridis L.

Nomes populares

A espécie é chamada, na região amazônica, de Hortelã-verde, mas também possui os seguintes nomes: Hortelã-grande, Hortelã-pequena, Hortelã-graúda, Hortelã-comum, Hortelã-da-preta, Hortelã-das-hortas e Hortelã-levante.

Dados botânicos

Planta herbácea de pequeno porte, caule ereto; folhas subsésseis, ovadolanceoladas, opostas, serrilhadas, glabras; inflorescência do tipo espiga, cilíndrica e frouxa, em verticilos aproximados; corola e cálice campanulado (Figura 26.6).

Dados da medicina tradicional

Na região amazônica o xarope das folhas é utilizado contra asma, bronquite e gripe; seu decocto é considerado útil contra tosse, cólicas, tétano, dores de estômago e "quebranto". O sumo das folhas é muito usado contra dores de ouvido, garganta e estômago.

Na região do Vale do Ribeira, a infusão das folhas é usada para expulsão de parasitas intestinais e como analgésico.

Mentha pulegium L.

Nomes populares

Na região da Mata Atlântica, assim como em todo o Brasil, a espécie é chamada de Poejo ou Puejo. Também é conhecida como Poejo-das-hortas.

Dados botânicos

A planta é uma erva que chega a atingir até 50 cm de altura, bastante pilosa e com aroma forte; ramos eretos, ascendentes, com folhas pequenas, pecioladas, ovais ou oblongas, denticuladas; flores rosas ou violeta-claras.

Dados da medicina tradicional

Na Mata Atlântica, a infusão das folhas é usada contra parasitas intestinais, especialmente lombriga, ameba e giárdia, além de ser considerada útil contra febres, gripes, tosses, bronquites, dores de barriga e pedras nos rins; o xarope das folhas é usado contra gripes e tosses; os mesmos usos são atribuídos à infusão da raiz; a decocção das folhas faz parte de um coquetel de plantas com finalidade abortiva.

Ocimum basilicum L.

Nomes populares

Na região da Mata Atlântica, assim como em todo o Brasil, a espécie é chamada de Alfavaca ou Alfavacão. Em outras regiões, de Alfava, Alfavacona, Alfavaquinha, Alfavaca-de-cheiro, Alfavaca-cheirosa, entre outros.

Dados botânicos

A planta é uma erva anual, com até 50 cm de altura ou maior, de caule ramoso, com ramos tetrágonos e pubescentes, de onde partem folhas opostas, ovadas, dentadas, glabras, pequenas e finas; flores brancas ou rosas, aglomeradas no ápice dos ramos e dispostas em espigas. A planta é de origem asiática e muito usada na indústria de perfumaria. O nome do gênero, *Ocimum*, descrito por Carl Linnaeus, significa "perfumada", referindo-se à planta toda. O gênero inclui aproximadamente 150 espécies de climas tropicais e temperados, especialmente de ocorrência na África.

Dados da medicina tradicional

Na Mata Atlântica, o xarope e a infusão das folhas são usados contra tosses e bronquites.

Corrêa (1984) refere que a planta é béquica, estomáquica, peitoral, diaforética, estimulante, diurética e útil contra resfriados, diarreias e disenterias.

Ocimum canum Sims.

Nomes populares

A espécie é chamada de Alfavacão na região amazônica. Em outras regiões, é conhecida como Remédio-de-vaqueiro, Alfavaca-do-campo, Alfavaca-de-vaqueiro e Manjericão.

Dados botânicos

A planta é uma erva com ramos ascendentes, glabros e eretos, de onde partem folhas ovais, denteadas, glabras, verdes e finas; flores vermelhas, verticiladas e dispostas em racemos.

Dados da medicina tradicional

A infusão das folhas ou das flores é indicada como diurético e diaforético, enquanto a infusão das partes aéreas, além de diurética, é usada contra febres, tosses e desordens uterinas e renais. As folhas cruas também são empregadas como condimento.

Corrêa (1984) refere que a planta é diurética, diaforética, béquica, carminativa, sudorífica e útil contra problemas da bexiga, rins e uretra, além de excelente na cura da coqueluche, tosses, dispneia e reumatismo.

Ocimum gratissimum L.

Nomes populares

Na região da Mata Atlântica, a espécie é chamada de Alfavaca. Em outras pode ser reconhecida com o nome de Manjericão-cheiroso.

Dados botânicos

A planta é um arbusto lenhoso, de ramos quadrangulares, pubescentes, contendo folhas pecioladas, ovadolanceoladas, serradas, pubescentes; flores roxas ou, raramente, amarelo-esverdeadas, dispostas em racemos paniculados; fruto do tipo capsulas. A planta toda é bastante aromática. É originária do Oriente e amplamente cultivada no Brasil como condimento.

Dados da medicina tradicional

Na região da Mata Atlântica, o banho preparado com as folhas é usado externamente para combater qualquer tipo de micose. O xarope das folhas com mel é usado contra tosses, dores de cabeça e bronquites. A decocção das raízes é usada contra diarreias, distúrbios do estômago, dores de cabeça e como sedativo para crianças. O xarope preparado com as raízes é indicado contra tosses e dores de cabeça. As folhas são ainda muito usadas como condimento.

Corrêa (1984) refere que a planta é estimulante, carminativa, sudorífica, diurética e útil contra tosses, problemas nervosos, dores de cabeça e febres.

Ocimum micranthum Willd.

Nomes populares

A espécie é conhecida na região amazônica e em todo o Brasil pelo nome de Alfavaca, e na Mata Atlântica, como Manjericão, mas também sob os seguintes sinônimos: Mangericão-grande, Alfavacão, Alfavaca-do-campo, Alfavaca-de-vaqueiro e Alfavacona.

Dados botânicos

Arbusto com caule pouco pubescente; folhas pecioladas, ovaladas, agudas, membranosas, margem irregular, levemente pubescentes e inferiormente glandulosas, pequenas; inflorescência racemosa, glomerulada, com flores de cálice tubuloso de lábios superior tetradenteado e corola com tubo campanulado e lábios superior branco e inferior violeta; androceu com estames inclusos; gineceu com ovário ovoide; núculas negras e lisas (Figura 26.7).

Dados da medicina tradicional

Na região amazônica, o sumo das folhas é usado externamente como cicatrizante, ao passo que o banho preparado com as folhas é considerado útil contra dores de cabeça, gripe e catarro no peito, devendo porém ser tomado somente à hora que se vai dormir. O decocto das folhas misturado com cravo-da-índia é utilizado externamente contra sinusite, congestão nasal e dor de cabeça, enquanto seu uso interno é indicado contra dores do estômago e de cabeça. As sementes são usadas externamente como antisséptico da região ocular e para eliminar "carne crescida" no olho. As folhas da planta também são usadas como condimento alimentar.

Na região da Mata Atlântica, a infusão das folhas é usada contra infecções, tosses e bronquites, enquanto a decocção é indicada contra constipação nasal.

Outras indicações referem o uso da planta como diurética e estimulante (Corrêa, 1984); as sementes são usadas para eliminar "vilide" (excrescência conjuntival), no Mato Grosso (Van den Berg, 1980); as folhas são consideradas úteis contra gripes, dores de cabeça e tosse, no Pará (Amorozo & Gély, 1988).

Origanum vulgare L.

Nomes populares

A espécie é chamada no Vale do Ribeira e em todo o Brasil de Manjerona ou Orégano; sendo também conhecida como Manjerona-selvagem.

Dados botânicos

A planta é uma erva ereta, com até 50 cm de altura, pilosa, com ramos ascendentes, de onde partem folhas ovais, de base arredondada e margem denteada, vilosas; flores em glomérulos, formando uma espiga terminal, dispostas em panículas.

Dados da medicina tradicional

Na região do Vale do Ribeira, o xarope das folhas é usado contra bronquites e tosses, além de a espécie ser utilizada também como condimento.

Corrêa (1984) refere que a planta é emenagoga.

Pogostemon patchouly Pellet.

Nomes populares

A espécie é chamada pelos habitantes da região amazônica de Oriza, e em todo o Brasil é denominada Patcholi, Patchuli ou Patchouli.

Dados botânicos

Planta herbácea com folhas opostas, cruzadas; flores em glomérulos, com espigas compostas; corola com quatro lobos, três formando um lábio aberto; flores diclamídeas, hermafroditas, pentâmeras; androceu com estames excertos; ovário súpero, bicarpelar, bilocular, com dois óvulos em cada lóculo; fruto seco (Figura 26.8). Corrêa (1984) refere que essa espécie é o verdadeiro Patchuli originário da Índia e da Mianmá. O nome do gênero *Pogostemon*, descrito por Desf, significa "estames barbados".

Dados da medicina tradicional

Na região amazônica, o sumo das folhas é usado externamente contra dores de cabeça, enquanto a infusão das folhas é utilizada como tranquilizante, sedativo e hipotensor. A decocção das folhas com folhas de sacaca (*Croton cajucara*) é considerada útil contra hepatite. A espécie não foi citada na região da Mata Atlântica.

Dados químicos dos gêneros e das espécies

Hyptis

De *Hyptis suaveolens* foi isolado L-fuco-4-O-metil-D-glucurono-D-xilano (Aspinall et al., 1991). O óleo essencial das partes aéreas de *H. suaveolens* possui setenta componentes, dos quais 32 foram identificados, sendo mais comuns o betacariofileno, 1,8-cineol, terpinen-4-ol, alfabergamoteno, sabineno e alfacopaeno (Din et al., 1988; Azevedo et al., 2001 e 2002). Uma outra análise do óleo essencial de *H. suaveolens* apresentou altas concentrações de 1,8-cineol (27%-38%) e sabineno (12%-18%). O óleo apresentou ainda forte atividade antimicrobiana contra *Staphyloccocus aureus* (Fun et al., 1990). Existem, porém, evidências de variabilidade intrapopulacional dessa espécie quanto à composição de monoterpenos (Queiroz et al., 1990). Triterpenoides foram isolados de *H. suaveolens* por Misra et al. (1982).

Das folhas de *H. pectinata* foi extraído um óleo essencial que apresentou 27 constituintes, predominantemente de sesquitepenos, como betaelemeno, betacariofileno, germacreno D e biciclogermacreno e o constituinte majoritário é o betacariofileno (Brophy & Lassak, 1987). Porém, uma outra análise do óleo de *H. pectinata* da África caracterizou a presença de 32 componentes, sendo p-cimeno, timol, gamaterpineno, alfathujeno e mirceno os constituintes majoritários (Malan et al., 1988). Um estudo da variação sazonal da composição do óleo essencial dessa espécie também foi realizado (Malan et al., 1989).

De *H. albida* foram isoladas triterpenolactonas, triterpenos e flavonoides (Pereda-Miranda & Delgado, 1990); e *de H. mutabilis* foram isolados triterpenos, Metil betulinato, ácido oleanólico acetato, ácido ursólico, ácido oleanólico e ácido maslínico (Pereda-Miranda & Gascon-Figueroa, 1988).

Das partes aéreas de *H. spicigera* foi extraído um óleo essencial que é caracterizado principalmente pela presença de betacariofileno (68%) (Onayade et al., 1990).

Em *H. oblongifolia* foram detectadas as presenças de alfapironas (Pereda-Miranda et al., 1990) e de *H. umbrosa*, uma ortoquinona denominada umbrosona (Delle Monache et al., 1990).

De *H. urticoides* foram isolados o delta-lactone hipurticina, a flavona salvigenina e o triterpenoide ácido ursólico (Romo de Vivar et al., 1991).

Das folhas de *H. salzmanii* foram isolados diterpenos, lignanas e flavononas (Messana et al., 1990b).

Leonotis

Do gênero *Leonotis* foram realizadas revisões sobre os constituintes químicos e atividade biológica, especialmente no que se refere aos terpenos (Purushothaman & Vasanth, 1988). Das raízes de *L. nepetaefolia* foram isolados os compostos n-octacosanol, ácido n-octacosanoico, campesterol, quercetina, betassitosterol-beta-D-glucopiranosídeo, 4,6,7-trimetoxi-5--metilcromene-2-ona (Vasanth & Rao, 1988) e leonotinina (Sivaraman et al., 1996). Vários diterpenoides foram isolados dessa espécie por Eagle et al. (1978) e Blouni et al. (1980).

Outras espécies do gênero também foram estudadas: de *L. leonotis* foi isolado um novo diterpenoide (Dekker et al., 1987a); e de *L. leonurus* isolou--se diterpeno da classe do labdano (Kruger & Rivett, 1988).

Leucas

Não foram encontrados estudos sobre a espécie *Leucas martinicensis*.

Das partes aéreas de *L. lanata* foram isolados os aminoácidos histidina, lisina, treonina, ácido aspártico, prolina, alanina, fenilalanina, glicina, serina, tirosina, ácido glutâmico, hidroxiprolina, triptofano e metionina (Dinda et al., 1987). De *L. lanata* também foram caracterizados os esteróis campesterol, brassicasterol, colesterol, betassitosterol e estigmasterol (Dinda & Jana, 1987).

Das raízes de *L. aspera* foi caracterizado um triterpenoide lactona denominado leucolactona (Pradhan et al., 1990) e um composto fenólico (Misra, T. N. et al., 1995); das partes aéreas de *L. neuflisiana* foram isolados diterpenos e flavonas (Khalil et al., 1996).

Da espécie *L. cephatoles* isolaram-se ésteres e ácidos graxos (Chen et al., 1979).

Mentha

A composição do óleo essencial de *M. piperita* varia muito no decorrer das diversas fases do desenvolvimento da planta (Voirin & Bayet, 1996). O conteúdo de óleo essencial das folhas de *M. piperita rubescens* aumentou significativamente durante o período de floração (Carnat & Lamaison, 1987; Vaverkova et al., 1987). A *M. piperita* apresentou maior conteúdo de mentol e metil-acetato do óleo durante o período de máxima floração, enquanto a mentona diminuiu significativamente (Vaverkova & Felklova, 1988). O óleo essencial de três variedades de *M. piperita* foi caracterizado quanto à constituição de terpenos e flavonas, sendo os principais terpenos mentol, mentona, isomentona e o neomentol (Zakharova et al., 1986); flavonas himenoxina, mentocubanona, 5-hidroxi-6,7,3',4'-tetrametoxiflavona e dimetilsudaquitina e nevadensina (Zakharova et al., 1986 e 1987). Foram feitas comparações entre o óleo essencial de *M. piperita* var. *officinalis*, que cresce no norte da Itália e no sul do Brasil. Os maiores componentes do óleo no Brasil foram: mentol (29,64%), mentofurano (19,84%), metil acetato (16,07%) e mentano (11,80%). O óleo extraído da planta na Itália possui: mentol (45,80%), mentona (24,10%) e 1,8-cineol (6,20%). Com isso, parece que o fotoperíodo associado com as variações ambientais influencia consideravelmente a composição de terpenos dessa espécie (Sacco, 1987). A estocagem da planta alterou a composição de óleo essencial, reduzindo significativamente a concentração de mentol; a mentona permaneceu estável (Shalaby et al., 1989).

De *M. piperita* foram isolados também os flavanoides apigenina, luteolina e 5,6,7,8,3',4'-hexahidroxiflavona (Zakharov et al., 1990) e flavonoides glicorilados. Nas folhas de *M. piperita* foram encontrados ainda os elementos Na, K, Mg, Ca, Fe, Mg, Zi e Cu, além de ácido cítrico e ácido ascórbico (Zimna & Piekos, 1988).

mentol

mentona

Em *Mentha viridis* var. *lavanduliodora* foram detectados altos níveis de linalol e linalil acetato. O óleo essencial da planta florida apresentou limoneno, 1,8-cineol, b-cariofileno, a-terpineol e geraniol (Sacco et al., 1992).

linalol

limoneno

Entre os constituintes químicos reconhecidos isolados contam-se taninos, resinas, peroxidases, catalase, vitaminas C e D2, nicotinamida, ácidos p-cumárico, fenílico, cafeico e clorogênico, glicídios, fitosterol, betassitosterina, betaínas e óleo essencial já descrito (Costa, 1986). Foram ainda isolados mono e sesquiterpenoides, como alfapineno, limoneno, cadideno, cariofileno, já citados, e um grande número de hidrocarbonetos (Costa, 1986; Takahashi et al., 1981; Sakurai et al., 1983).

Ocimum

Do óleo essencial de *O. canum* foram isolados diversos componentes, dentre eles: (-)-borneol (Ravid et al., 1996), eugenol (Ekundayo et al., 1989), b-cariofileno, t-bergamoteno, linalol, estragol e a-terpineol (Chalchat et al., 1996 e 1997a). Das sementes de *O. canum* foram isoladas altas concentrações de ácido linolênico (Angers et al., 1996). De *O. canum* também foi isolada mucilagem e determinado seu teor emulsificante (Rojanapanthu et al., 1986; Patel et al., 1987).

Do óleo essencial das folhas, flores e caule de *O. micranthum* foram isolados vinte compostos, sendo 1,8-cineol, eugenol, betacariofileno, betasselineno e elemeno identificados como constituintes majoritários. Porém, os constituintes majoritários variam em cada parte da planta. Nas folhas, o eugenol é o constituinte majoritário, enquanto nas flores e no caule é a betasselinene (Charles et al., 1990).

De *O. gratissimum* foram identificados 37 constituintes voláteis (Yu & Cheng, 1986; Phan et al., 1987; Khanna et al., 1988; Borges et al., 1997). Em Cuba, as folhas e flores de *O. gratissimum* apresentam como constituintes majoritários timol e p-cimeno (Pino et al., 1996a). Na China, o óleo essencial apresentou 21 constituintes, sendo eugenol, cis-ocimeno, cis-cariofileno e alfamuuroleno os constituintes majoritários (Wu et al., 1990). Das folhas da *O. gratissimum* brasileira foram caracterizados 34 constituintes, compostos principalmente de mono e sesquiterpenos. Os constituintes majoritários foram Metil eugenol e eugenol (Vostrowsky et al., 1990). O óleo essencial de *O. gratissimum* que cresce em Ruanda apresenta timol e eugenol, hidrocarbonetos como p-cimeno, e apresenta ainda atividade antimicrobiana (Ntezurubanza et al., 1987). O óleo essencial de *O. gratissimum* é composto de gamaterpineno, I,8-cineol, eugenol, cariofildeno e alfaguaieno (Craveiro et al., 1981).

Diversas revisões foram realizadas quanto à variação na composição do óleo de *O. basilicum* (Brophy & Jogia, 1986; Kartnig & Simon, 1986; Sharma et al., 1987; Lawrence, 1988). Um estudo do óleo essencial envolvendo diversas espécies de *Ocimum* foi realizado (Khosla et al., 1989).

O óleo essencial de *O. basilicum* da Argentina apresenta altas concentrações de linalol, sabineno e eugenol (Retamar et al., 1995). No Paquistão, o óleo essencial de *O. basilicum* apresenta 44 compostos, sendo Metil chavicol, 1,8-cineol, linalol e Metil eugenol os constituintes majoritários (Riaz et al., 1994). A espécie *O. basilicum* que cresce em Portugal apresenta como constituinte majoritário linalol e Metil chavicol (Carmo et al., 1990); na Turquia, linalol e eugenol são os constituintes majoritários (Akgul, 1989). No Marrocos foram isolados 28 constituintes, sendo o linalol e o trans-metil-cinamato os constituintes majoritários (Berrada et al., 1987). A extração do óleo essencial com CO_2 supercrítico caracterizou a presença de dezenove componentes, sendo, nesse caso, o metil-eugenol e o eugenol os constituintes majoritários (Tateo & Verderio, 1989). De *O. basilicum* foram também obtidos vários taninos (Lang et al., 1977) e polissacarídeos (Bekers & Kroh, 1978), além de metilchavicol, linalol, 1,8-cineol e eugenol, já comentados (Modawi et al., 1984).

Das folhas de *O. basilicum* foram isolados quercetina, isoquercitrina, quercetin-3-O-diglucosídeo, rutina, kaempferol, kaempferol-3-O-rutinosídeo, ácido cafeico, esculina (Skaltsa & Philianos, 1986; Murugesan & Damodaran, 1987), terpenos, cetonas, alcoóis, fenóis, 1,8-cineol e sesquiterpenos (Farrag, 1995), além de ácido p-cumárico, esculetina, eriodictiol, eriodictiol-7-glucosídeo e vicenina-2 (Skaltsa & Philianos, 1990; Thoppil, 1996), timol, xantomicrol e derivados do ácido cafeico (Tapenes et al., 1985; Ekundayo et al., 1987; Fatope & Takeda, 1988). Foi observada também a variação da composição do óleo essencial de *O. basilicum* em decorrência de secagem e armazenamento (Venskutonis et al., 1996). Em *O. basilicum* caracterizou-se a presença de polifenóis (Hodisan, 1987) e ácido rosmarínico de suas raízes (Tada et al., 1996). Foram caracterizados a composição do óleo essencial de *O. basilicum* da Austrália (Lachowicz et al., 1996) e também os constituintes responsáveis pelo seu aroma característico (Sheen et al., 1991). Das sementes de *O. basilicum* e *O. album* foram caracterizados os ácidos graxos: cáprico, láurico, mirístico, palmítico esteárico, oleico, linoleico, linolênico e araquídico (Malik et al., 1989).

Das flores de *O. rubrum* foram isolados borneol, timol e outros três sesquiterpenos ainda não caracterizados (Farrag, 1995).

A casca do caule de *O. sanctum* possui estigmasterol, b-sitosterol, triacontanol ferulato, ácidos orgânicos, ácidos graxos e flavonoides (Maheshwari et al., 1987; Sukari et al., 1995), betacaroteno, esteróis e ácido ursólico. As folhas possuem predominantemente cariofileno, eugenol e betaelemeno (Skaltsa-Diamantidis et al., 1990) e bornil acetato (Skaltsa et al., 1988), porém existem variações sazonais quanto à composição de eugenol, metileugenol e cariofileno (Laskar et al., 1988). O ácidos graxos das sementes de *O. sanctum* possuem ácido cáprico, láurico, mirístico, palmítico, esteárico, oleico, linoleico, linolênico e araquídico (Malik et al., 1987).

Em *O. suave* foi detectada a presença de eugenol, metileugenol e metilis--oeugenol como constituintes majoritários. Foram também isolados betaocimeno, betacubebeno, betabisaboleno e alfabergamoteno (Tetenyi et al., 1986).

De *O. americanum* foram isolados sesquiterpenos alcoóis (Upadhyay et al., 1991). *O. trichodan* possui cis- e trans-betaocimeno, betacariofileno, germacreno-D e alfafarneseno (Ntezurubanza et al., 1986).

ácido ursólico

Além desses compostos, foram obtidos limoneno e betapineno em *O. kilmandscharicum* (Ntezurubanza et al., 1984) e grandes quantidades de timol em *O. viride* (Ekundayo, 1986).

Pogostemon

As folhas de *P. patchouly* encerram 45% de um óleo volátil do qual se extrai a cânfora (Corrêa, 1984).

Foram isolados de *P. purpurascens*, flavonas (Patwarphan & Gupta, 1981); lactonas sesquiterpenoides de *P. parviflorus* (Nanda et al., 1985); flavonas, hidrocarbonetos monoterpenoides e sesquiterpenoides de *P. cablin* (Akhila

& Nigan, 1984); e sesquiterpenoides do óleo essencial de *P. plectranthoides* (Esvandzhiya et al., 1977; Phadnis et al., 1984; Thapa et al., 1971).

Do óleo essencial das folhas de *P. cablin* foi isolado o sesquiterpeno patchoulol (Croteau et al., 1987; Munck & Croteau, 1990). O óleo essencial de *P. cablin* possui patchouli e norpathoulenol (Zhang et al., 1996) e os sesquiterpenos a-guaieno, a-bulneseno, a-patchouleno e seiqueleno (Rakotonirainy et al., 1997).

Estudos fitoquímicos e farmacológicos do extrato de *P. plectranthoides* foram investigados experimentalmente, mostrando baixa toxicidade e atividade sedativa. Foram identificados n-octacosanol, beta-amirina, betassitosterol, estigmasterol, lupeol e epifriedalinol (Bahuguna et al., 1989). Um diterpeno espasmolítico chamado de ácido auriculárico foi isolado de *P. auricularis* (Prakash et al., 1987; Agarwal et al., 1990), além de outros diterpenoides (Hussaini et al., 1988).

Dados farmacológicos dos gêneros e das espécies

Hyptis

O extrato hidroalcoólico das partes aéreas de *H. crenata*, comumente utilizada como calmante, apresentou atividade tranquilizante (Trotta et al., 1989). Atividades antimicrobiana e antifúngica foram atribuídas a *H. atrorubens*, *H. umbrosa*, *H. ovalifolia* e *H. saxatilis* (Fernandes, C. F. et al., 1994; Coelho et al., 1988; Silva et al., 1998).

Em *H. mutabilis*, também conhecido como Sambacaitá, foram caracterizadas as atividades antiulcerogênica (Barbosa, P. et al., 1988), citoprotetora do miocárdio (Barbosa et al., 1998), analgésica (Freitas et al., 1998) e atóxica (Junior et al., 1998).

Em *H. suaveolens* e *H. vulgata* foi caracterizada a propriedade anti-paracoccidiose (Fonseca et al., 1996) e analgésico e antiedemalogênico em *H. pectinata* (Bispo et al., 2001).

O óleo essencial de *H. suaveolens* apresenta 32 terpenoides, que foram testados quanto à sua atividade antibacteriana. O óleo essencial foi capaz de inibir o crescimento de bactérias gram-positiva e gram-negativa, bem como apresentou uma moderada atividade antifúngica (Iwu et al., 1990).

As propriedades antibacterianas, antissecretória e citotóxica (Kuhnt et al., 1995; e Novelo et al., 1993) foram atribuídas a *H. verticillata*.

Do extrato metanólico de *H. capitata* foram isolados e caracterizados cinco triterpenos, que foram testados quanto à sua citotoxicidade. O ácido alfa-hidroxiursólico demonstrou significativa atividade citotóxica *in vitro* em linhagens de célula tumoral de cólon humano HCT-8 (Yamagishi et al., 1988). Posteriormente, do extrato de *H. capitata* foi isolado o ácido ursólico, que apresentou citotoxicidade significativa em células linfocíticas leucêmicas P-388 e L-1210, além das células A-549 de carcinoma de pulmão humano. O ácido ursólico também apresentou citotoxicidade marginal em células tumorais de cólon humano (HCT-8) e mamário (MCF-7) (Lee et al., 1988).

Diterpenoides isolados de *H. umbrosa* apresentaram atividade antibacteriana (Bosshard et al., 1988; Coelho et al., 1988), enquanto extratos de folhas, ramos e flores de *H. tomentosa* possuem atividades citotóxica e antitumoral (Kingston et al., 1979).

Leonotis

Em *L. nepetaefolia*, conhecido como Cordão-de-frade, foram detectadas as atividades broncodilatadora, anti-hipertensiva e espasmolítica, porém não foram observadas atividades anti-inflamatória e diurética (Rae et al., 1988; Calixto et al., 1988), antimicrobiana (Cos et al., 2002), nem antialérgica (Rossi-Ferreira et al., 1995). O chá e o extrato hidroalcoólico relaxaram a musculatura lisa e aumentaram o inotropismo cardíaco *in vitro* (Calixto et al., 1988), causando relaxamento dose-dependente em preparação uterina (Rae et al., 1988). A propriedade anticonvulsivante foi atribuída a *L. leonurus* (Bienvenu et al., 2002).

Mentha

O infuso das folhas de *M. piperita* apresenta atividade antioxidante (Campos & Lissi, 1995). Para o óleo essencial foi comprovada atividade fungicida (Guerin & Reveillere, 1985; Saksena & Saksena, 1984), enquanto estudos realizados com extratos brutos mostraram atividades antiespasmódica, anti-inflamatória e analgésica (Benoit et al., 1976; Forster et al., 1980; Di

Stasi et al., 1986b). A propriedade larvicida e inseticida foi atribuída ao óleo de *M. piperita* (Ansari et al., 2000), e a atividade antimutagênica ao extrato de *M. cordifolia* (Villasenor et al., 2002). Atividade antiúlcera com diminuição de secreção gástrica e dor local foi determinada por Meyer et al. (1968). O mentol aplicado sobre a pele ou mucosas exerce uma ação anestésica, produzindo uma sensação de frio por causa da estimulação das extremidades térmico-sensoriais dos nervos localizados na pele; internamente aumenta em doses terapêuticas a força cardíaca e a pressão nos vasos (Corrêa, 1984).

Além das atividades já relatadas com *M. piperita*, determinaram-se propriedades fungicida, antibacteriana, antifertilidade, utilizando-se *M. arvensis* (Ceruti et al., 1982; Chen et al., 1987; Sharma & Jocob, 2001 e 2002). O tratamento de enteroparasitoses mostrou-se eficaz sob a administração de *M. crispa* (Mello et al., 1986). Do híbrido, *Mentha x Villosa* foi isolado o rotundifolona com atividade analgésia e depressora do SNC (Hiruma, 1993; Almeida et al., 1996) e hipotensora (Guedes et al., 2002; Lahlou et al., 2002).

Ocimum

Verificou-se que a espécie *O. micranthum* produziu bradicardia intensa (Ribeiro et al., 1986a). Nos compostos isolados foi verificado que os óleos essenciais de *O. cannum* (Dubey et al., 1981), *O. americanus* (Jain & Agrawal, 1978) e *O. sanctum* (Dey & Choudhuri, 1984) possuem atividade fungicida contra vários fungos patogênicos. O óleo essencial de *O. gratissimum* apresentou atividade antibacteriana (Ntezurubanza et al., 1987b), também verificada com extratos de *O. sanctum* (Phadke & Kulkarni, 1989). Extratos brutos de *O. sanctum* também apresentaram atividades anti-inflamatória, analgésica e antipirética (Savitri & Vyas, 1987). Atividade imunomoduladora foi determinada na espécie *O. gratissimum* (Atal et al., 1986), enquanto estudos com *O. basilicum* demonstraram atividades analgésica, antiespasmódica (Di Stasi et al., 1986a; Queiroz & Brandão, 1988) e relaxante da musculatura lisa intestinal (Madeira et al., 2002).

Em *O. micranthum* foi caracterizada a propriedade hipoglicemiante (Ribeiro, R. A. et al., 1986c) e em *O. basilicum* foram caracterizadas as propriedades analgésica (Di Stasi et al., 1986a; Queiroz & Brandão, 1988; Queiroz & Reis, 1989), espasmolítica (Queiroz & Reis, 1989) e diurética (Carvalho et al., 1998).

O. sanctum foi utilizado na desintoxicação induzida por $CuSO_4$. A intoxicação com $CuSO_4$ produziu uma significativa diminuição na produção de peróxido de lipídio. As enzimas antioxidantes foram elevadas na toxicidade por $CuSO_4$, mas a administração de *O. sanctum* restaurou vários parâmetros para valores próximos da normalidade (Shyamala & Devaki, 1996). Os efeitos do pré-tratamento de animais com *O. sanctum* foram diminuição da acidez do suco gástrico e aumento das defesas da mucosa do estômago de ratos (Singh & Majumdar, 1999; Vanisree & Devaki, 1995). A atividade antiulcerogênica também foi confirmada para *O. suave* (Tan et al., 2002). Os óleos fixos de *O. sanctum* também apresentaram significativas atividades antiartrítica, anti-inflamatória, antipirética em ratos (Singh & Majumdar, 1995 e 1996) imunomoduladora (Mediratta et al., 2002) e hipotensora em cão (Singh et al., 2001). Das folhas de *O. sanctum* foi isolado um triterpeno caracterizado como constituinte majoritário, o ácido ursólico, que apresentou atividade protetora do mastócito, ao inibir de maneira concentração-dependente a degranulação de mastócitos do mesentérico e do peritônio. Esses resultados indicam que o ácido ursólico pode apresentar uma potente atividade antialérgica (Rajasekaran et al., 1989). O óleo essencial de *O. sanctum* também é responsável pelas atividades antimicrobiana e antifúngica (Prasad et al., 1986).

Das folhas de *O. gratissimum* foi obtida uma fração que apresentou contração em íleo de cobaia e cólon de ratos e elevou a pressão sanguínea arterial de ratos (Onajobi, 1986). O óleo essencial de *O. gratissimum* apresentou atividade antifúngica (Lima, E. O. et al., 1994b; Nakamura et al., 1996).

O óleo essencial de *O. adscendens* apresentou significativo efeito fungitóxico e não mostrou atividade fitotóxica (Asthana et al., 1986). A atividade antifúngica também foi observada nos óleos de *O. gratissimum* (Sobti et al., 1995) e *O. basilicum* (Dube et al., 1989). As folhas de *O. suave* foram utilizadas como repelente de insetos, principalmente por sua composição em eugenol (Hassanali et al., 1990), enquanto a *O. basilicum* apresentou atividade antinematoidal (Mackeen et al., 1997).

Extrato etanólico das folhas de *O. selloi* apresentou atividades depressora do SNC (Vanderlinde & Cortes, 1992; Vanderlinde et al., 1994), espasmolítica (Vanderlinde & Cortes, 1992; Vanderlinde et al., 1994), antiedematogênica (Vanderlinde & Costa, 1993; Vanderlinde et al., 1994a) e analgésica (Vanderlinde & Costa, 1994; Vanderlinde et al., 1994a).

Dados toxicológicos dos gêneros

Altas doses do mentol obtidas de várias espécies referidas inibem a sensibilidade, provocando sonolência, e estimulam a secreção de mucosas da boca e do nariz (Corrêa, 1984). A utilização terapêutica do mentol como antisséptico deve ser criteriosa, sobretudo em crianças, pois ele pode provocar parada cardíaca ou respiratória por via reflexa (Costa, 1986).

Em estudos de toxicidade com espécies de *Ocimum* observou-se que a DL_{50} para camundongos foi de 42,5 ml/kg, e em estudos de toxicidade subaguda não foram observados efeitos tóxicos visíveis (Singh & Majumdar, 1995).

Espécies medicinais da família Verbenaceae

Introdução

A família Verbenaceae descrita por Jean Henri Jaune Saint-Hilaire inclui 41 gêneros nos quais se distribuem 950 espécies tropicais, especialmente da América do Sul (Mabberley, 1997). Compreendem árvores, arbustos e ervas, muitas delas aromáticas e de grande valor na indústria de perfumes. Os principais gêneros que incluem espécies medicinais são *Verbena*, *Stachytarpheta* e *Lippia*.

Espécies medicinais

Lippia alba (Will.) N.E.Br.

Nomes populares

Essa espécie é conhecida popularmente como Erva-cidreira nas duas regiões de estudo, e em outras, como Erva-cidreira-do-campo, Alecrim-do--campo, Salsa, Salva-brava, Salva-limão, Sálvia e Salva-da-gripe.

Dados botânicos

Arbusto de até 3 m de altura; caule e ramos primários, longos, quadrangulares, ascendentes, pubescentes; folhas pecioladas, alternas ou opostas (às vezes na mesma planta); flores pequenas, reunidas em inflorescências capituliformes; cálice curto, pubescente e bipartido; corola violácea com lábio inferior maior que o superior; fruto do tipo capsular branco; sementes pequenas (Figura 26.9).

Dados da medicina tradicional

Na região amazônica, o chá das folhas é utilizado como calmante, relaxante e contra intoxicações gerais, além de problemas do estômago.

Na região do Vale do Ribeira, a infusão das folhas é usada como calmante e contra hipertensão, cólica do estômago, náuseas, tosses e gripes, enquanto a infusão das raízes é usada externamente como cicatrizante; o banho preparado com as folhas também é usado contra tosses e bronquites de crianças.

Essa espécie é usada como antiespasmódica, estomáquica, emenagoga (Corrêa, 1984); o chá ou xarope das folhas com mel é utilizado contra gripes e tosse, no Rio Grande do Sul (Simões et al., 1986); o chá das folhas é utilizado como calmante, relaxante e contra intoxicações gerais e problemas do estômago; no Pará, é considerado útil para acalmar crianças e dar sono (Amorozo & Gély, 1988). O uso interno das folhas é indicado contra problemas estomacais, na Paraíba (Agra, 1980); como antigripal e calmante, no Mato Grosso (Van der Berg, 1980).

Lippia grandis Schan.

Nomes populares

Essa espécie é conhecida popularmente como Salva-do-marajó, Salva, Malva e Nulva-do-marajó.

Dados botânicos

Planta de pequeno porte; folhas pecioladas, sem estípulas; flores pequenas, reunidas em inflorescências vistosas, pentâmeras, diclamídeas, hermafroditas; corola bilabiada, com lábio anterior trilobado e o posterior reduzido; cálice curto, membranoso; fruto com dois mericarpos plano-

-convexos. O nome do gênero *Lippía* é uma homenagem ao médico e botânico francês August Lippi.

Dados da medicina tradicional

Na região amazônica, o chá das folhas, três vezes ao dia, é usado contra problemas do fígado; o preparado das folhas dessa planta com vagem-de-jucá, broto de goiaba e casca de caju é considerado útil para tratar desarranjo menstrual.

Dados químicos do gênero

Das plantas do gênero *Lippia*, a mais estudada é a *L. sidoides*. Do óleo essencial dessa espécie foram obtidos os seguintes compostos: alfatugeno, mirceno, p-cinieno, gamaterpineno, timol, carvacrol e cariofileno (Craveiro et al., 1981), e do caule e folhas foram obtidos ácido vanílico, timol, lapachenol, isocatalpanol e os ésteres metílicos dos ácidos palmítico, esteárico, araquídico, behênico e lignocérico (Macambira et al., 1983). Da espécie *L. microphylla* foram isolados flavonoides: glicosil-quercetina, acacetina, naringenina, ermanina e errodictiol (Morais Filho et al., 1987). Vários terpenoides foram isolados de *L. ukambensis* (Chogo & Crank, 1982). Da parte aérea de *L.* nodiflora foram isolados vários flavonoides (Barberan et al., 1987). As espécies *L. canescens* e *L. triphylla* apresentaram os mesmos tipos de flavonoides (Tomas-Barberan et al., 1987). Já de *L. americana* foram obtidos ácidos graxos livres, carboidratos e aminoácidos (Neidlein & Daldrup, 1980). Hernandulcina, monoterpenos, sesquiterpenos e epihernandulcina foram detectados em *L. dulcis* (Bubnov & Gurskii, 1986; Sauerwein et al., 1991; Souto-Bachiller et al., 1996), e esses sesquiterpenoides foram isolados por Compadre et al. (1986 e 1987).

A composição do óleo essencial de várias espécies desse gênero foi estudada por Craveiro et al. (1981). No óleo essencial de *L. alba* foram determinados os seguintes constituintes: neral, geranial, alfacubebeno, beta-cariofileno (Craveiro et al., 1981), limoneno, citral e carvona (Matos et al., 1986; Craveiro et al., 1987; Matos et al., 1996a e 1996b), porém variações evidentes foram constatadas de acordo com a distribuição geográfica das espécies de *L. alba* e *L. fissicalyx* (Retamar et al., 1994 e 1995). Das folhas dessa espécie foi obtido ainda um óleo que possui cânfora,1,8-cineol e betacubebeno (Dellacassa et al., 1990; Fun et al., 1990).

A composição química do óleo essencial de *L.origanoides* foi quantificada, sendo o timol caracterizado como o componente principal (38,35%), acetato de timol (17,01%) e cariofileno (15,33%), 1,8-cineol (2,67%), alfaterpineno (4,27%), p-cimeno (3,23%) e metiltimol (2,54%) sesquiterpenos e hidrocarbonetos (Gallino, 1987).

Do óleo das folhas de *L. wilmsii* foram isolados quinze componentes, dos quais foram identificados piperitona (28,12%), limoneno, 1,8-cineol (15,43%) e piperitenona (11,97%) como principais componentes (Mwangi et al., 1989).

Das folhas de *L. citriodora* foram isolados treze flavonoides identificados como salvigenina, eupatorina, eupafolina, 6-hidroxiluteolina, luteolina, luteolin-7-O-betaglucosídeo, hispidulina, cirsimaritina, diosmetina, crisoeriol, apigenina, pectolinarigenina e cirsiliol (Skaltsa & Shammas, 1988).

Das partes aéreas e das raízes de *L. graveolens* foram isolados pinocembrina, naringenina e lapachenol (Dominguez et al., 1989). Do óleo essencial dessa espécie do México foi isolado um total de 33 componentes, sendo 22 hidrocarbonetos, quatro alcanos, quatro éteres, dois fenóis e uma cetona (Pino et al., 1989). Os constituintes p-cimeno, 1,8-cineol, timol e carvacrol foram os maiores constituintes voláteis de *L. graveolens*. Foi discutida também a possível relação entre as altas concentrações de monoterpenos e o alegado efeito antifertilidade dessa planta (Compadre et al., 1987).

O óleo essencial de *L. multiflora* de diferentes regiões do Congo foi caracterizado. Dentre os compostos isolados, foram identificados ipsenona e outros vinte terpenos (Lamaty et al., 1990). As folhas dessa espécie coletadas no Togo apresentaram variações quanto à quantidade de geranial, neral, 1,8-cineol, timol, p-cimeno, a-pineno, sabineno, germacreno D e elemol (Koumaglo et al., 1996b). O óleo essencial apresentou atividade inseticida de maneira dose-dependente (Koumaglo et al., 1996a).

De *L. integrifolia* foram isolados sesquiterpenos, sesquiterpenolactonas como a integrifolian-1,5-diona e trans-nerolidol (Catalan et al., 1991 e 1995). Das folhas e flores de *L. adoensis* foram isolados monoterpenoides e sesquiterpenoides sendolinalol, alfa e betapineno, 1,8-cineol, timol, carvacrol, copaeno e delta-cadineno (Elakovich & Oguntimein, 1987). Do óleo das flores de *L. junelliana, L. polystachya, L. integrifolia* e *L. turbinata* da Argentina foram isolados os principais constituintes. De *L. turbinata* e *L. polystachya* foram isolados *tujona* (30,2% e 41,4%, respectivamente), de *L. junelliana*, mircenona (31%) e de *L. integrifolia* foram isolados da cânfora (18,5%), lipifoli-1(6)-en-5-ona (18,9%) e limoneno (13,3%) (Zygadlo et al., 1995a).

Dados farmacológicos do gênero

Estudos farmacológicos demonstraram que *Lippio alba* produz pequeno efeito na diminuição do tônus intestinal (Viana et al., 1980), efeito analgésico discreto (Di Stasi et al., 1986b) e atividade citostática (Abhahan et al., 1979). Além disso, as folhas apresentaram atividade depressora do SNC (Klueger et al., 1996), atribuída à presença de flavonoides (Santos, P. D. et al., 1998); e atividade anticonvulsivante (Vale et al., 1996), atribuída à presença de linalol e citral (Andrade et al., 1998; Vale et al., 1998). Desta espécie ainda foram caracterizadas as atividades anti-hipertensiva (Guerrero et al., 2002), antiulcerogênica (Pascual et al., 2001) e anticonvulsivante (de Barros Viana et al., 2000). Seu óleo apresenta atividade antibacteriana, sendo geralmente maior em gram-positiva (Alea et al., 1996), e forte atividade antifúngica contra *Trichophyton mentagrophytes interdigitale* e *Candida albicans* (Fun et al., 1990). Esse óleo, misturado a cremes, contribui para a coesão das células da pele, formando uma barreira que regula a perda da umidade transepidermal (Elder et al., 1997). Já o óleo essencial de *L. sidoides* mostrou atividade moluscicida, assim como o de *L. aristata* (Rouquayrol et al., 1980). Com a espécie *L. gracilis* foram observados aumento inotrópico, relaxamento do duodeno e contração do reto abdominal (Gadelha et al., 1986), além de uma atividade moluscicida (Almeida, Y. M. et al., 1987).

Depressão do SNC foi detectada com óleo essencial de *L. grata* (Viana et al., 1981). Observou-se ainda atividade antitumoral com *L. aristata* (Moraes Filho et al., 1980 e 1987; Moraes et al., 1990).

Do extrato das folhas de *L. multiflora*, um dos componentes principais, o verbascosídeo, inibiu a biossíntese de tromboxana A2 (Chanh et al., 1988a), enquanto o outro componente, um éster do ácido cafeico ligado ao 3,4-

Parte II – Dicotiledonae medicinais na Amazôniae na Mata Atlântica

-di-hidroxifeniletanol, parece ser o principal responsável pela atividade hipotensora do extrato metanólico das folhas de *L. multiflora* (Chanh et al., 1988b). Além disso, no extrato aquoso dessa espécie foram verificadas propriedades de relaxamento muscular (Noamesi et al., 1985), hipnótica e hipotensora (Noamesi, 1977), e no óleo essencial, potente atividade antimalárica *in vitro* perante *Plasmodium falciparum* (Valentin, 1995).

L. sidoides é usado comumente para o tratamento de micoses, mas já foram constatadas as propriedades antitumoral (Costa et al., 2001), antibacteriana (Aguiar et al., 1984), espasmolítica (Viana et al., 1978), hipotensora e bloqueadora de contrações abdominais (Viana et al., 1978), bloqueadora da junção neuromuscular (Viana et al., 1978), anti-hipertensiva, anestésica (Viana et al., 1978; Moraes, M. O. et al., 1992), tranquilizante (Matos et al., 1979), antifúngica (Lemos et al., 1988; Nunes, R. S. et al., 1998), moluscicida (Moraes, M. O. et al., 1992; Almeida, Y. M. et al., 1987) e antimicrobiana e leishmanicida, sendo estas duas últimas propriedades atribuídas à presença de timol em sua composição (Lemos et al., 1988; Botelho & Soares, 1994; Laxoste et al., 1994; Ximenes et al., 1996; Teixeira et al., 1996; Teixeira, 1998). Os principais componentes do seu óleo essencial, timol e carvacrol, apresentaram atividades antibacteriana, antimicótica e antifúngica contra micro-organismos da pele (Guarrera et al., 1995; Lacotes et al., 1996).

Nas folhas de *L. geminata* e *L. nodiflora* foi realizado um *screening* preliminar, no qual se observaram atividades analgésica, anti-inflamatória e antipirética em ratos e camundongos (Forestieri et al., 1996). O óleo essencial de *L. polystachya* foi avaliado quanto à sua atividade antioxidante; porém, ele não exibiu significativamente os valores de peróxido (Zygadlo et al., 1995b).

O óleo essencial das folhas de *L. chamassonis* apresentou atividades espasmolítica, anti-hipertensiva e bloqueadora da junção neuromuscular (Matos et al., 1980; Viana et al., 1980), e o de *L. grata*, atividades cicatrizante, espasmolítica e bloqueadora da junção neuromuscular (Viana et al., 1980; Menezes et al., 1986).

Dados toxicológicos do gênero

Foram observados efeitos tóxicos em *L. sidoides* (Fonteneles & Sales, 1979; Matos et al., 1979) e *L. graciliy* (Fontenele et al., 1988).

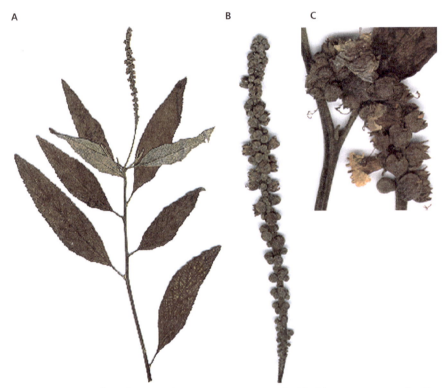

FIGURA 26.1 – *Cordia verbenaceae*: a) escanerata com ramo florido; b) escanerata com detalhe da inflorescência; c) escanerata com detalhe das flores (Banco de imagens – Lafit-Botu).

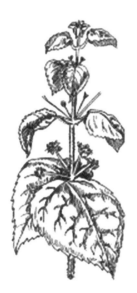
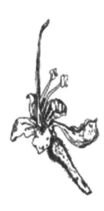

FIGURA 26.2 – *Hyptis crenata*. Aspecto geral do ramo florido e detalhe da flor (redesenhado por Di Stasi a partir de Gemtchujnikov em Joly, 1998).

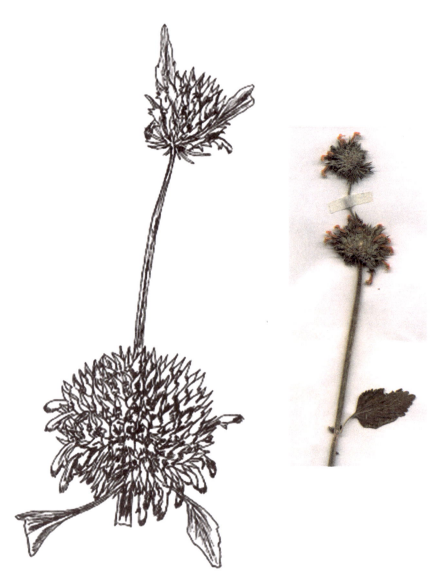

FIGURA 26.3 – *Leonotis nepetaefolia*. Detalhe do ápice florido (redesenhado por Di Stasi a partir de Hoehne) (Banco de imagens – Lafit-Botu).

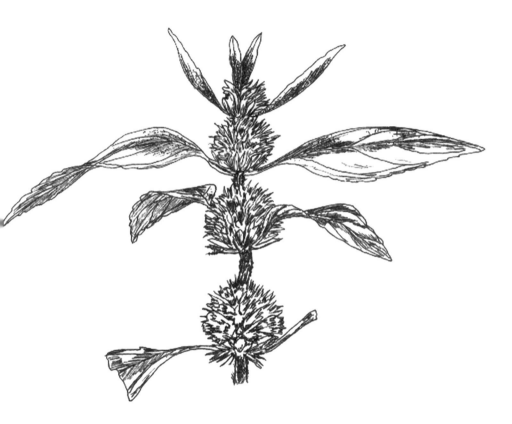

FIGURA 26.4 – *Leucas martinicensis*. Detalhe do ápice do ramo florido (redesenhado por Di Stasi a partir de Hoehne) (Banco de imagens – Lafit-Botu).

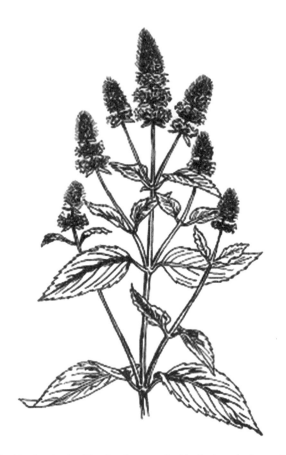

FIGURA 26.5 – *Mentha piperita*. Detalhe do ramo florido (redesenhado por Di Stasi a partir de Baillon) (Banco de imagens – LaFit-Botu).

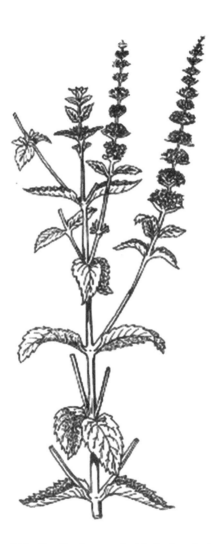

FIGURA 26.6 – *Mentha viridis*. Detalhe do ramo florido (redesenhado por Di Stasi a partir de Nuñez) (Banco de imagens – Lafit-Botu).

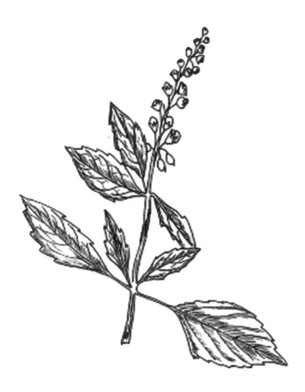

FIGURA 26.7 – *Ocimum micranthum*. Ramo florido (original por Di Stasi) (Banco de imagens – Lafit-Botu).

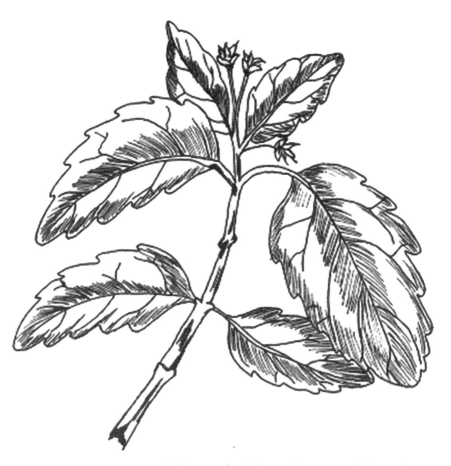

FIGURA 26.8 – *Pogostemon patchouly*. Ramo florido (original por Di Stasi) (Banco de imagens – Lafit-Botu).

Plantas medicinais na Amazônia e na Mata Atlântica

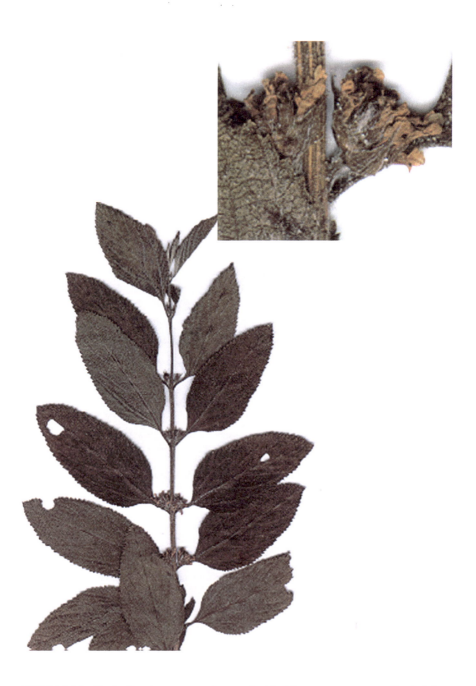

FIGURA 26.9 – *Lippia alba*: a) escanerata do ramo florido; b) escanerata com detalhe da inflorescência (Banco de imagens – Lafit-Botu).

27
Scrophulariales medicinais

C. A. Hiruma-Lima
L. C. Di Stasi

A ordem Scrophulariales inclui treze distintas famílias botânicas; Bignoniaceae, Scrophulariaceae, Pedaliaceae e Acanthaceae são as que apresentam maior ocorrência no Brasil. No estudo realizado, foram referidas espécies medicinais das famílias Bignoniaceae, Pedaliaceae e Scrophulariaceae, representantes das mais importantes fontes de compostos ativos desta ordem botânica, as quais passamos a descrever.

Espécies medicinais da família Bignoniaceae

Introdução

A família Bignoniaceae (Dicotyledonae), descrita por Antoine Laurent de Jussieu, pertence à ordem Scrophulariales, subclasse Asteridae, e reúne 120 gêneros, com aproximadamente 750 espécies, geralmente tropicais espontâneas na América do Sul, incluindo árvores, lianas, arbustos e raramente ervas (Joly, 1998; Mabberley, 1997). Os gêneros mais importantes da família, com ampla distribuição nas regiões tropicais, são *Tabebuia* e *Jacaranda*. No Brasil, os gêneros mais comuns são *Tabebuia*, que inclui os Ipês e o Pau--d'arco; *Pyrostegia*, da famosa Flor-de-são-joão; a famosa medicinal Unha--de-gato do gênero *Bignonia*, e as várias espécies do gênero *Zeyhera*.

No levantamento etnofarmacológico realizado na região amazônica, duas espécies dessa família mostram-se amplamente utilizadas com fins medicinais, a saber *Pyrostegia venusta* e *Adenocalyma alliaceum*, as quais são discutidas a seguir. Na região da Mata Atlântica, duas espécies do gênero *Jacaranda* foram citadas como medicinais; uma delas, *Jacaranda caroba*, é descrita aqui.

Espécies medicinais

Adenocalyma alliaceum Miers.

Nomes populares

A espécie é popularmente denominada Cipó-alho e Alho-d'água. Em outras regiões do país, também é conhecida como Cipó-de-alho.

Dados botânicos

É uma espécie de arbusto trepador, de ramos cilíndricos e glabros, com gavinhas; folhas normalmente 2-3-folioladas, curto-pecioladas, com folíolos peciolados, elípticos e coriáceos, podendo chegar a até 16 cm de comprimento; inflorescência em racemo com cálice campanulado ou tubular e corola amarela e afunilada; anteras glabras e ovário oblongo; fruto do tipo capsular largo, oblongo-linear, contendo sementes oblongas (Figura 27.1). O caule lenhoso e as folhas possuem um odor fortíssimo de alho, o que gera o nome popular atribuído à espécie. Essa característica permite o uso da planta em substituição ao alho. O nome do gênero descrito por Carl Friedrich Phillip von Martius e Carl Daniel Friedrich Meissner deriva do grego *aden* = "glândula" e *kalymma* = "invólucro", significando "coberta de glândulas" e referindo-se ao cálice e às brácteas florais.

Dados da medicina tradicional

Na região de estudo, a infusão das folhas é utilizada no alívio a dores e no combate à febre, especialmente a associada a estados gripais e resfriados. Corrêa (1984) refere que as folhas são febrífugos usados sobretudo contra resfriados.

Jacaranda caroba (Vell.) DC.

Nomes populares

Na região do Vale do Ribeira, a espécie é chamada de Caroba ou Carobinha. Em outras regiões do país pode ser reconhecida como Camboatá, Camboatá-pequeno, Camboté, Caroba-do-campo, Caroba-miúda, Caroba-do-carrasco.

Dados botânicos

A planta é uma árvore que pode atingir até 20 m de altura, de caule ereto de casca fina com escamas que se desprendem facilmente; folhas compostas com até 20 cm de comprimento e folíolos oblongolanceolados, coriáceos e glabros; flores tubulosas, roxas, dispostas em panículas; fruto do tipo capsular. A espécie é encontrada no interior da Mata Atlântica, sendo amplamente usada como ornamental, pois possui crescimento rápido e é de fácil cultivo. A planta oferece uma madeira apreciada na carvoaria, por ser mole e porosa. O gênero *Jacaranda* foi descrito por Antoine Laurent de Jussieu e inclui 34 espécies tropicais americanas, das quais a maioria é encontrada no Brasil.

Dados da medicina tradicional

Na região do Vale do Ribeira, o banho preparado com as folhas da planta é indicado no combate a infecções, enquanto a infusão das folhas é usada internamente contra sífilis e como depurativa. O macerado das folhas em aguardente é aplicado externamente como cicatrizante e contra úlceras. Uma outra espécie do mesmo gênero, não completamente identificada e conhecida como

Carobinha, é usada na região contra diabetes e distúrbios hepáticos (infusão das folhas) e como cicatrizante (macerado das folhas em aguardente).

Corrêa (1984) refere que a casca é amarga e possui propriedades diurética, adstringente e antissifilítica; as folhas são tônicas e antissifilíticas.

Pyrostegia venusta (Ker-Gawler) Miers.

Nomes populares

A espécie é conhecida como Cipó-de-são joão.

Dados botânicos

É uma liana trepadeira por gavinhas, com ramos jovens delgados e folhagem densa, amplamente encontrada em campos; folhas com folíolos ovadooblongos, com até 11 cm de comprimento e 5 cm de largura; inflorescências numerosas, como corimbos multiflorais, repletos de flores tubulares, longas, de cor laranja, podendo ocorrer com flores amarelas; fruto do tipo capsular com cerca de 25-30 cm de comprimento e 1,5 cm de largura, contendo sementes de 1 cm de comprimento e 3,5 cm de largura (Figura 27.2). É muito comum no Brasil, onde é amplamente usada como ornamental em fazendas, sítios e quintais de residências. Trata-se de uma espécie heliófita, com ampla frequência em formações secundárias de regiões litorâneas e matas pluviais, raramente encontrada no interior de matas densas, sendo portanto ideal para cultivo como ornamental. O nome popular decorre de seu emprego nos mastros usados nas festas juninas, especialmente no Dia de São João. O nome do gênero *Pyrostegia*, descrito por Carel Borinov Presl, deriva do grego *pyr* = "fogo" e *stege* = "coberta"; ou seja ,"coberta de fogo", referindo-se à planta florida com flores de corola alaranjada.

Dados da medicina tradicional

Na região de estudo, o macerado das folhas em água fria é usado internamente contra disenterias e diarreias, especialmente em crianças. Segundo Corrêa (1984), as folhas são reputadas tônicas e antidiarreicas.

Dados químicos e farmacológicos dos gêneros *Adenocalyma* e *Pyrostegia*

As flores secas de *Adenocalyma alliaceum* foram incorporadas à dieta de ratos (2%) durante seis semanas, promovendo uma diminuição da absorção de colesterol pelo intestino em animais hipercolesterolêmicos (Srinivasan & Srinivasan, 1995). O extrato etanólico da espécie *A. marginatum* apresentou atividade tripanossomicida (Oliveira et al., 1996). Foi detectada na flor de *P. venusta* a presença de aminoácidos, carotenoides e flavonoides (Gusman & Gottsberger, 1996).

Do caule de *Jacaranda filicifolia* foi isolado um ácido fenolítico com atividade inibidora da lipoxigenase (Ali & Houghton, 1999).

A espécie *J. decurrens* possui ácido ursólico (Varanda et al., 1992); a atividade antimicrobiana foi conferida a *J. mimosifolia* (Bisnuttu & Lajubutu, 1994).

A espécie *J. caucana* tem apresentado a propriedade antiprotozoária (Weniger et al., 2001) e anticancinogênica atribuída ao ácido *J. acorendico* presente na planta (Oguro et al., 1976 e 1977).

Espécies medicinais da família Pedaliaceae

Introdução

A família Pedaliaceae descrita por Robert Brown compreende dezessete gêneros, com aproximadamente 85 espécies tropicais espontâneas e algumas de climas áridos, sendo a maioria de ervas ou arbustos. No Brasil, a família não é encontrada de forma espontânea, mas apenas cultivada, especialmente a espécie *Sesamum indicum*, aqui descrita como medicinal e da qual também se utilizam as sementes na alimentação e na produção do óleo de gergelim.

Espécies medicinais

Sesamum indicum L.

Nomes populares

A espécie é conhecida em todo o Brasil pelo nome de Gergelim.

Dados botânicos

A planta é uma erva anual, com origem na Ásia tropical ou na África; folhas simples, opostas, inteiras e pubescentes; flores amarelas, vistosas; fruto do tipo capsular, com muitas sementes oleosas. O gênero descrito por Carl Linnaeus inclui apenas quinze espécies tropicais, de ocorrência nas áreas tropicais do Velho Mundo e no sul da África (Mabberley, 1997), e a espécie mais conhecida é *Sesamum indicum*. Trata-se de uma planta usada há aproximadamente cinco mil anos, no Egito e na Babilônia (Bown, 1995).

Dados da medicina tradicional

Na região amazônica, o uso tópico das sementes de gergelim é considerado útil como anti-inflamatório e contra qualquer tipo de ferida. A infusão das sementes é usada internamente como diurética, abortiva e antirreumática e, externamente, para alívio da dor de ouvido. O sumo das sementes é usado topicamente sobre a testa para aliviar a febre, podendo ser aplicado sobre a região do estômago para aliviar dor de barriga, e sobre as pernas para tratar paralisia. O macerado das sementes com folhas de arruda (*Ruta graveolens*) e cravo (*Caryophyllum aromaticus*) é usado externamente no alívio a dores causadas por batida e contusão. A mistura das sementes com sumo de cravo (flores) é usada como purgante. Já essa mesma mistura acrescida de resina de copaíba, castanha-de-peão-branco (*Jatropha curcas*) e folhas de arruda é usada internamente para tratar sintomas de derrame cerebral.

O óleo de gergelim, além de seu uso na culinária, também possui importância na perfumaria e como medicinal: internamente, para evitar perda de cabelos, para tratar constipação nasal crônica, visão fraca, osteoporose, tosses secas, dores de cabeça, distúrbios renais, diarreias, disenteria e catarro intestinal; e, externamente, contra hemorroidas (Bown, 1995).

Dados químicos do gênero

De *Sesamum indicum* foram isoladas as lignanas sesamina, sesamolina (Mimura et al., 1988; Tashiro et al., 1990), episesaminona (Marchand et al., 1997), clorosesamona hidroxisesamona é 2,3-epoxisesamone (Feroj Hasan et al., 2001). Nas sementes de *S. indicum* foi caracterizada a presença de

Parte II – Dicotiledonae medicinais na Amazôniae na Mata Atlântica

albumina, globulina, prolamina, glutelina (Singh & Khanna, 1988) e beta-globulina (Rajendran & Prakash, 1988). Foi observada a presença de glico-sídeos polifenóis e fenóis com atividade antioxidante (Mimura & Ohsawa, 1989; Mimura, 1991). Foi também observada a presença de ceto-ácidos nas sementes de *S. indicum* L. (Kar & Mishra, 1996).

Nas raízes de *S. indicum* foram isolados naftoqueinonas com atividade antifúngica (Hasan et al., 2000 e 2001).

Muitas das atividades biológicas conferidas às sementes de *S. indicum* decorrem da presença de flavonoides em sua composição (Anila & Vijayalakshmi, 2000).

sesamina

Do extrato aquoso de *S. indicum* foram isolados dois glicosídeos novos e seis conhecidos, bem como três novos triglicosídeos. A estrutura desses compostos foi elucidada por evidências químicas e espectroscópicas (Suzuki et al., 1993).

Estudos realizados com o óleo de sementes assadas de *S. indicum* detec-taram a presença de glicolipídios, ácidos graxos, gamatocoferol e sesamolina. A quantidade desses elementos varia de acordo com o grau de torra dos grãos (Yoshida, 1994).

Duas lignanas furânicas, sesamolina (Mimura et al., 1988; Tashiro et al., 1990) e sesangolina, foram isoladas das sementes de *S. indicum* e *S. angolense*, respectivamente (Kang et al., 1995). Uma 2-episesalatina foi isolada das sementes de *S. alatum* (Kamal Eldin & Yousif, 1992).

Três novas saponinas foram isoladas da parte aérea de *S. alatum*, alatosídeo A-C, além de verbascosídeo, dois derivados do ciclohexiletanol, rengiol e isorengiol (Pottrat et al., 1992).

Da parte aérea de *S. laciniatum* foram isolados quatro derivados do ácido hidroxioleanólico (Krishnaswamy et al., 1991).

Dados farmacológicos da espécie

O extrato alcoólico das sementes de *S. indicum* provocou hipotensão em ratos anestesiados, contração em útero isolado de ratas e íleo de cobaias, e, em altas doses, diminuição da força e da taxa de contrações *Atriais* (do átrio do coração) de cobaias. Todos esses efeitos foram abolidos na presença de atropina; dessa forma, tais dados indicam que esse extrato contém substância semelhante à acetilcolina (Gilani & Aftab, 1992).

A alomelanina extraída das sementes suprime o crescimento de células tumorais *in vivo* e *in vitro*, sendo seu efeito citostático no bloqueio da fase S (Kamei et al., 1997). Foi observado que o efeito antioxidante associado ao efeito anticarcinogênico de *Sesamum* representa um papel importante para o organismo, protegendo-o contra danos oxidativos, o que faz dessa planta um suplemento nutricional efetivo como antioxidante (Mimura, 1991). Mediante o uso de animais diabéticos observou-se o efeito hipoglicemiante das sementes de *S. indicum* (Takswchi et al., 2001).

O extrato de *S. indicum* demonstrou uma potente atividade larvicida contra *Aedes aegypti* (Cepleanu et al., 1994).

Foram identificadas das sementes desta espécie proteínas alergênicas que têm contribuído para os casos de alergia pelo uso da semente de gergelim (Beyer et al., 2002).

Parte II – Dicotiledonae medicinais na Amazôniae na Mata Atlântica

Espécies medicinais da família Scrophulariaceae

Introdução

A família Scrophulariaceae descrita por Antoine Laurent de Jussieu abrange 269 gêneros, nos quais estão distribuídas 5.100 espécies cosmopolitas espontâneas de áreas temperadas e parte em áreas tropicais, incluindo árvores, arbustos e ervas, algumas aquáticas (Mabberley, 1997). No Brasil, inúmeras espécies são cultivadas como ornamentais, especialmente dos gêneros *Antirrhinum*, *Esterhazia*, *Scobedia*, *Calceolaria* e *Maurandia*. Outro gênero muito comum e de ocorrência em quase todo o Brasil é *Scoparia*, popularmente conhecido como Vassoura, aqui descrito como medicinal. Nessa família constam ainda importantes gêneros de espécies medicinais, tais como *Digitalis*, das famosas *D. purpurea* e *D. lanata*, fontes de compostos digitálicos de grande valor na medicina moderna; *Veronica*, *Verbascum* e *Wightia*.

Espécies medicinais

Scoparia dulcis L.

Nomes populares

Na região amazônica, a espécie é popularmente conhecida como Fel-da-terra. Outros nome são Vassourinha, em Minas Gerais e Rio Grande do Sul; Tapixaba, Vassoura, Vassourinha-de-botão, Coerana-branca, Pupeiçava, Tupixaba, Vassourinha-doce e Corrente-roxa, Ganha-aqui-ganha-acolá, no Pará.

Dados botânicos

Planta herbácea de folhas pecioladas, ovaldolanceoladas, opostas, crenadas e glabras; flores brancas, pequenas, axilares, hermafroditas, pentâmeras, com corola rotácea, bilabiada; quatro estames didínamos, ovário súpero, bicarpelar, bilocular, com muitos óvulos (Figura 27.3). Encontrada em abundância na América do Sul, especialmente na Floresta Amazônica. O nome do gênero, *Scoparia*, significa "vassoura", por causa do seu emprego.

Dados da medicina tradicional

Na região amazônica, o chá da planta toda é utilizado contra problemas hepáticos, e as folhas, para melhorar o estado geral do indivíduo.

Nas tribos indígenas do Equador, o chá é preparado, também, com todas as partes da planta, mas com a finalidade de reduzir inchaço e dor (Schultes & Raffauf, 1990). Já entre os ticunas, a decocção é usada para lavar feridas e como forma de contraceptivo e/ou abortivo durante o período menstrual (Schultes & Raffauf, 1990). As tribos indígenas das Guianas utilizam a decocção das folhas para enxaqueca, para aliviar a febre e como antiemético infantil e antisséptico (Grenand et al., 1987). Outros indígenas do Brasil usam o suco das folhas para problemas nas vistas e, também, para lavar feridas (Branch & da Silva, 1983). A infusão da planta toda é usada como expectorante e emoliente (Hirschmann et al., 1990). Os indígenas da Nicarágua utilizam a infusão a quente e/ou a decocção das folhas ou de todas as partes contra dor de barriga, picada de mosquito, desordens menstruais, hepáticas e estomacais, malária, doenças venéreas, problemas cardíacos, febre, bem como para a limpeza do sangue e como auxiliar no parto (Dennis, 1988; Coee et al., 1996).

No Brasil, essa espécie também é considerada emoliente, hipoglicemiante, febrífuga, hipotensiva, expectorante, pectoral, e utilizada contra desordens respiratórias, menstruais, bronquite, tosse, diabetes e hipertensão (De Almeida, 1993; Matos, 1994; Coimbra, 1994; Cruz, 1995), além de ser considerada tônica, emoliente e béquica (Corrêa, 1984). No Pará, o chá da planta é usado contra hemorroidas, brotoejas, coceiras, erisipela e afecções cutâneas; já o chá da raiz é usado como antidiabético (Amorozo & Gély, 1988). Em Minas Gerais, é utilizada como anti-hemorroidal, béquica, emoliente, peitoral, antidiabética e contra afecções catarrais, tosse, bronquite, infecção urinária e corrimento vaginal (Gavilanes et al., 1982; Verardo, 1982; Grandi et al., 1982; Grandi & Siqueira, 1982). No Rio Grande do Sul, para tratar problemas do fígado e do estômago e estimular o apetite (Simões et al., 1986). Na Paraíba, é utilizada contra tosses e verminoses (Agra, 1980).

Dados químicos da espécie

Vários triterpenoides foram isolados desta espécie por Ramesh et al. (1979) e Mahato et al. (1981). Existem registros na literatura da presença de diterpenoides denominados ácido escopárico A, B e C (Kawasaki et al., 1987; Hayashi et al., 1987 e 1988c), escoparinol e dulcinol (Ahamed & Jakupovic, 1990); ácido escopadúlcico A e B (Hayashi et al., 1987), scopadulciol (Hayashi et al., 1997) e o diterpeno tetracíclico escopadulina (Hayashi et al., 1990b), 6-metoxibenzoxazolinona, glutinol e acacetina (Hayashi et al., 1991). Também foi detectada a presença de glicosídeos, flavonas, escutelareína, acacetina, alfa-amirina, apigenina, benzoxazolinona, betassitosterol, cinarosídeo D, manitol, dulcinol e ácidos dulcioico, cumárico, gentísico, betulínico, iflainoico, entre outros compostos (Kawasaki et al., 1988; Hayashi et al.,1988b).

Dados farmacológicos da espécie

Atividades analgésica, anti-inflamatória (Freire et al., 1993 e 1996) depressora (Freire, S. M. et al., 1986 e 1988a; Torres et al., 1989; Freire, S. M. 1994; Azevedo et al., 1996), antibacteriana gram-positiva, antidiabética (Jain, 1985), antiviral, antisséptica, anti-herpética, antiespasmódica, simpatomimética (Freire et al., 1993 e 1996a), antifúngica, hipocolesterolêmica, depressora do SNC, secretagoga e gastroprotetora (Mesia et al., 1997; Dalla Torre et al., 1998), hipertensiva (Freire et al., 1993 e 1996), expectorante e atóxica (Moura et al., 2000) foram determinadas em *Scoparia dulcis*. O diterpeno escoparinol isolado desta espécie apresentou atividade analgésica, anti-inflamatória, sedativa e diurética (Ahmed et al., 2001). O óleo essencial da espécie também apresenta atividade fungicida (Lima, E. O. et al., 1996b). Os ácidos escopadúlcico B, escopadulciol, obtidos da espécie, são capazes de inibir a atividade da bomba de próton gástrica (Hayashi et al., 1990a e 1991). Na escopadulina foi detectada a atividade antiviral (Hayashi et al., 1990b). A atividade antiviral do ácido escopadúlcico B e escopadulina foi observada contra o vírus do herpes em estudos *in vivo* e *in vitro* (Hayashi et al., 1988a e 1990c). O ácido escopadulcico tem apresentado também atividade antimalarial *in vitro* (Riel et al., 2002) e antitumoral (Nishino et al., 1993). Atividade citotóxica causada pela himenoxina foi observada em cultura de tecido humano, porém essa flavona apresentou maior suscetibilidade para linhagens de células cancerosas do que para as normais (Hayashi et al., 1988b). Em estudos de radioligantes foi observado que o extrato de *S. dulcis* diminuiu em mais de 60% a ligação do radioligante aos receptores 5-HT1A (Hasrat et al., 1997a e 1997b), além de extrato etanólico demonstrar a mesma inibição aos receptores de serotonina e dopamina (Hasrat et al., 1997a).

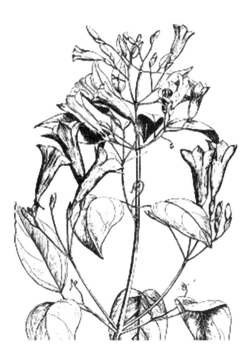

FIGURA 27.1 – *Adenocalyma alliaceum*. Ramos com flores (modificado a partir de Hoehne, 1978) (Banco de imagens – Lafit-Botu).

Parte II – Dicotiledonae medicinais na Amazôniae na Mata Atlântica

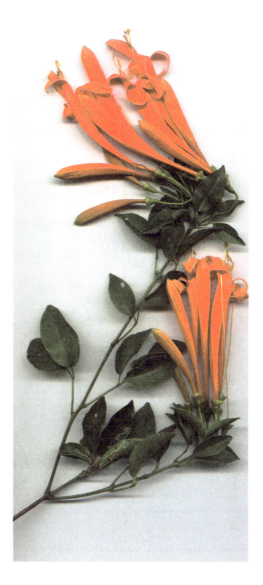

FIGURA 27.2 – *Pyrostegia venusta*. Detalhe das inflorescências e flores tubulares (Banco de imagens – Lafit-Botu).

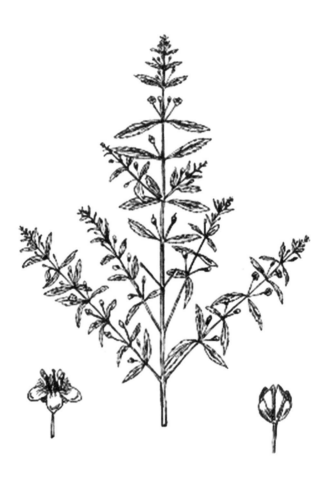

FIGURA 27.3 – *Scoparia dulcis*. Ramo florido com detalhes da flor e do fruto (redesenhado por Di Stasi a partir de Hoehne, 1946) (Banco de imagens – Lafit-Botu).

28
Asterales medicinais

L. C. Di Stasi
C. A. Hiruma-Lima
C. M. Santos
E. M. Guimarães

Introdução

A ordem Asterales compreende nove famílias botânicas, das quais a família Asteraceae (Compositae) é uma das mais importantes como fonte de espécies vegetais de valor medicinal. Trata-se de uma grande ordem, que reúne milhares de espécies vegetais com distribuição em todo o planeta. Na região amazônica foram referidas inúmeras espécies medicinais da família Asteraceae, que passamos a descrever a seguir.

A família Asteraceae (Dicotyledonae) – Ivan Martinov, foi descrita inicialmente como Compositae por Paul Dietrich Giseke. Essa família compreende 1.528 gêneros, com aproximadamente 22.750 espécies cosmopolitas, encontradas em todo o planeta, exceto na Antártida (Mabberley, 1997), sendo a maior família botânica do grupo das angiospermas. Inclui espécies arbustivas, herbáceas, arbóreas, trepadeiras e ervas; a grande maioria dos gêneros é constituída de plantas de pequeno porte. Os gêneros estão distribuídos em três grandes subfamílias, sendo os mais importantes os encontrados nas subfamílias Cichorioideae e Asteroideae.

- Cichorioideae
  Chaptalia (Mutisieae),
  Saussurea e *Echinopis* (Cardueae),
  Lactuca, Sonchus e *Taraxacum* (Lactuceae),
  Vernonia e *Elephantopus* (Vernonieae);

- Asteroideae
  Inula (Inuleae),
  Gnaphalium e *Achyrocline* (Gnaphalieae),
  Calendula (Calenduleae),
  Aster, Baccharis e *Solidago* (Astereae),
  Tanacetum, Artemisia, Matricaria, Achillea e *Santolina* (Anthemideae),
  Senecio e *Emilia* (Senecioneae),
  Arnica e *Tagetes* (Helenieae),
  Zinnia, Wedelia, Galinsoga, Calea, Bidens e *Helianthus* (Heliantheae),
  Mikania, Ageratum, Stevia e *Eupatorium* (Eupatorieae).

A família Asteraceae pode ser considerada uma das mais importantes fontes de espécies vegetais de interesse terapêutico, dado o grande número de plantas pertencentes a ela que são usadas popularmente como medicamentos, muitas das quais amplamente estudadas dos pontos de vista químico e farmacológico. Nesse contexto, devem ser ressaltadas algumas espécies de interesse medicinal, tais como inúmeras *Vernonia*, muitas das quais conhecidas como Boldo ou Jalapa e amplamente usadas; *Gnaphalium* e *Achyrocline*, conhecidas popularmente como Macela ou Macela-do-campo; *Calendula*, gênero da famosa Calêndula, *Calendula officinalis*; as importantes Carquejas, com ampla distribuição no território brasileiro, das quais se destaca a *Baccharis trimera*; as várias espécies de *Artemisia*, popularmente conhecidas como Artemísia e Losna; a Camomila, *Matricaria chamomila*; *Achillea millefolium*, conhecida como Mil-folhas, Novalgina e Anador; a famosa Arnica, do gênero *Arnica*; várias espécies do gênero *Bidens*, muitas conhecidas como Picão e Carrapicho, especialmente *Bidens pilosa* e *Bidens bipinnatus*; os inúmeros Guacos e Guacos-de-quintal, do gênero *Mikania*, especialmente a *Mikania glomerata*; o Mentrasto, *Ageratum conyzoides*, e inúmeras plantas de pequeno porte do gênero *Eupatorium*, amplamente usadas na medicina popular. Grande parte dessas espécies é nativa do Brasil, enquanto várias outras foram aqui aclimatadas e podem ser encontradas em todo o território brasileiro, onde foram incorporadas na medicina tradicional.

Espécies medicinais

Acanthospermum australe (Loefl.) Kuntze

Nomes populares

Essa espécie é conhecida na região amazônica como Carrapicho-rasteiro e apenas como Carrapicho na região do Vale do Ribeira. Em outras regiões do país, como Carrapichinho e Carrapicho-de-carneiro, em Minas Gerais.

Dados botânicos

Planta anual, de pequeno porte, rasteira, ereta ou prostrada; caule comprimido e denso-piloso; folhas simples, opostas, inteiras, curto-pecioladas, oblongo lanceoladas, de ápice e base agudas, com borda irregularmente serreada; inflorescências axilar ou terminal com flores reunidas em capítulo pauciflore; flores unissexuais e marginais, sendo as flores dos bordos apenas femininas e as do disco, apenas masculinas, e brácteas involucrais envolvendo a flor feminina; fruto do tipo aquênio fusiforme ou cuneiforme com cerdas uncinadas (Figura 28.1). O gênero *Acanthospermum* descrito por Franz Schrank inclui apenas seis espécies tropicais, sendo *Acanthospermum hispidum* e *Acanthospermum australe* as mais comuns e consideradas invasoras. O nome do gênero vem do grego e significa "semente com espinhos".

Dados da medicina tradicional

Na região amazônica, a infusão preparada com a raiz é usada internamente para combater problemas renais e como potente diurético. Na região do Vale do Ribeira, a decocção das folhas é usada, internamente, como anti-inflamatório e, externamente, como cicatrizante.

A espécie também é usada em Minas Gerais como diaforética e emoliente (Gavilanes et al., 1982) e, no Uruguai, como contraceptivo feminino (Mabberley, 1997).

Achillea millefolium L.

Nomes populares

Na região da Mata Atlântica, a espécie é chamada de Novalgina, nome dado à planta pelos seus usos medicinais na região. Em outras regiões do país, a espécie é conhecida ainda como Erva-de-carpinteiro, Aquileia, Milefólio e Mil-em-rama.

Dados botânicos

A planta é uma erva perene, com até 60 cm de altura, rizomatosa, glabra, com caules ramosos, contendo folhas oblongolanceoladas; flores dimorfas, sendo as marginais femininas e brancas, e as centrais, hermafroditas, amarelas e tubulosas, reunidas em capítulos corimbosos. A espécie é de origem europeia e amplamente cultivada no Brasil como medicinal. O gênero descrito por Carl Linnaeus inclui aproximadamente 115 espécies de origem na Europa e na Ásia; raras são nativas das Américas. O nome do gênero *Achillea* foi dado em homenagem ao grego Aquiles (Achiles).

Dados da medicina tradicional

Na região da Mata Atlântica, a infusão ou a decocção das folhas é usada contra febre, dor de cabeça e dores gerais, gripes e distúrbios do estômago.

Corrêa (1984) refere que a planta é amarga e aromática e possui a propriedade de melhorar as condições gerais da circulação, agindo ainda como antiespasmódico, digestivo, sendo considerada útil para deter hemorragias uterinas, hemorroidais e pulmonares, além de ser anti-helmíntica.

Ageratum conyzoides L.

Nomes populares

Na região da Mata Atlântica, a espécie é chamada de Mentrasto. Em outras regiões do país, é conhecida ainda como Catinga-de-bode, Catinga-de-barão, Erva-de-são-joão e Maria-preta.

Dados botânicos

A planta é uma erva anual, com até 1 m de altura, pilosa e ramosa, com caules cilíndricos de onde partem ramos ascendentes, com folhas opostas, pecioladas, ovadas, crenadas; flores brancas ou lilases, reunidas em capítulos dispostos em panículas densas. A planta é invasora de culturas e fornecedora de forragem (Figura 28.2). O gênero descrito por Carl Linnaeus inclui 44 espécies tropicais de origem nas Américas, e o nome do gênero, *Ageratum*, significa "o que não envelhece".

Dados da medicina tradicional

Na região da Mata Atlântica, a infusão das raízes é usada internamente como analgésico, antirreumático e contra cólicas menstruais, enquanto o banho preparado com as raízes é indicado como antisséptico e contra infecções da pele. A infusão preparada com a planta toda é usada na regulação menstrual e contra dores de cabeça e de barriga, além de indicada para aliviar náuseas.

Corrêa (1984) refere que a planta é amarga, mucilaginosa, antirreumática, antidiarreica, febrífuga, carminativa, tônica, útil contra resfriados, cólicas flatulentas e uterinas, amenorreia e gonorreia.

Baccharis trimera (Lers) DC.

Nomes populares

Na região da Mata Atlântica, a espécie é chamada de Carqueja, mesmo nome dado para ela em quase todo o Brasil. É conhecida ainda como Carqueja-amargosa e Carqueja-crespa.

Dados botânicos

A planta é um subarbusto ereto e cheio de ramos glabros, podendo atingir até 1 m de altura; os caules são lenhosos e trialados desde a base até o ápice, sendo as alas levemente inervadas e seccionadas alternadamente; inflorescências em capítulos aglomerados com flores amarelas; fruto do tipo aquênio (Figura 28.3). O gênero foi descrito por Carl Linnaeus e inclui aproximadamente quatrocentas espécies tropicais americanas, com ampla distribuição na América do Sul. O nome do gênero foi dado em homenagem a *Bacchus*, o deus Baco do vinho.

Dados da medicina tradicional

Na região da Mata Atlântica, a decocção das folhas é usada como analgésico, diurético e contra distúrbios renais, estomacais e intestinais, hipertensão, derrame cerebral e diabetes, enquanto o banho preparado com as folhas é indicado externamente para reduzir inchaços. A infusão das folhas é empregada como "emagrecedor" e para "desintoxicação do corpo". A infusão das raízes é usada externamente na redução de inchaço. A decocção das partes aéreas da planta é também utilizada como diurético e contra inflamações e febres.

Em outras regiões do país, a planta é usada como tônico, estomáquico, antirreumático, anti-helmíntico, sendo considerada útil contra afecções do fígado e diabetes, entre outras (Corrêa, 1926).

Bidens bipinnatus L. (*Bidens pilosa* L.)

Nomes populares

A espécie é conhecida na região amazônica e na Mata Atlântica, bem como em vários Estados brasileiros, como Picão-preto. Inúmeros nomes têm sido registrados para essa espécie, tais como Cuambu, Carrapicho-de--duas-pontas, Picão-do-campo, Goambu, Erva-picão, Macela-do-campo, Piolho-de-padre, Carrapicho-de-agulha, Espinho-de-agulha, Carrapicho-de-cavalo, Amor-seco, Aceitilla, Pirco, Carrapicho, Erva-picão e Pau-pau.

Dados botânicos

Planta de pequeno porte, com até 1 m de altura, ereta, ramosa, glabra; folhas opostas, simples, pecioladas e fendidas; flores amarelas reunidas em inflorescências do tipo capítulo; capítulos pleiomorfos, com flores radiais liguladas, pentâmeras, com cálice modificado, formando o papilho que é transformado em aristas (Figura 28.4). O gênero descrito por Carl Linnaeus inclui aproximadamente 240 espécies cosmopolitas. O nome, *Bidens*, significa "dois dentes", referindo-se às aristas do papilho.

Dados da medicina tradicional

Na região amazônica, a infusão preparada com as partes aéreas da planta é usada no tratamento da hepatite.

Essa espécie é de uso disseminado por toda a Amazônia e por todos os Estados brasileiros. Grupos indígenas da Amazônia utilizam-na contra angina, diabetes, disenteria, dismenorreia, edema, hepatite, laringite, icterícia e contra vermes distintos (Rutter, 1990). Outros usos indígenas incluem a decocção no tratamento da hepatite alcoólica e contra vermes, dores de cabeça e de dentes (De Feo, 1992; Vasquez, 1990; Duke et al., 1994). A planta é considerada estimulante, desobstruente, antiescorbútica, sialagoga, antidisentérica, antileucorreica, vermífuga e vulnerária, utilizada especialmente contra icterícia, diabetes e inflamações (Corrêa, 1984). No Brasil, a espécie também é referida como emoliente, diurética, antiblenorrágica, adstringente e considerada útil contra icterícia, leucorreia, desordens hepáticas, infecções urinárias e vaginais (De Almeida, 1993; Coimbra, 1994).

Na medicina tradicional peruana, a espécie é usada como anti-inflamatório, diurético e contra hepatite, conjuntivite, micoses, infecções urinárias (Mejia & Reng, 1995). No Leste da África, o suco da planta fresca é usado contra dores de ouvido e conjuntivite (Watt & Breyer-Brandwijk, 1962), bem como no combate a dores em geral (Jager et al., 1996).

Eupatorium ayapana Veuten.

Nomes populares

A espécie é conhecida na região amazônica especialmente pelo nome de Japana, mas são comuns outras denominações, como Iapana, Aiapana, Japana-branca, Japana-roxa e Erva-de-cobra. Duas outras distintas espécies do gênero *Eupatorium* – ambas não identificadas – são coletadas pela população da região como sendo da mesma espécie, visto a grande semelhança entre elas.

Dados botânicos

Erva bastante delicada, de caule ereto, ferrugíneo e glabro; folhas opostas, lanceoladas, acuminadas, triplinervadas; flores (20 a 30) azuis, reunidas em capítulos dispostos terminalmente; corola com tubo interno glabro; androceu com anteras levemente sagitadas; fruto do tipo aquênio alongado, anguloso, estriado e diminuto, com papilho do mesmo tamanho (Figura 28.5). O gênero *Eupatorium* foi descrito por Carl Linnaeus, que o denominou assim em homenagem ao rei Eupator, o primeiro a usar a planta como medicamento contra doença do fígado.

Dados da medicina tradicional

A infusão das folhas é usada como expectorante e contra diarreia e disenterias graves, enquanto o sumo das folhas frescas, empregado externamente na forma de banho, é considerado útil contra dores de cabeça e febre. A decocção das folhas também é usada em desordens digestivas, especialmente do fígado, e contra malária. A infusão de suas folhas com as de arruda (*Ruta graveolens*), jambu (*Spilanthes acmella*) e abacate (*Persea* sp.) é usada internamente contra hemorroidas e verminoses.

Em outras regiões do Brasil, a espécie possui vários usos das folhas, como tônico, estimulante, sudorífico, estomáquico, digestivo, antidiarreico e antidisentérico, além de se reconhecer nela poderosa ação contra tétano, cólera, angina, infecções da boca e contra veneno de cobras (Corrêa, 1984).

Gnaphalium purpureum L.

Nomes populares

Na região da Mata Atlântica, assim como em todo o Brasil, a espécie é chamada de Macela.

Dados botânicos

A planta é um subarbusto perene, podendo atingir até 1 m de altura; folhas oblongas, com ápice arredondado, com a face superior verde e glabra e a inferior alvo-tomentosa; capítulos pequenos e reunidos. O gênero foi descrito por Carl Linnaeus e inclui aproximadamente cinquenta espécies cosmopolitas. O nome significa "feltro", referindo-se ao tomento das folhas.

Dados da medicina tradicional

Na região da Mata Atlântica, a infusão das folhas é usada contra diarreia, dores de barriga e outros distúrbios intestinais.

Solidago microglossa DC.

Nomes populares

Na região da Mata Atlântica, a espécie é chamada de Arnica.

Dados botânicos

A planta é uma espécie perenial e herbácea, com caules contendo folhas elípticas e obovadas, serradas; flores amarelas, pequenas, reunidas em pequenos e numerosos capítulos radiados, que formam uma inflorescência cilíndrica. O gênero foi descrito por Carl Linnaeus e compreende aproximadamente oitenta espécies, de ocorrência nas Américas – especialmente na América do Norte – e com raras espécies na América do Sul. O nome do gênero significa "o que é firme".

Dados da medicina tradicional

Na região da Mata Atlântica, o macerado da planta toda em aguardente é usado externamente contra dores musculares, batidas, picadas de insetos e infecções, enquanto a decocção da planta toda é usada internamente como sedativo e contra distúrbios digestivos.

Spilanthes acmella Rich.

Nomes populares

Essa espécie é conhecida principalmente pelo nome de Jambu; entretanto, vários outros nomes são usados, tais como Agrião-do-pará, Agrião--bravo, Botão-de-ouro, Jambuaçu, Abecedária, Agrião-do-brasil, Mastruço e Agrião-do-norte.

Dados botânicos

Planta herbácea, com folhas opostas, longo-pecioladas, ovadas, agudas, membranosas; flores amarelas, dispostas em capítulos globosos terminais ou axilares, com corola curva; fruto do tipo aquênio, não alado, comprimido com papilho aristado; aristas do papilho sem pelos retrorsos (Figura 28.6). O nome do gênero, *Spilanthes*, descrito por Nicolaus von Jacquim, significa "flor com mancha", referindo-se à corola de flor feminina de algumas espécies, que tem mancha escura sobre a lígula.

Dados da medicina tradicional

Na região de estudo, o chá ou xarope das folhas é considerado útil contra tosses e problemas hepáticos; o chá das folhas, misturado com folhas de amor-crescido e de graviola, é utilizado contra conjuntivite e problemas hepáticos; o preparado com folhas de arruda, boldo e abacate é indicado contra hemorroidas e helmintoses.

Corrêa (1984) relata o uso da planta contra doenças da boca e da garganta, cálculos da bexiga e dores de dente. Essa planta é utilizada como estomáquica, excitante e tônica na Aldeia Olho D'Água (Elisabetsky et al.,

1982); considerada carminativa, emenagoga, abortiva, digestiva, febrífuga, cicatrizante, antigripal, antiespasmódica, narcótica, desinfetante e antiasmática, em Brasília (Matos & Das Graças, 1980); e indicada contra problemas hepáticos, no Pará (Amorozo & Gély, 1988). Na Colômbia, a *S. americana* é utilizada no tratamento de afecções bucais e algumas variedades de herpes.

Tagetes erecta L.

Nomes populares

A espécie é conhecida em todo o Brasil pelo nome de Cravo-de-defunto, sendo também comumente chamada de Cravo, Cravinho, Cravo-de-tufo, Cravo-amarelo ou Cravo-vermelho, Cravo-africano e Tagetes.

Dados botânicos

A espécie é uma herbácea ereta, com muitos ramos, atingindo de 60 a 90 cm de altura; as folhas, opostas ou alternas, são partidas e aromáticas; as flores pequenas são reunidas em capítulos grandes amarelo-alaranjados. Originária do México, está muito bem aclimatada no Brasil, sendo muito comum como espécie ornamental e amplamente usada em cemitérios. O gênero *Tagetes* descrito por Carl Linnaeus (tribo *Tagetae*) inclui aproximadamente cinquenta espécies tropicais (Mabberley, 1997), e seu nome vem de Tages, divindade etrúria representada como um belo jovem.

Dados da medicina tradicional

Na região amazônica, a decocção das partes aéreas é usada internamente contra dores reumáticas, bronquite, tosse e resfriado. O macerado das raízes em água é usado também internamente como laxante e emético. A infusão das flores é considerada útil na dismenorreia, nas dores de cabeça e na "doença dos nervos".

Bown (1995) refere que a espécie é usada contra constipações severas e cólicas. Outras espécies do gênero, tais como *T. minuta*, *T. patula* e *T. lucida*, também são usadas como medicinais. Amorozo & Gély (1988) referem que o chá das folhas com alho é usado contra febres; o chá das folhas e flores, para tratar "doença que deixa o queixo duro"; e a folha socada com cachaça ou água morna é usada externamente (fricção) contra"doença que prende e doença do vento". Segundo Hoehne (1939), a espécie possui um óleo essencial nauseabundo, forte, que atua como anti-helmíntico e sudorífico. Corrêa (1984) refere que a planta toda é peitoral e calmante, com uso frequente contra dores reumáticas, resfriados, bronquites e tosses, além de possuir raízes e sementes reputadas como laxativas.

Zinnia elegans Jacq.

Nomes populares

A espécie é chamada, na região de estudo, de Zinha ou Zínia. Outras denominações populares incluem os nomes Capitão, Moça-e-velha e Canela-de-velho.

Dados botânicos

A espécie é uma herbácea de 60 a 80 cm de altura, com caule ereto; as folhas são ásperas, opostas, sésseis, cordiformes; flores pequenas reunidas em inflorescências do tipo capítulo solitário; as flores possuem várias cores, incluindo brancas, rosas, arroxeadas e vermelhas; anteras amarelas e estigmas vermelhos. Originária do México, é amplamente usada no Brasil como ornamental, pela abundância de flores.

Dados da medicina tradicional

A infusão das folhas e flores misturada com folhas de sacaca (*Croton cajucara*) é amplamente utilizada no combate à malária.

Dados químicos das espécies e gêneros

Acanthospermum

Óleo essencial (0,13% de terpenos) foi obtido das folhas de *A. australe*, bem como foram identificados os constituintes majoritários: betacariofileno,

Parte II – Dicotiledonae medicinais na Amazôniae na Mata Atlântica

betaelemeno, gamacadineno, germacreno A, delta-cadineno (De Marais et al., 1997), isocariofileno, gama-humuleno e viridifloreno (Machado et al., 1994), De *A. australe* já foram isolados diterpenos e sesquiterpenolactonas (Bohlmann et al., 1994 e 1984, 1981; Herz & Kalyanaraman, 1975), flavonoides (Shimizu et al., 1987; Debenedetti et al., 1987), monoterpenos e alcaloides (Bohlmann et al., 1984). Das partes aéreas de *A. australe* também foram isolados quatro flavonoides: penduletina, crisosfenol D, axilarina e 5,7,4'-trihidroxi-3,6-dimethoxiflavona (Debenedetti et al., 1987).

De *A. hispidum* foram isolados sesquiterpenos e compostos fenólicos (Jakupovic et al., 1986; Nair et al., 1985; Herz & Kalyanaraman, 1975; Bohlmann et al., 1979); monoterpenos, flavonoides (Bohlmann et al., 1979), diterpenos (Saleh et al., 1976), catecolaminas, cumarinas, flavonas, leucoantociandinas, saponinas e xantonas (Caetano et al., 1990). Serquiterpenos lactonas e flavonas foram obtidos de *A. glabratum* (Saleh et al., 1976a e 1976b).

Achilea, Ageratum e Baccharis

Achilea millefoluim possui diversas sesquiterpenolactonas (Zozyo et al., 1994; Hausen et al., 1991) também isolados de *A. setacea* (Zitterl-Eglseer et al., 1991). De *A. millefolium* também foram isolados ésterois, triterpenos (Chandler et al., 1992); terpenos (Verzan & El Sayed, 1977), flavonas (Falk et al., 1975) e monoterpenos (Orth et al., 2000). Diversos constituintes já foram obtidos de *Ageratum conyzoides* como terpenos e flavonoides (Okunode, 2002; Sharma & Sharma, 2001; Gill et al., 1978). De *Baccharis trimera* foram isolados flavonoides, deterpenos, rutina e saponinas (Soicke & Leng-Peschlow, 1987; Gene et al., 1986; Torres et al., 2000).

Bidens

O óleo essencial de *Bidens pilosa* possui alfapineno, betapineno, limoneno, alfafelandreno, timol, alfacopaeno, betaguaieno, betacariofileno, alfa-humuleno, cadineno, alfafarneseno e betabisaboleno (Craveiro et al., 1981). Poliacetilenos, carotenoides e glicosídeos foram isolados de *B. bipinnatus*, *B. tripartitus*, *B. pilosa*, *B. laevis* e *B. leucantha* (Wat et al., 1979; Hoffman & Hoelzl, 1988a e 1988b; Caffmi & Demolis, 1980, Christensen et al., 1990; Wang et al., 1992b; Alvarez et al., 1996; De Tommassi et al., 1997). Da espécie *B. pilosa* foram ainda isolados inúmeros compostos, tais como quatro auronas, bem como dois glicosídeos fenilpropanoides a partir de folhas frescas (Sashida et al., 1991), ácido linoleico e linolênico, os triterpenos friedelina e friedelan-3--β-ol, e vários flavonoides (Geissberger & Sequin, 1991; Wang et al., 1997). Um novo diterpeno foi recentemente isolado de *B. pilosa* (Zuleeta et al., 1995).

Poliacetilenos também foram isolados de *B. campylotheca* (Bauer et al., 1992), enquanto várias chalconas foram obtidas de *B. pilosa* (Hoffmann & Hoelzl, 1988a, 1988b, 1988c e 1988d), *B. frondosa* (Karikome et al., 1992), *B. bipinnatus* (Wang et al., 1992a), *B. campylotheca* (Redl et al., 1993), *B. cernua*, *B. chrysoanthemoides*, *B. dahlioides*, *B. ferulefolius*, *B. frondosa*, *B. maximowicziana*, *B. parviflora*, *B. radiata* e *B. tripartita* (Isakova et al., 1986).

Três poliacetilenos, dois derivados tiofênicos, ácido linoleico, eugenol, ocimeno e chalconas foram isolados e caracterizados das partes verdes e flores de *B. tripartitus* (Christensen et al., 1990), e um novo composto sesquiterpênico com atividade antimicrobiana, cernuol, foi isolado do óleo essencial de *Bidens cernua* (Smirnov et al., 1995).

Eupatorium

Flavonoides foram isolados de *Eupatorium coelestinum* (Le Van & Pham, 1979), *E. adenophorum* (Li et al., 1997), *E. leucolepis* (Herz & Palaniappan, 1982), *E. angustifolium* (Mesquita et al., 1986), *E. littorale* (Sato et al., 1985), *E. salvia* (Gonzalez et al., 1990), *E. odorata* (Hai et al., 1995), *E. subhastatum* (Ferraro et al., 1987 e 1988), *E. tinifolium* (D'Agostino et al., 1990a e 1990b), *E. buniifolium* (Muschietti et al., 1994), *E. cannabinum* (Stevens et al., 1995) *E. ternbergianum* (D'Agostino et al., 1994) e *E. erythropappum* (Talapatra et al., 1985).

Flavonoides glicosilados foram isolados de *E. tinifolium* (D'Agostino et al., 1991) e *E. glandulosum* (Nair et al., 1993 e 1995).

Outros glicosídeos foram determinados nas espécies *E. micranthum* (Herz et al., 1978), *E. guayanum* (Sagareishvili et al., 1981), *E. altissimum* (D'Agostino et al., 1990c) e *E. adenophorum* (Li-Rongtao et al., 1997).

Alcaloides pirrolizidínicos foram determinados em *E. cannabinum* (Schimio et al., 1987; Pagani, 1990), *E. japonicum, E. fortunei, E. chinese* (Zhao et al., 1987; Liu et al., 1992), *E. portoricense* (Wiedenfeld et al., 1995) e *E. rotundifolium* (Hendriks et al., 1988; Edgar et al., 1992).

Nas folhas de *E. odoratum* foram encontrados taninos, fenóis e saponina, e o óleo essencial das folhas contém alfapineno, cânfora, limoneno, cariofileno e cadinol (Inya-Agha et al., 1987). Diterpenoides foram isolados de *E. laevigatum* (Lopes et al., 1986b); triterpenoides de *E. odoratum* (Talapatra et al., 1977), e sesquiterpenoides de *E. recurvens* (Herz et al., 1979), *E. quadrangularis* (Hubert et al., 1987), *E. deltoideum* (Quijano et al., 1980), *E. laevigatum* (Bauer et al., 1978), *E. cannabinum* (Zdero & Bohlmann, 1987), *E. fortunei* (Haruna et al., 1986), *E. mikanioides* (Herz et al., 1980) e *E. rufescens* (Ruecker et al., 1996). A presença de sesquiterpenolactonas foi caracterizada em *E. cannabinum* (Stefanovic et al., 1986), *E. altissimum* (Jakupovic et al., 1987), *E. quadrangularae* (Hubert et al., 1987) e *E. fortunei* (Haruna et al., 1986). Monoterpenos glicosilados foram obtidos de *E. tinifolium* (D'Agostino et al., 1990a e 1990b). Os principais constituintes do óleo essencial de *E. adenophorum* são p-cimeno e acetato de bornila (Ding et al., 1991), enquanto em *E. stoechadosmum* foram descritos como componentes principais a acetofenona e os derivados do timol (Nguyen et al., 1993). Uma grande quantidade de terpenos (geranial, naginatacetona, p-cimeno, beta-himachaleno) ou ésteres fenólicos foi identificada nos óleos essenciais de *E. adenophorum*, entre outras espécies (Ding et al., 1994).

Spilanthes

De *Spilanthes acmella* foram isolados saponinas e triterpenoides (Mukharya & Ansari, 1987). Uma amida, espilantol e três amidas foram isolados das flores de *S. acmella* L. var. *oleracea* Clarke (Nakatani & Nagashima, 1992a). Na fração diclorometânica das flores dessa espécie também foram detectados várias amidas, espilantol, entre outros (Nakatani & Nagashima, 1992b; Ramsewak et al., 1999). De *S. americana* foram isolados monoterpenos, sesquiterpenos, compostos oxigenados e nitrogenados (Stashenko et al., 1996) e triterpenos (Ospina de Nigrinis et al., 1986). Das partes aéreas de *S. paniculata* foram isolados aminoácidos (Dinda & Guha, 1987), ácidos graxos e ácido tetratriacontanoico, sitosterol, estigmasterol, sitosterol--O-beta-D-glucosídeo (Dinda & Guha, 1988a e 1988b).

Tagetes

Foram realizadas análises fitoquímicas dos óleos essenciais de *Tagetes minuta* (*T. glandulifera*) (Craveiro et al., 1988; Ahmad et al., 1987), *T. tenuifolia* (*T. signata*) (Parodi et al., 1988), *T. microglossa* (Castro, 1985), *T. patula*, *T. erecta* e *T. lucida* (Hethelyi et al., 1987), onde foi caracterizada a presença majoritária de terpenoides e sesquiterpenos. As espécies *T. erecta* (Singh et al., 1987), *T. patula* e *T. minuta* apresentaram propriedade biocida natural decorrente da presença de tiofenos (Ketel, 1987; Tosi et al., 1988a e 1988b). Das raízes de *T. patula* foram isolados tiofenos, benzofurano e isoeuparina (Parodi et al., 1988), além de enxofre e fósforo, distribuídos nas diferentes partes da raiz (Makjanic et al., 1988).

Alguns compostos têm sido identificados como típicos para muitas das espécies pertencentes ao gênero *Tagetes*, tais como quercetagetina, 6-hidroxi--kaempferol, patuletrina e patuletina, 6-hidroxi e 6-metoxi flavonóis e seus glicosídeos (De-Israilev & Seeligmann, 1990a). No entanto, dentro desse gênero foi encontrada uma certa diferenciação entre o padrão químico das flores e folhas de *T. campanulata*, como quercetagetina, patuletina e muitos desses derivados, bem como a quercetina detectada apenas nas flores dessa espécie. Entretanto, o padrão floral não inclui flavonas nem flavonoides polimetoxilados, que parecem ser sintetizados somente pelas folhas (De--Israilev & Seeligmann, 1990b).

Os monoterpenos descritos em *T. minuta* são ocimeno, tagetona e tagetenona (Zygadlo et al., 1990).

Na raiz e no broto de duas espécies desse gênero (*T. mendocina* e *T. argentina*) foram identificados quatro tiofenos, sendo a concentração desses compostos dependente do órgão utilizado e do estágio ontogênico da planta (Beavides & Caso, 1992).

Foi relatada ainda a presença de flavonoides em *T. patula* (Ivancheva & Zdravkova, 1993), *T. multiflora* (De-Israilev & Seeligmann, 1993b), *T. laxa* (De-Israilev et al., 1991), *T. rupestris* (De-Israilev & Seeligmann, 1994) e *T. zipaquirensis* (Abdala & Seeligmann, 1995).

T. minuta e *T. riojana* são duas espécies do gênero *Tagetes* morfologicamente muito similares, que podem ser diferenciadas pela composição química, pois somente *T. riojana* sintetiza quercetina 5-0-glicosídeo (De-Israilev, 1993). Pequena quantidade de monotiofeno na raiz de *T. patula* foi detectada (Arroo et al., 1995).

Zinnia

Uma triagem fitoquímica de *Z. elegans* indicou a presença de cumarina, taninos, glicosídeos cardíacos, b-sitosterol e triterpenos (Sharada et al., 1995). As antocianinas das flores de *Z. elegans* foram identificadas como pelargonidina acetilada e cianidina 3,5-diglucosídeo por métodos cromato-gráficos e espectrais (Yamaguchi et al., 1991). Foram detectadas várias agliconas acumuladas na folhas e no caule (Wollenweber et al., 1997).

Dados farmacológicos das espécies e dos gêneros

Acanthospermum

Estudos realizados com a espécie *A. australe* demonstraram a ocorrência de uma forte inibição da enzima aldose redutase (Shimizu et al., 1987). Carvalho et al. (1991) e Carvalho & Kretlli (1991) demonstraram efeitos parciais de extratos brutos de *A. australe* contra *Plasmodium berghei* em roedores, indicando a possibilidade de atividade antimalárica dessa espécie. Atividade antineoplásica foi descrita para a espécie *A. australe* (Matsunaga et al., 1996) bem como atividade imunomoduladora (Mirambola et al., 2002) e antifúngica (Portillo et al., 2001). Experimentos com *A. hispidum* mostraram ainda um pequeno aumento na frequência cardíaca, no fluxo coronário e na amplitude das contrações (Medeiros et al., 1988), além de produzir efeito inibitório sobre as contrações induzidas por histamina, ocitocina, bradicinina e isoprenalina em vários órgãos isolados (Brandão et al., 1988). Em *A. hispidum* foi estudado o extrato hidroalcoólico da planta toda, o qual apresentou atividade broncodilatadora e espasmolítica (Brandão et al., 1988; Nascimento et al., 1997). Foi também constatada a atividade antimicrobiana (Silva et al., 1996) dessa espécie. Compostos com atividade citotóxica e antineoplásica também foram obtidos de uma outra espécie do gênero, a *A. glabratum* (Saleh et al., 1980).

Achila, Agerathum e Baccharis

Existem relatos da atividades antiespermatogênica e anti-inflamatória para *Achilea millefolium* (Montanari et al., 1998b; Goldberg et al., 1969). As atividades analgésica e anti-inflamatória de *Ageratum conyzoides* não foram confirmadas por Yamamoto et al. (1991). Porém, Abena et al. (1993) foram capazes de comprovar o efeito analgésico desta espécie dois anos depois. As folhas de *A. conyzoides* apresentaram atividade espasmolítica *in vitro* (Silva et al., 2000).

A atividade anti-hepatotóxica de *Baccharis trimera* foi atribuída à presença de flavonoides (Soicke & Leng-Peschlow, 1987), as propriedades analgésica e anti-inflamatória, à presença de saponinas (Gene et al., 1996) e finalmente as propriedades relaxante e vasodilatadora de *B. trimera* foram caracterizadas como de responsabilidade do diterpeno, presente em suas partes aéreas (Torres et al., 2000).

Bidens

Experimentos com *B. bipinnatus* mostraram diminuição da amplitude da contração muscular do coração e aumento da frequência cardíaca, aumento do tônus e da amplitude das contrações no duodeno, além de bloqueio das contrações uterinas produzidas pela acetilcolina (Torres da Silva et al., 1980). As flores e os talos possuem atividade antibacteriana contra *Staphylococcus aureus* (Nishikawa, 1949).

Ações antimicrobiana e antiparasitária foram verificadas com *B. pilosa* (Santos et al., 1987; Bondarenko et al., 1985; N'Dounga et al., 1983). Triterpenos, como friedelina e friedelan-3-β-ol, além de vários flavonoides obtidos de *B. pilosa*, possuem atividade anti-inflamatória, enquanto os ácidos linoleico e linolênico possuem atividade antimicrobiana (Geissberger & Sequin, 1991). Extrato etanólico de *B. pilosa* inibiu a síntese das cicloxigenases, reduzindo a produção de prostaglandinas, efeito que explica a utilização da espécie como analgésica (Jager et al., 1996). Foram detectadas atividades antimalárica *in vivo* e *in vitro* (Brandão et al., 1997), imunoestimulante (Ignácio et al., 1995) e anti-hipertensiva (Santos & Queiroz Neto, 1982) das folhas e raízes de *Bidens pilosa*. Os extratos aquosos de *Bidens pilosa* L. var. *minor* (Blume) Sherff, *B. pilosa* L. e *B. chilensis* DC diminuíram significativamente o edema de pata induzido pela carragenina em ratos, mas *Bidens pilosa* var. *minor* foi a mais ativa. Entretanto, somente os extratos de *B. pilosa* L. var. *minor* e *B. pilosa* L. reduziram o edema de pata induzido por adjuvante de Freund (Chin et al., 1995). Para a espécie *B. pilosa* foi ainda descrita e confirmada a atividade bactericida (Rabe, 1997), além de ação inibitória da síntese de prostaglandinas (Jager et al., 1996), hepatoprotetora e anti-inflamatória (Chin et al., 1995 e 1996) e, mais recentemente, hipotensora (Dimo et al., 1998 e 1999).

A espécie *B. aurea* mostrou-se depressora do sistema nervoso central (Ayuso Gonzales et al., 1985), ativa contra úlcera gástrica crônica e aguda (Ayuso Gonzales et al., 1986) e diurética (Rebuelta et al., 1977). Estudos recentes mostram que frações ricas em flavonoides obtidas de *B. aurea* aumentam a quantidade de muco e de proteínas em ratos, sendo eficazes contra úlcera por estresse (Alarcon et al., 1994; La Casa et al., 1995). Estudos com essas frações em modelos de úlcera gástrica por ácido acético demonstram que o efeito protetor dessa fração contra úlceras decorre da recuperação da vascularização da área de úlcera com simultânea redução da infiltração leucocitária (Martin-Calero et al., 1996).

O extrato hexânico de *B. campylotheca* apresentou, *in vitro*, potente inibição sobre a ciclooxigenase e a 5-lipoxigenase, e cinco poliacetilenos isolados desse extrato exibiram o mesmo efeito inibitório; ou seja, uma significativa ação anti-inflamatória (Redl et al., 1994).

Um composto sesquiterpênico isolado de *B. cernua* impediu o crescimento de bactérias gram-positivas *in vitro* e de micodermatófitos (Smirnov et al., 1995).

Eupatorium

A espécie *E. ayapana* faz parte da composição de produtos cosméticos e farmacêuticos por seu efeito protetor contra os raios solares e os radicais livres (Greff, 1997). As folhas de *E. ayapana* possuem atividade antimicrobiana (Gupta et al., 2002).

Foram relatadas atividades moluscicida e antibacteriana dos sesquiterpenoides de *E. consaguineum* (Lopes et al., 1986b), *E. brevipes* (Guerrero et al., 1988) e *E. balantaefolium* (Almeida & Fonteles, 1989). Atividade antibiótica foi descrita para as espécies *E. pauciflorum* (Giesbrecht et al., 1985), *E. atidifolium* e *E. tequendamense* (Mantilla & Sanabria, 1985), *E. densum*, *E. glyptophlebum*, *E. gracilae*, *E. morifolium* e *E. tacotaneum* (Sanabria & Mantilla,

1986), *E. cannabinum* (Bourrel et al., 1995), *E. candolleanum* (Campos et al., 1986), *E. halinfolium* e *E. pauciflorum*, (Giesbrecht et al., 1985; Cáceres et al., 1995) e *E. odoratum* (Iwu & Chiori, 1984; Inya-Agha et al., 1987) contra inúmeras bactérias e fungos patogênicos. Atividade antifúngica também foi determinada para compostos puros obtidos de *E. riparium* (Ratnayake-Bandara et al., 1992). O óleo essencial de *E. triplinerve* também inibe o crescimento de inúmeras bactérias (Yadava & Saini, 1990). Atividade antiviral (anti-herpética) de Asteráceas da Argentina: *Eupatorium buniifloium, Achyrocline alata, A. flaccida, A. vautheriana* e *Flaveria bidentis* (Garcia et al., 1990 e 1991). Atividade antimalárica foi determinada para a espécie *E. squalidum* (Carvalho et al., 1991).

Sesquiterpenoides isolados de *E. cannabinum, E. brevipes* e *E. seabridum* apresentaram atividade antitumoral (Woerdenbag, 1986 e 1987; Guerrero et al., 1988; Herz & Palaniappan, 1982a).

Inibição da síntese de colesterol, proteínas, DNA e RNA de células tumorais, assim como da atividade da RNA polimerase, RNAse, DNAse, enzimas lisossomais e enzimas da síntese de glicogênio foram verificadas como substâncias isoladas de *E. hyssopifolium* (Hall et al., 1978).

Os extratos de *E. inulaefolium* (Gorzalczany et al., 1996) e *E. ayapana* (Gonçalves et al., 1994) apresentaram ainda atividade anti-inflamatória, e de *E. squalidum* foram isoladas naftoquinonas com atividade antimalárica (Krettli, 1989). O extrato bruto aquoso de *E. laevigatum* possui atividade espasmolítica (Andrade & Aucélio, 1991), porém possui alcaloides pirrolizidínicos que induzem à hepatotoxicidade (Mendonça et al., 1998).

Piperidinas de *E. fortunei* são inibidoras de glicosidases (Sekioka et al., 1995), enquanto a espécie *E. odoratum* acelera o processo de coagulação sanguínea (Triratana et al., 1991) e promove a contração de ducto deferente de cobaia e tiras arteriais de coelhos (Akah, 1990).

A combinação dos extratos de *Echinacea angustifolia, Eupatorium perfoliatum, Baptisia tinctoria* e *Arnica montana* promove aumento da atividade fagocitária *in vivo* e *in vitro* (Wagner & Jurcic, 1991).

Spilanthes

Das folhas de *S. acmella* foram isolados n-isobutil-4,5-decadienamida, que apresentou atividade analgésica (Ansari et al., 1988); larvicida (Pitasawat et al., 1998) e espilantol, que possui potencial atividade inseticida (Kadir et al., 1989). Em *S. acmella* foram caracterizadas também as atividades anticonvulsivante, sedativa, antimicrobiana, antiulcerogênica e espasmogênica (Moreira et al., 1987; Souza, P. J. C. et al., 1988; Andrade, F. J. L. et al., 1992; Camargo Neves et al., 1993, Valderrama et al., 1994). Compostos com atividade anestésica local foram isolados de *Spilanthes americana* (Nigrinis et al., 1986) e *S. oleracea* (Herdy & Carvalho, 1984).

O extrato de *S. oleracea* (200 a 400 /mg/ml) apresentou atividade antimalárica contra *Plasmodium falciparum, in vitro*, e *Plasmodium berghei in vivo* (Gasquet et al., 1993), enquanto o extrato de *S. mauritana* (raiz e flores) possui atividade antifúngica contra *Aspergillus* sp., mas não contra *Candida* sp. (Fabry et al., 1996).

O eugenol, presente em muitas espécies, como no cravo-da-índia, e o extrato de *S. calva* inibiram a mutagênese induzida pelo tabaco e também a nitrosação de metilureia de forma dose-dependente (Sukumaran & Kuttan, 1995).

Tagetes

Os extratos metanólicos de raiz, folhas e flores de *T. erecta* apresentaram uma alta fototoxicidade, embora ainda não se conheça o mecanismo de ação; isso denota um risco na aplicação imprópria dessas partes vegetais, bem como no consumo destas (Meckes et al., 1993). Foi relatado o caso de um paciente de 69 anos de idade que apresentou dermatite facial após 24 horas de contato com arnica; testes de pele realizados posteriormente apresentaram reações positivas não só à arnica, como também a várias outras plantas do mesmo gênero e do gênero *Tagetes* (Pirker et al., 1992). *T. erecta* apresenta toxicidade contra fases larvais de *Anopheles stephensi* (Sharma & Saxena, 1994) e outras espécie de insetos (Broussalis et al., 1999).

Em *T. minuta*, conhecida popularmente como Cravo-do-campo ou Coari-bravo, usado como emenagogo, foi caracterizada a atividade antichagásica dos extratos hidroalcoólico e etanólico da folhas contra o *Triatoma infestans* (Bronfen, et al., 1992) e antitumoral (Moraes et al., 1990). Uma fração do extrato de flores dessa espécie apresenta importante ação sobre o controle de outros vetores parasitários, como *Aedes aegypti* e *Anopheles stephensi* (Perich et al., 1995). Essa espécie também possui atividade larvicida contra *Aedes fluviatilis*, sendo os derivados tiofênicos os compostos ativos, presentes em diversas espécies de Asteraceae (Macedo et al., 1997), além de atividade antimicrobiana contra bactérias gram-positivas e gram-negativas (Tereschuk et al., 1997). O óleo essencial de *T. minuta* apresenta atividade larvicida contra *Aedes aegypti*, sendo potencialmente utilizável contra outras espécies de mosquitos, e o efeito do óleo persiste por pelo menos nove dias; o terpeno ocimenona presente no óleo revelou atividade em concentrações maiores que no óleo essencial completo, além de seu efeito persistir por aproximadamente 24 horas (Green et al., 1991).

Foi testado o extrato etanólico das partes aéreas de *T. patula*, tendo sido isoladas fototoxinas que apresentaram atividade inseticida (Consoli et al., 1989). Mabberley (1997) refere que um composto terpênico é considerado eficaz contra HIV e importante composto com atividade larvicida.

Os extratos hexânicos de *T. coronopifolia* e *T. foetidissima* possuem componentes fitotóxicos com atividade antibiótica (Perez-Amador et al., 1994).

O extrato de *T. lucida* estimulou discretamente, *in vitro*, a atividade da ATPase-Ca^{2+} dependente e inibiu, *in vivo* e *in vitro*, a amplitute de contração do músculo esquelético em ratos (Aoki & Cortes, 1994). Essa planta também possui ação bactericida contra as infecções respiratórias causadas por três tipos de bactérias gram-positivas (*Staphylococcus aureus, Streptococcus pneumoniae* e *Streptococcus pyogenes*) (Cáceres et al., 1991), enquanto seus compostos cumarínicos apresentaram uma pequena atividade inibitória sobre a contratilidade do músculo liso de coelhos (Rivera et al., 1992).

Dentre outras espécies, o óleo essencial de *T. filifolia* apresenta atividade antioxidante no óleo de amendoim (Maestri et al., 1996).

Zinnia

As sementes de *Z. elegans* L. foram eficazes como fungicidas (Lacicowa & Wagner, 1987). O extrato alcoólico de diferentes partes dessa espécie exibiu atividade estrogênica. Houve também um aumento da amplitude de contração do intestino de coelho isolado. O extrato de *Zinnia* na dose 10% acima da DL$_{50}$ induziu a algumas alterações histopatológicas e bioquímicas do fígado (Sharada et al., 1995). Do extrato de *Z. flavicoma* foram isolados elemanlídeos do tipo zinaflavina B, D e F, que possuem elevada citotoxicidade em carcinoma laringeal humano e em fibroblasto do tecido conjuntivo (Tellez et al., 1995).

Dados toxicológicos das espécies e dos gêneros

Hoehne (1939) relata que as sementes de *A. australe* são tóxicas para aves, especialmente na fase jovem. Estudos com extratos brutos demonstram que ocorrem malformações externas com o uso de *A. australe* durante o período de prenhez de ratas; no entanto, os extratos não apresentam efeitos abortivos (Lemônica & Alvarenga, 1994). Estudos com a espécie *A. hispidum* mostraram efeitos tóxicos dos brotos e sementes, caracterizados por diarreia, dispneia, alopecia, hemorragia, congestão do baço e coração, fraqueza e debilidade dos membros, icterícia e enterite catarral (Ali & Adam, 1978a e 1978b). Estudos recentes mostram que o extrato hidroalcoólico não produz efeitos tóxicos (Dutra E. A. et al., 1996 e 1997).

Segundo Hoehne (1939), a espécie *E. ageratoides* possui efeitos tóxicos em bovinos. A ingestão regular de *E. adenophorum* causou doenças pulmonares crônicas em cavalos (Oelrichs et al., 1995). Tremetona isolada de *E. rugosum* é o principal componente tóxico (Beier et al., 1993), enquanto hepatoxicidade foi determinada nas espécies *E. adenophorum* (Oelrichs et al., 1995).

As folhas de *S. oleraceae* apresentaram atividade convulsivante (Moreira et al., 1990), enquanto o extrato aquoso de *S. acmella* induziu a contrações abdominais e o extrato hexânico provocou convulsões tônico-clônicas e morte (Moreira, V. M. T. S. et al., 1988).

Observações adicionais

Os dados de toxicidade apresentados para o gênero *Acanthospermum* demonstram claramente que preparados tradicionais com essa espécie não devem ser utilizados durante o período de gestação, especialmente se for levado em conta que a espécie é utilizada como contraceptivo. Considerando-se ainda a pequena importância da espécie como medicamento tradicional, poucos dados estão disponíveis sobre o uso dessa planta pelo homem, aspecto que limita sua utilização até que novos estudos sejam realizados. Estudos realizados com essa espécie demonstram a presença de várias atividades farmacológicas, porém nenhuma delas representa importante avanço na pesquisa de novas drogas. Entretanto, a espécie é uma fonte de substâncias que podem e devem ser estudadas para várias atividades farmacológicas, especialmente como diurético e hipotensor. A propriedade antimalárica indica a necessidade de novos estudos voltados à caracterização química dos constituintes responsáveis por essas atividades, assim como novas avaliações da farmacologia com as substâncias devidamente isoladas. A utilização da espécie para estudos de outras atividades farmacológicas descritas para espécies do mesmo gênero pode representar uma importante estratégia de estudo de compostos com atividades antimicrobiana, relaxante muscular e antineoplásica.

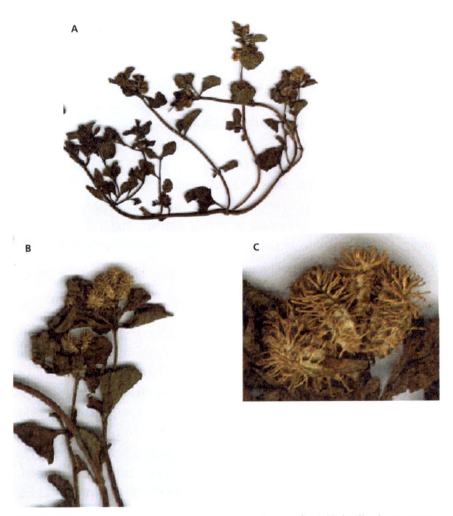

FIGURA 28.1 – *Acanthospermum australe*: a) escanerata de ramo fértil; b) detalhe da escanerata; c) detalhe da escanerata com flor (Banco de imagens – Lafit-Botu).

Parte II − Dicotiledonae medicinais na Amazôniae na Mata Atlântica

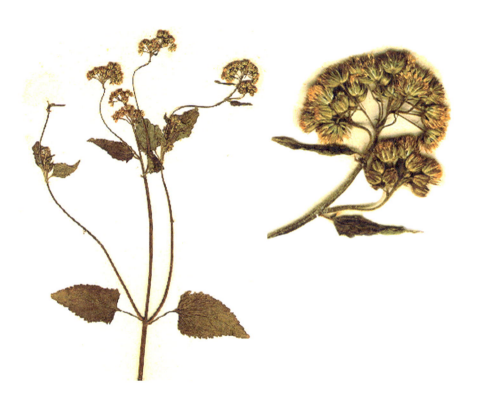

FIGURA 28.2 − *Ageratum conyzoides*: a) escanerata do ramo florido; b) detalhe da inflorescência (Banco de imagens − Lafit-Botu).

Plantas medicinais na Amazônia e na Mata Atlântica

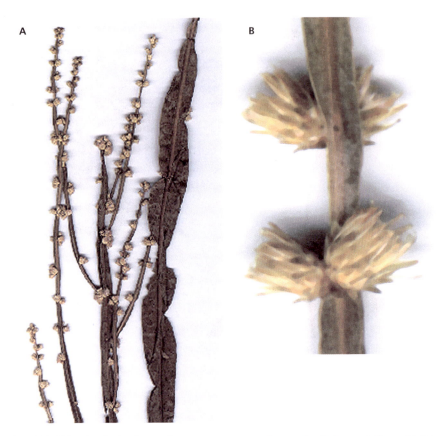

FIGURA 28.3 – *Baccharis trimera*: a) escanerata mostrando o caule alado e as inflorescências; b) escanerata com detalhe das inflorescências (Banco de imagens – Lafit-Botu).

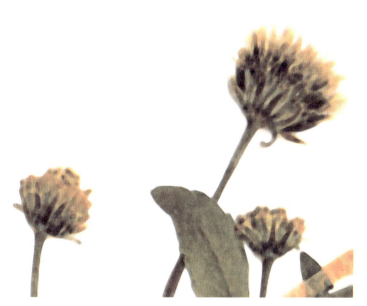

FIGURA 28.4 – *Bidens bipinnatus*. Detalhe da escanerata mostrando inflorescência (Banco de imagens – Lafit-Botu).

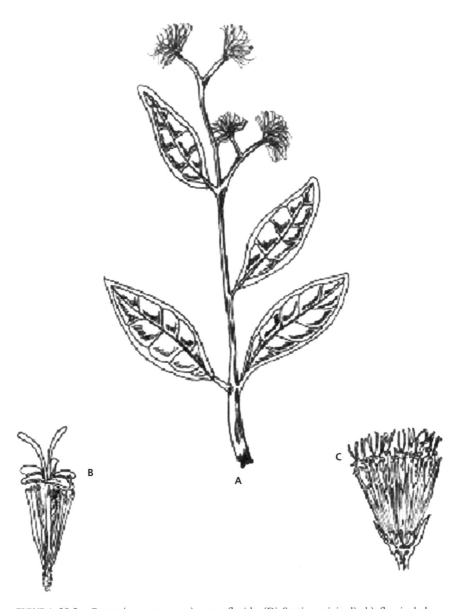

FIGURA 28.5 – *Eupatorium ayapana*.: a) ramo florido (Di Stasi – original); b) flor isolada e c) corte de capítulo longitudinal (redesenhado por Di Stasi a partir de Gemtchujnikov, 1998).

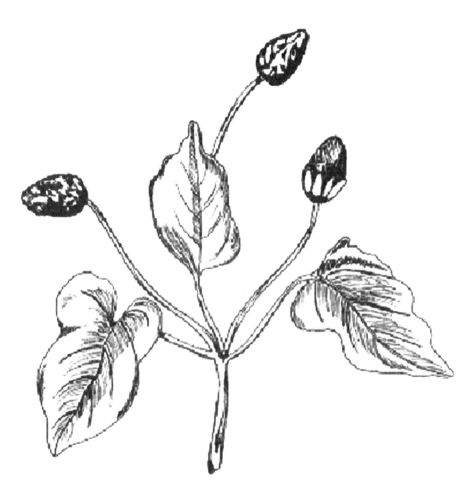

FIGURA 28.6 – *Spilanthes acmella*. Ramo florido (redesenhado por Di Stasi a partir de Corrêa, 1984).

29
Rubiales medicinais

L. C. Di Stasi
C. A. Hiruma-Lima

Introdução

A ordem Rubiales inclui apenas três famílias botânicas, Gelsemiaceae, Desfontainiaceae e Rubiaceae; apenas esta última apresenta importância como fonte de espécies de valor econômico e terapêutico. A família Rubiaceae descrita por Antoine Laurent de Jussieu um grande número de gêneros abrange (630), nos quais se distribuem mais de 10.200 espécies vegetais cosmopolitas, algumas espontâneas nas áreas tropicais, com representantes arbóreos, arbustivos, algumas lianas e poucas ervas (Mabberley, 1997). Essa família possui inúmeros gêneros de espécies medicinais, alguns deles de valor histórico, como é o caso de *Coffea* e *Cinchona*. Os gêneros dessa família estão distribuídos em quatro subfamílias, das quais destacamos os principais:

- Cinchonoideae: *Cinchona*, fonte de quinino e outros compostos de valor terapêutico;
- Ixoroideae: *Coffea*, do famoso Cafeeiro, *Coffea arabica*, fonte de uma das mais apreciadas bebidas no Brasil, assim como de vários compostos com atividade farmacológica; *Genipa*, do famoso jenipapo brasileiro; e *Gardenia*, importante fonte de espécies ornamentais;

- Antirheoideae: *Guettarda*;
- Rubioideae: *Psychotria*, que inclui várias espécies com compostos de ação no SNC e muito usadas em rituais, especialmente na Amazônia; *Cephaelis* da famosa *C. ipecacuanha*, importante árvore, fonte de emetina e outros constituintes de importância; *Borreria* e *Dioidea*, com espécies popularmente denominadas Poaia, muito comuns em terrenos baldios; e *Palicourea*, que compreende uma das espécies aqui referidas como medicinais.

Espécies medicinais

Palicourea laniflora Standl.

Nomes populares

Essa espécie é conhecida popularmente como Guarapitanga-poranha. Não foram encontrados sinônimos. O nome dessa planta se refere ao levantamento etnofarmacológico realizado na aldeia tenharins.

Dados botânicos

Pequeno arbusto, ereto, folhas curto-pecioladas, lanceoladas, simples, inteira, estípulas não foliáceas; flores hermafroditas, diclamídeas, com corola de base gibosa, tubo de corola ventricoso ou ampliado na base, com pelos abaixo da inserção dos estames; ovário ínfero, bicarpelar, bilocular com óvulos fixados na base do lóculo; fruto indeiscente, carnoso e drupáceo (Figura 29.1). O nome do gênero *Palicourea* é popular nas Guianas, e o gênero descrito por Jean Baptiste Christopjore Fuseé Aublet inclui duzentas espécies tropicais, muitas delas encontradas na Amazônia e várias com atividade emética (Mabberley, 1997).

Dados da medicina tradicional

Os índios da aldeia tenharins utilizam o sumo das folhas ou o chá com pouca água para deter hemorragias de menstruação irregular.

Palicourea marcgravii St. Hil.

Nomes populares

No Brasil todo, sobretudo na região amazônica, a planta é conhecida popularmente como Erva-de-rato ou Douradinha-do-campo.

Dados botânicos

A planta é um arbusto com até 2,5 m de altura, com ramos cilíndricos, delgados, avermelhados, glabros, de onde partem folhas com venação tênue, pecioladas, opostas, acuminadas, avermelhadas; inflorescência em panículas; frutos do tipo baga. A planta é chamada de Erva-de-rato-verdadeira, pois acredita-se popularmente que os ratos sintam atração por ela. É popularmente usada como medicamento, mas também considerada espécie tóxica e perigosa.

Dados químicos do gênero

Das folhas de *Palicaurea adusta* foi isolado o alcaloide lyalosídeo (Valverde et al., 1999), de *P. marcgravii*, o palicosídeo e de *P. alpina* a palinina (Morita et al., 1989; Stuart & Woo-Meng, 1974) alcoloides também foram detectados na espécie *P. fendleri* (Nakano & Martin, 1976). Peptídios macrocíclicos de *P. condensata* foram isolados, sendo a Palicoureina o polipeptídeo com atividade anti-HIV (Bokesch et al., 2001). Além de alcoloide, foi caracterizada também a presença de ácido fluoroacético (Krebs et al., 1994).

Dados da medicina tradicional

Na região amazônica, a infusão das partes aéreas é usada como alucinógeno e contra "verminoses de barriga cheia".

Dados farmacológicos e toxicológicos do gênero

O extrato aquoso de *P. marcgravii* apresentou atividades tóxica; (Kemmerling, 1996; De-Moraes-Moreau et al., 1995; Palermo-Neto et al., 1989a), teratogênica (Costa, et al., 1980) e convulsivante (Gorniak et al., 1988; Palermo-Neto et al., 1989b; Gorniak et al., 1989).

P. juruana provocou mortes repentinas em coelhos e bezerros (Tokarnia & Jurgen, 1982), enquanto *P. marcgravii* promoveu o aparecimento de excitação, contrações musculares, falta de coordenação motora, midríase e morte em bovinos (Costa et al., 1984a; Tokarnia & Dobereiner, 1986). Segundo Schvartsman (1979), os frutos são mais tóxicos que as flores e folhas, e a intoxicação, comum em animais e rara na espécie humana, caracteriza-se por um quadro hipoglicêmico com ansiedade, náuseas, vômitos, espasmos musculares, convulsões tônico-clônicas e distúrbios cardíacos.

A intoxicação aguda provocada pelo extrato de *P. marcgravii* foi atribuída à presença do ácido monofluoracético nas folhas dessa planta (Eckschmidt et al., 1989; De-Moraes-Moreau et al., 1995). Das folhas de *P. marcgravii* foi isolado também um alcaloide indólico denominado palicosídeo (Morita et al., 1989).

A ingestão experimental de *P. marcgravii* promoveu morte repentina no gado, porém tais sintomas foram observados somente em ruminantes. Além de fluoroacetato, outras duas substâncias também contribuem para o efeito tóxico: N-metiltiramina e 2-metiltetra-hidro-b-carbolina, que têm grande absorção no sistema gastrintestinal e atuam como inibidores da monoaminooxidase (Kemmerling, 1996).

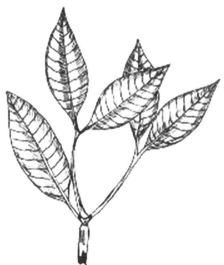

FIGURA 29.1 – *Palicourea laniflora*. Aspecto do ramo vegetativo (desenho original por Di Stasi – Banco de imagens – Lafit-Botu).

30
Dipsacales medicinais

L. C. Di Stasi

C. A. Hiruma-Lima

Introdução

A ordem Dipsacales inclui apenas cinco famílias botânicas, das quais a família Caprifoliaceae é a que apresenta com maior número de exemplares encontradas no Brasil. As famílias Valerianaceae e Dipsacaceae também incluem importantes espécies no Brasil, mas as medicinais são referidas principalmente na família Caprifoliaceae, na qual foi registrado o uso de uma importante espécie econômica e medicinal, descrita a seguir.

A família Caprifoliaceae descrita por Antoine Laurent de Jussieu possui aproximadamente quinze gêneros e 420 espécies, distribuídas especialmente na América do Norte e na Ásia, mas que são também comuns na Europa e na Austrália (Mabberley, 1997). Os principais gêneros são *Sambucus*, *Lonicera*, *Abelia* e *Linnaea*. A família inclui inúmeras plantas ornamentais, arbustos e lianas. No Brasil, cultivam-se algumas espécies dos gêneros *Abelia*, *Viburnum*, *Lonicera* e *Sambucus* (Barrozo, 1978); a planta mais comumente utilizada e mais conhecida no Brasil é o Sabugueiro, também utilizado como medicinal em todo o mundo.

Espécies medicinais

Sambucus nigra L.

Nomes populares

A espécie é conhecida na região amazônica e em várias outras do Brasil como Sabugueiro e Sabugueiro-negro. O mesmo nome é atribuído para a espécie na região do Vale do Ribeira.

Dados botânicos

A espécie é um arbusto de 3 a 6 m de altura, com ramos bastante lenhosos; folhas verde-escuras com cinco a sete folíolos peciolados e ovais; as flores são brancas, dispostas em um corimbo branco, e possuem aroma muito agradável; os frutos são drupas negras e brilhantes (Figura 30.1). Floresce nos meses de julho a agosto. O nome do gênero *Sambucus* descrito por Carl Linnaeus significa "cor vermelha", que se manifesta no suco vermelho-escuro dos frutos. É uma espécie nativa da Europa e do Norte da África, considerada exótica nas Américas. A espécie, além de seu histórico uso medicinal, também é utilizada em culinária como flavorizante de inúmeros alimentos, e suas frutas são usadas em saladas e no preparo de sucos. Apresenta importante valor econômico, visto que suas flores são empregadas na produção de inúmeras loções para pele, óleos e unguentos, além de flavorizantes em vinhos, no champanhe e no *catchup*.

Dados da medicina tradicional

Na região amazônica, o uso tópico do sumo das folhas ou do macerado das folhas em água é indicado contra afecções da pele e como repelente de insetos. A infusão das folhas, usada internamente, é considerada excelente diurético e sudorífico. A decocção das folhas é empregada internamente contra sarampo.

Na região da Mata Atlântica, a infusão das folhas é indicada contra febres e resfriados, ao passo que a infusão das flores é usada contra dores musculares, gripes fortes e varicela.

Bown (1995) refere que flores, folhas, casca e frutos são usados para diminuir febres, reduzir inflamação e como diurético e anticatarral, além do uso das folhas como inseticida e antisséptico. Internamente, a planta ainda é indicada contra *influenza*, gripes, catarros, sinusite, reumatismo e febres; externamente, para pequenas queimaduras, irritação dos olhos ou pele inflamada e úlceras.

Corrêa (1984) refere que o chá da inflorescência é sudorífico e que as folhas são inseticidas, sudoríficas, diuréticas, além de serem úteis (uso externo) contra furúnculos, erisipelas e queimaduras.

Essa espécie possui uma importante e milenar história de usos medicinais e econômicos, descrita no trabalho de Grieve (1994), onde também podem ser encontrados inúmeros dados químicos e farmacológicos.

Dados químicos

Da espécie *Sambucus nigra* foram obtidos antocianinas (Broennum-
-Hansen & Flink, 1986); cianogeninas, lignanas, flavonoides, glicosídeos fenólicos (D' Abrosca et al., 2001); os aminoácidos fenilalanina e leucina (Karovicova et al., 1989a); os ácidos graxos láurico, mirístico, tetradecênico, palmítico, heptadecênico, esteárico, oleico, linoleico e linolênico das sementes (Karovicova et al., 1989b e 1989c); lectinas das cascas (Shibuya et al., 1989; Kaku et al., 1990; Van Damme et al., 1996) e carotenoides (Osianu & Ciurdaru, 1988). De *S. nigra*, *S. racemosa* e *S. canadensis* foi isolado o iridoide

morronisídeo

morronisídeo (Jensen & Nielsen, 1974), que possui atividade colerética (Takeda et al., 1980). Glicosídeo cianogênico foi caracterizado em *S. canadensis* (Buhrmester et al., 2000).

De *Sambucus sieboldina* isolou-se mucina (Harada et al., 1990), e das raízes de *S. ebulus* foram isolados glicosídeos iridoides e um glicosídeo monoterpeno (Gross et al., 1987). De *S. formosana* foram isolados, das folhas, os triterpenoides e esteroides (Lin & Tome, 1986).

Dados farmacológicos

A nigrina b é uma lectina isolada das cascas de *Sambucus nigra* que apresenta estrutura e atividade enzimática semelhante à da ricina, porém com uma toxicidade menor em camundongos (Battelli et al., 1997). De estrutura semelhante também foi isolada a nigrina F, com ausência de atividade tóxica (Girbes et al., 1996). As lectinas de *S. nigra* também foram capazes de induzir à agregação de neutrófilos (Timoshenko et al., 1995). O reatival, uma formulação de plantas preparada com *Mentha piperita, Artemisia absinthium, Salvia officinalis, Prunus spinosa, Centaurium minus, Sambucus nigra*, e *Polygonum aviculare*, promoveu atividade antioxidante (Stajner et al., 1997). O extrato hidroalcoólico de *S. nigra*, indicado para hidropisia, apresentou atividades analgésica, anti-inflamatória e antipirética, sem apresentar sinais de toxicidade (Nunes et al., 1997a e 1997b).

De *S. formosana* foram isolados os triterpenos ésteres chamados de sambuculina A, beta-amirina e o ácido oleanólico, que apresentaram atividade anti-hepatotóxica (Lin & Tome, 1988).

Das cascas de *S. sieboldiana* foi isolada uma lectina responsável pela aglutinação de eritrócitos humanos (Tazaki & Shibuya, 1989). Com base nessa constatação, promoveu-se um teste de hemaglutinação utilizando aglutininas de várias espécies de *Sambucus* (Murayama et al., 1997; Schoning, 1997; Van Damme & Peumans, 1996; Bojic & Cuperlovic, 1997). O extrato aquoso de *S. australis*, indicado popularmente como antirreumático e anti-hemorroidol, apresentou atividade vasodilatadora (Paganini et al., 1992b e 1992). O extrato aquoso das folhas de *S. mexicana*, conhecido como Sauco, não apresentou atividade anti-inflamatória nem analgésica (Salamanca et al., 1994).

A espécie *S. ebulus* não foi efetiva no combate ao *Helicobacter pylori* (Yesilada et al., 1999) e a espécie *S. peruviana* apresentou atividade antimicrobiana para bactérias gram-positivas (Hernandez et al., 2000; Neto et al., 2002).

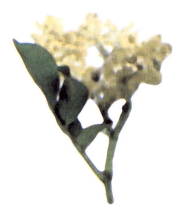

FIGURA 30.1 – *Sambucus nigra*. Detalhe do ramo florido (Banco de imagens – Lafit-Botu).

Posfácio

L. C. Di Stasi

O livro aqui apresentado compreendeu a descrição de 135 espécies medicinais, cujos dados da medicina tradicional foram obtidos por entrevistas e questionários aplicados em duas importantes regiões do país: Amazônia e Mata Atlântica paulista. Dessas 135 espécies medicinais,

- 109 são usadas na Amazônica, das quais 86 são espécies referidas exclusivamente na região amazônica e a maioria se trata de espécies nativas e endêmicas da região;
- 79 plantas medicinais são usadas na região do Vale do Ribeira, Mata Atlântica, das quais 56 espécies são exclusivamente referidas pelos entrevistados que habitam a Mata Atlântica de São Paulo ou seu entorno. A maioria é nativa desse ecossistema, muitas delas espontâneas em áreas de formação secundária e capoeiras, e várias também exóticas e cultivadas na região do Vale do Ribeira;
- 23 espécies foram referidas em ambas as regiões, e a maioria das espécies é de plantas exóticas cultivadas no Brasil, como é o caso do Alho (*Allium sativum*), da Hortelã (*Mentha piperita*), entre outros. Algumas também são espécies nativas do Brasil e com ampla distribuição no território brasileiro, como é o caso do Pau-ferro (*Caesalpinia ferrea*), Carambola (*Averrhoa carambola*) e outras.

Dessas 135 espécies medicinais, apenas dezesseis são monocotiledôneas, enquanto as outras 119 são dicotiledôneas, ambos grupos vegetais compreendidos pelas angiospermas. Não foram referidas nas entrevistas nem incluídas no livro espécies de Pteridófita e de Gimnopermas. Também não fazem parte deste livro espécies de fungos, líquens, briófitas e seres vivos que integram outros grupos taxonômicos do reino vegetal.

As 135 espécies de angiospermas referidas estão distribuídas em 61 famílias botânicas, compreendidas em trinta diferentes ordens. Se considerarmos que o sistema de arranjo sistemático das plantas vasculares adotado por Mabberley (1997) e usado neste livro inclui nas angiospermas 76 ordens e 426 famílias, das quais 55 ordens e 322 famílias são de dicotiledôneas, e 21 ordens e 84 famílias são de monocotiledôneas, podemos observar a imensa diversidade biológica de espécies vegetais com usos medicinais que fazem parte da cultura e do patrimônio do Brasil.

Esse dado se torna mais importante porque, neste livro, as espécies foram selecionadas a partir dos levantamentos etnofarmacológicos realizados em ambas as regiões, incluindo na totalidade 160 espécies referidas na Amazônia e 180 referidas na Mata Atlântica; ou seja, 340 espécies, das quais apenas 135 foram selecionadas para esta publicação. A seleção das espécies baseou-se em vários critérios de exclusão, entre eles a sua importância para determinado grupo estudado, definida pelo número de citações feitas pelos entrevistados. No caso de plantas medicinais usadas na Mata Atlântica, várias espécies amplamente conhecidas, tais como o Alecrim (*Rosmarinus officinalis*), a Camomila (*Matricaria chamamila*), o Guaco (*Mikania glomerata*) e outras do mesmo gênero, o Mamão (*Carica papaya*), a Mostarda (*Brassica nigra*), o Agrião (*Nasturtium officinalis*), o Coentro (*Coriandrum sativum*), a Erva-cidreira de folhas ou Melissa (*Melissa officinalis*), a Calêndula (*Calendula officinalis*), a Losna (*Artemisia absinthium*), a Erva-doce (*Pimpinela anisum*), o Tomate (*Lycopersicum suculentum*) e a Salsa (*Petroselium sativum*) foram referidas como medicinais, mas por pequeno número de entrevistados (menos de 10%), razão pela qual não foram incluídas no texto. Além da pequena importância que essas plantas possuem nas comunidades entrevistadas, devemos considerar que também priorizamos espécies nativas como um dos critérios de inclusão. O mesmo critério foi usado para excluir algumas das espécies referidas na Amazônia e para justificar aquelas que se encontram aqui descritas.

Cumpre ainda assinalar que várias espécies não identificadas completamente foram incluídas pela sua importância nos distintos grupos étnicos que as referiram como medicinais, alcançando alto índice de citação, caracterizando-se como espécies com efetiva tradição de uso na comunidade.

Várias das espécies medicinais usadas na Mata Atlântica incluídas neste livro não tiveram sua revisão bibliográfica apresentada. O mesmo não ocorre com as espécies medicinais de uso na região amazônica. Sobre essas, vários estudos estão sendo feitos e a revisão bibliográfica não foi completamente realizada, razão pela qual optamos por incluir apenas os dados de uso tradicional, dados botânicos e as informações que consideramos relevantes para esta publicação.

Finalmente, devemos salientar que o conhecimento popular sobre as plantas medicinais provém de uma cultura dinâmica e que se modifica diariamente, seja de modo espontâneo seja por influências de outras culturas, como a de massa e a erudita; isto é, esse conhecimento se enriquece a cada dia, e sempre espécies vegetais podem tornar-se novas espécies medicinais e potencialmente úteis para as pesquisas farmacológicas e químicas voltadas para a obtenção de novos medicamentos. Essas informações mostram a grande importância do conhecimento popular acerca das virtudes medicinais das espécies vegetais brasileiras, que deve ser devidamente resgatado para que não se perca, ou pagaremos tal perda com a redução das possibilidades de obtenção de novos medicamentos e novas alternativas terapêuticas ou econômicas.

Por isso, insistimos que pesquisas etnofarmacológicas continuem sendo exaustivamente realizadas em todo o Brasil, pelos mais variados grupos de pesquisadores, e que esse conhecimento seja recuperado, documentado (como aqui está sendo feito) e avaliado como propriedade intelectual dos devidos grupos pesquisados, para que em futuro próximo estes possam adquirir direitos sobre os eventuais e prováveis produtos que decorrerão das pesquisas nessa área.

Glossário de termos botânicos, químicos e médicos

Termos botânicos

Actinomorfa. Qualquer parte da planta que tem pelo menos dois planos de simetria.

Acuminada. Diz-se da folha que apresenta a ponta aguda e comprida.

Aguda. Folha terminada em ponta com ápice de ângulo agudo.

Alternas. Folhas que se inserem isoladamente em diferentes níveis do ramo.

Amplexicaule. Que abraça o caule; folhas que envolvem o caule.

Androceu. Conjunto de órgãos masculinos da flor, os estames.

Andróginas. Hermafroditas, com dois sexos.

Antera. Parte apical dos estames onde estão alojados os grãos de pólen.

Anual. Planta que nasce, se desenvolve até dar frutos e morre em um período não superior a um ano.

Aquênio. Fruto seco, indeiscente, com uma única semente.

Arilo. Excrescência da semente.

Arista. Extremidade sutil e dura de determinadas estruturas da planta.

Axilar. Que fica na axila; termo empregado para especificar qualquer estrutura que nasça sobre o ponto de inserção da folha no caule, pelo lado interno.

Baga. Fruto carnoso com pericarpo fino e parte interna carnosa.

Bainha. Estrutura basal e alargada da folha que normalmente envolve o caule.

Bianual. Planta que em seu primeiro ano tem seu ciclo vegetativo, no segundo, o ciclo reprodutivo e depois morre.

Bráctea. Qualquer órgão foliáceo situado na proximidade das folhas, com função de proteção.

Caduco. Qualquer órgão que cai em determinado período.

Cálice. Conjunto de sépalas, que é o verticilo externo da flor.

Capítulo. Tipo de inflorescência em que as flores são geralmente sem pedúnculo e muito próximas entre si, inseridas em um eixo comum, normalmente largo.

Cápsula. Fruto seco, deiscente, que se desenvolve a partir de dois ou mais carpelos.

Carena. Conjunto de pétalas inferiores ou dianteiras de uma flor papilionada.

Cariopse. Fruto monospérmico, seco e indeiscente, como o fruto das gramíneas.

Carpelo. Folha modificada que origina o gineceu.

Colmo. Caule com articulações bem evidentes nos nós. Ex.: cana-de-açúcar.

Corimbo. Tipo de inflorescência em que as flores saem em pontos distintos do mesmo eixo, mas sempre terminando na mesma altura.

Corola. Conjunto de pétalas, quase sempre é o verticilo floral fortemente colorido.

Crenada. Diz-se da folha cujas bordas são recortadas em dentes arredondados.

Cuneiforme. Na forma de cunha.

Decorrente. Diz-se da folha cuja base se estende para além do ponto de inserção no caule, tornando-o alado.

Decumbentes. Diz-se de caules deitados no solo com as extremidades se erguendo.

Deiscente. Que se abre.

Diclamídea. Flor com dois envoltórios: cálice e corola.

Dicotiledôneas. Plantas ou grupo de plantas cujas sementes possuem dois cotilédones.

Didínamo. Diz-se da flor, androceu ou planta que possui quatro estames, dois mais altos e dois mais baixos.

Drupa. Fruto carnoso com uma semente dentro do caroço.

Elíptico. Com a forma de elipse.

Endosperma. Tecido nutritivo encontrado nas sementes.

Epicarpo. Camada externa do pericarpo.

Escandente. Planta trepadeira.

Escapo. Pedúnculo geralmente sem folhas, que produz no ápice uma flor ou inflorescência.

Estandarte. Pétala superior da corola papilionada.

Estilete. Parte do gineceu que fica entre o estigma e o ovário.

Estípula. Cada um dos apêndices, em geral dois, que se formam ao lado da parte basal das folhas.

Glossário de termos botânicos, químicos e médicos

Estômato. Estrutura existente na epiderme de órgãos e tecidos aéreos da planta e responsável pelas trocas gasosas entre a planta e o ambiente.

Fasciculada. Refere-se geralmente à raiz que não tem eixo principal, que é ramificada igualmente em forma de pincel.

Filete. Parte do estame que sustenta a antera.

Flores. As flores são estruturas de reprodução, complexas e variadas nas formas, sendo a parte da planta mais importante na classificação e identificação das espécies vegetais. As principais partes de uma flor podem ser observadas como segue.

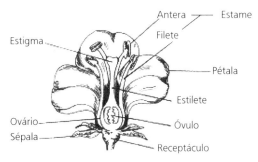

Ao conjunto de sépalas dá-se o nome de cálice, e ao de pétalas, o de corola, que juntos constituem o perianto. As flores podem ser dímeras, trímeras, pentâmeras etc., de acordo com o número de elementos que constituem todo o verticilo floral.

Folha. É um termo usual com que se designa todo órgão lateral que brota do caule e dos ramos de maneira exógena e com crescimento limitado, de forma geralmente laminar e estrutura dorsiventral. As principais partes de uma folha podem ser observadas a seguir.

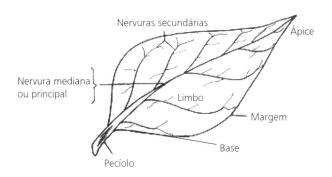

A morfologia das lâminas foliares é bastante variada, e sua margem pode apresentar diversos tipos de recorte, sendo os principais mostrados a seguir:

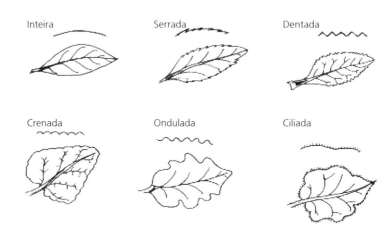

Outro aspecto de grande importância na morfologia foliar é a nervação, conjunto de vasos que se distribuem pela lâmina e que podem ser dos seguintes tipos:

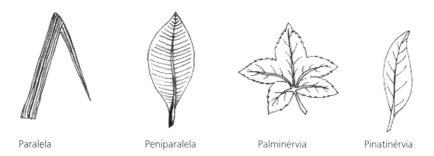

As folhas ainda podem ser descritas em relação ao seu ápice como:

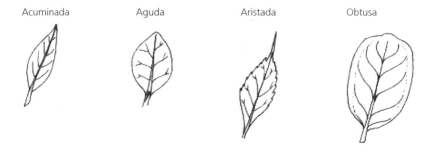

Glossário de termos botânicos, químicos e médicos

A disposição das folhas no caule constitui a base da filotaxia, representando uma importante característica para a classificação e identificação das plantas. Essa disposição pode ser das formas demonstradas nas figuras que seguem:

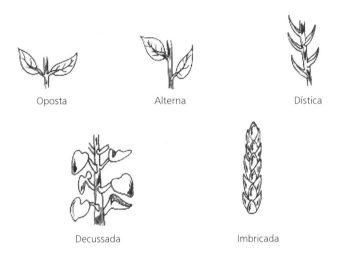

As folhas podem ser simples – quando consta somente uma lâmina – ou composta – quando se compõem de duas ou mais lâminas; às vezes numerosas, às vezes reduzidas, recebendo o nome de folíolos (ou pinais), que surgem de ambos os lados de um eixo denominado ráquis, no caso das folhas compostas pinadas. A figura que segue ilustra esses tipos de folhas.

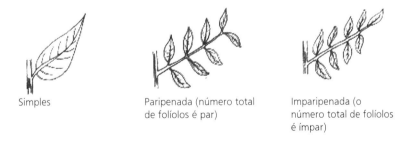

As folhas podem ainda ser classificadas quanto à base de suas folhas e de acordo com a articulação com o ramo central ou secundário, ou com o próprio caule. Nesses casos, as folhas podem ser pecioladas ou não. Os principais tipos de folhas quanto à forma de sua base e articulação podem ser observados na figura que segue.

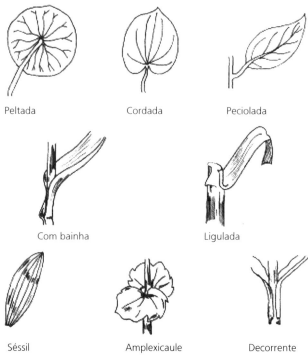

Finalmente, as folhas podem ainda ser classificadas quanto à forma do limbo ou lâmina foliar, conforme se observa na figura a seguir. Todas essas características, mais aquelas apresentadas para as flores, são essenciais para a descrição das plantas e sua correta identificação.

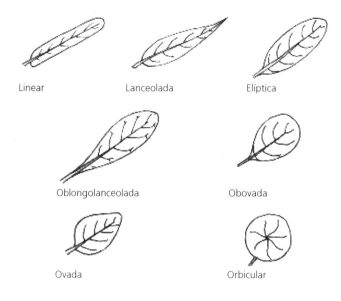

Glossário de termos botânicos, químicos e médicos

Folíolo. Lâmina foliar articulada sobre a ráquis de uma folha composta.

Folículo. Fruto seco, deiscente, com numerosas sementes que são liberadas quando atingem a maturação.

Gavinha. Estrutura filamentosa e enrolada que auxilia a fixação da planta em um suporte.

Gineceu. Conjunto de órgãos femininos de uma flor, os carpelos.

Glabro. Desprovido de pelos.

Gluma. Brácteas externas que envolvem a espigueta.

Hermafrodita. Planta ou flor com dois sexos.

Hirsuto. Provido de pelos longos.

Indeiscente. Que não se abre.

Inflorescência. É uma denominação dada ao conjunto de flores que supõem uma ramificação que, em linhas gerais, é constante para cada espécie vegetal, sendo assim importante na morfologia e sistemática das plantas. As inflorescências podem ser de diversos tipos, e as principais são motivadas na próxima figura.

Infrutescência. Agrupamento de frutos desenvolvidos a partir de uma inflorescência.

Lâmina. Porção alargada e achatada da folha.

Lanceolada. Diz-se da folha que tem a forma de lança, mais longa que larga.

Lígula. Diminuta excrescência ou apêndice na base das folhas das gramíneas.

Lobado. Dividido em lobos ou porções não muito profundas.

Lóculo. Cavidade existente dentro do gineceu de uma flor.

Metaclamídeos. Grupos vegetais cuja flor tem corola com pétalas concrescidas.

Monoclamídea. Flor com apenas um invólucro no perianto.

Monocotiledôneas. Plantas ou grupo de plantas cujas sementes possuem um só cotilédone.

Monoica. Planta que produz flores unissexuais, porém presentes na mesma planta.

Oblonga. Diz-se da folha mais longa e com bordas quase paralelas.

Orbicular. Diz-se da folha em forma de círculo.

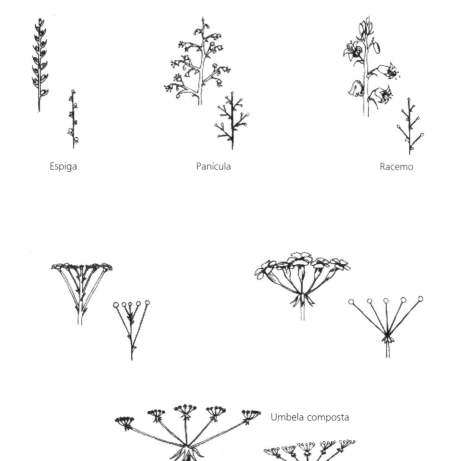

Principais tipos de inflorescências de angiospermas (segundo Raven et al., 1978).

Panícula. Tipo de inflorescência que corresponde a um cacho composto.

Papilho. Cálice modificado em pelos, cerdas ou aristas, característico da família Asteraceae (Compositae).

Pecíolo. Parte da folha que prende a lâmina foliar ao ramo.

Perene. Planta com ciclo de vida superior a três anos.

Perianto. Conjunto formado por cálice e corola.

Pubescente. Qualquer estrutura provida de pelos.

Racemo. Inflorescência na qual as flores são pedunculadas e se inserem num eixo a distância não desprezível das outras; o mesmo que cacho.

Ráquis. Eixo da inflorescência ou de uma folha composta.

Receptáculo. Parte basal da flor que sustenta os verticilos, ou parte da inflorescência capituliforme que sustenta todas as flores.

Rizoma. Caule subterrâneo.

Séssil. Qualquer órgão ou parte orgânica que não tem suporte, como folha sem pecíolo ou flor sem pedúnculo.

Tomentoso. Planta ou órgão denso, cujos pelos se entrelaçam.

Uncinada. Que forma gancho.

Verticilo. Conjunto de estruturas com a mesma função, dispostas circularmente.

Zigomorfa. Estruturas com simetria bilateral.

Termos químicos

Acetileno. Hidrocarboneto não saturado, gasoso, incolor, com cheiro desagradável.

Ácido. Qualquer substância de sabor ácido, solúvel em água. Ácidos são compostos que contêm um hidrogênio e um radical negativo.

Ácido graxo. Qualquer ácido orgânico monocarboxílico.

Ácidos orgânicos. São ácidos que possuem carbono em sua molécula. Podem ser monobásicos, dibásicos, aromáticos etc. Exemplos: ácidos acético, fórmico, isovalérico, palmítico, mirístico, esteárico, araquídico, cáprico, oleico, linoleico, succínico, gálico, fenólico e tartárico.

Alcaloides. Substâncias orgânicas, nitrogenadas de origem vegetal, de caráter básico e ação farmacológica enérgica.

Alcoóis. Líquidos incolores, voláteis, derivados de hidrocarbonetos por substituição de um ou mais átomos de hidrogênio por uma ou mais hidroxilas (OH).

Aldeído. Qualquer composto orgânico que possui o grupo -CHO unido ao hidrogênio ou ao carbono de um radical orgânico.

Amilopectina. Uma das substâncias constituintes do amido, com caráter gelatinoso, acompanhada de uma quantidade de ácido fosfórico difícil de separar.

Aminoácidos. Compostos orgânicos em cuja molécula figuram os grupos carboxila e amina.

Betaínas. Aminas com fórmula de dois polos deferentes.

Carboidrato. Ou hidrato de carbono; composto formado por combinação da água com carbono e que possui a fórmula tipo $C_n(H_2O)_n$.

Carotenoides. São corantes vegetais, amarelos e roxos, que podem ou não acompanhar a clorofila nos cloroplastos.

Catalase. Enzima que desdobra peróxido de hidrogênio em água e oxigênio.

Cetonas. Compostos orgânicos que possuem um grupo -CO unido por suas duas valências a um átomo de carbono.

Compostos alifáticos. Compostos orgânicos não cíclicos.

Compostos aromáticos. Substâncias cuja molécula contém um anel benzênico. Exemplo: p-cimeno.

Cumarinas. Substâncias derivadas de lactona do ácido p-hidroxicinâmico; odor característico facilmente reconhecido nas espécies de guaco.

Esteroides. Compostos naturais ou artificiais, derivados do cicloperidrofenantreno, que exercem várias funções, tais como os hormônios.

Esterol. Qualquer álcool não saturado com uma estrutura de diversos anéis, encontrado nos organismos vivos, vegetais e animais, onde exerce importantes funções.

Fenóis. Compostos com uma hidroxila ligada diretamente a um carbono do anel benzênico. Exemplos: carvacrol, timol, estragol, eugenol e hidroquinonas.

Fitosterol. Ver **esteroides**.

Flavonas. Compostos derivados da 2-fenil-benzopirona, de cor amarela e que acompanham a clorofila e os carotenoides nas partes verdes das plantas. Quando reduzidas nos carbonos 2 ou 3, originam as flavononas.

Flavonoides. Substâncias fenólicas que ocorrem de forma livre (agliconas), como a quercetina, ou ligadas a açúcares (glicosídeos). Muitas atuam na atração de insetos para a polinização de plantas e apresentam inúmeras ações farmacológicas.

Glossário de termos botânicos, químicos e médicos

Fosfolipídio. Qualquer lipídio que contenha uma molécula de ácido fosfórico.

Glicídios. Combinações orgânicas do tipo da glicose.

Glicosídeos. Substâncias que, por aquecimento em meio ácido ou por ação de enzimas, sofrem hidrólise, liberando um ou mais açúcares e um outro componente denominado aglicona. Exemplos: digitoxina e estrofantina.

Heterosídeo. Glicosídeo que por hidrólise não produz exclusivamente a glicose.

Hidrocarboneto. Qualquer substância constituída exclusivamente por carbono e hidrogênio.

Hidrolato. Líquido incolor e aromático, que se obtém pela destilação de água com plantas ou outras substâncias aromáticas.

Insaturados. Diz-se dos compostos orgânicos que apresentam ao menos uma ligação dupla ou tripla.

Insulina. Hormônio secretado pelo pâncreas, com importante função no metabolismo dos açúcares pelo organismo.

Lactonas. Compostos cíclicos, derivados de terpenos com grande ocorrência na família Asteraceae (Compositae).

Lignanas. Compostos cíclicos, derivados do fenilpropano, ocorrendo livremente ou ligados a açúcares.

Ligninas. Substâncias incrustantes que acompanham a celulose nas paredes celulares dos tecidos chamados lignificados e que possuem caráter aromático.

Lipídios. Nome genérico das gorduras ou substâncias insolúveis em água, que se extraem de órgãos e partes vegetais com solventes orgânicos.

Mucilagens. Polímeros de açúcares (polissacarídeos), com propriedade de diminuir irritações locais da pele e mucosas, recobrindo-as com uma camada protetora.

Óleo essencial. Líquido oleoso, geralmente de odor agradável, obtido de plantas mediante destilação por arraste com vapor d'água. Possui composição química diversificada e algumas atividades farmacológicas de interesse.

Peroxidase. Qualquer enzima que decompõe o peróxido de hidrogênio sem deixar oxigênio livre, oxidando outros compostos.

Peróxido. Óxido em que existem dois átomos de oxigênio diretamente ligados e que formam água oxigenada, pela ação de ácidos diluídos.

Termos médicos

Abortivo. Capaz de promover expulsão do feto.

Acne. Lesão na pele com aparecimento de pus por infecção dos folículos pilosos.

Adenocarcinoma. Tumor maligno com disposição glandular.

Adstringente. Que aperta; que prende; que provoca constricção.

Afasia. Perda da capacidade de exprimir a linguagem por palavras escritas ou sinais, em consequência de lesão do sistema nervoso central.

Afrodisíaco. Que aumenta ou excita o desejo sexual.

Agregação. Agrupamento, aglomeração.

Alopecia. Queda dos cabelos; calvície.

Alucinação. Delírio; ato ou efeito de desvariar; perda momentânea da razão.

Amenorreia. Falta de menstruação.

Analgésico. Que reduz ou suprime a dor.

Anemia. Estado em que o sangue é deficiente em qualidade e quantidade de glóbulos vermelhos.

Anestésico. Que produz perda parcial ou total da sensibilidade, especialmente táctil e dolorosa.

Angina. Dor sufocante; sufocação.

Antibacteriano. Que exerce efeito lesivo sobre as bactérias.

Antiblenorrágico. Que combate a eliminação de muco; antigonorreico.

Anticatarral. Expectorante, que impede a formação de catarro.

Auticonvulsivante. Que combate as convulsões (contrações violentas, involuntárias de músculos voluntários).

Antidiabético. Que combate a diabetes (doença caracterizada pela falta de insulina e eliminação de grande quantidade de urina).

Antidisentérico. Que combate a disenteria (desordem intestinal com aumento do número de evacuações de fezes misturadas a muco e, às vezes, a sangue).

Antiemético. Que suprime náuseas ou vômitos.

Antiescorbútico. Que combate o escorbuto (estado mórbido por carência de vitamina C no regime alimentar).

Antiespasmódico. Que alivia espasmos (caracterizado por contração involuntária, violenta, de um músculo ou grupo de músculos).

Antifertilidade. Que reduz a capacidade de reprodução, podendo ser feminina ou masculina.

Antifúngico. Que combate fungos.

Antigonorreico. Que combate a doença inflamatória da mucosa genital provocada pelo gonococo *Neisseria gonorrhoeae*, doença sexualmente transmissível.

Anti-helmíntico. Que combate helmintos, popularmente chamados de vermes dos intestinos.

Anti-hemorroidal. Que combate hemorroidas (tumor vascular constituído por varizes infectadas da região anal).

Anti-histérico. Que combate a histeria.

Anti-inflamatório. Que combate as inflamações.

Antileprótico. Que combate a lepra.

Antileucorreico. Que combate o corrimento vaginal simples.

Antimalárico. Que combate a malária (doença transmitida por um mosquito e causada por um protozoário do gênero *Plasmodium*), também chamada de paludismo, febre paludosa ou palustre.

Antimicrobiano. Que combate micróbios; termo comumente usado para definir produtos capazes de reduzir a incidência ou controlar a quantidade de micro-organismos, especialmente bactérias.

Antineoplásico. Que combate a formação de tumor maligno.

Antinociceptivo. Que combate estímulos dolorosos nocivos ao organismo.

Antipruriginoso. Que combate a prurigem (dermatose caracterizada por intensa coceira).

Antirreumático. Que combate o reumatismo.

Antisséptico. Que impede a fermentação, putrefação ou contaminação microbiana; desinfetante.

Antissifilítico. Que combate a sífilis, doença causada pelo *Treponema pallidum*, quase sempre transmitida por contato sexual.

Antitérmico. Que faz baixar a temperatura. Também denominado antipirético e febrífugo.

Antitumoral. Que combate tumores.

Antivenéreo. Que age contra as doenças sexualmente transmissíveis.

Antivirótico. Que combate as doenças provocadas por vírus.

Anorexia. Redução ou perda de apetite.

Apatia. Estado de indiferença; inatividade; insensibilidade; falta de emoção.

Ataxia. Falta de coordenação motora e capacidade de movimentação, em geral acompanhada por desordens na fala.

Béquico. Relativo à tosse; que serve para o tratamento da tosse.

Broncodilatador. Que dilata os brônquios.

Brônquios. Canais da árvore respiratória por onde passa o ar.

Cálculo. Massa inorgânica anormal no organismo animal, formada por sais minerais. Em geral se forma na bexiga, nos rins e/ou na vesícula biliar.

Carbúnculo. Infecção por bactérias, produzindo lesões nos órgãos e com a presença de bactérias no sangue.

Cardiotônico. Que exerce efeito tônico sobre o coração; medicamento que restabelece o ritmo cardíaco.

Carminativo. Que alivia a distensão por gases, do intestino, do estômago etc.

Catártico. Purgativo; medicamento que apressa e aumenta a evacuação intestinal e provoca purgação.

Cicatrizante. Que favorece o fechamento de feridas cutâneas e recompõe tecidos lesados.

Citotóxico. Substância que possui propriedade de ser tóxica para as células, muitas delas usadas para destruir células tumorais.

Colagogo. Que favorece o fluxo biliar, que ativa a eliminação de bile.

Congestão. Acúmulo exagerado de sangue em determinada zona. Indigestão.

Constipação. Prisão de ventre ou, também, resfriado, gripe, gripe comum.

Depressor. Que deprime, reduz a força, enfraquece, reduz a excitação.

Depurativo. Que limpa, purifica; que separa substâncias nocivas.

Dermatite. Inflamação da pele.

Desinfetante. Que combate as infecções ou seus agentes causadores; que previne a invasão de micro-organismos.

Desobstruente. Que desentope, libera a passagem de um vaso ou canal.

Diaforético. Sudorífico, estimulante da transpiração.

Dispepsia. Alteração do sistema digestivo caracterizada por má digestão, empachamento, sensação de peso ou queimação no estômago, acompanhada de náuseas.

Dispneia. Respiração difícil; dificuldade para respirar.

Disfagia. Dificuldade na deglutição.

Diurético. Que favorece a secreção urinária; que aumenta ou provoca a secreção urinária.

Eczema. Doença da pele de caráter inflamatório e com formação de bolhas, crostas e secreção.

Edema. Aumento do líquido entre as células nos tecidos ou nos espaços intercelulares, caracterizado visualmente pelo inchaço.

Emenagogo. Que favorece ou provoca menstruação.

Emético. Que provoca vômito.

Emoliente. Que tem a propriedade de amolecer, particularmente a pele inflamada e porções próximas.

Glossário de termos botânicos, químicos e médicos

Erisipela. Doença provocada por parasita da pele e tecido subcutâneo, com vermelhidão, febre e dores (provocada por bactérias do tipo estreptococo).

Eructação. O mesmo que arroto.

Estimulante. Que estimula ou provoca a ação.

Estomáquico. Relativo ao estômago; que facilita as funções do estômago.

Estupefaciente. Que produz imobilidade emocional, assombro, espanto; que leva à perda de atividade; produz sono e alivia a dor (narcóticos).

Excitante. Capaz de promover estímulos; estado de irritação.

Expectorante. Que facilita a saída das secreções das vias respiratórias.

Farmacoterápico. Produto medicinal farmacêutico com estrutura química definida, obtido tanto por síntese como a partir de produtos de origem natural.

Febrífugo. Que combate a febre.

Fitofármaco. Produto medicinal farmacêutico que possui como matéria(s)-prima(s) substância(s) ativa(s) isolada(s) de plantas medicinais.

Fitoterápico. Produto medicinal farmacêutico que possui como matéria(s)-prima(s) plantas medicinais inteiras ou partes dela.

Fitoterapia. Emprego de fitoterápicos no tratamento de doenças.

Flatulência. Distensão por gases no intestino, no estômago etc.

Fungicida. Que combate fungos.

Glicosúria. Presença de taxa anormal de açúcar na urina.

Hemostático. Relativo a hemostasia; que estanca hemorragia.

Hepático. Relativo ao fígado; que melhora o funcionamento do fígado.

Hepatócitos. Células do fígado.

Hepatotóxico. Tóxico para as células do fígado.

Hidropisia. Acúmulo anormal de líquido debaixo da pele ou em uma ou mais cavidades do corpo.

Hiperglicemia. Taxa de glicose (açúcar) no sangue acima do normal.

Hipertensor. Que aumenta a pressão sanguínea.

Hipocolesterolêmico. Que diminui a da taxa de colesterol no sangue.

Hipoglicemiante. Que baixa a taxa de glicose no sangue.

Hipotensor. Que baixa a pressão sanguínea.

Icterícia. Derrame de bile no sangue, com anemia, pigmentação amarela generalizada da pele, deposição de bile nos tecidos, com bradicardia (pulso lento, lentidão anormal dos batimentos cardíacos).

Impingem. Doença ou alteração cutânea de natureza alérgica, afecção cutânea.

Infertilidade. Incapacidade de reprodução.

Inseticida. Substância que mata insetos.

Laxativo. Que laxa ou afrouxa; purgativo fraco, que apenas exonera o intestino; o mesmo que laxante.

Lenitivo. Que adoça ou acalma; calmante.

Linfocitotóxico. Tóxico para as células brancas do sangue.

Lipemia. Presença de taxa elevada de gordura no sangue.

Lipogênico. Que produz gordura; causado por gordura.

Lumbago. Dor na região lombar (costas, dorso).

Maleita. Malária, impaludismo.

Midríase. Dilatação da pupila.

Moluscicida. Que combate moluscos (alguns são transmissores de doenças, como no caso da esquistossomose).

Morfeia. Lepra.

Mutagênico. Qualquer agente químico capaz de provocar mutações (transformação da informação genética que resulta em células ou indivíduos com diferenças).

Narcótico. Que produz sono ou inconsciência; droga que paralisa as funções do cérebro, produzindo sono e alívio da dor.

Nefrotoxicidade. Estado que é tóxico ao rim.

Parasitemia. Grau ou índice de parasitas no sangue.

Parasiticida. Que mata ou destrói parasitas.

Peitoral. Relativo a peito, medicamento para o tratamento de doenças pulmonares ou do peito.

Plaquetas. Corpúsculos sanguíneos, importantes para a coagulação sanguínea.

Poliária. Excreção excessiva de urina.

Purgativo. Substância que apressa e aumenta a evacuação intestinal; purgante.

Resolutivo. Que resolve; que faz cessar inflamação.

Sedativo. Que alivia excitação; que acalma; tranquilizante.

Sialagoga. Que provoca fluxo de saliva ou salivação.

Glossário de termos botânicos, químicos e médicos

Sialorreia. Salivação abundante.

Sinusite. Inflamação em um ou nos dos seios nasais.

Sudorífico. Diaforético.

Supirativo. Que produz pus; que facilita a saída de pus.

Teratogênese. Desenvolvimento de anormalidades fetais.

Testículo. Órgão sexual masculino que produz espermatozoides.

Tônico. Revigorante; que restabelece o estado de saúde ou do órgão.

Tranquilizante. Que tranquiliza; que acalma.

Vermífugo. Que destrói ou afugenta vermes.

Vesicante. Que provoca vesículas, bolhas.

Vulnerário. Próprio para curar feridas. Medicamento que se aplica às pessoas feridas ou que tenham sofrido queda.

Zigotóxico. Tóxico para o zigoto.

Referências bibliográficas

As referências bibliográficas estão aqui apresentadas por ordem alfabética dos autores e sistematizadas da seguinte forma:

- Apenas o primeiro autor, nos casos em que há mais de dois autores.
- Os dois autores, nos casos de dupla autoria.
- Um autor, nos casos de única autoria.
- Não são apresentados os títulos dos trabalhos, apenas sua referência, incluindo-se volume, fascículo, página inicial e página final e ano de publicação.
- Quando se trata de livro, os autores são citados como nos casos das revistas, seguindo-se o título do livro e todos os dados de imprenta necessários para a obtenção do material. O mesmo se aplica a teses, dissertações e outras publicações do gênero.
- Quando se trata de resumo de Anais de congressos, os autores são citados no texto, seguindo-se o ano de publicação e a referência bibliográfica com a autoria (conforme trabalhos e livros), seguindo-se o título do congresso, simpósio ou similar, página e ano.

ABDALA, L. R., SEELIGMANN, P. *Lilloa*, v.38, n.2, p.169-71, 1995.
_____. *Biochemical Systematics and Ecology*, v.23, n.7-8, p.871-2, 1995.
ABDEL-KADER, M. S. et al. *J. Nat. Prod.*, v.60, n.12, p.1294-7, 1997.
ABDU-AGUYE, I. et al. *Human Toxicol*, v.5, n.4, p.269-74, 1986.
ABDULLAEV, N. D. et al. *Khim. Prir. Soedin (Tashk)*, n.3, p.326-32, 1986.
_____. *Khim. Prir. Soedin. (Tashk)*, n.5, p.657-63, 1985.
ABE, F. et al. *Chemical & Pharmaceutical Bulletin (Tokyo)*, v.43, n.3, p.499-500, 1995a.

ABE, F. et al. *Phytochemistry*, v.31, n.1, p.251-4, 1992a.
_____. *Phytochemistry*, v.31, n.9, p.3189-93, 1992b.
_____. *Phytochemistry*, v.37, n.5, p.1429-32, 1994.
_____. *Phytochemistry*, v.40, n.2, p.577-81, 1995b.
_____. *Phytochemistry*, v.43, n.1, p.161-3, 1996.
_____. *Phytochemistry*, v.38, n.3, p.793-4, 1995a.
ABE, F., YAMAUCHI, T. *Phytochemistry*, v.27, n.2, p.575-7,1988.
ABEL, G., SCHIMMER, O. *Hum. Genet.*, v.64, n.2, p.131-3, 1983.
ABENO, A. A. et al. *Encephale*, v.19, n.4, p.329-32, 1993.
ABHAHAM, L. et al. *Ver. Cubana Med. Trop.*, v.31, n.2, p.105-12, 1979.
ABO, K. A. et al. *Phytother. Res.*, v.13, n.4, p.494-7, 1999.
ABO, K. A., ASHIDI, J. S. *Afr J Med Med Sci*, v.28, n.3-4, 167-9, 1999.
ABOU-JAWDAH, Y. *J. Agric. Food Chem.*, v.50, n.11, p.3208-13, 2002.
ABOUTABL, E. A. et al. *Sci. Pharm.*, v.56, n.2, p.121-4, 1988.
ABRAHAM, D. J. et al. *Journal of Pharmaceutical Sciences*, v.60, n.7, p.1085, 1971.
ACHENBACH, H. et al. *Planta Med.*, n.1, p.12-8, 1986.
ADDAE-MENSAH, I. et al. *Fitoterapia*, v.63, n.1, p.81, 1992.
_____. *Phytochemistry*, v.31, n.6, p.2055-8, 1992.
ADDY, M. E. *Int. J. Crude Drug Res.*, v.27, n.2, p.81-91, 1989.
ADEDEJI, J. et al. *J. Agric. Food Chem.*, v.39, n.8, p.1494-7, 1991.
ADERIBIGBE, A. O. et al. *Anim. Feed Sci. Technol.*, v.67, n.2/3, p.223-43, 1997
ADETUMBI, M. et al. *Antimicrob. Agents Chemother.*, v.30, n.3, p.499-501, 1986.
ADEWUNMI, C. O., MARQUIS, V. O. *Phytother. Res.*, v.1, n.2, p.69-72, 1987.
ADEYAMI, O. et al. *Fitoterapia*, v.73, n.5, p.375, 2002.
ADINARAYANA, D., SYAMASUNDAR, K. V. *Curr. Sci.*, v.51, p.937-9, 1982.
ADNAN, T. A. B. T. et al. *Pertanika*, v.9, n.2, p.219-24, 1986.
AFIFI, F. U. et al. *J. Ethnopharmacol.*, v.58, n.1, p.9-14, 1997.
AGARWAL, S. et al. *Indian J. Chem.*, v.29B, n.2, p.184-6, 1990.
AGNER, A. R. et al. *Planta Medica*, v.67, n.3, p.815-9, 2001.
AGRA, M. F. et al. *Ciência e Cultura. (Suppl.)*, p.64-6, 1980.
AGUIAR, L. M. B. A. et al. *Anais da XXXVI Reunião Anual da SBPC*, 547, 1984.
AGUIRRE, G. L. E. *Acta Biologica Colombiana*, v.1, n.4, p.45-8, 1990
AGURELL, S. et al. *Acta Chem. Scand.*, v.23, n.3, p.903-16, 1969.
AHAMED, M., JAKUPOVIC, J. *Phytochemistry*, v.29, n.9, p.3035-7, 1990.
AHLUWALIA, V. K. et al. *Indian J. Chem.*, v.4, p.250-1, 1966.
AHMAD, I., BEG, A. Z. *J. Ethnopharmacol.*, v.74, p.113-23, 2001.
AHMAD, M. et al. *Pak. J. Sci. Ind. Res.*, v.30, n.9, p.700-1, 1987.
_____. *J. Am. Oil. Chem. Soc.*, v.58, n.6, p.673-4, 1981.
AHMAD, M. V. et al. *Park. J. Zool.*, v.18, n.1, p.89-98, 1986.
AHMAD, R., CAVA, M. P. *J. Org. Chem.*, v.42, n.13, p.2271-3,1977.
AHMAD, V. U. et al. *Chem. Sci.*, v.52, n.3, p.410-2, 1997
_____. *Phytochemistry*, v.29, n.2, p.670-2, 1990.
AHMAD, V. U., ALVI, K. A. *Phytochemistry*, v.26, n.1, p.315-6, 1986.
AHMED FARAG, I. S. et al. *Cryst. Res. Technol.*, v.23, n.6, p.729-34, 1988.
AHMED, A. et al. *Nat. Prod. Lett.*, v.10, n.4, p.239-44, 1997.

AHMED, M. et al. *Planta Med.*, v.55, n.2, p.207-8, 1989.

AHMED, M. et al. *Pharmazie*, v.56, n.8, p.657-60, 2001.

AHMED, M., JAKUPOVIC, J. *Phytochemistry*, v.29, n.9, p.3035-7, 1990.

AHMED, O. M. N., ADAM, S. E. I. *Res. Vet. Sci.*, v.27, n.1, p.89-96, 1979.

AHMED, R. S. et al. *Food and Chemical Toxicology*, v.38, n.5 p.443-50, 2000.

AHUJA, A. et al. *Fitoterapia*, v.59, n.6, p.496-7, 1988.

AIYELAAGBE, O. O. *Fitoterapia*, v.72, n.5, p.544-6, 2001.

AKAH, P. A. *International Journal of Crude Drug Research*, v.28, n.4, p.253-6, 1990.

AKGUL, A. *Nahrung*, v.33, n.1, p.87-8, 1989.

AKHILA, A., NIGAN, M. C. *Fitoterapia*, v.55, n.6, p.363-5, 1984.

AKINPELU, D. A. *Fitoterapia*, v.72, n.3, p. 286-7, 2001.

AKRAMOV, S. T. *Khim. Prir. Soedin.*, v.5, p.701-2, 1990.

AL BEKAIRI, A. M. et al. *Fitoterapia*, v.62, n.4, p.301-6, 1991.

ALAM, N., GUPTA, P. C. *Planta Med.*, v.4, p.308-10, 1986.

_____. *Planta Med.*, n.4, p.308-10, 1986.

ALANIYA, M. D. *Khim. Prir. Soedin*, p.646, 1983.

ALARCON, C. et al. *Journal of Ethnopharmacol.*, v.42, n.3, p.161-8, 1994.

ALARCON, J. et al. *Phytochemistry*, v.40, n.5, p.1457-60, 1995.

ALARCON-DEL-LA-LASTRA, C. et al. *Journal of Ethnopharmacol.*, v.42, n.3, p.161-8, 1994.

AL-AWADI, F. M. et al. *Nutrition*, v.17, n.5, p.391-6, 2001.

ALBUQUERQUE, A. A. C. et al. *J. Ethnopharmacol*, v.49, n1, p.41-9, 1995.

_____. *J. Ethnopharmacol*, v.31, n.4, p.1421-3,1992.

_____. *Anais da XXXII Reunião Anual da SBPC*, 751, 1980.

ALEA, J. A. P. et al. *Rev. Cubana Farm.*, v.30, n.1, p.29-35, 1996.

ALEMAYEHU, G. et al. *Yakugaku Zasshi*, v.108, n.12, p.1215-8, 1988.

ALENCAR, J. W. et al. *Anais da XXXVI Reunião Anual da SBPC*, 518, 1985.

ALI, B., ADAM, S. E. E. *J. Chem. Soc. Perkin. Trans. I.*, n.1, p.257-9, 1980.

_____. *Comp. Pathol.*, v.88, n.3, p.443-8, 1978a.

_____. *J. Comp. Pathol.*, v.88, n.4, p.533-44, 1978.

ALI, L. et al. *Planta Medica*, v.59, n.5, p.408-12, 1993.

ALI, M. *Prostaglandins Leukotrienes and Essential Fatty Acids*, v.53, n.6, p.397-400, 1995.

ALI, M. A. et al. *Bangladesh J.Sci. Ind. Res.*, v.31, n.2, p.133-9, 1996.

_____. *Prostaglandins Leukotrienes and Essential Fatty Acids*, v.49, n.5, p.855-9, 1993.

ALI, M. B. et al. *Fitoterapia*, v.62, n.6, p.475-9, 1991.

ALI, M. et al. *Pharmazie*, v.55, n.5, p.385-9, 2000.

ALI, M. S. et al. *Biol. Pharm. Bull.*, v.24, n.5, p.525-8, 2001.

ALI, R. M., HOUGHTON, P. J. *Planta Medica*, v.65, n.5, p.455-7, 1999.

ALKOFAHI, A. et al. *Phytother. Res.*, v.11, n.7, p.540-2, 1997.

ALMEIDA, A. M. et al. *Anais do XIV Simpósio de Plantas Medicinais do Brasil*, p.85, 1996.

_____. *Anais da XII Reunião Anual da FESBE*, 188, 1997.

ALMEIDA, E. R., *Plantas medicinais brasileiras*. Conhecimentos populares e científicos. São Paulo: Hemus Editora Ltda., 1993.

ALMEIDA, F. B. S. et al. *Anais da XIII Reunião Anual da FESBE*, 106, 1998.

ALMEIDA, F. R. C. et al. *Phytotherapy Research*, v.6, p.189-93, 1992.

ALMEIDA, R. N. et al. *Fitoterapia*, v.67, n.4, p.334-8, 1996.

ALMEIDA, Y. M. et al. *Anais da II Reunião Anual da FESBE*, 316, 1987.

ALMEIDA, Y. M., FONTELES, M. C. *Anais do Simpósio Brasil-China de Química e Farmacologia de Produtos Naturais*. 214, 1989.

ALVARENGA, M. A. et al. *Anais da XXVIII Reunião Anual da SBPC*, 118, 1976.

ALVARENGA, N. L. et al. *Journal of Natural Products*, v.62, n.5, p.750-1, 1999.

ALVAREZ, L. et al. *Planta Medica*, v.62, n.4, p.355-7, 1996.

ALVAREZ, V. et al. *Rev. Colomb. Quim.*, v.14, n.1-2, p.31-41, 1987.

AL-ZANBAGI, N. A. et al. *J. Ethnopharmacol*, v.70, n.2, p.119-25, 2000.

AMARAL, A. C. F. et al. *Anais do XV Simpósio de Plantas Medicinais do Brasil*, 51, 1998.

AMARAL, K. et al. *Anais da XIII Reunião Anual da FESBE*, 112, 1998.

AMARAL, K. M. et al. *Anais do XV Simpósio de Plantas Medicinais do Brasil*, 172, 1998.

AMBASTA, K. K. et al. *Environ. Ecol.*, v.8, n.3, p.1033-4, 1990.

AMORIM, C. Z. et al. *Anais da 38ª Reunião da SBPC*, 962, 1986.

_____. *Memórias do Instituto Oswaldo Cruz do Rio de Janeiro 86 (Suppl. 2)*, p.177-80, 1991.

AMORIN, C. Z. et al. *Anais do XXXIX Congresso Brasileiro de Botânica*, 64, 1988.

AMOROZO, M. C., GÉLY, A. *Bol. Mus. Par. Emílio Goeldi, Série Botânica*, v.4, n.1, p.47-131, 1988.

AMPOFO, S. A. et al. *Phytochemistry (Oxf.)*, v.26, n.8, p.2367-70, 1987.

AMRHEIN, N., FRANK, G. *Z. Naturforsch., C, p. Biosci.*, v.44, n5-6, p.357-60, 1989.

ANDEBRHAN, T. et al. *Physiological and Molecular Plant Pathology*, 46, n.5, p.339-48, 1995.

ANDERSON, J. E. et al. *J. Nat. Prod.*, v.51, n.2, p.307-8, 1988.

ANDRA, J. et al. *Med. Microbiol. Immunol.*, v.189, n.3, p.169-73, 2001.

ANDRADE, F. D. et al. *J. Chromatogr. A*, v.953, n.1-2, p.287-91, 2002.

ANDRADE, F. J. L. et al. *Anais do XII Simpósio de Plantas Medicinais do Brasil*, 225, 1992.

ANDRADE, L. et al. *Anais do XV Simpósio de Plantas Medicinais do Brasil*, 85, 1998.

ANDRADE, L. M., AURÉLIO, J. G. *Anais da 43ª Reunião Anual da SBPC*, 786, 1991.

ANDRADE, M. A. et al. *Anais da XI Reunião Anual da FESBE*, 184, 1996.

_____. *Anais do XII Simpósio de Plantas Medicinais do Brasil*, 48, 1992.

ANDRADE, M. A. et al. *Anais da Reunião Anual da FESBE*. 194, 1994.

ANDRADE-CETTO, A., WIEDENFILD, H. *J. Ethnopharmacol.*, v.78, n.2-3, p.145-9, 2001.

ANESINI, C., PEREZ, C. *Journal of Ethnopharmacology*, v.39, n.2, p.119-28, 1993.

ANGERS, P. et al. *J. Am. Oil Chem. Soc.*, v.73, n.3, p.393-5, 1996.

ANIKA, S. M., SHETTY, S. N. *Int. J. Crude Drug. Res.*, v.21, n.2, p.59-65, 1983.

ANILA, L. VIJAYALAKSHMI, N. R. *Phytother. Res.*, v.14, n.8, p.692-595, 2000.

ANJANEYULU, A. S. R. et al. *Indian J. Chem. Sect. B. Org. Chem. Incl. Med. Chem.*, v.25, n.6, p.589-95, 1986.

ANJANEYULU, B. et al. *Indian J. Chem.*, v.3, p.237-8, 1965.

ANSARI, A. H. et al. *Indian J. Pharm. Sci.*, v.50, n.2, p.106, 1988.

ANSARI, M. A. et al. *Bioresource Technology*, v.71, n.3, p.267-71, 2000.

ANTOUN, M. D. et al. *Int. J Pharmacog*, v.31, n.4, p.255-8, 1993.

AOKI, K., CORTES, A. R *Phyton (Buenos Aires)*, v.56, p.43-9, 1994.

APARECIDA DOS SANTOS, S. et al. *J. Braz. Chem. Soc.*, v.6, n.4, p.349-52, 1995.

APITZ-CASTRO, R. et al. *Thrombosis Research*, v.68, n.2, p.145-55, 1992.

AQUINO, R. et al. *Fitoterapia*, v.62, n.5, p.454, 1991.

ARAGÃO, J. A., VALLE, J. R. *Anais da XXIV Reunião Anual da SBPC*, 313, 1972.

ARAUJO, D. S. et al. *Anais do XIII Simpósio de Plantas Medicinais do Brasil*, 289, 1994.

ARAYA,H. et al. *Bioscience Biotechnology and Biochemistry*, v.58, n.6, p.1146-7, 1994.

_____. *Chemical & Pharmaceutical Bulletin (Tokyo)*, v.42, n.2, p.388-91, 1994a.

_____. *Bioscience Biotechnology and Biochemistry*, v.58, n.6, p.1146-7, 1994.

ARITOMI, M. *Yakugaku Zasshi*, v.82, p.614-5, 1962.

ARITOMI, M., KAWASAKI, T. *Chem. Pharm. Bull.*, v.16, p.1842-3, 1968.

ARNAUD-BATISTA, F. J. et al. *Anais da XIII Reunião Anual da FESBE*, 108, 1998.

ARNOLD, H. L. et al. *Amer. J. Med. Sci.*, v.189, p.193, 1935

ARORA, R. B. et al. *Fitoterapia*, v.61, n.4, p.356-8, 1990.

ARRIAGA, A. M. C. et al. *J. Essent. Oil Res.*, v.9, n.2, p.235-6, 1997.

ARRIGONI-BLANK, M. et al. *B M C Pharmacol.*, v.2, n.1, p.12, 2002.

ARROO, R. R. J. et al. *Phytochemistry (Oxford)*, v.38, n.5, p.1193-7, 1995.

ARUNA, K., SIVARAMAKRISHNAN, V. M. *Food and Chemical Toxicology*, v.30, n.11, p.953-6, 1992.

ARYA, R. et al. *J. Indian Chem. Soc.*, v.66, n.1, p.67-8, 1989.

ASAMIZA, T. et al. *Yakugaku Zasshi*, v.108, n.12, p.1215-8, 1988.

ASANO, N. et al. *Phytochemistry*, v.42, n.3, p.719-21, 1996.

ASHOK, D., SARMA, P. N. *Indian J. Chem., Sect.*, v.B27, B9, p.862, 1989.

_____. *J. Indian Chem. Soc.*, v.64, n.9, p.559-61, 1987.

_____. *Phytochemistry (Oxford)*, v.24, n.11, p.2673-6, 1985.

ASIBAL, C. F. et al., *Sci. Pharm.*, v.63, n.2, p.127-33 1995.

_____. *J. Natural products*, v.52, n.4, p.726-31, 1989

ASLAM, M. Asian and its practice in Britain. In: EVANS, W. C. (Ed.) *Pharmacognosy*. London, UK: Saunders Company Ltd. London, 1996. p.499-500.

ASLANOV, S. M. et al. *Khim. Prir. Soedin.*, v.3, p.496-7, 1995.

ASLOK, D., SARMA, P. N. *Indian J. Chem.*, Sect. B, v.278, n.9, p.862, 1988.

ASPINALL, G. O. et al. *Carbohydr. Res.*, v.214, n.1, p.107-13, 1991.

ASPREY, G. F., THORNTON, P. *West Indian Med J.*, v.4, p.69-92, 1955.

ASSELEIH, L. M. et al. *J. Food Biochem.*, v.13, n.1, p.1-20, 1989.

ASTHANA, A. et al. *J. Phytopathol.*, v.117, n.2, p.152-9, 1986.

ASUKU, I. U. *Int. J.Crude Drugs. Res.*, v.25, n.1, p.44-8, 1987.

ATAL, C. K. et al. *J. Etnopharmacol.*, v.18, n.2, p.133-42, 1986.

ATHAMAPRASANGSA, S. et al. *Phytochemistry (Oxford)*, v.37, n.3, p.871-3, 1994.

ATHAR, M. A. et al. *J. Pak. I. Sci. Ind. Res.*, v.24, n.1, p.27-30, 1981.
_____. *Planta Med.*, v.42, n.3, p.205-12, 1981a.
AUDU, J. A. *Journal of Economic and Taxonomic Botany*, v.19, n.3, p.653-61, 1995, n.1996.
AUGUSTI. K. T. *Indian Journal of Experimental Biology*, v.34, n.7, p.634-40, 1996.
AUGUSTI, K. T., SHEELA, C.G. *Experientia (Basel)*, v.52, n.2, p.115-9, 1996.
AUGUSTIN, M. A. et al. *Proc. Malays. Biochem. Soc. Conf.*, v.11, p.122-4, 1985.
AUGUSTO, F. et al. *J. Chromatogr. A.*, v.873, n.1, p.117-27, 2000.
AUVIN, C. et al. *Tetrahedron Lett.*, v.38, n.16, p.2845-48, 1997.
AUVIN-GUETTE, C. et al. *J.Nat. Prod.*, v.60, n.11, p.1155-7,1997.
AVILA, H. et al. *Toxicol.*, v.35, n.9, p.1423-30, 1997.
AWASTHI, K. K., MISRA, K. J. *Indian Chem. Soc.*, v.54, p.646. 1977.
AWNEY, H. A. et al. *Environ. Nutr. Interact.*, v.1, n.3-4, p.129-42, 1997.
AYALA FLORE, F. *Advances in Economic Botany*, v.1, p.1-8, 1984.
AYELBAGBE, O. *Filotergnia*, v.72, n.5, p.544-6, 2001.
AYENSU, E. S. *Medicinal Plants of the West Indies.* Unpublished manuscript, 1978, 110p. Office of Biological Conservation Smithsonian Institution, Washington, DC.
AYUSO GONZALES, M. I. et al. *Plant. Med. Phytother.*, v.19, n.3, p.190-201, 1985.
_____. *Plant. Med. Phytother.*, v.20, n.3, p.255-63, 1986.
AZERO, E. G. et al. *Polym. Bull. (Berlin)*, v.39, n.5, p.621-5, 1997
AZEVEDO, L. S. R. et al. *Anais do XIV Simpósio de Plantas Medicinais do Brasil*, 93, 1996.
AZEVEDO, N. R. et al. *Biochemical Systematics and Ecology*, v.30, n.3, p.205-16, 2002.
_____. *Phytochemistry*, v.57, n.5, p.733-6, 2001.
AZIBA, P. I. et al. *Fitoterapia*, v.72, n.1, p.57-8, 2001.

BABA, K. et al. *Chem. Pharm. Bull.*, v..36, n.10, p.4418-21, 1988.
_____. *Chem. Pharm. Bull.*, v.36, n.8, p.2977-83, 1988.
_____. *Chem. Pharm. Bull.*, v.34, n.10, p.4418-21, 1986.
BABADY-BILA, G. et al. *Phytochemistry*, v.41, n.5, p.1441-3, 1996
BABBAR, O. P.et al. *Indian. J. Exp.Biol.*, v.17, n.5, p.451-5, 1979.
BACCHI, E. M. et al. *Planta Med.*, v.61, n.3, p.204-7, 1995.
BACCHI, E. M., SERTIÉ, J. A. *Anais do X Simpósio de Plantas Medicinais do Brasil*, 6/9, p.9,1988.
BACCHI, E. M., SERTIÉ, J. A. *Planta Med.*, v.60, n.2, p.118-120, 1994.
BADHEKA, L. P. et al. *Phytochemistry (Oxford)*, v.25, n.4, p.487-90, 1986.
_____. *Phytochemistry (Oxford)*, v.26, n.7, p.2033-6, 1987.
BAH, M., PEREDA-MIRANDA, R. *Tetrahedron*, v.52, n.41, p.13063-80, 1996.
_____. *Tetrahedron*, v.53, n.27, p.9007-22, 1997
BAHUGUNA, R. P. et al. *Herba Pol.*, v.35, n.1, p.39-41, 1989.
BALAKRISHNA, S. et al. *J. Sci. Ind. Res.*, Sect. B20, p.134-5, 1961.
_____. *Proc. R.Soc. London*, Ser. A 268, p.1-20, 1962.
BALASENTHIL, S. et al. *J. Ethnopharmacol.*, v.72, p.429-33, 2000.

Referências Bibliográficas

BALEE, W., MOORE, D. *Biological Sciences*, v.55, n.4, p.209-62, 1991.

BANDARA, B. M. et al. *J. Natl. Sci. Counc. Sri Lanka*, v.18, n.2, p.119-26, 1990

BANDARA, B. M. R., WIMALASIRI, W. R. *Phytochemistry (Oxford)*, v.27, n.1, p.225-6, 1988.

BANDYUKOVA, V. A., LIGAI, L. V. *Khim. Prir. Soedin.*, n.5, p.665-7, 1987.

_____. *Khim. Prir. Soedin.*, n.4, p.552-3, 1990.

BANERJEE, P. K., GHOSAL, S., AUST. J. *Chem.*, v.22, p.275-7, 1969.

BANERJI, A. et al. *Phytochemistry (Oxford)*, v.24, n.2, p.279-84, 1985.

BANERJI, A., DAS, R. Indian J. Chem. Sect. B. *Org. Chem. Incl. Med. Chem.*, v.15, n.5, p.485-96, 1977.

BANERJI, A., PAL, S. J. *Nat. Prod.*, v.45, n.6, p.672-5, 1982.

BANERJI, J. et al. *Indian J. Chem.*, Sect. B, 1989, 28B, n.9, p.711-3, 1989.

BANTON, M. I. et al. *Vet. Hum. Toxicol.*, v.31, n.5, p.496-7, 1989.

BARATA, L. E. et al. *Phytochemistry*, v.55, n.6, p.589-95, 2000.

BARBERAN, F. T. et al. *Phytochemistry (Oxford)*, v.26, n.8, p.2281-4, 1987.

BARBI, N. S. et al. *Anais do XV Simpósio de Plantas Medicinais do Brasil*, 57, 1998.

BARBOSA FILHO, J. M. et al. *Anais da XL Reunião Anual da SBPC*, 548, 1988.

_____. *Anais do VII Simpósio de Plantas Medicinais do Brasil*, 178, 1992.

BARBOSA, P. et al. *Anais da 40ª Reunião da SBPC*, 871, 1988.

BARBOSA, P. P. P. B B. S. 2. *Anais da XL Reunião Anual da SBPC*, 871, 1981.

BARBOSA, P. et al. *Anais do XIII Reunião Anual da Federação de Sociedades de Biologia Experimental*, p.293, 1998.

BARBOSA, R. C. S. B. C. et al. *Anais da III Reunião Anual da FESBE*, 213, 1988.

_____. *Anais do X Simpósio de Plantas Medicinais do Brasil*, 7/9, p.42, 1988a.

BARETTA, I. P. L. et al. *Anais da XIII Reunião Anual da FESBE*, 191, 1998a.

_____. *Anais do XV Simpósio de Plantas Medicinais do Brasil*, p.88, 1998.

BARIK, B. R. et al. *Phytochemistry (Oxford)*, v.26, n.7, p.2126-7, 1987.

BARILYAK, I. R., DUGAN, A. M. *Dopovidi Akademiyi Nauk Ukrayiny*, n.11, p.164-7, 1994.

BARNES, R. A., BORGES, J. A. L. *Anais da XXXIII Reunião Anual da SBPC*, 450, 1981.

BARROS, G. S. et al. *Anais do III Simpósio de Plantas Medicinais do Brasil*, 251-6, 1970.

BARROS, H. M. T et al. *Anais da III Reunião Anual da FESBE*, 249, 1985.

BARROS, M. A. G. *Oréades*, v.8, n.14/15, p.140-51, 1982.

BARROS, S. B. M. et al. *Cienc. Cult.*, v.48, n.1/2, p.114-6, 1996.

BARROZO, G. *Sistemática de angiospermas do Brasil*. São Paulo: Edusp, 1978. 3v.

BARTHWAL, M., SRIVASTAVA, K. *Advances in Contraception*, v.6, n.2, p.113-4, 1990.

_____. *Advances in Contraception*, v.7, n.1, p.67-76, 1991.

BASA, S. C., SRINIVASULU, C. *Indian J. Nat. Prod.*, v.3, n.1, p.13-4, 1987.

BASARAN, A. A. et al. *Teratog.,Carcinog., Mutagen.*, v.16, n.2, p.125-38, 1996.

BASNET, P. et al. *Wakan Iyakugaku Zasshi*, v.12, n.2, p.109-17, 1995.

ASTIDE, P. et al. *Bull. Liaison – Groupe Polyphenols*, v.13, p.425-7, 1986.

BATISTA, L. M. et al. Memorias Del X Congreso Italo Latinoamericano de Etnomedicina, p.139, 2001.

BATATINHA, M. J. L. et al. *Anais do X Simpósio de Plantas Medicinais do Brasil*, 6/9, p.6, 1988.

_____. *J. Ethnopharmacol.*, v.45, n.1, p.53-7, 1995.

BATTELLI, M. G. et al. *Arch.Toxicol.*, v.71, n.6, p.360-4, 1997.

BATYUK, V. S. et al. *Khim.-Farm. Zh.*, v.21, n.1, p.63-7, 1987.

BAUDOUIN, G. et al. *Heterocycles*, v.22, n.10, p.2221-6, 1984.

BAUER, L. et al. *Anais da XXX Reunião Anual da SBPC*, 327, 1978.

_____. *Plantas Med.*, v.48, n.1, p.10-6, 1983.

_____. *Phytochemistry (Oxford)*, v.31, n.6, p.2035-7, 1992.

BAUMERT, A. et al. *Fitoterapia*, v.59, n.2, p.83-8, 1988.

_____. *Pharmazie*, v.42, n.1, p.67-8, 1987.

BE, T. T., TRUONG, V. N. J. *Essent. Oil Res.*, v.8, n.4, p.435-7, 1996.

BEAUREGARD CRUZ, J. J. et al. *Phyton*, v.46, n.1, p.13-7, 1986.

BEAVIDES, M. P., CASO, O. H. *Phyton (Buenos Aires)*, v.53, n.1, p.65-8, 1992.

BEDIR, E. et al. *J. Nat. Prod.*, v.64, n.1, p.95-7, 2001.

BEGUM, S. et al. *Journal of Natural Products (Lloydia)*, v.56, n.4, p.613-7, 1993.

_____. *Phytochemistry*, v.44, n.7, p.1313-20, 1997

_____. *Nat. Prod. Lett.*, v.16, n.3, p.173-7, 2002.

BEHARII, M., SHRI, V. Indian J. Chem. Sect. B. Org. *Chem. Incl. Med. Chem.*, v.25, n.7, p.750-1, 1986.

BEIER, R. C. et al. *Natural Toxins*, v.1, n.5, p.286-93, 1993.

BEKERS, A. G. M., KHRO, M. *Acta Bot. Neerl.*, v.27, n.2, p.121-4, 1978.

BELIA, A. R. et al. *Life Sci.*, v.70, n.22, p.2581-94, 2002.

BELL, E. A. et al. *Biochem. Syst. Ecol.*, v.6, p.201-12, 1978.

BELLESIA, F. F. et al. *J. Essent. Oil Res.*, v.8, n.4, p.435-7, 1996.

BELOY, F. B. et al. *Philipp J. Sci.*, v.105, n.4, p.205-14, 1976.

BEM-HAFFEEZ, B. et al. *J. Ethnopharmacol.*, v.75, n.1, p.13-8, 2001.

BENEVIDES, P. J. et al. *Phytochemistry*, v.57, n.5, p.743-7, 2001.

BENNETT, B. C., ALARCON, R. *Economic Botany*, v.48, n.2, p.152-8, 1994

BENOIT, P. S. et al. *J. Nat. Prod.*, v.39, n.2-3, p.160-71, 1976.

BENTO, C. A. M. et al. *Anais da VIII Reunião Anual da FESBE*, 6.27, 1993.

BERCHIERI, A. et al. *Anais do X Simpósio de Plantas Medicinais do Brasil*, 46, 1988.

BERRADA, M. et al. *Biruniya*, v.3, n.2, p.137-44, 1987.

BERRY, S. K. J. *Am. Oil. Chem. Soc.*, v.55, n.3, p.340-1, 1978.

BEVERIDGE, R. J. et al. *Aust. J. Chem.*, v.30, p.1583-90, 1977.

BEYER, K. et al. *J. Allergy Clin Immunol.*, v.110, n.1, p.154-9, 2002.

BHARDWAJ, S., MATHUR, R. *Comp. Physiol. Ecol.*, v.4, n.4, p.277-9, 1979.

BIANCHI, N. R. et al. *Anais do XII Simpósio de Plantas Medicinais do Brasil*, 64, 1992.

BICUDO DE ALMEIDA, L. et al. *Helv. Chim. Acta*, v.69, n.7, p.1554-8, 1986.

BIENVENU, E. et al *Phytochemistry*, v.9, n.3, p.217-23, 2002.

BIGHETTI, E. J. B. *Efeitos de substâncias obtidas das cascas de Croton cajucara sobre o processo inflamatório e o agente etiológico da malária*. Campinas, 1999b. Dissertação (Mestrado) – Unicamp.

BIGHETTI, E. J. B. et al. *Anais da XIII Reunião anual da FESBE*. 104, 1998.

BIGHETTI, E. J. B. et al. *J. Pharm. Pharmacol*, v.51: 1447-1453, 1999.

BILIA, A. R. et al. *Phytochemistry*, v.63, n.1, p.16-21, 2000.

BIMMERMANN, A. et al. *Medizinische Welt*, n.7A, p.14-5, 1991.

BISBY, F. A. et al. *Phytochemical distionary of the leguminosae*. London: Chapman & Hall, 1994. p.273.

BISNUTU, O. E., LAJUBUTU, B. A. *Afr. J. Med. Sci.*, v.23, n.3, p.269-73, 1994.

BISPO, M. D. et al. *J. Ethnopharmacol*, v.76, n.1, p.81-6, 2001.

BISWAS, K. M., MALLIK, H. *Phytochemistry (Oxford)*, v.25, n.7, p.1727-30, 1986.

BISWAS, S. et al. *Fitoterapia*, v.73, n.1, p.43-7, 2002.

BISWAS, S. K., MANNAN, M. A. *Bangladesh J. Sci. Ind. Res.*, v.31, n.1, p.23-7, 1996.

BLITZKE, T. et al. *Phytochemistry*, v.55, p.979-82, 2000.

BLOCK, E. et al. *J. Am. Chem. Soc.*, v.108, n.22, p.7045-55, 1986.

BLOUNI, T. et al. *J. Chem. Soc. Perkin. Trans. I. O.*, n.1, p.264-8, 1980.

BLUMENTHAL, M. *Herbal Gram No*, v.23, p.32-3, 49, 1990.

BOEHM, H., BOEHM, L. *Biotechnol. Agric. For.*, n.37, p.335-54, 1996.

BOELTER, R. et al. *Anais da XXX Reunião Anual da SBPC*, 455, 1978.

BOHLMANN, F. et al. *Phytochemistry*, v.16, p.625-30, 1979.

_____. *Planta Medica*, v.1, p.37-9, 1984.

_____. *Phytochemistry*, v.20, p.1081, 1981.

BOHME, F. et al. *Phytochemistry*, v.45, n.5, p.1041-4, 1997.

BOJIC, Z., CUPERLOVIC, M. *Iugosl. Physiol. Pharmacol. Acta*, v.33, n.1, p.79-92, 1997.

BOJO, A. C. et al. *Asia Life Sciences*, v.3, n.1, p.35-44, 1994.

BOKESH, H. S. et al. *J. Nat. Prod.*, v.62, p.249-50, 2001.

BOLZANI, V. S. et al. *Anais da XXX Reunião Anual da SBPC*, 551, 1987.

BONDARENKO, A. S. et al. *Mikrobiol. Zh. (Kiev)*, v.47, n.3, p.101-4, 1985.

BONJEAN, K. A. et al. *Anticancer Res.*, v.16, n.3ª, p.1129-37, 1996.

BORDIA, T. et al. *Prostaglandins Leukotrienes and Essential Fatty Acids*, v.54, n.3, p.183-6, 1996.

BORGES, A. C. R. et al. *Anais do XIII Simpósio de Plantas Medicinais do Brasil*, 89, 1994.

BORGES, M. J. C. et al. *Anais do IX Reunião Anual da FESBE*, 205, 1994.

BORGES, P. et al. *Alimentaria (Madrid)*, v.287, p.91-4, 1997

BORIES, C. et al. *Planta Med.*, v.57, n.5, p.434-6, 1991.

BORQUEZ, J. et al. *Bol. Soc. Chil. Quim.*, v.40, n.2, p.157-62, 1995.

BORTOLUZZI, M. A. M. et al. *Anais do X Simpósio de Plantas Medicinais do Brasil*, 7/9, 26, 1988.

BOSCHELLE, O. et al. *Riv. Ital. Sostanze Grasse*, v.68, n.6, p.287-92, 1991.

BOSE, S., SRIVASTAVA, H. C. Indian J. Chem., Sect. B. Org. *Incl. Med. Chem.*, v.16, n.11, p.966-9, 1978.

BOSSHARD, R. R. et al. *Anais da XL Reunião Anual da SBPC*, 582, 1988.

BOTELHO, M. A., SOARES, J. B. *Anais do XIII Simpósio de Plantas Medicinais do Brasil*, 20, 1994.

BOURAUEL, T. et al. *Sci. Pharm.*, v.63, n.2, p.127-33, 1995.

BOURINBAIAR, A. S., LEE-HUANG, S. *Biochem. Biophys. Res. Commun.*, v.219, n.3, p.923-9, 1996.

_____. *Biochem.Biophys. Res. Commun.*, v.208, n.2, p.779-85, 1995.

BOURKE, C. A. *Aust. Vet. J.* v.72, n.6, p.228-34, 1995.

BOURNE, R. K., EGBE, P. C. W. I. *Med. J.*, v.28, p.106-10, 1979.

BOURREL, C. et al. *Riv. Ital. EPPOS*, v.6, n.17, p.31-42, 1995.

BOWN, D. *Encyclopedia of Herbs and their uses*. London: The Royal Horticultural Society. Dorling Kindersley, 1995. 424p.

BRACA, A. et al *J. Nat. Prod.*, v.64, n.7, p.892-5, 2001.

BRADY, J. F. et al. *Chemical Research in Toxicology*, v.4, n.6, p.642-7, 1991.

BRAGA, F. C. et al. *Phytomedicine*, v.6, n.6, p.447-52, 2000.

BRAGA, R. M. et al. *Anais do XV Simpósio de Plantas Medicinais do Brasil*, 118, 1998.

BRANCH, L. C., DA SILVA, I. M. F. *Acta Amazonica*, v.13, n.5/6, p.737-97, 1983.

BRANDÃO, M. G. L. et al. *J. Ethnopharmacol.*, v.57, n.2, p.131-8, 1997.

BRANDÃO, V. J. et al. *Anais do X Simpósio de Plantas Medicinais do Brasil*, 5/9, 8, 1988.

BRANDT, V. et al. *Phytochemistry*, v.57, n.5, p.653-9, 2001.

BRAZ FILHO, R. et al. *Anais da XXV Reunião Anual da SBPC*, 173, 1973.

_____. *Anais da XXV Reunião Anual da SBPC*, 175, 1973a.

_____. *Phytochemistry (Oxford)*, v.20, n.2, p.345-6, 1981.

BROCHADO, C. O. et al. *Anais da XII Reunião Anual da FESBE*, 308, 1997.

BROENNUM-HANSEN, K., FLINK, J. M. *J. Food Technol.*, v.21, n.5, p.605-14, 1986.

BRONFEN, E. et al. *Anais do XII Simpósio de Plantas Medicinais do Brasil*, 4, 1992.

BROOKS, G. et al. *Phytochemistry*, v.29, n.5, p.1615-7, 1990.

BROPHY, J. J. et al. *Flavour Fragrance J.*, v.5, n.3, p.179-82, 1990.

BROPHY, J. J., JOGIA, M. K. *Flavour Fragrance J.*, v.1, n.2, p.53-5, 1986.

BROPHY, J. J., LASSAK, E. V. *Flavour Fragrance J.*, v.2, n.1, p.41-3, 1987.

BROSCHAT, T. K., BOGAN, M. *Polyscias. Biochem. Syst. Ecol.*, v.14, n.6, p.583-4, 1986.

BROUSSALIS, A. M. et al. *J. Ethnopharmacol.*, v.67, n.2, p.219-23, 1999.

BRUM, R. L. et al. *J. Essent. Oil Res.*, v.9, n.4, p.477-8, 1997.

_____. *Anais do XIV Simpósio de Planta Medicinais do Brasil*, 149, 1996.

BUBNOV, Y. N., GURSKII, M. E. *Ser. Khim.*, n.6, p.1448, 1986.

BUHRMESTER, R. A. et al. *Biochemical Systematics and Ecology*, v.28, p.689-95, 2000.

BULGAKOV, V. P. et al. *Fitoterapia*, v.67, n.3, p.238-40, 1996.

BURGER, R. A. et al. *International Journal of Pharmacognosy*, v.31, n.3, p.169-74, 1993.

BURKE, B., NAIR, M. *Phytochemistry (Oxford)*, v.25, n.6, p.1427-30, 1986.

BURNOUF-RADOSEVICH, M. et al. *Phytochemistry (Oxford)*, v.24, n.9, p.2063-6, 1985.

BURNOUF-RADOSEVICH, M., PAUPARDIN, C. C. R. Seances Acad. *Sci.* Ser. III *Sci. Vie.*, v.296, n.8, p.429-32, 1983.

CÁCERES, A. et al. *Actividad antibacteriana de plantas usadas en Guatemala para el tratamiento de infecciones*. Guatemala: Universidad de San Carlos de Guatemala (USAC), 1990. 98p.

_____. *J. Ethnopharmacol*, v.31, n.3, p.263-76, 1991.

_____. *Journal of Ethnopharmacol*, v.31, n.2, p.193-208, 1991.

_____. *Journal of Ethnopharmacol*, v.38, n.1, p.31-8, 1993.

_____. *Journal of Ethnopharmacol*, v.48, n.2, p.85-8, 1995.

CAFFINI, N., DEMOLIS, C. L. N. *Phyton. Rev. Int. Bot. Exp.*, v.38, n.2, p.129-36, 1980.

CAI, Y. et al. *Phytochemistry*, v.32, n.3, p.755-60, 1993.

_____. *Phytochemistry*, v.34, n.1, p.265-8, 1993b

CAIRNEY, S. et al. *AUST. N. Z. J. Psychiatry*, v.36, n.5, p.657-62, 2002.

CAKICI, I. et al. *Journal of Ethnopharmacology*, v.44, n.2, p.117-21, 1994.

CALDEIRA, T. T. O. et al. *Anais da VI Reunião Anual da FESBE*, 292/649, 1991.

CALDERON, C. P. et al. *Acta Farm. Bonaerense*, v.15, n.3, p.153-8, 1996.

CALIXTO, J. B. et al. *Anais da XL Reunião Anual da SBPC*, 873, 1988.

_____. *Braz. J. Med. Biol. Res.*, v.17, p.313, 1984.

CALIXTO, J. B. et al. *Gen. Pharmacol.*, v.24, n.4, p.983-9, 1993.

CALIXTO, J. B., SANT'ANA, A. E. *Gen. Pharmacol.* v.21, n.1, p.117-122,1990.

CAMARGO NEVES, M. C. L. et al. *Anais da VIII Reunião Anual da FESBE*, 186, 1993.

CAMELE, G. et al. *Phytochemistry*, v.21, n.2, p.417-9, 1982.

CAMMUE, B. P. A. et al. *Plant Physiology (Rockville)*, v.109, n.2, p.445-55, 1995.

CAMPelo, C. R. *Oréades*, v.8, n.14/14, p.82-8, 1982.

CAMPOS, A. M., LISSI, E. A. *Bol. Soc. Chil. Quim.*, 40, n.4, p.375-81, 1995.

CAMPOS, A. R. et al. *Fitoterapia*, v.73, n.2, p.116-20, 2002.

CAMPOS, L. M. M. et al. *Anais da XXXVII Reunião Anual da SBPC*, 816, 1985.

CAMPOS, V. L. B., GARCIA, M. *Anais da XXXVII Reunião Anual da SBPC*, 621, 1988.

CAMPOS, V. L. B. et al. *Anais do XIII Simpósio de Plantas Medicinais do Brasil*, 3.29, 1990.

_____. *Anais do XI Simpósio de Plantas Medicinais do Brasil*, 1990.

CANO ASSELEIH, L. M. et al. *Phytochemistry*, v.29, n.10, p.3095-9, 1990.

CAPARROS-LEFEBVRE, D., ELBAZ, A. *Lancet*, v.354, n.175, p.281-6, 1999.

CARAZZA, F. et al. *Anais da XXX Reunião Anual da SBPC*, 324, 1978.

CARBAJAL, D., et al. *J. Ethnopharmacol*, v.33, n.1/2, p.21-4, 1991.

CARBALLO, M. et al. *Mutation Research*, v.279, n.4, p.245-53, 1992.

CAREDDA, A. et al. *J. Agric. Food Chem.*, v.50, n.6, p.1492-6, 2002.

CARLIN, L. et al. *Planta Med.*, v.62, n.1, p.90-1, 1996.

CARLINI, E. L. A. In: *Farmacologia pré-clínica e toxicologia do Capim Cidrão*. Cymbopogon citratus. Brasília: CEME, 1985. p.9-12.

CARMAN, R. M., HANDLEY, P. N. *Phytochemistry*, v.50, p.1329-31, 1999.

CARMO, M. M. et al. *J. Essent. Oil Res.*, v.2, n.5, p.263-4, 1990.

CARNAT, A. P., LAMAISON, J. L. *Plant. Med. Phytother.*, v.21, n.3, p.242-51, 1987.

CARNEIRO, A. B. et al. *Anais do Simpósio Brasil-China de Química e farmacologia de Produtos Naturais*, 286, 1989.

CARNEIRO, S. D. et al. *Anais da VIII Reunião Anual da FESBE*, 182, 1993.

CARVALHO, J. C. et al. *J. Ethnopharmacol.*, v.53, n.3, p.175-8, 1996.

_____. *J. Ethnopharmacol.*, v.64, n.2, p.173-7, 1999.

CARVALHO, J. C. T. et al. *Anais do XIV Simpósio de Plantas Medicinais do Brasil*, 88, 1996a.

_____. *Planta Med.*, v.62, p.402-4, 1996.

_____. *Anais da VI Reunião Anual da FESBE*, 6.56, 1991.

CARVALHO, L. H, KREITTLI, A. U. *Memórias do Instituto Oswaldo Cruz*. Rio de Janeiro 86 (Suppl. 2, p.81-184, 1991).

CARVALHO, L. H. et al. *Brazilian Journal of Medical and Biological Research*, v.24, n.11, p.1113-24, 1991.

CARVALHO, M. A. M, DIETRICH, S. M. C. *Rev. Bras. Bot.*, v.9, n.2, p.151-7, 1986.

CARVALHO, M. S. et al. *Anais da XIII Reunião Anual da FESBE*, 292, 1998.

CARVALHO, M. V. et al. *Anais da XII Reunião Anual da FESBE*, 111, 1997.

CARVALHO, M. V. I. et al. *Anais do XV Simpósio de Plantas Medicinais do Brasil*. 65, 1998.

CASAGRANDE, C., MEROTTI, G. *Farmaco*, v.25, n.11, p.799-808, 1970.

CASSADY, J. M. et al. *Lloydia*, v.34, n.1, p.161-2, 1971.

CASTIONI, P., KAPETANIDIS, I. *Sci. Pharm.*, v.64, n.1, p.83-91, 1996.

CASTRO, C. A. O. et al. *Anais do XIII Simpósio de Plantas Medicinais do Brasil*, 56, 1994.

CASTRO, C. *Ing. Cienc. Quim.*, v.9, n.3, p.94-5, 1985.

CASTRO, I. et al. *Fitoterapia*, v.67, n.2, p.181-2, 1996.

CASTRO, O. et al. *Rev. Biol. Trop.*, v.47, n.3, p.605-16, 1999.

CATALAN, C. A. N. et al. *J. Nat. Prod.*, v.58, n.11, p.1713-7, 1995.

_____. *Phytochemistry*, v.30, n.4, p.1323-6, 1991.

CAVA, M. P. et al. *J. Org. Chem.*, v.40, n.18, p.2647-9, 1975.

CAVALCANTE, F. L. M. *Anais da III Reunião da FESBE*, 195, 1988.

CAVALCANTI, M. S. B. et al. *Anais do X Simpósio de Plantas Medicinais do Brasil*, 7/9, 39, 1988.

CEBALHOS, B. S. O. et al. *Anais do XI Simpósio de Plantas Medicinais do Brasil*, 4.14, 1990.

CECHINEL-FILHO, V. et al. *Rev. Latinoam.Quim.*, v.23, n.3, p.116-20, 1995.

CELIGHINI, R. M. S. et al. *Anais do XVI Simpósio de Plantas Medicinais do Brasil*, 139, 2000

CELLINI, L. et al. *FEMS Immunology and Medical Microbiology*, v.13, n.4, p.273-7, 1996.

CEPLEANU, F. et al. *International Journal of Pharmacognosy*, v.32, n.3, p.294-307, 1994.

CERUTI, A. et al. *Allionia (Turin)*, v.25, p.9-16, 1982.

CESPEDES, R. et al. *Ing. Cienc. Quim.*, v.14, n.2, p.6-10, 1992.

CHABOUD, A. et al. *Pharmazie*, v.50, n.5, p.371, 1995.

CHAGONDA, L. S, CHALCHAT, J. C. *Riv. Ital. EPPOS*, v.9, p.768-72, 1997.

CHAKRAVARTY, M. et al. *Planta Med.*, v.54, n.5, p.467-8, 1988.

CHALCHAT, J. C. et al. *Riv. Ital. EPPOS*, v.9, p.551-60, 1997.

CHALCHAT, J. C. *Riv. Ital. EPPOS*, v.7, p.618-26, 1996.

_____. *J. Essent. Oil Res.*, v.9, n.1, p.67-75, 1997.

CHAN, W. Y. *Contraception*, v.29, n.1, p.91-100, 1984.

_____. *Contraception*, v.31, n.1, p.83-90, 1985.

_____. *Contraception*, v.34, n.5, p.537-44, 1986.

CHANDAL, B. K. et al. *J. Ethnopharmacol.*, v.31, n.3, p.299-307, 1991.

CHANDHOKE, N. et al. *Indian J. Pharm. Sci.*, v.40, n.4, p.113-6, 1978.

CHANDLER, R. F. et al. *J. Pharm. Sci.*, v.71, n.6, p.690-3, 1982.

CHANDRAVADANA, M. V, CHANDER, M. S. *Indian J. Exp.Biol.*, 28, n.2, p.185-6, 1990.

CHANDRAVADANA, M. V. J. *Chem. Ecol.*, v.13, n.7, p.1689-94, 1987.

CHANG, C. W. *Plant. Physiol. (Bethesda)*, v.64, n.5, p.833-6, 1979.

CHANG, F. *Zhongcaoyao*, v.26, n.10, p.507-10 1995.

CHANG, F., LI, J. *Zhongcaoyao*, v.26, n.6, p.281-4, 1995.

CHANG, F. R. et al. *Journal of Natural Products (Lloydia)* 56, n.10, p.1688-94, 1993.

CHANG, M. K. et al. *Journal of the American Oil Chemists' Society*, v.73, n.2, p.263-5, 1996.

CHANG, M. N. et al. *Phytochemistry (Oxford)*, v.24, n.9, p.2049-82, 1985.

CHANG, M. K. et al. *J. Am. Oil Chem. Soc.*, v.73, n.2, p.263-5 1996.

CHANG.F. R. et al. *Chinese Pharmaceutical Journal*, v.47, n.5, p.483-91, 1995.

CHANH, P. H. et al. *Planta Med.*, 54, n.4, p.294-6, 1988b.

_____. *Prostaglandins, Leukotrienes Essent. Fatty Acids*, v.34, n.2, p.83-8, 1988a.

CHAO, R. R. et al., *J. Food Sci.*, v.56, n.1, p.80-3, 1991.

CHARLES, D. J. et al. *J. Agric. Food Chem.*, v.38, n.1, p.120-2, 1990.

CHASSAGNE, D. et al. *J. Agric. Food Chem.*, v.44, n.12, p.3817-20, 1996.

CHATTERJEE, A. et al. *Indian J. Chem.*, Sect. B, 27B, n.8, p.740-1, 1988.

CHAUDHURI, K, CHAWLA, H. M. J. *Nat. Prod.*, v.50, n.6, p.1183, 1987.

CHAVEZ, H. et al. *Biorganic & Medicinal Chemistry Letter*, v.10, p.759-62, 2000.

_____. *Journal of Natural Products*, v.62, n.11, p.1576-7, 1999.

_____. *Journal of Natural Products*, v.62, n.3, p.434-6, 1999.

_____. *Tetrahedron*, v.53, n.18, p.6465-72, 1997.

CHE, C. T. et al. *Annu Rep. Nat. Prod. Res. Inst. Seoul Natl. Univ.*, v.23, p.17-27, 1984.

_____. *J. Nat. Prod.*, v.49, n.4, p.561-9, 1986.

CHEN, C. C. et al. *J. Nat. Prod.*, v.64, n.7, p.990-2, 2001.

CHEN, C. M. et al. *Heterocycles*, v.29, n.3, p.411-4, 1989.

_____. *Heterocycles*, v.31, n.7, p.1371-5, 1990.

CHEN, C. P. et al. *Shoyakugaku Zasshi*, v.41, n.3, p.215-25, 1987.

CHEN, H. C. et al. *Procl. Natl. Sci. Counc.* Repub. China Part B. *Life Sci.*, v.8, n.1, p.4-10, 1984.

CHEN, J. T, YANG, R. S. *Am. J. Chin. Medv.*, v.11, n.1-4, p.74-6, 1983.

CHEN, M., PAN, K. et al. *Shengwu Huaxue Zazhi*, v.9, n.1, p.104-8, 1993.

CHEN, M. et al. *J. Mol. Biol.*, v.234, n.3, p.908-9, 1993.

_____. *Zhiwu Xuebao*, v.30, n.3, p.308-11, 1988.

CHEN, N., ZHAO, M. *Zhongguo Bingli Shengli Zazhi*, v.12, n.6, p.596-9, 1996.

CHEN, S. C. et al. *J. Agric. Food Chem.*, v.27, n.2, p.435-8, 1979.

CHEN, W. et al. *Phytochemistry*, v.28, n.11, p.3233-4, 1989.

CHEN, Y., REN, L. *Zhongcaoyao*, v.28, n.4, p.198-202, 1997a.

_____. *Zhongcaoyao*, v.28, n.1, p.5-7, 1997b.

CHEN, Z. P. et al. *Planta Med*, v.60, p.6, p.541-5, 1994.

_____. *Planta Med.*, v.60, n.6, p.541-5, 1994.

CHENG, J. T. et al. *Am. J. Chin. Med*, 1983.

CHENG, J. T., YANG, R. S. *Am. J. Chin. Med.*, v.11, n.1-4, p.74-6, 1983.

CHIANG, H et al. *Anticancer Res*, v.12, n.3, p.837-43, 1992a.

_____. *Anticancer Res*, v.12, n.4, p.1155-62, 1992b.

CHIN, H. W. et al. *Am J Chin Med*, v.23, n.3-4, p.273-8, 1995.

_____. *Am J Chin Med*, v.24, n.3-4, p.231-40, 1996.

CHITHRA, P. et al. *J. Ethnopharmacol.*, v.59, p.195-201, 1998.

CHOGO, J., CRANK, G. *J. Nat. Prod.*, v.45, n.2, p.186-8, 1982.

CHOI, S.Y. et al. *Planta Med.*, 63, n.5, p.405-8, 1997.

CHOPRA, R. N. et al. *Indian J. Med. Res.*, v.20, p.903, 1933.

CHOUDHARY, D., Kale, R. K. *Phytother. Res.* v.16, n.5, p.461-6, 2002.

CHOWDHURY, A. R. et al. *Fette Seifen Anstri Chem.*, v.88, n.3, p.99-101, 1986.

_____. *J. Oil Technol. Assoc. India (Bombay)*, v.19, n.3, p.71-2, 1987.

CHRISTENSEN, L. P. et al. *Phytochemistry (Oxford)*, v.29, n.10, p.3155-6, 1990.

CHRISTOFIDIS, I. et al. *Tetrahedron*, v.33, n.2, p.3005-6, 1977.

CHULIA, S. et al. *Journal of Pharmacy and Pharmacology*, v.47, n.8, p.647-50, 1995a.

_____. *Pharmacology (Basel)*, v.50, n.6, p.380-7, 1995.

CHUN, K. S. et al. *Oncol. Res.*, v.13, n.1, p.37-45, 2002.

CHYAU, C. C., WU, C. M. *Lebensm.-Wiss. Technol.*, v.22, n.3, p.104-6, 1989.

CÍCCIA, G. et al. J. *Ethnopharmacol*, v.72, n.1-2, p.185-9, 2000.

CICOGNA-JUNIOR, O. et al. *Rev. Ciências Farmacêuticas*, v.8-9, p.173-82, 1987.

CIMARGA, K. et al. *J. Ethnopharmacol.*, v.79, p.213-20, 2002.

CITORES, L. et al. *J. Exp.Bot.*, v.47, n.303, p.1577-85, 1996.

COATES, N. J. et al. *Journal of Natural Products (Lloydia)*, v.57, n.5, p.654-7, 1994.

COEE, F. et al. *Econ Bot*, v.50, n.1, p.71-107, 1996.

COELHO, J. S. *Anais do X Simpósio de Plantas Medicinais do Brasil*, 7/9, 37, 1988.

COIMBRA, R. *Manual de fitoterapia*. 2.ed. Belém: Editora Cejup, 1994.

COLE, O. F. *Planta Med.*, n.2, p.153-6,1986.

COLMAN-SAIZARBITORIA, T. et al. *J. Nat. Prod.*, v.57, n.12, p.1661-9, 1994a.

_____. *J. Nat. Prod.*, v.57, n.4, p.486-93, 1994b.

COLVIN, B. M. et al. *J. Am. Vet. Med. Assoc.*, v.189, n.4, p.423-6, 1986.

COMPADRE, C. M. et al. *J. Agric. Food Chem.*, v.35, n.2, p.273-9, 1987.

_____. *J. Ethnopharmacol*, v.15, n.1, p.57-88, 1986.

_____. *Planta Med.*, v.53, n.5, p.495-6, 1987.

CONSERVA, L. M. et al. *Anais da XXXVII Reunião Anual da SBPC*, 814, 1985.

_____. *Phytochemistry*, v.29, n.1, p.257-60, 1990.

CONSOLI, R. A. G. B. *Anais do Simpósio Brasil-China de Farmacologia e Química de Produtos Naturais*, 216, 1989.

Referências Bibliográficas

CONTRERAS, J. L. et al. *Phyton*, 57, n.1, p.31-5, 1995.

CORRÊA, D. B. et al. *Anais da XXIX Reunião Anual da SBPC*, 439, 1977.

CORRÊA, M. P. *Dicionário das plantas úteis do Brasil e das exóticas cultivadas*. Rio de Janeiro: IBDF, Ministério da Agricultura, Imprensa Nacional, 1984. v.I a IV.

CORREA, S. M. V. et al. *Fitoterapia*, v.66, n.4, p.379, 1995.

CORSINO, J. et al *Phytochemistry*, v.55, p.741-8, 2000.

_____. *Phytochemistry*, v.48, n.1, p.137-40, 1998.

_____. *Phytochemistry*, v.49, n.7, p.2181-3, 1998.

CORTES, D. et al. *Canadian Journal Of Chemistry*, v.69, n.1, p.8-11, 1991b.

_____. *Tetrahedron*, v.47, n.38, p.8195-202, 1991a.

_____. *Phytochemistry (Oxford)*, v.32, n.6, p.1475-82, 1993.

_____. *J. Nat. Prod.*, v.50, n.5, p.910-14, 1987.

_____. *Phytochemistry (Oxford)*, v.32, n.6, p.1467-73, 1993a.

_____. *Tetrahedron Letters*, v.32, n.43, p.6133-4, 1991.

CORTEZ, D. A. G. et al. *Anais do XV Simpósio de Plantas Medicinais do Brasil*, 94, 1998.

CORTHOUT, J. et al. *Phytochemistry (Oxford)*, v.30, n.4, p.1129-30, 1991.

_____. *Planta Medica*, v.60, n.5, p.460-3, 1994.

COS, P. et al. *J. Ethnopharmacol.*, v.79, n.2, 155-63, 2002.

COSTA LOPES, L. et al. *Toxicol. Letter*, v.116, n.3, p.189-98, 2000.

COSTA, A.F. *Farmacognosia*. Lisboa: Fundação Calouste Gulbenkian. Lisboa, 1986. v.I, II e III.

COSTA, C. M. C. et al. *Rev. Med. Univ. Fed. Ceará*, v.24, n.1, p.93-4, 1984.

COSTA, E. A. et al. *Anais do XV Simpósio de Plantas Medicinais do Brasil*, 56, 1998.

COSTA, J. A. et al. *Rev. Bras. Farm.*, v.75, n.2, p.40-5, 1994.

COSTA, M. A. *Plantas e Saúde*: um guia introdutório à Fitoterapia. Brasília: Governo do Distrito Federal, 1992. 88p.

COSTA, M. et al. *Anais do XIII Simpósio de Plantas Medicinais do Brasil*, 101, 1994.

_____. *Anais da 32 Reunião Anual da SBPC*, 767-8, 1980.

_____. *Anais da 34 Reunião Anual da SBPC*,783, 1982.

_____. *Arq. Bras. Med. Vet. Zootec.*, v.36, n.5, p.571-80, 1984a.

COSTA, S. M. et al. *J. Nat. Prod.*, v.64, n.6, p.782-5, 2001.

CRAVEIRO, A. A. et al. *Óleos essencias de plantas Medicinais do Nordeste*. Fortaleza: Edições UFC, 1981.

_____. *Quim. Nova*, v.12, n.3, p.297-8, 1989.

_____. *Anais da XXXIX Reunião Anual da SBPC*, 530, 1987.

_____. *Perfum. Flavor.*, v.13, n.5, p.35-6, 1988.

CRAVEIRO, A. A., SILVEIRA, E. R. *Anais do I Congresso Brasileiro de Farmacologia e Terapêutica Experimental*, 114, 1982.

CRAWFORD, L. et al. *J. Agric. Food Chem.*, v.38, n.12, p.2169-75, 1990.

CRAWFORD, L., FRIEDMAN, M. *Toxicol. Lett.*, v.54, n.2-3, p.175-81, 1990.

CRISOSTOMO, L. G., et al. *Anais da XIII Reunião anual da Federação de Sociedades de Biologia Experimental*, 297, 1998.

CROTEAU, R. et al. *Arch. Bioch. Biophys. Jul.*, v.256, n.1, p.56-68, 1987.

CRUZ, G. L. *Dicionário das plantas úteis do Brasil*. 5.ed. Rio de Janeiro: Bertrand, 1995.

CUNHA, G. M. A. et al. *Anais do XIII Simpósio de Plantas Medicinais do Brasil.* 218, 1994.

CUNHA, R. et al. *Seed Science and Technology,* v.23, n.1, p.43-9, 1995.

CUNNICK, J. E. et al. *Cell. Immunol.,* v.126, n.2, p.278-89, 1990.

CYSNEIROS, R. M. et al. *Anais da VIII Reunião Anual da FESBE,* 187, 1993.

_____. *Anais da XI Reunião Anual da FESBE,* 277, 1996a.

_____. *Anais do XIV Simpósio de Plantas Medicinais do Brasil,* 103, 1996b.

_____. *Anais do XV Simpósio de Plantas Medicinais do Brasil,* 98, 1998.

D'AGOSTINO, M. et al. *Fitoterapia,* v.62, n.5, p.445-6, 1991.

_____. *Fitoterapia,* v.65, n.5, p.472-3, 1994.

_____. *Fitoterapia,* v.66, n.4, p.384, 1995.

_____. *Phytochemistry,* v.31, n.12, p.4387-8, 1992.

_____. *Phytochemistry,* v.29, n.1, p.353-4, 1990a.

_____. *Phytochemistry,* v.29, n.11, p.3656-7, 1990b.

_____. *Fitoterapia,* v.61, n.4, p.375-6, 1990c.

DA CONCEIÇÃO, H. E. et al. *Rev. Bras. Fisiol. Veg.,* v.9, n.2, p.135-8, 1997.

DA SILVA, B. P. et al. *Phytochemistry,* v.51, p.931-5, 1999.

_____. *Phytochemistry,* v.53, p.87-92, 2000.

DA SILVA, K. L. *Z Naturforsch,* v.55, n.5-6, p.478-80, 2000.

DA SILVA, M. et al. *Anais da XII Reunião Anual da FESBE,* 191, 1997.

DABABNEH, B. F. A., ALDELAMY, K. S. *Lebensm-wiss Technol.,* v.17, n.1, p.29-31, 1984.

D'ABROSCA, B. et al. *Phytochemistry,* v.58, p.1073-81, 2001.

DAHANUKAR, S. A. et al. *Indian Drugs,* v.21, n.9, p.383-8, 1984.

DAHANUKAR, S. A., KARANDIKAR, S. M. *Indian Drugs,* v.21, n.9, p.377-83, 1984.

DALLA-COSTA, T. C. T., RATES, S. M. K. 1985, In: SIMÕES, C. M. O. et al. *Plantas da medicina popular.* Rio Grande do Sul: Editora da UFRGS, 1986.

D'ANGELO, L. C. A. et al. *Phytomedicine,* v.4, n.1, p.33-40, 1997.

DAS, B. et al. *Phytochemistry,* v.41, n.3, p.985-7, 1996b.

_____. *Planta Med.,* v.62, n.1, p.90, 1996.

DAS, B., BANERJI, J. *Phytochemistry,* v.27, n.11, p.3684-6, 1988.

DAS, I. et al. *Journal of Ethnopharmacology,* v.53, n.1, p.5-9, 1996.

_____. *Environmental and Molecular Mutagenesis,* v.21, n.4, p.383-8, 1993.

_____. *Food and Chemical Toxicology,* v.34, n.1, p.43-7, 1996.

DATE 1993, p.137-42. Edited by COLEGATE, S. M., DORLING, P. R. CAB International, Wallingford, UK. (English) 1994.

DATTA, S. et al. *J. Ethnopharmacol,* v.67, n.3, p.259-67, 1999.

DATTA, S., BHATTACHARYYA, P. *J. Ethnopharmacol,* v.77, n.1, p.11-8, 2001.

DAULATABAD, C. D. et al. *Fett/Lipid,* v.98, n.5, p.176-7, 1996.

_____. *J. Am. Oil Chem. Soc.,* v.65, n.6, p.952-3, 1988.

_____. *J. Am. Oil. Chem. Soc.,* v.64, n.10, p.1423, 1987.

_____. *J. Oil Technol. Assoc. (Bombay),* v.19, n.2, p.41-2, 1987.

Referências Bibliográficas

DAULATABAD, C. D., HOSAMANI, K. M. *Journal of the American oil Chemist's Society*, v.68, n.8, p.608-9, 1991.

DAVICINO, J. G. et al. *Phytochemistry*, v.27, n.3, p.960-2, 1988.

DAVINO, S. C. et al. *Anais da IX Reunião Anual da FESBE*, 204/649, 1994.

_____. *Anais da VI Reunião Anual da FESBE*, 290/6.45, 1991.

_____. *Anais da VII Reunião Anual da FESBE*, 168/6.38, 1992.

_____. *Anais da XIII Reunião Anual da FESBE*, 169, 1998.

_____. *Anais da XIV Simpósio de Plantas Medicinais do Brasil*, 154, 1996.

DAY, C. et al. *Planta Medica*, v.56, n.5, p.426-9, 1990.

DE A. LIMA, O. O., BRAZ-FILHO, R. *J. Braz. Chem. Soc.*, v.8, n.3, p.235-8, 1997.

DE ALMEIDA, E. R. *Fitoterapia*, v.61, n.4, p.333-5, 1990.

_____. *Plantas medicinais brasileiras*. Conhecimentos populares e científicos. São Paulo: Hemus Editora Ltda., 1993.

DE BARROS VIANA, G. S. et al. *Biol. Pharma. Bull*, v.23, n.11, p.1314-17, 2000.

DE DIAZ, A. M. P. et al. *Planta Med.*, v.54, n.1, p.92-3, 1988.

DE FEO, V. *Fitoterapia*, v.63, p.417-40, 1992.

DE FERREIRA-DA-CRUZ, M. et al. *Exp. Parasitol.*, v.94, n.4, p.243-7, 2000.

DE ISRAILEV, L. R. A. *Lilloa*, v.38, n.1, p.103-4, 1992 (1993a).

DE ISRAILEV, L. R. A., SEELIGMANN, P. *Biochemical Systematics and Ecology*, v.22, n.4, p.431, 1994.

_____. *Lilloa*, v.38, n.1, p.99-100, 1992, 1993.

_____. *Lilloa*, 37, n.2, p.63-6, 1990.

DE LIMA, T. C. M. et al. *Anais do X Simpósio de Plantas Medicinais do Brasil*, 7/9, 1, 1988.

_____. *Memórias do Instituto Oswaldo Cruz do Rio de Janeiro* 86 (Suppl. 2), p.153-8, 1991.

DE MARAIS, S. M. et al. *J. Essent. Oil Res.*, v.9, n.5, p.601-2, 1997.

DE MELO, A. C. et al. *Fitoterapia*, v.72, n.1, p.40-5, 2001.

DE MIRANDA, A. J. *Ethnopharmacol*, v.79, n.1, p.133-28, 2002.

DE-MORAES-MOREAU, R. L. *Braz. J. Med. Bio. Res.*, v.28, n.6, p.685-2, 1995.

DE OLIVEIRA SANTOS, B. V. et al. *Biochem. Syst. Ecol.*, v.25, n.5, p.471-2, 1997.

DE PASCUAL, T. J. et al. *Phytochemistry (Oxford)*, v.22, n.12, p.2745-8, 1983a.

_____. *Planta Med.*, v.41, n.4, p.389-391.

DE PINTO, G. L. et al. *Biochemical Systematics and Ecology*, v.22, n.3, p.291-5, 1994.

DE RUIZ, R. E. L. et al. *Acta Farm. Bonaerense*, v.10, n.1, p.25-8, 1991.

_____. *Acta Farm. Bonaerense*, v.15, n.1, p.63-6, 1996.

DE SÁ, L. D. et al. *Anais do XI Simpósio de Plantas Medicinais do Brasil*, 4.87, 1990a.

_____. *Anais do XI Simpósio de Plantas Medicinais do Brasil*, 4.86, 1990b.

DE SOUZA, J. R. et al. *Phytochemistry (Oxford)*, v.29, n.11, p.3653-5, 1990.

DE TOMMASI, N. et al. *J. Nat. Prod.*, v.60, n.3, p.270-3, 1997.

_____. *Planta Med.*, v.57, n.2, p.201, 1991.

DE, S. et al. *Bot. Bull. Acad. Sin.*, v.38, n.2, p.105-8, 1997.

DEB, S. et al. *Indian Drugs*, v.33, n.8, p.415-6.

DEB, S., MONOBL, S. K. *Indian Drugs*, v.33, n.8, p.415-6, 1996.

DEBENEDETTI, S. et al. *J. Nat. Prod.*, v.50, n.2, p.325, 1987.

DEKKER, T. G. et al. *S. Afr. J. Chem.*, v.40, n.1, p.74-6, 228-32, 1987.

DEL CASTILLO COTILLO, H. C. et al. *Biochem. Syst. Ecol.*, v.24, n.5, p.463-4, 1996.

DELGADO, G. E. et al. *Rev. Bras. Fisiol. Veg.*, v.8, n.2, p.111-5, 1996.

DELLA MARTHA, R. C. et al. *Anais da XII Reunião Anual da FESBE*, 99-100, 1997.

DELLA MONACHE, F. *Anais do X Simpósio de Plantas Medicinais do Brasil*, 6, 1988.

DELLA TORRE, E. A. et al. *Anais do XV Simpósio de Plantas Medicinais do Brasil*, 98, 1998.

DELLACASSA, E. et al. *Flavour Fragrance J.*, v.5, n.2, p.107-8, 1990.

DELLE MONACHE, F. et al. *Gazz. Chim. Ital.*, v.126, n.5, p.275-8, 1996.

_____. *Phtytochemistry*, v.22, p.227-32, 1983.

_____. *Phytochemistry*, v.29, n.12, p.3971-2, 1990

DELLE MONACHE, F., COMPAGNONE, R. S. *Phytochemistry*, v.43, n.5, p.1097-8,1996.

DELLE MONACHE, F., CUCA SUAREZ, L. E. (*Oxford*), v.31, n.7, p.2481-2, 1992.

DELLE MONACHE, G. et al. *Tetrahedron Lett.*, v.30, n.45, p.6203-6, 1989.

DE-MORAES-MOREAU, R. L. et al. *J. Med. Biol. Res.*, v.28, n.6, p.685-92, 1995.

DENNIS, P. *Econ Bot*, v.42, 1, p.16-28, 1988.

DESHMUKH, S. D., BORLE, M. N. *Indian J. Entomol*, v.37, n.1, p.11-8, 1975.

DESMARCHELIER, C. et al. *Anais do XIV Simpósio de Plantas Medicinais do Brasil*. 13, 1996.

DESMARCHELIER, C. et al. *Planta Med.*, v.63, n.6, p.561-3, 1997.

DEY, B. B., CHOUDHURI, M. A. *Indian Perfum*, v.28, n.2, p.82-7, 1987.

DEY, S. et al. *Indian Biol.*, v.27, n.1, p.14-8, 1995.

DHAR, S. N. et al. *Indian J. Pharm. Sci.*, v.50, n.5, p.281-3, 1988.

DHIR, H. et al. *Mutat. Res.*, v.241, n.3, p.305-12, 1990.

DI MASCIO, P. *Biochem. Soc. Trans.*, v.18, p.1054-6, 1990.

DI STASI, L. C. et al. *Anais do III Congresso Brasileiro de Farmacologia e Terapêutica Experimental*, 244, 1985.

_____. *Anais do IX Simpósio de Plantas Medicinais do Brasil*, 43, 1986.

_____. *Anais do IX Simpósio de Plantas Medicinais do Brasil*, 42, 1986a.

DI STASI, L. C. *Triagem farmacológica de plantas medicinais com atividade analgésica*. São Paulo, 1987. Dissertação (Mestrado) – EPM.

DI STASI, L. C., PUPO, A. S. *Anais da VI Reunião Anual da FESBE*, 286/6.38, 1991.

DIAS, M. A. et al. *J. Pharm. Pharmacol.*, v.47, n.10, p.846-51, 1995.

DIAZ, P. P. et al. *Phytochemistry* (*Oxford*), v.26, n.3, p.809-12, 1987.

DIAZ-MAROTO, M. C. et al. *J. Agric. Food Chem.*, v.50, n.16, p.4520-4, 2002.

DIMO, T. et al. *C. R. Acad. Sci. III.*, v.322, n.4, p.323-8, 1999.

DIMO, T. et al. *J. Ethnopharmacol.*, v.60, n.2, p.179-82, 1998.

DIN, L. B. et al. *Poit. Pertanika*, v.11, n.2, p.239-47, 1988.

DINAN, L. N. et al. *Phytochemistry*, v.44, n.3, p.509-12, 1997.

DINDA, B. et al. *J. Indian Chem. Soc.*, v.64, n.10, p.647-8, 1987.

DINDA, B., GUHA, S. *J. Indian Chem. Soc.*, v.65, n.2, p.146, 1988a.

DINDA, B., GUHA, S. *J. Indian Chem. Soc.*, v.64, n.6, p.376-7, 1987.

_____. *J. Indian Chem. Soc.*, v.65, n.7, p.525-6, 1988b.

DINDA, B., JANA, U. K. *J. Indian Chem.*, v.64, n.9, p.582-3, 1987.

DINDA, B., SAHA, S. et al. *J. Indian Chem. Soc.*, v.67, n.1, p.88-9, 1990.

DING, J. et al. *Zeitschrift fuer Naturforschung Section C Biosciences*, v.49, n.11-12, p.703-6, 1994.

DING, J. K. et al. *Acta Botânica Yannanica*, v.13, n.4, p.441-4, 1991.

DIOGENES, M. J. N. et al. *Contact Dermatitis*, v.35, n.2, p.114-5, 1996

DIXIT, A. K., TIWARI, H. P. *J. Indian Chem. Soc*, v.67, n.10, p.864, 1990.

DIXIT, S. P., ACHAR, M. P. *J. Natl. Integ. Med. Assoc.*, v.25 , n.8, p.269, 1983.

DIXIT, V. P. et al. *Planta Med.*, v.34, n.3, p.280-6, 1978.

DO, J. C. et al. *Journal of Natural Products (Lloydia)*, v.55, n.2, p.168-73, 1992.

DOMERGUE, F. et al. *Phytochemistry*, v.54, p.183-9, 2000.

DOMINGOS, C. D. et al. *Anais do XIV Simpósio de Plantas Medicinais do Brasil*, 104, 1996.

DOMINGUEZ, X. A. et al. *Phytochemistry (Oxford)*, v.25, n.1, p.239-40, 1986.

_____. *Planta Med.*, v.55, n.2, p.208-9, 1989.

DORANT, E. et al. *Breast Cancer Research and Treatment*, v.33, n.2, p.163-70, 1995.

_____. *Cancer Research*, v.54, n.23, p.6148-53, 1994.

_____. *Gastroenterology*, v.110, n.1, p.12-20, 1996.

DORSCH, W. et al. *Eur. J. Pharmacol.*, v.107, p.17-24, 1985.

DOS SANTOS, A. F., SANT´ANA, A. E. *Phytomedicine*, v.8, n.2, v.115-20, 2001.

DOS SANTOS, P. R. et al. *Phytochemistry*, v.58, n.4, p.547-51, 2001.

DOUTREMEPUICH, C. et al. *Ann. Pharm. Fr.*, v.43, n.3, p.273-9, 1985.

DUBE, S. *Can. J. Bot.*, v.67, n.7, p.2085-7, 1989.

DUBEY, N. K. et al. *Curr. Sci.*, v.73, n.1, p.22-4, 1997.

_____. *Indian Perfum.*, v.25, n.2, p.22-6, 1981.

DUCKART, L. et al. *Cellul. Chem. Technol.*, v.22, n.1, p.29-37, 1988.

DUGGAL, J. K., MISRA, K. *Planta Med.*, v.45, n.1, p.48-50, 1982.

DUKE, J. A. *Handbook of medicinal herbs*. Boca Raton, Florida: CRCPress, Inc., 1985. 677p.

DUKE, J. A., VASQUEZ, R. *Amazonian Ethnobotanical Dictionary*. Boca Raton, Florida: CRC Press Inc., 1994.

DURET, P. et al. *Journal of Natural Products (Lloydia)*, v.57, n.7, p.911-6, 1994.

DUTE, P. et al. *Phytochemistry (Oxford)*, v.26, n.7, p.2136-7, 1987.

DUTRA, E. A. et al. *Anais da 49° Reunião Anual da Sociedade Brasileira para o Progresso da Ciência*, 1997.

_____. *Anais do XIV Simpósio de Plantas Medicinais do Brasil*, 143, 1996.

DUTRA, F. V. et al. *Anais da VII Reunião Anual da FESBE*, 171, 1992a.

_____. *Anais do XII Simpósio de Plantas Medicinais do Brasil*, 66, 1992b.

_____. *Phytother. Res.*, v.10, n.3, p.271-3, 1996.

DUTTA, C. P. et al. Indian J. Chem. Sect. B. *Org. Chem. Incl. Med. Chem.*, v.15, n.6, p.583-4, 1977.

DUTTA, S. K. et al. *Indian J. Cancer Chemother.*, v.9, n.2, p.73-7, 273-7, 1987.

DUVE, R. N. *Fiji Agric. J.*, v.38, n.2, p.81-4, 1976.

DVORNYK, A. S. et al. *Tsitol. Genet.*, v.36, n.2, p.3-10, 2002.

EAGLE, G. et al. *J. Chem. Soc. Perkin Trans.*, v.9, p.994-7, 1978.

ECHEVERRI, F. et al. *Phytochemistry*, v.30, n.1, p.153-5, 1991.

ECHEVERRI, F., SUAREZ, G. E. *Pharmacol. Latinoam. Quim.*, v.20, n.1, p.6-7, 1989.

ECKSCHMIDT, M. et al. *Braz. J. Med. Biol. Res.*, v.22, n.8, p.975-7, 1989.

EDDLESTON, M. et al. *Heart*, v.83, n.3, p.301-6, 2000.

_____. *Trop. Med. Inst. Health*, v.4, n.4, p.266-73, 1999.

EDGAR, J. A et al. *American Journal of Chinese Medicine*, v.20, n.3-4, p.281-8, 1992.

EGUCHI, T. et al. *Chem. Pharm. Bull.*, v.36, n.8, p.2897-901, 1988.

EHLERS, D. et al. *Int. J. Food Sci. Technol.*, v.31, n.1, p.91-5, 1996.

_____. *Z. Lebensm.-Unters. Forsch.*, v.201, n.3, p.278-82, 1995.

EILERT, U. et al. *Planta Med.*, v.50, n.6, p.508-12, 1984.

EKPA, O. D. *Food Chem.*, v.57, n.2, p.229-32, 1996.

EKUNDAYO, O. et al. *Acta Pharm. Fenn.*, v.96, n.2, p.101-6, 1987.

_____. *Flavour Fragrance J.*, v.4, n.1, p.17-8, 1989.

EKUNDAYO, O. *Planta Med.*, n.3, p.200-2, 1986.

EKUNDAYO, O., OGONTIMEIN, B. *Planta Med.*, n.3, p.202-4, 1986.

EL AGRAA, S. E. et al. *Trop. Anim. Health Prod.*, v.34, n.4, p.271-81, 2002.

EL TAHIR, A. et al. *Journal of Ethnopharmacology*, v.64, n.3, p.227-33, 1999.

ELAKOVICH, S. D., OGUNTIMEIN, B. O. *J. Nat. Prod.*, v.50, n.3, p.503-6, 1987.

EL-ASHWAH, E. T. *J. Drug. Res. (Cairo)*, v.13, n.1/2, p.42-5, 1981.

ELDER, H. V. et al. *Riv. Ital. EPPOS*, p.712-4, 1997.

EL-DIN, A. A. S. et al. *Egypt. J. Pharm. Sci.*, v.28, n.1-4, p.313-9, 1987.

EL-GENGAIHI, S. et al. *Bull. Natl. Res. Cent.*, v.21, n.3, p.269-76, 1996.

ELISABETSKY, E. et al. *Anais do XII Simpósio de Plantas Medicinais do Brasil*, 9, 1992.

_____. *Oréades*, v.8, n.14/15, p.164-75, 1982.

_____. *Anais da 24ª Reunião Anual da SBPC*, 898, 1982.

ELISSALDE, M. H. et al. *Am. Ind. Hyg. Assoc.*, v.1, v.46, n.7, p.396-401, 1985.

EL-MERZABANI, M. M. et al. *Planta Med.*, v.36, n.2, p.150-5, 1979.

EL-NEGOUMY, S. I. et al. *Grasas Aceites*, v.36, n.1, p.21-4, 1985.

EL-SAYED, M. M. *Carbohydr. Res.*, v.98, n.2, p.209-12, 1981.

EL-SAYYAD, S. M. et al. *Bull. Pharm. Sci., Assiut Univ.*, v.11, n.2, p.165-75, 1988.

EL-SEBAKHY, N. et al. *J. Nat. Prod.*, v.52, n.6, p.1374-5, 1989.

EL-TAHIR, A. et al. *J. Ethnopharmacol*, v.64, n.3, p.227-33, 1999.

EL-TAHIR, K. E. H. *International Journal Of Pharmacognosy*, v.29, n.2, p.101-11, 1991.

ELUJOBA, A. A. et al. *J. Pharm. Biomed. Anal.*, v.7, n.12, p.1453-7, 1989.

ELUJOBA, A. A., IWEIBO, G. O. *Planta Med.*, v.54, n.4, p.372, 1988.

EL-ZORKANI. In: SAN MARTIN, R. *Farmacognosia com farmacodinamia*. Barcelona: Ed. Científico-Médica, 1968.

EMPERAIRE, L. *Oréades*, v.8 , n.14/15, p.61-71, 1982.

ENDO, Y. et al. *Chem. Pharm. Bulletin*, v.42, n.6, p.1198-201, 1994.

ERDEMEIER, C. A. J., STICHER, O. *Phytochemistry*, v.25, n.3, p.741-3, 1986.
_____. *Planta Medica*, v.5, p.407-9, 1985.
ERICKSON, B. J. et al. *Insect Sci. Its Appl.*, v.8, n.3, p.301-10, 1987.
ERMATOV, A. M. et al. *Khim. Prir. Soedin.*, n.1, p.113-4, 1996.
_____. *Khim. Prir. Soedin.*, n.6, p.871-7, 1995.
EROKSUZ, Y. et al. *Vet. Hum. Toxicol.*, v.43, n.6, p.335-8, 2001a.
ERUKSUZ, Y. et al. *Vet. Hum. Toxicol.*, v.43, n.2, p.152-5, 2001b.
ESKANDER, E. F., JUN, H.W. *Egyptian Journal of Pharmaceutical Sciences*, v.36, n.1-6, p.331-42, 1995.
ESVANDZHIYA, G. A. et al. *Jzv. Timiryazev S-Kh Akad*, v.5, p.204-8, 1977.
ETCHEVERRY, S. et al. *Phytochemistry (Oxford)*, v.38, n.6, p.1423-6, 1995.
EVANS, P. H. et al. *J. Agric. Food Chem.*, v.32, n.6, p.1254-6, 1984.
EVANS, S. Z. et al. *Biochem. Syst. Ecol.*, v.13, p.271-302, 1985.
EVANS, W. C. In: *Orders and Families of Medicinal Plants. Pharmacognosy*. 4.ed. WB Saunders Company Ltd. UK, 1996. 38p.
_____. *The plants and animal kingdowms as sources of drugs. Pharmacognosy*. 4.ed. WB Saunders Company Ltd. UK, 1996. 44p.
EVANS, W. C. *Trease and Evans Farmacognosy*. London: W. B. Saunders Company Ltd. 1996. 612p.

FABRY, W. et al. *Mycoses*, v.39, n.1-2, p.67-70, 1996.
FALK, A. J. et al. *J. Pharm. Sci.*, v.64, n.11, p.1838-42, 1975.
FAN, X. et al. Faming Zhuanli Shenqing Gongkai Shuomingshu CN 1076082 A 15 Sep 1993.
FANOG, N. M. et al. *Int. J. Pharm.*, v.34, n.5, p.374-7, 1996.
FARIAS, D. B. L. et al. *Anais da XII Reunião Anual da FESBE*, 189, 1997.
FARIAS, M. R. et al. *Planta Medica.*, v.59, p.272-5, 1992.
FARIAS, M. R., RÜCKER, G. Simpósio de Plantas Medicinais do Brasil, 12, 1992. *Resumos...* Curitiba, 1992. Resumo 118.
FARIAS, R. A. F. et al. *Anais do XIV Simpósio de Plantas Medicinais do Brasil*, 132, 136, 1996.
_____. *Phytotherapy Research*, v.10, p.679-99, 1996.
FARIAS, S. R. A. et al. *Planta Medica.*, v.63, n.6, p.558-60, 1997.
FAROOQI, J. A., AHMAD, I. *Fette, Seifen, Anstrichm.*, v.88, n.11, p.459-61, 1986.
FARRAG, N. M. *Bull. Fac. Pharm. (Cairo Univ.)*, v.33, n.2, p.39-42, 1995.
FARRAG, N. M. et al. *Int. J. Pharmacogn.*, v.34, n.5, p.374-7, 1996.
FATAWI, F. et al. *Fitoterapia*, v.57, n.4, p.271, 1986.
FATOPE, M. O. et al. *J. Nat. Prod.*, v.53, n.6, p.1491-7, 1990.
FATOPE, M. O., TAKEDA, Y. *Planta Med.*, v.54, n.2, p.190, 1988.
FELLOWS, S. V. et al. *Biochem. Syst. Ecol.*, v.13, p.271-302, 1985.
FELZENSWALB, I. et al. *Anais da II Reunião Anual da FESBE*, 300, 1987.
_____. *Braz. J. Med. Biol. Res.*, v.20, n.3-4, p.403-5, 1987b.
FENG, P. et al. *J. Pharm. Pharmacol.*, v.14, p.556-61, 1962.
FERNANDES, A. C. et al. *J. Nutr. Biochem.*, v.13, n.7, p.411-20, 2002.

FERNANDES, A. M. A. P. et al. *Phytochemistry*, v.32, n.6, p.1567-72, 1993.

_____. *Phytochemistry*, v.36, n.2, p.533-4, 1994.

FERNANDES, C. F. et al. *Anais do XIII Simpósio de Plantas Medicinais do Brasil*, 253, 1994.

FERNANDES, L., MESQUITA, A. M. *Journal of Allergy and Clinical Immunology*, v.95, n.2, p.501-4, 1995.

FERNANDES, M. L. M. et al. *Anais da IXI Reunião Anual da SBPC*, 438, 1977.

FERNANDES, R. P. M. et al. *Anais da XIII Reunião Anual da Federação de Sociedades de Biologia Experimental*, 389, 1998.

FERNANDOPULLE, B. M. R. *Medical Science Research*, v.24, n.2, p.85-8, 1996.

FEROJ HASAN, A. F. M. et al. *Phytochemistry*, v.58, p.1225-8, 2001.

FERRARI, F., DELLA MONACHE, F. *Fitoterapia*, v.72, n.3, v.301-3, 2001.

FERRARO, G. E. et al. *J. Nat. Prod.*, v.51, n.3, p.586-7, 1988.

_____. *Phytochemistry*, v.26, n.11, p.3092-3, 1987.

FERREIRA, M. S. C. et al. *Anais da XXXV Reunião Anual da SBPC*, 729, 1983.

FERREIRA, M. S. C., FONTELLES, M. C. *Anais do III Congresso Brasileiro de Farmacologia e Terapêutica Experimental*, 287, 1985.

FERREIRA, M. S. C., RAULINO FILHO, M. *Anais da I Reunião Anual da FESBE*, 283, 1986.

_____. *Anais da II Reunião Anual da FESBE*, 312, 1987.

_____. *Anais da III Reunião Anual da FESBE*, 202, 1988.

FERREIRA, S. H. et al. *Anais do Simpósio Brasil-China de Química e Farmacologia de Produtos Naturais*. 27, 1989a.

FERREIRA, V. L. et al. *Colet. Inst. Tecnol. Aliment.*, v.19, n.1, p.50-8, 1989.

FERREYRA, R. *Flora Invasora de los Cultivos de Pacallpi y Tingo Maria*, 1970.

FERRI, P. H., BARATA, L. E. S. *Phytochemistry*, v.30, n.12, p.4204-5, 1991.

_____. *Phytochemistry*, v.31, n.4, p.1375-7, 1992.

FICARRA, R. et al. *Farmaco*, v.50, n.4, p.245-56, 1995.

FIGUEIRA, A. et al. *Carbohydrate Polymers*, v.24, n.2, p.133-8, 1994.

FILHO, R. B. et al. *Phytochemistry*, v.12, p.1184-6, 1973.

FILHO, V. C. et al. *J. Pharm. Pharmacol.*, v.48, n.12, p.1231-6, 1996.

FLORIO, J. C. et al. *Anais do XV Simpósio de Plantas Medicinais do Brasil*, 174, 1998.

FONG, W. P. et al. *Life Sci.*, v.59, n.11, p.901-9, 1996.

FONSECA, C. A. et al. *Anais do XIV Simpósio de Plantas Medicinais do Brasil*, 126, 1996.

FONT QUER, P. *Plantas Medicinales*. El Dioscórides Renovado. Barcelona: Editorial Labor AS, 1962.

FONTELES, M. C. et al. *Anais da 35ª Reunião Anual da SBPC*, 729, 1993.

_____. *Anais do X Simpósio de Plantas Medicinais do Brasil*, 5/9, 5, 1988.

_____. *Anais do XI Simpósio de Plantas Medicinais do Brasil*. 4/16, 1990.

FONTENELE, A. F. et al. *Ci., Cult.*, v.40, n.11, p.1109-11, 1988.

FONTENELE, J. B. et al. *Anais da VIII Reunião Anual da FESBE*, 184, 1993.

FONTENELES, M. C. et al. *Anais do X Simpósio de Plantas Medicinais do Brasil*, 5/9, 5, 1988.

Referências Bibliográficas

FONTENELES, M. C., SALES, V. M. *Anais da XXXI Reunião Anual da SBPC*, 654, 1979.

FORERO, P. L. *Cespedesia*, v.9, n.33, p.115-302, 1980.

FORESTIERI, A. M. et al. *J. Essent. Oil Res.*, v.2, n.5, p.265-7, 1990.

FORESTIERI, A. M. et al. *Phytother. Res.*, v.10, n.2, p.100-6, 1996.

FORSTER, H. B. et al. *Planta Med.*, v.40, n.4, p.309-19, 1980.

FORSYTH, W. G. C., SIMMONDS, N. W. *Proc. R. Soc.* London, Ser. B. 142, 549-564, 1954.

FOSSEN, T., ANDERSEN, O. M. *Food Chemistry*, v.58, n.3, p.215-7, 1997.

FOURNET, A. et al. *Phytomedicine*, v.3, n.3, p.271-5, 1996.

FOUSHEE, D. B. et al. *Cytobius*, v.34, n.135/136, p.145-52, 1982.

FRAGA, V. et al. *Arch. Med. Res.*, v.28, n.3, p.355-60, 1997.

FRANÇA, F. et al. *Anais do XI Simpósio de Plantas Medicinais do Brasil*. 4.48, 1990.

FRANCO, M. R., SHIBAMOTO, T. *J. Agric. Food Chem.*, v.48, n.4, p.1263-5, 2000.

FRANCOIS, S. M. F. et al. *Parasitol. Res.*, v.85, n.7, p.582-8, 1999.

FRANKE, W., LAWRENZ, M. *Herba Hung.*, v.19, n.1, p.71-82, 1980.

FRANSSEN, F. F. et al. *Agents Chemother.*, v.41, n.7, p.1500-3, 1997.

FRANZOTTI, E. M. et al. *Anais do XV Simpósio de Plantas Medicinais do Brasil*, 47, 1998.

FREDERICH, M. et al. *Phytochemistry*, v.48, n.7, p.1263-6, 1988.

_____. *Planta Med.*, v.66, n.3, p.262-9, 2000.

FREIRE, S. et al. *J. Pharm Pharmacol*, v.48, n.6, p.624-8, 1996.

FREIRE, S. M. F. et al. *Anais do IX Simpósio de Plantas Medicinais do Brasil*, 33, 1986.

_____. *Anais do XXXIX Congresso Nacional de Botânica*, 50, 1988.

_____. *Anais do X Simpósio de Plantas Medicinais do Brasil*, 7/9-24, 1988b.

_____. *Anais do XII Simpósio de Plantas Medicinais do Brasil*, 43, 1992.

_____. *Anais do XIII Simpósio de Plantas Medicinais do Brasil*, 92, 1994.

FREIRE, S. et al. *Phytother Res*, v.7, n.6, p.408-14, 1993.

FREITAS, N. J. et al. *Anais do XV Simpósio de Plantas Medicinais do Brasil*, 46, 1998.

FREREJACQUE, M. C. R. *Acad. Sci. Paris*, v.246, p.459, 1958.

_____. *Acad. Sci. Paris*, v.221, p.645, 1945.

_____. *Acad. Sci. Paris*, v.225, p.669, 1947.

FRIEDMAN, M. et al. *J. Agric. Food Chem.*, v.39, n.3, p.494-501, 1991.

FRIEDMAN, M., HENIKA, P. R. *J. Agric. Food Chem.*, v.39, n.3, p.494-501,1991.

FROEHLICH, O. et al. *J. Agric. Food Chem.*, v.37, n.2, p.421-5, 1989.

FROEHLICH, O., SCHREIER, P. *Flavour Fragrance J.*, v.4 , n.4, p.177-84, 1989.

FRÓES, V., FRÓES, Z. *Anais do X Simpósio de Plantas Medicinais do Brasil*, 6/9, 31, 1988.

FROLOW, F. et al. *J. Chem. Soc. Perkin Trans.*, n.4, p.1029-32, 1981.

FROMTLING, R. A., BULMER, G. S. *Mycologia*, v.70, n.2, p.397-405, 1978.

FUJIMOTO et al. *Chem. Pharm. Bulletin (Tokyo)*, v.42, n.6, p.1175-84, 1994.

FUJITA, T. et al. *Phytochemistry (Oxford)*, v.36, n.1, p.23-7, 1994.

FUKE, C. et al. *Phytochemistry (Oxford)*, v.24, n.10, p.2403-6, 1985.

FULLER, R. W. et al. *J. Nat. Prod.*, v.62, n.1, p.67-9, 1999.

FUN, C. E. et al. *Flavour Fragrance J.*, v.5, n.3, p.161-3, 1990.

FURMANOWA, M. et al. *Pharmazie*, v.57, n.6, p.424-6, 2002.

FURUSE, K. et al. Jpn. Kokai Tokkyo Koho JP 09059668 A2 4 Mar 1997 Heisei, 9p.

GADANO, A. et al. *J. Ethnopharmacol*, v.81, n.1, p.11-6, 2002.

GADELHA, M. G. T. et al. *Anais I X Simpósio de Plantas Medicinais do Brasil*, 40, 1986.

GADELHA, M. G. T., MENEZES, A. M. S. *Anais do X Simpósio de Plantas Medicinais do Brasil*, 7/9, 12, 1988.

GADHI, C. A. et al. *J. Ethnopharmacol*, v.67, p.87-92, 1999.

_____. *J. Ethnopharmacol*, v.75, p.203-5, 2001.

GALAL, M. et al. *Acta. Vet. (Belgrado)*, v.35, n.3, p.163-74, 1985.

GALEFFI, C. et al. *Farmaco (Sci)*, v.32, n.12, p.853-65, 1977.

GALLINO, M. *Essenze Deriv. Agrum.*, v.57, n.4, 628-9, 1987.

GAMBOA-ANGULO, M. M. et al. *Phytochemistry*, v.43, n.5, p.1079-81, 1996.

GANAN, S. O., DEMELLO, M. T. *J. Ethnopharmacol*, v.68, p.103-8, 1999.

GANAPATY, S. et al. *Indian J. Pharm. Sci.*, v.51, n.6, p.256-8, 1989.

GANAPATY, S., RAO, D.V. *Indian J. Pharm. Sci.*, v.50, n.2, p.134-5, 1988.

GANESAN, T. *Advances in Plant Sciences*, v.7, n.1, p.185-7, 1994.

GAO, Z., LIU, P. *Chengguang. Sepu*, v.14, n.1, p.50-2, 1996.

GARCEZ, W. S. et al. *Planta Med.*, v.63, n.4, p.386, 1997.

GARCIA, D. A. et al. *Lipids*, v.30, n.12, p.1105-10, 1995.

GARCIA et al. *Fitoterapia*, v.61, n.6, p.542-6, 1990.

GARCIA G., E. et al. *Fitoterapia*, v.61, n.1, p.90, 1990.

GARCIA JIMENEZ, F. et al. *Phyton (Buenos Aires)*, v.51, n.2, p.99-102, 1990.

GARCIA, G. H. et al. *Fitoterapia*, v.61, n.6, p.542-6, 1990, 1991.

GARCIA, L. L. et al. *Philipp. J. Sci.*, v.114, n.3-4, p.139-50, 1985.

GARCIA, M. D. et al. *Phytother. Res.*, v.13, n.1, p.78-80, 1999.

GARCIA, M. et al. *Phytochemistry (Oxford)*, v. 25, n.10, p.2425-7, 1986.

GARCIA, S. B. et al. *Fitoterapia*, v.66, n.4, p.324-7, 1995.

_____. *Anais do XIV Simpósio de Plantas Medicinais do Brasil*, 93, 1996.

GARCIA-BARRIGA, H. *Flora Medicinal de Columbia, Botanica-Medica*. Bogotá: Ins. Cein. Nat., 1974-1975. 3v.

GARG, S. C. et al. *Indian J. Exp.Biol.*, v.16, n.10, p.1077-9, 1978.

GARG, S. C., KASERA, H. C. *Indian Perfum.*, v.28, n.2, p.95-7, 1984a.

_____. *Fitoterapia*, v.55, n.3, p.131-6, 1984b.

GARG, S. *Trans. Ind. Soc. D.T. Univ. Des. Stud.*, v.3, n.1, p.31-4, 1978b.

_____. *Trans. Ind. Soc. D.T. Univ. Des. Stud.*, v.5, n.2, p.62-4, 1980.

GARNER, L. F., KLINGER, J. D. *J. Ethnopharmacol.*, v.1393, p.307-12, 1985.

GARRO GALVES, J. M. et al. *Holzforschung*, v.51, n.3, p.235-43, 1997.

GASQUET, M. et al. *Fitoterapia*, v.64, n.5, p.423-6, 1993.

GAUL, K. L. et al. Poisoning of pigs and poultry by stock feed contaminated with heliotrope seed. *Plant-Assoc. Toxins* [Proc. Int. Symp.Poisonous Plants], 4th, Meeting.

GAVILLANES, M. L. et al. *Oréades*, v.8 , n.14/15, p.34-7, 1982.

GAYDOU, E. M. et al. *J. Am. Oil Chem. Soc.*, v.64, n.7, p.997-1000, 1986.

GBEASSOR, M. et al. *Phytother Res*, v.4, n.3, p.115-7, 1990.

GEIGER, H., MARKHAM, K. R. C. *Biosci.*, v.41, n.9-10, p.949-50, 1986.

GEISSBERGER, P., SEQUIN, U. *Acta Tropica*, v.48, n.4, p.251-62, 1991.

GENE, R. M. et al. *Planta Med.*, v.62, n.3, p.232-5, 1996.

GEORGE, M. Y., PANDALAI, K.M. *Indian J. Med. Res.*, v.37, p.169-1, 1949.

GERMANO, D. H. P. et al. *Anais da VI Reunião Anual da FESBE*, 292/6.50, 1991.

GERMANO, D. H. P. et al. *Fitoterapia*, v.64, n.5, p.459-62, 1993.

_____. *Fitoterapia*, v.66, n.3, p.195-202, 1995.

GERMONSÉN-ROBINEAU, L. *Farmacopea Caribeña*. 1.ed. Santo Domingo: Tramil, Enda Caribe, 1996. p.327.

GHOSAL S., BHATTACHARYA, S. K. *Planta Med.*, v.22, p.434-40, 1972.

GHOSAL, S et al. *Phytochemistry*, v.10, p.3312-3, 1971.

GHOSAL, S., BANERJEE, P. K. *Aust. J. Chem.*, v.22, p.2029-31, 1969.

GHOSAL, S., SRIVASTAVA, R. S. *Phytochemistry*, v.12, p.193-7, 1973.

GHOSH, A., GHOSH, I. *Indian Journal of Physiology and Allied Sciences*, v.50, n.3, p.116-20, 1996.

GHOSH, A.C., DUTTA, N. L. J. *Indian Chem. Soc.*, v.42, p.831-5, 1965.

GIESBRECHT, A. M. et al. *Anais do III Congresso Brasileiro de Farmacologia e Terapêutica Experimental*, 244, 1985.

GILANI, A. U., AFTAB, K. *Archives of Pharmacal Research (Seoul)*, v.15, n.1, p.95-8, 1992.

GILL, S. et al. *Acta Pol. Pharm.*, v.35, n.2, p.241-3, 1978.

GINER-CHAVEZ, B. I. et al. *J. Sci. Food Agric.*, v.74, n.3, p.359-68, 1997.

GIRBES, T. et al. *Biochem. J.*, v.315, n.1, p.343, 1996.

GLOTTER, E. et al. *J. Chem. Soc. Perkin Trans.*, n.11, p.2241-50, 1985.

GLOWNIAK, K. et al. *L. Herb. Herba Po.*, v.42 , n.4, p.303-8, 1996.

GODA, Y. et al. *Phytochemistry*, v. 44, n.1, p.183-6, 1997.

GOLDBERG, A. S. et al. *J. Pharm. Sci.*, v.58, n.8, p.938-41, 1969.

GOLDMAN, I. L. et al. *Thrombosis and Haemostasis*, v.76, n.3, p.450-2, 1996.

GOMES, R. S. et al. *SPMB*, v.93, 1996.

GOMEZ, R. et al. *Toxicol. Letter*, v.118, n.1-2, p.31-41, 2000.

GONÇALVES, K.C. et al. *Anais da XIII Simpósio de Plantas Medicinais do Brasil*, 1994.

GONZALEZ, A. G. et al. *Biorganic & Medicinal Chemistry*, v.8, p.1773-8, 2000.

_____. *Phytochemistry*, v.29, n.1, p.321-3, 1990.

_____. *Phytochemistry*, v.43, n.1, p.129-32, 1996a.

_____. *Bioorganic & Medicinal Chemistry*, v.4, n.6, p.815-20, 1996b.

_____. *Tetrahedron*, v.52, n.28, p.9597-608, 1996c.

_____. *Natural Product Letters*, v.7, n.3, p.209-18, 1995a.

_____. *Journal of Natural Products – Lloydia*, v.58, n.4, p.570-3, 1995b.

_____. *Tetrahedron*, v.49, n.30, p.6637-44, 697-702, 1993a.

_____. *Journal of Natural Products*, v.56, n.12, p.2114-9, 1993b.

_____. *Journal of Natural Products*, v.63, n.1, p.48-51, 2000.

GONZALEZ, A. G. et al. *Journal of the Chemical Society-Perkin transactions*, n.11, p.1437-41, 1992.

_____. *Phytochemistry*, v.31, n.6, p.2069-72, 1992.

_____. *Phytochemistry*, v.35, n.1, p.187-9, 1994.

_____. *Tetrahedron*, v.57, p.1283-7, 2001.

GONZALEZ, F. G. et al. *J. Ethnopharmacology*, v.77, n.1, p.41-7, 2001.

GONZALEZ, F. G., DI STASI, L. C. *Phytomedicine*, v.9, n.2, p.125-34, 2002.

GOPALSAMY, N. et al. *Phytochemistry*, v.29, n.3, p.793-5, 1990.

GORA, J., KALEMBA, D. *Herba Pol.*, v.25, n.4, p.269-76, 1979.

GORDON, E. A. et al. *West. Indian Med. J.*, v.49, n.1, p.27-31, 2000.

GORNIAK, S. L. et al. *Anais da 40ª Reunião Anual da SBPC*, 980, 1988.

_____. *Anais do Simpósio Brasileiro de Farmacologia e Química de Produtos Naturais*, 274, 1989.

GORSKI, F. et al. *Anais do XII Simpósio de Plantas Medicinais do Brasil*, 176, 1992.

GORZALCZANY, S. et al. *Phytomedicine*, v.3, n.2, p.181-4, 1996.

GOSWAMI, P. et al. *Indian Drugs*, v.24, n.1, p.6-10, 1986.

GOTTLIEB, H. E. et al. *J. Chem. Soc. Perkin Trans.*, n.12, p.2700-4, 1980.

_____. *Phytochemistry (Oxford)*, v.26, n.6, p.1801-4, 1987.

GOTTLIEB, O. R. et al. *Anais da XXVII Reunião da SBPC*, 169, 1975.

GOYAL, M. M., RANI, K. K. *Pharmazie*, v.44 , n.1, p.74, 1989b.

_____. *Fitoterapia*, v.60, n.2, p.163-4, 1989a.

_____. *Indian Drugs*, v.25, n.5, p.184-5, 1988a.

_____. *J. Indian Chem. Soc.*, v.65 , n.1, p.74-6, 1988b.

GRAHAM, J. G. et al. *J. Ethnopharmacol.*, v.73, p.347-77, 2000.

GRANDI, T. S. M., SIQUEIRA, D. M. *Oréades*, v.8, n.14/15, p.126-39, 1982.

GRANDI, T. S. M. et al. *Oréades*, v.8, n.14/15, p.116-25, 1982.

GRANT, R. et al. *J. S. Afr. Vet. Assoc.*, v.62, n.1, p.21-2, 1991.

GREEHMAN, D. L. et al. *Fundamental and Apllied Toxicology*, v.20, n.3, p.383-99, 1993.

GREEN, M. M. et al. *Journal of the American Mosquito Control Association*, v.7, n.2, p.282-6, 1991.

GREFF, D. *Fr. Demande* FR 2745183 A1 29 Aug 1997, 9p.

GRENAND, P. et al. *Phamacopees taditionnels en Guyane*. Creoles, Palikur, Wayapi. Editorial l-Orstrom, Paris, 1987.

_____. *Pharmacopees aditionnels en Guyane*. Créoles, Palikur, Wayãpi, Editorial 1-ORSTROM, Coll, Mem. No. 108, Paris, France Plotkin, Mark, J. 1993.

GRIEVE, M. *A Modern Herbal. Tiger books International.* London, 2v., 1994.

GRIFFITHS, G., HARWOOD, J. L. *Biochem. Soc. Trans.*, v.17, n.4, p.688-9, 1989.

GROMEK, D. et al. *Tetrahedron*, v.49, n.24, p.5247-52, 1993.

GRONDIN, I. et al. *EPPOS*, v.7 (Spec. Num.), p.654-7, 1996.

GROSS, G. A. et al. *Helv. Chim. Acta*, v.70, n.1, p.91-101, 1987.

GROSS, J. et al. *Phytochemistry*, v.22, n.6, p.1479-82, 1983.

GROVER, I. S. et al. *Mutat Res*, Jun. 1993.

GRUENWALD, O. *Agron. Trop.(Maracay, Venezuela)*, v.2, p.31-40, 1952.

GRYNBERG, N. F. et al. *Planta Medica.*, v.65, n.8, p.687-9, 1999.

GU, Z. M. et al. *Bioorganic & Medicinal Chemistry Letters*, v.4, n.3, p.473-8, 1994.

_____. *Natural Toxins*, v.2, n.2, p.49-55, 1994 a.

_____. *Journal of Natural Products (Lloydia)*, v.56, n.6, p.870-6, 1993.

_____. *Phytochemistry (Oxford)*, v.40, n.2, p.467-7, 1995.

_____. *Tetrahedron*, v.49, n.4, p.747-54, 1993a.

GUARIN, S. et al. *Spectroscopy*, v.6, n.3-4, p.107-11, 1988.

GUARRERA, P. M. et al. *Riv. Ital. EPPOS*, Volume Date 1995, 6, n.15, p.23-5, 1995.

GUDI, V. A., SINGH, S.V. *Biochemical Pharmacology*, v.42, n.6, p.1261-6, 1991.

GUEDES, D. N. et al. *Planta Med.*, v.68, n.8, p.700-4, 2002.

GUERIN, J. C., REVEILLERE, H. P. *Ann. Pharm. Fr.*, v.43, n.1, p.77-81, 1985.

GUERRA, M. D. O., PETERS, V. M. *Journal of Ethnopharmacology*, v.34, n.2-3, p.195-200, 1991.

GUERRA, M. O. et al. *Anais da XL Reunião Anual da SBPC*, 873, 1988.

GUERRA, M. O., ANDRADE, A. T. L. *Contraception*, v.18, n.2, p.191-200, 1978.

GUERRA, R. N. M. et al. *Anais do XVI Simpósio de Plantas Medicinais do Brasil*, 245, 2000.

GUERRA, R. N. M., SOUSA, A. I. P. *Anais da X Reunião Anual da Federação de Sociedades de Biologia Experimental*, p.267, 126, 1995.

GUERRERO, C. et al. *Rev. Latinoam. Quim.*, v.19, n.3-4, p.147-9, 1988.

GUERRERO, M. F. et al. *J. Ethnopharmacol.*, v.80, n.1, p.3742, 2002.

GUERRERO, M. G. M. *Obtencion y aprovechamento de extractos vegetales de la flora Salvadoreña.* 2.ed. San Salvador, El salvador: Ed. Universitaria, Universidad de El Salvador, 1994. 564p.

GUEVARA, A. P. et al. *Mutat. Res.*, 230, n.2, p.121-6, 1990.

_____. *Phytochemistry*, v.28, n.6, p.1721-4, 1989.

GUEVARA, B. Q. et al. *Acta Manilana Ser. A. Nat. Appl. Sci.*, n.22, p.1-14, 1983.

GUEVARA, P. et al. *Phyton (Buenos Aires)*, v.51, n.2, p.107-10, 1990.

GUILHERME, A. L. F. et al. *Anais do Simpósio Brasil-China de Química e Farmacologia de Produtos Naturais*, 211, 1989.

GUNASEGARAN. R. *Fitoterapia*, v.63, n.1, p.89-90, 1992.

GUNATILAKA, A. et al. *Planta Med.*, v.39, n.1, p.66-72, 1980.

GUNER, N. *Med. Phytother.*, v.20, n.4, p.287-90, 1986.

_____. *Acta Pharm. Turc.*, v.30, n.1, p.53-6, 1988.

GUNTERN, A. et al. *Phytochemistry*, v.58, n.4, p.631-5, 2001.

GUPTA, D. S. et al. *Carbohydr. Res.*, v.162 , n.2, p.271-6, 1987.

GUPTA, I. et al. *Proc. Natl. Acad. Sci., India*, Sect. B 55, n.4, p.262-7, 1985.

GUPTA, M. et al. *Fitoterapia*, v.73, n.3, p.168-70, 2002.

_____. *J. Indian Chem. Soc.*, .v.67, n.7, p.597-9, 1990.

GUPTA, M. P. *Plantas Medicinales Iberomaericanas.* Bogotá: CYTED-SECAB, 1995. p.40-1.

GUPTA, M. P. et al. *International Journal of Pharmacognosy*, v.34, n.1, p.19-27, 1996.

_____. *Int. J. Pharmacogn.*, v.34, n.1, p.19-27, 1996.

_____. *Q J Crude Drug Res*, v.17, n.3/4, p.115-30, 1979.

GUPTA, P. P. et al. *International Journal of Farmacognosy*, v.31, n.1, p.15-8, 1993.
GUPTA, R. K., SAXENA, V. K. *Indian Perfum.*, v.31, n.4, p.366-9, 1987.
GUPTA, R., SHARMA-N-K. *Indian Journal of Nematology*, v.21, n.1, p.14-8, 1991.
GUPTA, R. S. et al. *Annals of Biology*, v.12, n.2, p.328-34, 1996.
GUPTA, V. et al. *Indian J. Chem.*, Sect. B, 28B, n.1, p.92-4, 1989.
_____. *Indian J. Chem.*, Sect. B, 8B, n.3, p.282-4, 1989.
GURNEY, K.A. et al. *Journal of Experimental Botany*, v.43, n.251, p.769-75, 1992.
GUSMAN, A. B., GOTTSBERGER, G. *Phyton*, v.36, n.2, p.161-72, 1996.
GUSTAFSON, K. R. et al. *Journal of Organic Chemistry*, v.57, n.10, p.2809-11, 1992.
GWARNALA KSHMI, T. K. et al. *Indian J. Pharm. Sci.*, v.43, n.6, p.205-8, 1981.

HABIB, M. A. *Food Chem.*, v.22 , n.1, p.7-16, 1986.
HABSAH, M. et al. *J. Ethnopharmacol.*, v.72, p.403-10, 2000.
HABTEMARIAM, S. et al. *Journal of Ethnopharmacology*, v.40, n.3, p.195-200, 1993.
HAGEDORN, M. L., BROWN, S. M. *Flavour Fragrance J.*, v.6, n.3, p.193-204, 1991.
HAI, M. A. et al. *Bangladesh Chem. Soc.*, v.8, n.2, p.139-142, 1995.
HAJI, F. M., Haji, T. A. *J. Ethnopharmacol.*, v.65, n.3 p.231-6, 1999.
HALL, I. et al. *J. Pharm. Sci.*, v.67, n.9, p.1232-5, 1978.
HAMATO, N. et al. *Journal of Biochemistry (Tokyo)*, v.117, n.2, p.432-7, 1995.
HAMMERSTONE, J. F. Jr. et al. *Phytochemistry (Oxford)*, v.35, n.5, p.1237-40, 1994.
HAN, G. Q. et al. *Acta Pharm. Sin.*, v.21, n.5, p.361-5, 1986.
HAN, S., FENG, Y. *China Journal of Chinese Materia Medica*, 18, n.1, p.39-41, 63, 1993.
HARA, S. et al. *J. Biochem. (Tokyo)*, v.105, n.1, p.88-92, 1989.
HARADA, H. et al. *Anal. Biochem.*, v.189, n.2, p.262-6, 1990.
HARAGUCHI, H. et al. *Planta Medica*, v.62, n.4, p.308-13, 1996.
HARGIS, A. M. et al. *J. Am. Vet. Med. Assoc.*, v.194, n.1, p.64-6, 1989.
HARRAZ, F. M. et al. *Phytochemistry*, v.39, n.1, p.175-8, 1995.
HARUNA, A. K., CHOUDHURY, M. K. *Indian Journal of Pharmaceutical Sciences*, v.57, n.5, p.222-4, 1995.
HARUNA, M. et al. *Chem. Pharm. Bull. (Tokyo)*, v.34, n.12, p.5157-60, 1986.
HASAN, A. F. et al. *Biosci. Biotechnol. Biochem.*, v.64, n.4, p.873-4, 2000.
HASAN, A. F. et al. *Phytochemistry*, v.58, n.5, p.1225-8, 2001.
HASAN, C. M. et al. *Planta Med.*, v.53, n.6, p.578-9, 1987.
HASE K. et al. *Planta Med.*, v.63, n.3, p.216-9, 1997.
_____. *Phytother. Res.*, v.10, n.5, p.387-92, 1996a.
_____. *Biol. Pharm. Bull.*, v.19, n.4, p.567-72, 1996b.
HASHEM, F. A., WAHBA, H. E. *Phytother. Res.*, v.14, n.4 p.284-7, 2000.
HASHIMOTO, K. et al. *J. Ethnopharmacol.*, v.64, n.2, p.185-9, 1999.
HASRAT, J. A. et al. *Phytomedicine*, v.4, n.1, p.59-65, 1997.
_____. *Phytomedicine*, v.4, n.1, 59-65, 1997a.
_____. *Phytomedicine*, v.4, n.2, 133-140, 1997b.
HASSANALI, A. et al. *Discovery Innovation*, v.2, n.2, p.91-5, 1990.
HASSARAJANI, S. A., MULCHANDANI, N. B. *Indian J. Chem.*, Sect. B, 29B, n.9, 801-3, 1990.

HATA, K. et al. *Chem. Pharm. Bull.* (*Tokyo*), v.26, n.12, p.3792-7, 1978.

HATANAKA, H., KANEDA, Y. J. *Pn. J. Hyg.*, v.35, n.5, p.746-51, 1980.

HAUSEN, B. M. et al. *Contact Dermatitis*, v.24, n.4, p.274-80, 1991.

HAWKES, J. G. *The Diversity of Crop Plants*. Cambridge: Harvard University Press, 1983.

HAYAKAWA, Y. et al. *Biol. Pharm. Bull.*, v.21, n.11, p.1154-9, 1998.

HAYASHI, K. *Antiviral Res.*, v.9, n.6, p.345-54, 1988.

_____. *Journal of Biochemistry* (*Tokyo*), v.116, n.5, p.1013-8, 1994.

_____. *Planta Med.*, v.56, n.5, p.439-43, 1990.

HAYASHI, T. *Chem Pharm Bull* (*Tokyo*), v.38, n.4, p.945-7, 1990.

_____. Chem. Pharm. Bull., 38, n.4, 945-7, 1990b.

HAYASHI, T. et al. *Chem. Pharm. Bull.*, v.38, n.10, p.2740-5, 1990a.

_____. *Chem. Pharm. Bull.*, 36, n.12, p.4849-51, 1988b.

_____. *J. Nat. Prod.*, v.51, n.2, p.360-3, 1988c.

_____. *J. Nat. Prod.*, v.54, n.3, p.802-9, 1991.

_____. *Phytochemistry*, v.46, n.3, p.517-20, 1997.

_____. *Tetrahedron Lett.*, v.28, n.32, p.3693-6, 1987.

HAYAT, B. et al. *Pak. Vet. J.*, 16, n.4, p.164-7 1996.

HE, L. X. et al. *Acta Bot. Sin.*, v.29, n.2, p.197-203, 1987.

HE, L., TERASHIMA, N. J. *Wood Chem. Technol.*, v.10, n.4, p.435-59, 1990.

HEGNAUER, 1969, In: COSTA, A. F. *Farmacognosia*. 4.ed. Lisboa: Fundação Calouste Gulbenkian, 1986. 3v.

HEGNAUER, R. *Chemotaxonomie der Pflanzer*. Basel und Stuttgart: Birkhauser Verlag, 1973.

HEINRICH, M. et al. *J. Ethnopharmacol*, v.36, n.1, p.81-5, 1992.

HENDRIKS, H.et al. *J. Chromatogr.*, n.2, p.352-6, 1988.

HEO, M. Y. et al. *Mutat. Res.*, v.488, n.2, p.135-50, 2001.

HERDERICH, M., WINTERHALTER, P. J. *Agric. Food Chem.*, v.39, n.7, p.1270-4, 1991.

HERDY, G. V. H., CARVALHO, A. P. *Arq. Bras. Cardiol.*, v.43, n.6, p.423-8, 1984.

HERLEM, D. et al. *Tetrahedron Lett.*, v.34, n.35, p.5587-90, 1993.

HERNANDEZ, J., DELGADO, G. *Fitoterapia*, v.63, n.4, p.377-8, 1992.

HERNANDEZ, N. E. et al. *J. Ethnopharmacol.*, v.73, p.317-22, 2000.

HERZ, W. et al. *Phytochemistry.*, v.17, n.11, p.1952-6, 1978.

_____. *J. Org. Chem.*, v.43, n.18, p.3559-64, 1978a.

_____. *J. Org. Chem.*, v.44, n.17, p.2999-3003, 1979.

_____. *J. Org. Chem.*, v.45, n.3, p.489-93, 1980.

_____. *Phytochemistry* (*Oxford*), v.17, n.11, p.1953-6, 1978.

HERZ, W., KALYANARAMON, P. S. *J. Org. Chem.*, v.40, p.3486, 1975.

HERZ, W., PALANIAPPAN, K. *Phytochemistry* (*Oxford*), v.21, n.9-10, p.2367-70, p.2475-80, 1982.

HESNEL, N. S. et al. *Contact Dermatitis*, v.9, n.4, p.278-80, 1983.

HETHELYI, E. et al. *Herba Hung.*, v.26, n.2-3, p.145-58, 1987.

HIGA, M. et al. *Bull. Coll. Sci., Univ. Ryukyus*, v.43, p.53-60, 1987.

HIKINO, H. et al. *J. Ethnopharmacol.*, v.14, n.2/3, p.261-8, 1985.

_____. *Planta Med.*, n.3, p.163-8, 1986.

HILLER, K. et al. *Pharmazie*, v.35, n.2, p.113-4, 1980.

HIMEJIMA, M., KUBO, I. *J. Agric. Food Chem.*, v.39, n.2, p.418-21, 1991.

HIROSE, T. Arch. Biochem. Biophys., *v.152, p.36-43, 1972*

HIROTA, M. et al. *Cancer Res.*, v.48, n.20, p.5800-4, 1988.

HIROYA, K. et al. *J. Chem. Soc., Chem. Commun.*, v.21, p.2205-6, 1995.

HIRSCHMANN, G. et al. *J. Ethnopharmacol*, v.29, p.159-72, 1990.

HIRUMA, C. A. Estudo farmacológico e químico do óleo essencial das folhas de *Mentha x villosa* Huds. 1993. Dissertação (Mestrado) – UFPB.

HIRUMA-LIMA, C. A. et al. *Anais do XIV Simpósio de Plantas Medicinais do Brasil*, 117, 1996a.

_____. *J. Pharm. Pharmacol.*, v.51, p.341-6, 1999b.

_____. *Planta Med.*, v.65, p.325-30, 1999a.

_____. *Phytomedicine*, 2002b v.9 n.6, p.523-9, 2002b.

_____. *J. Ethnopharmacol.* v.71, p.267-74, 2000a.

HIRUMA-LIMA, C. A. et al. *J. Ethnopharmacol, v.69, n.3, 228-234, 2000b.*

_____. *Biol. Pharm. Bull.*, v.25, n.4, p.452-6, 2002a.

HISHAM, A. et al. *Phytochemistry (Oxford)*, v.35, n.5, p.1325-9, 1994.

HNATYSZYN, O. et al. *Acta Farm. Bonaerense*, v.15, n.1, p.21-8, 1996.

_____. *Fitoterapia*, v.66, n.6, p.543, 1995.

HNATYSZYN, O. et al. *Phytomedicine*, v.4, n.3, p.251-3, 1997.

HO, L. M. et al. *Nephron*, v.72, n.4, p.676-8, 1996.

HOCQUEMILLER, R. et al. *J. Nat. Prod.*, v.47, n.3, p.539-40, 1984.

HODISAN, V. *Clujul Med.*, v.60, n.4, p.340-3, 1987.

HOEHNE, F. C. *Plantas e substâncias vegetais tóxicas e medicinais.* Coletânea de aulas. São Paulo: Instituto de Botânica do Estado de São Paulo, 1939. 355p.

_____. *Frutas indígenas Instituto de Botânica do Estado de São Paulo.* São Paulo, 1946. 88p.

HOFFMANN, B., HOELZL, J. *Planta Med.*, v.54, n.1, p.52-4, 1988a.

_____. *Planta Med.*, v.54, n.5, p.450-1, 1988b.

_____. *Phytochemistry*, v.27, n.11, p.3700-1, 1988c.

_____. *Phytochemistry*, v.28, n.1, p.247-9 1988d.

HOHMANN, J. et al. *Planta Med.*, v.63, n.1, p.96, 1997.

HONDA, T. et al. *J. Nat. Prod.*, v.60, p.1174-7, 1997.

HORE, S. K. et al. *J. Ethnopharmacol.*, v.71, p.253-9, 2000.

HORIUCHI, T. et al. *Jpn. J. Cancer Res. (Gann)*, v.78, n.3, p.223-6, 1987.

_____. *Jpn. J. Cancer Res.*, v.78, n.3, p.223-6, 1987.

HORNG, T. S. et al. *Sci. Int. (Lahore)*, v.8, n.2, p.153-6, 1996.

_____. *Sci. Int.*, v.8 , n.2, p.153-6, 1996.

HORSTEN, S. F. A. J. et al. *Planta Med.*, v.62, n.1, p.46-50, 1996.

HOUGHTON, P. J. et al. *Phytochemistry*, v.43, n.3, p.715-7, 1996.

HOUGHTON, P. J., OGUTVEREN, M. *Phytochemistry*, v.30 , n.2, p.717-8, 1991a.

_____. *Phytochemistry*, v.30, n.1, p.253-254, 1991.

Referências Bibliográficas

HOYOS, L.S. et al. *Mutation Research*, 280, n.1, p.29-34, 1992.
HOZUMI, T. et al. *Kokai Tokkyo Koho* JP 09087195 A2 31 Mar. 6, 1997.
HSU, S. Y. *Chung-hua Yao Hsueh Tsa Chih*, v.40, n.1, p.41-8, 1988.
_____. *J. Formosan. Med. Assoc.*, v.86, n.1, p.58-64, 1987.
HU, G., LU, L. *Faming Zhuanli Shenqing Gongkai Shuomingshu* CN 87101850 (IPC C07J-009/00, 16 Dec 1987, Appl. 87101850, 9 Mar 1987.
HUANG et al. *J. Nat. Prod.*, v.59, n.5, p.520-1, 1996.
HUANG, D. et al. *Shengwu Huaxue Yu Shengwu Wuli Jinzhan*, v.18, n.2, p.149-51, 1991.
HUANG, Q. et al. *Acta Chim.* Sin., n.1, p.88-90, 1989
HUANG, T. M. et al. *Virologia Sinica*, v.5, n.4, p.367-73, 1990.
HUANG, X. et al. *Wakan Iyakugaku Zasshi*, v.12, n.3, p.202-8, 1995.
HUBERT, D. et al. *Phytochemistry (Oxford)*, v.26, n.6, p.1751-4, 1987.
HUHTANEN, C. N. J. *Food Prot.*, v.43, n.3, p.195-6, 1980.
HUI, Y. H. et al. *Natural Toxins*, v.1, n.1, p.4-14, 1992.
HUKERI, V. I et al. *Fitoterapia*, v.59, n.1, p.68-70, 1998.
HUNTER, R. E. et al. *Planta Soil*, v.50, n.1, p.237-40, 1978.
HUSAIN, S. R. et al. *Fett Wiss. Technol.*, v.91, n.4, p.167-8, 1989.
HUSSAIN, H. et al. *Int J Pharmacog*, v.29, p.51-6, 1991.
HUSSAIN, R. A. et al. *J. Nat. Prod.*, v.58, n.10, p.1515-20, 1995.
HUSSAINI, F. A. et al. *J. Nat. Prod.*, v.51, n.2, p.212-6, 1988.
HUSSAN, S. F., SAIFUR-RAHMAN, B. *Phytochemistry*, v.11, p.3546-7, 1972.
HUSSEIN, G. et al. *Phytochemistry*, v.50, n.4, p.689-94, 1999.
HUTCHENS, A. R. *Indian Herbalogy of North America*. London: Shambhala, 1973.

ICHIHARA, Y. et al. *Planta Med.*, v.58, n.6, p.549-51, 1992.
ICHIKI, H. et al. *Natural Medicines*, v.48, n.4, p.314-6, 1994.
ICHINOSE, K. et al. *Phytochemistry*, v.51, p.599-603, 1999.
IDE, H. et al. *FEBS (Federation of European Biochemical Societies) Letters* 284, n.2, p.161-4, 1991.
IGNÁCIO, S. R. N. et al. *Anais da X Reunião Anual da Federação de Sociedades de Biologia Experimental*. 1995.
IKEGAMI, K. et al. *Chem. Pharm. Bull. (Tokyo)*, v.37, n.8, p.2229-31, 1989.
IKHIRI, K. et al. *J. Nat. Prod.*, v.50, n.2, p.152-6, 1987.
IMAI, J. et al. *Planta Medica*, v.60, n.5, p.417-20, 1994.
IMAOKA, K et al. *Japanese Journal of Allergology*, v.43, n.5, p.652-9, 1994.
INAMORI, Y. et al. *Chem. Pharm. Bull.*, v.32, n.1, p.213-8, 1984.
_____. *Chem. Pharm. Bull.*, v.39, n.3, p.805-7, 1989.
INATANI, R. et al. *Agric. Biol. Chem.*, v.45, n.3, p.667-74, 1981.
INCHOUSTI, A. et al. *J. Nat. Prod.*, v.59, n.7, p.69, 1996.
INGHAM, J. L., DEWICK, P. M. *Z. Naturforsch.*, v.39, p.531-4, 1984.
INOUE, T. et al. *Phytochemistry (Oxford)*, v.40, n.2, p.521-5, 1995.
INYA-AGHA, S. I. et al. *Int. J. Crude Drug Res.*, v.25, n.1, p.49-52, 1987.
IONGSW, F. et al. *J. Pharm. Sci.*, v.66, n.10, p.1489-90, 1977.

IOSET, J. R. et al. *Phytochemistry*, v.47, n.5, p.729-34, 1998.

_____. *J. Nat. Prod.*, v.63, n.3, p.424-6, 2000a.

_____. *Phytochemistry*, v.53, n.5, p.613-7, 2000b.

IROBI, O. N. et al. *International Journal of Pharmacognosy*, 34, n.2, p.87-90, 1996.

ISAKOVA, T. I.et al. *Rastit. Resur.*, v.22, n.4, p.517-23, 1986.

ISENSEE, H. et al. *Arzneimittel Forschung*, v.43, n.2, p.94-8, 1993.

ISHIDA, M. et al. *Toyama-ken Yakuji Kenkyusho Nenpo*, n.16, p.86-92, 1989.

ISHIKAWA, K. et al. *Bioscience Biotechnology and Biochemistry* 60, n.12, p.2086-8, 1996.

ISHIKAWA, T. et al. *Nihon Daigaku Kogakubu Kiyo, Bunrui A*, 28, 165-70, 1987.

ISMAIL, N., ALAM, M. *Fitoterapia*, v.72, n.6, p.676-9, 2001.

ISOBE, T. et al. *Yakugaku Zasshi*, v.122, n.4, p.291-4, 2002.

ITOH, T. et al. *Phytochemistry (Oxf.)*, v.16, n.11, p.1723-1728, 1977a.

_____. *Phytochemistry (Oxf.)*, v.17, n.5, p.971-8, 1978.

_____. *Steroids* 30, n.3, p.425-433, 1977.

ITOKAWA, H. et al. *Chem Pharm Bull.*, v.39, n.4, p.1041-2, 1991.

_____. *Chem. Pharm. Bull. (Tokyo)*, v.9, n.1, p.254-6, 1981.

_____. *Chem. Pharm. Bull. (Tokyo)*, v.33, n.5, p.2023-7, 1985.

_____. *Pharm. Bull. (Tokyo)*, v.33, n.3, p.1148-53, 1985a.

_____. *Chem. Pharm. Bull. (Tokyo)*, v.35, n.7, p.2849-59, 1987.

_____. *Chem. Pharm. Bull. (Tokyo)*, v.35, n.4, p.1460-3, 1987a.

_____. *Chem. Pharm. Bull. (Tokyo)*, v.35, n.7, p.2860-8, 1987b.

_____. *Chem. Pharm. Bull.*, v.35, n.7, 2849-59, 1987c.

_____. *Planta Med.*, v.53, n.1, p.32-3, 1987d.

_____. *Chem. Pharm. Bull.*, v.35, n.7, 2860-8, 1987d.

_____. *Chem. Pharm. Bull.*, v.38, n.3, p.701-5, 1990.

_____. *Heterocycles* v.34, n.5, p.885-9,1992.

_____. *Phtochemistry*, v.28, n.6, p.1667-9, 1989.

_____. *Phytochemistry*, v.30, n.11, p.3713-6, 1991.

_____. *Phytochemistry*, v.30, n.12, p.4071-3, 1991a.

_____. *Phytochemistry*, v.27, n.2, p.435-8, 1988.

IVANCHEVA, S., ZDRAVKOVA, M. *Fitoterapia*, v.64, n.6, p.555, 1993.

IWU, M. M. et al. *Int. J. Crude Drug Res.*, v.28, n.1, p.73-6, 1990.

_____. *Planta Medica*, v.58, n.5, p.436-41, 1992.

IWU, M. M., CHIORI, C. O. *Fitoterapia*, v.55, n.6, p.354-6, 1984.

IYER, R. P. et al. *Lloydia*, v.40, n.4, p.356-60, 1977.

IZZO, A. A. et al. *European J. of Pharmacology*, v.368, n.1, p.43-8, 1999.

JABBAR, A. et al. *Fitoterapia*, v.66, n.4, p.377, 1995.

JABBAR, S. et al. *Pharmazie*, v.566, p.506-8, 2001.

JACOB, B. R. et al. *Medizinische Welt*, n.7A, p.41-3, 1991.

JAFRI, M. A. et al. *J. Ethnopharmacol.*, v.66, n.3, p.355-61, 1999.

JAGER, A. K. et al. *Journal of Ethnopharmacology*, v.52, n.2, p.95-100, 1996.

JAIAY, P. et al. *J. Ethnopharmacol.*, v.67, p.203-12, 1999.

JAIN, A. K. et al. *Curr. Sci. (Bangalore)*, v.56, n.24, p.1266-9, 1987.

JAIN, H. C. *Abstr Internat Res Cong*. Nat Prod Coll Pharm, Univ N Carolina Chapel Hill NC July 7-12 1985, Abstr-152, 1985.

JAIN, K. M. et al. *Bull. Electrochem.*, v.3, n.4, p.359-61, 1987.

JAIN, P. C., AGRAWAL, S. C. *Trans. Mycol. Soc. Jpn.*, v.19, n.2, p.197-200, 1978.

JAIN, R., ARORA, R. J. *Indian Chem. Soc.*, v.74, n.5, p.430-1, 1997.

JAIN, R., GARG, S. C. *J. Inst. Chem.*, v.61, n.1, p.27, 1989.

JAIN, S. C. et al. *Fitoterapia*, v.72, n.6, p.666-8, 2001.

JAIN, S. C., PUROHIT, M. *Chem. Pharm. Bull.*, v.34, n.12, p.5154-6, 1986.

_____. *Herba Pol.*, v.31, n.3/4, p.115-8, 1985.

JAIN, S. C., SHARMA, R. *Chem. Pharm. Bull.*, v.35, n.8, p.3487-9 (Eng), 1987.

JAKUPOVIC, J. et al. *Phytochemistry*, v.25, n.11, p.2677-8, 1986.

_____. *Phytochemistry*, v.27, n.9, p.2997-8, 1988.

_____. *Planta Med.*, n.2, p.154-5, 1986.

_____. *Planta Med.*, v.53, n.1, p.97-8, 1987.

JALAL, M. A. F., COLLIN, H. A. *Phytochemistry (Oxford)*, v.16, n.9, p.1377-80, 1977.

JANSSEN, A. M., SCHEFFER, J. J. C. *Planta Med.*, n.6, p.507-511, 1985.

JANUARIO, A.H. et al. *Phytother. Res.*, v.16, n.5, p.445-8, 2002.

JENETT-SIEMS, K. et al. *Trop. Med. Int. Health*, v.4, n.9, p.611-5, 1999.

JENSEN, L. P., LAI, A. R. *Am. J. Obstet. Gynecol.*, v.155, n.5, p.1048-9, 1986.

JENSEN, S. R., NIELSEN, B. J. *Phytochemistry*, v.13, p.517-8, 1974.

JENTE, R. et al. *Phytochemistry*, v.29, n.2, p.666-7, 1990.

JI, X. et al. *J. Essent. Oil Res.*, v.3, n.3, p.187-9, 1991.

JILKA, C. et al. *Cancer Res.*, v.43, n.11, p.5151-5, 1983.

JOHNSON, L. et al. *Pesticide Science*, v.50, n.3, p.228-32, 1997.

JOLY, A. B. *Botânica, Introdução à taxonomia vegetal*. São Paulo: Cia. Editora Nacional, 1998. 407p.

JONADET, M. et al. *J. Pharm. Belg.*, v.45, n.2, p.120-4, 1990.

JONDIKO, I. J.O., PATTENDEN, G. *Phytochemistry*, v.28, n.11, p.3159-62, 1989.

JONG, T. T. et al. *Planta Medica*, v.61, n.6, p.584-5, 1995.

JONG, T., HWANG, C. *Planta Med.*, v.61, n.6, p.584-5, 1995.

JORDAN, M. et al. *Biosci.*, v.41, n.9-10, p.809-12, 1986.

JOSEPH, H. et al. *Flavour Fragrance J.*, v.2, n.3, p.133-4, 1987.

JOSHI, B. C. et al. *Herba Pol.*, v.33, n.2, p.71-4, 1987.

JOSHI, B. et al. *J. Nat. Prod.*, v.49, n.4, p.614-20, 1986.

JOSSANG, A. et al. *Journal of Natural Products (Lloydia)*, v.54, n.4, p.967-71, 1991.

JOUBERT, P. H. et al. S. *Afr. Med. J.*, v.65, n.18, p.729-30, 1984.

JOURDAN, M. C. *Anais do Simpósio Brasil-China de Química e Farmacologia de Produtos Naturais*, 45, 1989.

JUNIOR, A. et al. *Anais do XV Simpósio de Plantas Medicinais do Brasil*, 169, 1998.

JURBERG-P. et al. *Memorias do Instituto Oswaldo Cruz Rio de Janeiro*, v.90, n.2, p.191-4, 1995.

KABIR, S. et al. *Contraception*, v.29, n.4, p.385-97, 1984.

KADIR, H. A. et al. *L. Pestic. Sci.*, 1989, v.25, n.4, 329-35, 1989.

KADOTA, S. et al. *Chem. Pharm. Bulletin* 42, n.12, p.2647-9, 1994.

_____. *Tetrahedron Letters* 37, n.40, p.7283-6, 1996.

KAKU, H. et al. *Arch. Biochem. Biophys.*, 1990, 277, n.2, 255-62, 1990.

KALASHNIKOVA, G. K. et al. *Lhim. Pharm. Zh.*, v.19, n.5, p.569-73, 1985.

KALYANE, V. L. *Int. J. Trop.Agric.*, v.4 , n.3, p.280-2, 1986.

KAMAL ELDIN, A., YOUSIF, G. *Phtochemistry (Oxford)*, v.31, n.8, p.2911-2, 1992.

KAMANNA, V. S., SHANDRAS-WKHARA, N. *Indian J. Med. Res.*, v.79, p.580-3, 1984.

KAMEI, H. et al. *Cancer Biother. Radiopharm.*, v.12, n.4, p.273-6, 1997.

KAMEOKA, H. et al. *Kinki Daigaku Rikogakubu Kenkyu Hokoku*, n.23, p.103-7, 1987.

KANEDA, N. et al. *J. Nat. Prod.*, v.54, n.1, p.196-206, 1991.

KANG, S. S. et al. *Archives of Pharmacal Research (Seoul)*, v.18, n.5, p.361-3, 1995.

KAPADIA, G. J. et al. *J. Natl. Cancer Inst.*, v.60, n.3, p.683-6, 1978.

KAPLAN, M. A. et al. *Na. Acad. Bras. Cienc.*, v.38, p.419-20, 1966.

KAPPENBERG, F. J., GLASL, H. *PZ (Pharmazeutische Zeitung) Wissenschaft*, v.135, n.5, p.189-93, 1990.

KAPUNDU, M. et al. *Bull. Soc. R. Sci. Liege*, v.55, n.5-6, p.605-6, 1986.

KAR, S., MISHRA, P. K. *Acta Cienc. Indica. Chem.*, v.22, n.3, p.91-2, 1996.

KARIKOME, H. et al. *Chemical & Pharmaceutical Bulletin (Tokyo)*, v.40, n.3, p.689-91, 1992.

KARMEGAM, N. et al. *Bioresour. Technol.*, v.59, n.2-3, p.137-40, 1997.

KAROVICOVA, J. et al. *Nahrung*, v.33, n.6, p.593-4, 1989.

_____. *Potravin. Vedy*, v.7, n.4, p.289-93, 1989c.

KARTNIG, T., SIMON, B. *Gartenbauwissenschaft*, v.51, n.5, p.223-5, 1986.

KARUNANAYAKE, E. H. et al. *J. Ethnopharmacol.*, v.11, n.2, p.223-32, 1984.

KASHIWADA, Y. et al. *Chem. Pharm. Bull.*, v.38, n.4, p.888-93, 1990.

KATARIA, H. C., GUPTA, S. S. *Asian J. Chem.*, v.8, n.4, p.787-91, 1996.

KATO, M. J. et al. *Phytochemistry*, v.25, n.1, p.279-80, 1986.

_____. *Phytochemistry*, v.29, n.6, p.1799-810, 1990.

_____. *Phytochemistry*, v.31, n.1, p.283-8, 1992.

KATSUZAKI-H. et al. *Phytochemistry (Oxford)*, v.35, n.3, p.773-6, 1994.

KAUL, P. L., PRASAD, M. D. *Indian Veterinary Journal*, v.67, n.12, p.1112-5, 1990.

KAWAI, M. et al. *Bull. Chem. Soc. Jpn.*, v.61, n.7, p.2696-8, 1988.

_____. *Chem. Express*, v.4, n.2, p.97-100, 1989.

_____. *Phytochemistry (Oxford)*, v.26, n.11, p.3313-8, 1987.

_____. *Phytochemistry*, v.43, n.3, p.661-3, 1996.

KAWAMURA, N. et al. *Phytochemistry*, v.27, n.11, p.3585-91, 1988.

KAWANISHI, K., HASHIMOTO, Y. *Phytochemistry*, v.26, n.3, p.749-52, 1987.

KAWASAKI, M. et al. *Chem. Pharm. Bull.*, v.35, n.9, p.3963-6, 1987.

_____. *Phytochemistry*, v.27, n.11, p.3709-11, 1988.

KAWASHIMA, K. et al. *Chem. Pharm. Bulletin* 39, n.10, p.2761-3, 1991.

_____. *Phytochemistry (Oxford)*, v.30, n.9, p.3063-8, 1991.

Referências Bibliográficas

KAYANO, S. et al. *J. Agric. Food Chem.*, v.50, n.13, p.3708-12, 2002.

KEDAR, P., CHAKHA BARTI, C. H. *Indian J. Exp.Biol.*, v.20, n.3, p.232-5, 1982.

KEMBER, M., ELSA, R. *Plantas medicinales de uso popular en la Amazonia Peruana.* AECI and IIAP, Lima, Peru, 1995.

KEMMERLING, W. *Biol. Unserer Zeit*, n.25, p.307-13, 1995.

_____. *Z. Naturforsch., C, p.Biosci.*, v.51, n.1/2, p.59-64, 1996.

KERBER, V. A. 1983, In: SIMÕES, C. M. O. et al. *Plantas da Medicina Popular Do Rio Grande do Sul.* Editora da UFRGS, 1986.

KERN, P. et al. *Anais do XIV Simpósio de Plantas Medicinais do Brasil*, 157, 1996.

KERY, A. et al. *Inst. J. Crude Drug Res.*, v.25, n.3, p.141-3, 1983.

KETEL, D. H. *J. Exp.Bot.*, v.38, n.187, p.322-30, 1987.

KHALID, S. et al. *Pak. J. Sci. Ind. Res.*, v.32, n.9, p.643-5, 1989.

KHALIL, A. T. et al. *Phytochemistry*, v.41, n.6, p.1568-71, 1996.

KHAN, G. et al. *Indian J. Chem.*, Sect. B, 27B, n.9, p.821-4, 1988.

KHAN, K. I. et al. *J. Chem. Pharm.* (*Lahore*), v.6, n.1/2, p.59-72, 1985.

KHAN, M. R., OMOLOSO, A. D. *Fitoterapia*, v.73, n.3, p.251-4, 2002.

KHAN, M. W. et al. *J. Bangladesh Acad. Sci.*, v.13, n.1, p.55-60, 1989.

KHAN, S. M., SIDDIQUI, M. N. *Sarhad Journal of Agriculture*, v.10, n.3, p.291-7, 1994.

KHANNA, R. K. et al. *Parfuem. Kosmet.*, v.69, n.9, p.564-8, 1988.

KHARE, N. et al. *Planta Med.* (Suppl.), p.76-80, 1980.

KHOBRAGADE, V. R., JANGDE, C. R. *Indian Veterinary Journal*, v.73, n.3, p.349-51, 1996.

KHOLKUTE, S. D., UDUPA, K. N. *Indian J. Exp. Biol.*, v.14, n.2, p.175-6, 1976b.

KHOSLA, M. K. et al. *Herba Hung.*, v.28, n.1-2, p.13-9, 1989.

KIDOEY, L. et al. *J. Food Compos. Anal.*, v.10, n.1, p.49-54, 1997.

KIKUCHI, M. et al. *Agric. Biol. Chem.*, v.50, n.11, p.2921-2, 1986.

KIKUZAKI, H. et al. *Phytochemistry*, v.56, p.109-14, 2001.

KIM, B. J. et al. *Int. J. Cosmet. Sci.*, v.19, n.6, p.299-307, 1997.

KIM, D. S. et al. *Phytochemistry*, v.46, n.1, p.177-8.

KIM, J. H. et al. *Arch. Pharmacol. Res.*, v.17, n.2, p.115-8, 1994b.

_____. *Phytochemistry*, v.28 , n.5, p.1503-6, 1989a.

_____. *J. Fac. Agric., Kyushu Univ.*, v.33, n.3-4, p.243-51, 1989b.

_____. *Phytochemistry*, v.41, n.2, p.561-3, 1996.

_____. *Yakhak Hoechi*, v.38, n.1, p.31-7, 1994a.

KIM, Y. et al. *Saengyak Hakhoechi*, v.26, n.3, p.265-72, 1995.

KIM, Y. H. et al. *Nat. Prod. Lett.*, v.6, n.3, p.223-31, 1995.

KIMURA, R. et al. *Chem. Pharm. Bull.* (*Tokyo*), v.28, n.9, p.2570-9, 1980.

KINGHORN, A.D. et al. *Phytochemistry*, v.21, p.2269-75, 1982.

KINGSTON, D. G. I. et al. *J. Nat. Prod.* (*Lloydia*), v.42, n.5, p.496-9, 1979.

KINOSHITA, T. et al. *Heterocycles*, v.43, n.2, p.409-14, 1996.

KIOK, B. *Acta Amazonica*, v.8, n.1, p.109-10, 1978.

KISHIMA, Y. et al. *Journal of Pant Physiology*, v.137, n.4, p.505-6, 1991.

KITAGAWA, I. et al. *Chem. Pharm. Bull.*, v.44, n.6, p.1157-61, 1996.

KITANAKA, S. et al. *Chem. Pharm. Bull.* (*Tokyo*), v.33, n.3, p.971-4, 1985.
KITANAKA, S. et al. *Chem. Pharm. Bull.*, v.37, n.9, p.2441-4, 1989.
_____. *Phytochemistry*, v.29, n.1, p.350-1, 1990.
KITANAKA, S., TAKIDO, M. *Chem. Pharm. Bull.* (*Tokyo*), v.32, n.3, p.860-4, 1984.
_____. *Yakugaku Zasshi*, v.106, n.4, p.302-6, 1986.
KITANAKA, S., TAKIDO, M. *Chem. Pharm. Bull.*, v.38, n.5, p.1292-4. 1990.
_____. *Chem. Pharm. Bull.*, v.36, n.10, p.3980-4, 1988.
_____. Chem. Pharm. Bull., v.37, n.2, p.511-12, 1989.
KITAZAWA, E. et al. *Chem. Pharm. Bull.*, v.28, n.1, p.227-34, 1980.
KITTAKOOP, P. et al. *Phytochemistry*, v.55, n.4, p.349-52, 2000.
KIUCHI, F. et al. *Chem. Pharm. Bull.*, v.30, n.6, p.2279-82, 1982.
_____. *Chemical & Pharmaceutical Bulletin* (*Tokyo*), v.40, n.2, p.387-91, 1992.
KLEBS, H. C., RAMIARANTSOA, H. *Phytochemistry*, v.41, n.2, p.561-3, 1996.
KLINKS, M. M. *Sos. Sci. Med.*, v.21, n.8, p.879-86, 1985.
KLUEGER, P. A. et al. *Anais do XIV Simpósio de Plantas Medicinais do Brasil*, 118, 1996.
KO, J. Y., SON, K. C. *Journal of the Korean Society for Horticultural Science*, v.35, n.1, p.48-56, 1994.
KOBAYASHI, J. et al. *J. Nat. Prod.*, v.63, n.11, p.1576-19, 2000a.
KOBAYASHI, J. et al. *J. Nat. Prod.*, v.63, n.3, p.375-7, 2000b.
_____. *J. Org. Chem.* V.66, n.20, p.6626-33, 2001.
KOEGEL, I., ZECH, W. *Geoderma*, v.35, n.2, p.119-26, 1985.
KOHLER, I. et al. *Z. Naturforsch.*, v.57, n.3-4, p.277-81, 2002.
KONE-BAMBA, D. et al. *Plant Med Phytother*, v.21, p.122-30, 1987.
KONG, L. et al. *Zhiwu Xuebao*, v.38, n.2, p.161-6, 1996.
KONG, Y. C. et al. *Fitoterapia*, v.55, n.2, p.67-72, 1984.
_____. *Planta Med.*, v.55, n.2, p.176-8, 1989.
KONOSHIMA, T. et al. *Biological and Pharmaceutical Bulletin*, v.18, n.2, p.284-7, 1995.
KOO, K. L. K. et al. *Thrombosis Research*, v.103, n.387-97, 2001.
_____. *J. Ethnopharmacol.*, 27, n.1-2, 81-9 1989a.
KOSASI, S. et al. *FEBS Lett.*, v.256, n.1-2, p.91-6, 1989b.
_____. *Phytochemistry*, 28, n.9, 2439-41, 1989c.
KOSTALOVA, D. et al. *Chemical Papers*, v. 45, n.5, p.713-6, 1991.
KOSTOVA, I., RANGASWAMI, S. Indian J. Chem. Sect. B. Org. *Chem. Incl. Med. Chem.*, v.15, n.8, p.764-5, 1977.
KOUL, S. K. et al. *Phytochemistry* (*Oxford*), v.22, n.4, p.999-1000, 1983.
KOUMAGLO, H. K. et al. *Riv. Ital. EPPOS*, v.7, p.680-91, 1996.
KOUMAGLO, K. H. et al. *J. Essent. Oil Res.*, v.8, n.3, p.237-40, 1996.
KOUROUNAKIS, P. N., REKKA, E. A. *Research Communications in Chemical Pathology and Pharmacology*, v.74, n.2, p.249-52, 1991.
KRAMBECK, R. et al. *Trib. Farm.*, v.53, n.1, p.1-11, 1985.
KRAUS, G. J., REINBOTHE, H. *Phytochemistry*, v.12, p.125-42, 1973.
KREBS, H. C. *Toxicon.*, v.32, n.8, p.909-13, 1994.
KRETTLI, A. V. *Anais do Simpósio Brasil-China de Química e Farmacologia de Produtos Naturais*, 44, 1989.

KRISHNA RAO, R. V. et al. *Indian J. Pharm. Sci.*, v.40, n.5, p.170-1, 1978.

KRISHNASWAMY, N. R. et al. *Indian Journal Of Chemistry Section B Organic Chemistry including Medicinal Chemistry*, v.30, n.8, p.769-72, 1991.

KRISNA RAO, R. V. et al. *Indian J. Pharm. Sci.*, v.40, n.5, p.17-171, 1978.

KRUGER, A. *An illustrated guide to herbs, their medicine and magic.* limpsfield, Grain Britain: Dragon's world ltd., 1992. 192p.

KRUGER, G. J., RIVETT, D. E. A. *S. Afr. J. Chem.*, v.41, n.3, p.124-5, 1988.

KUBO, I. et al. *J. Agric. Food Chemistry*, v.41, n.6, p.1012-5, 1993.

_____. *Journal of Natural Products (Lloydia)*, v.57, n.4, p.545-51, 1994.

_____. *Chem. Pharm. Bull.*, v.37, n.8, p.2229-31, 1989.

_____. *Jpn. Kokai Tokkyo Koho* JP 01305080 [89305080] (IPC C07D-311/60, 8 Dec. 1989, Appl. 88/132874, 1 Jun. 1988.

KUBO, I. et al. *Phytochemistry*, v.30, n.8, p.2445-6, 1991.

KUBO, J. et al. *J. Agric. Food Chem.*, v.47, n.2, p.533-7, 1999.

KUGELMAN, M. et al., *Lloydia*, v.39, n.2/3, p.125-8, 1976.

KUHNT, M. et al. *Planta Med.*, v.61, n.3, p.227-32, 1995.

KULCHIK, N. Y. et al. *Khim. Prir. Soedin (Tashk)*, v.5, p.637-41, 1978.

KUMAMOTO, J. et al. *J. Agric. Food. Chem.*, v.27, n.1, p.203-4, 1979.

KUMAR, A. *Biomass Energy Environ., Proc. Eur. Bioenergy Conf.*, 9th, v.1, p.819-24. Oxford, UK.: Edited by Chartier, Philippe, p.1996.

KUMAR, A., SHARMA, V. D. *Indian J. Med. Res.*, v.76 (suppl.), p.66-70, 1982.

KUMAR, P. et al. *Carbohydr. Res.*, v.198, n.2, p.384-6, 1990.

KUMAR, R. et al. *Pol. J. Chem.*, v.61, n.4-6, p.401-4, 1987.

KUMAR, S. et al. *J. Ethnopharmacol.*, v.70, p.191-5, 2000.

KUMAR, S. et al. *Phytochemistry*, 27, n.2, p.636-8, 1988.

KUMARI, K., AUGUSTI, K.T. *Planta Medica*, v.61, n.1, p.72-4, 1995.

KUMARI, M. V. R. *Cancer Letters*, v.60, n.1, p.67-74, 1991.

KUMARI, S., ALAM, N. *J. Indian Chem. Soc.*, v.74, n.3, p.245-6, 1997.

KUO, M. C., HO, C. T. *Journal of Agricultural and Food Chemistry*, v.40, n.1, p.111-17, 1992.

KUO, S. et al. *Chin. Pharm. J.*, v.48, n.4, p.291-302, 1996.

KUO, Y. H. et al. *Phytochemistry*, v.35, n.3, p.803-7, 1994.

KUPCHAN et al. *J. Am. Chem. Soc.*, v.92, p.4476, 1970.

KUPCHAN, S. M. et al. *J. Org. Chem.*, v.39, n.17, p.2477-8, 1974.

KUROKAWA, M. et al. *Antiviral Res.*, v.22, n.2/3, p.175-88, 1993.

KUROSHIMA, K. N. et al. *Z. Naturforsch*, v.56, n.9-10, p.703-6, 2001.

KUROYANAGI, M. et al. *Chem. Pharm. Bull.*, v.49, n.8, p.954-7, 2001.

KUSMENOGLU, S. J. *Fac. Pharm. Gazi Univ.*, v.13, n.2, p.167-70, 1996.

KUSTER, R.M. et al. *Fitoterapia*, v.67, n.3, p.283-4, 1996.

KUSUMOTO, I et al. *Phytother Res.*, v.65, p.241-4, 1992b.

KUSUMOTO, I. T. et al. *Shoyakugaku Zasshi*, v.46, n.2, p.190-3, 1992a.

KUTSCHABSKY, L. et al. *Phytochemistry (Oxford)*, v.24, n.11, p.2724-5, 1985.

KUZOVKINA, I. N. et al. *Fiziol. Rast.*, v.34, n.5, 1025-7, 1987.

_____. *Khim. Prir. Soedin (Tashk)*, n.6, p.758-61, 1984.

KUZOVKINA, I. N. et al. *Rastit Resur.*, v.16, n.1, p.112-18, 1980.

KUZUYA, H. et al. *J. of Chromatography B.*, v.752, p.91-7, 2001.

KWEON, M. H. et al. *Agricultural Chemistry and Biotechnology*, v.39, n.2, p.159-64, 1996.

KWON, K. et al. *Biochemical Pharmacology*, v.63, p.41-7, 2002.

KYOUKO, O. et al. *Phytochemistry*, v.42, n.6, p.1625-8, 1996.

KYUNG-SOO, C. et al. *Mutation Research*, v.428, p.49-57, 1999.

LA CASA, L.et al. *Biosci.*, v.50, n.11/12, p.854-61, 1995.

LACASE, C. et al. *Zeitschrift fuer Naturforschung Section C Journal of Biosciences*, v.50, n.11-2, p.854-61, 1995.

LACHOWICZ, K. J. et al. *J. Agric. Food Chem.*, v.44, n.3, p.877-81, 1996.

LACICOWA, B., WAGNER, A. *Zesz. Probl. Postepow Nauk Roln.*, v.240, p.263-72, 1987.

LACOSTE, E. et al. *Ann. Pharm. Fr.*, v.54, n.5, p.228-30, 1996.

LAGROTA, M. H. C. et al. *Biomedical Letters*, v.51, n.202, p.127-35, 1995.

_____. *Anais do Simpósio Brasil-China de Química e Farmacologia de Produtos Naturais*, 238, 1989.

_____. *Brasilian-Sino Symp.Chem. Pharm. Nat. Prod.*, 238, 1989.

LAHLOU, S. et al. *Planta Med.*, v.68, n.8, p.694-9, 2002.

LAI, M. et al. *Zhongguo Zhongyao Zazhi*, v.14, n.7, p.394-7, 1989.

LAKSHMANAN, A. J., SHANMUGASUNDARAM, S. *Phytochemistry (Oxford)*, v.36, n.1, p.245-8, 1994.

_____. *Phytochemistry (Oxford)*, v.39, n.2, p.473-5, 1995.

_____. *Phytochemistry (Oxford)*, v.40, n.1, p.291-4, 1995a.

LAM, A. M. J. et al. *Phytochemistry*, v.31, n.8, p.2881-2, 1992.

LAMATY, G. et al. *Phytochemistry*, v.29, n.2, p.521-2, 1990.

LAMI, N. et al. *Chem. and Pharmacol. Bull.*, v.39, n.6, p.1551-5, 1991.

LANG, E. et al. *Cytobiologic*, v.15, n.2, p.372-81, 1977.

LANGASON, R. B. F. et al. *Fitoterapia*, v.65, n.3, p.235-40, 1994.

LANGFORD, S. D., BOOR, P. *J. Toxicology*, v.109, n.1, p.1-13, 1996.

LANNUZEL. A. et al. *Mov. Disord.*, v.17, n.1, p.84-90, 2002.

LARANJA, G. A. T. et al. *Anais do XIII Reunião Anual da Federação de Sociedades de Biologia Experimental*, 386, 1998.

LARANJA, S. M. R. et al. *Brazilian-Sino Symp. Chem. Pharm. Nat. Prod.*, v.64, 1989.

LARNER, A. J. *Medical Hypotheses*, v.44, n.4, p.295-7, 1995.

LASKAR, S. et al. *J. Indian Chem. Soc.*, v.65, n.4, p.301-2, 1988.

LATHA, P.et al. *Phytother.Res.*, v.11, n.5, p.372-5, 1997.

LATZA, S. et al. *Phytochemistry*, v.43, n.2, p.481-5, 1996.

LAWRENCE, B. M. *Dev. Food Sci.*, v.18, p.161-70, 1988.

LE VAN, N., PHAM. T.V. *Phytochemistry.*, v.18, n.11, p.1959-62, 1979.

LEBOEUF, M. et al. *Plant. Med. Phytother.*, v.16, n.3, p.169-84, 1982.

_____. *J. Chem. Soc. Perkin Trans.*, n.5, p.1205-8, 1982a.

_____. *J. Nat. Prod. (Lloydia)*, v.44, n.1, p.53-60, 1981.

LEE HUANG, S. et al. *Gene (Amsterdam)*, v.161, n.2, p.151-6, 1995.

_____. *Proceedings of the National Academy of Sciences of the United States of America*, v.92, n.19, p.8818-22, 1995.

LEE, C. D. et al. *Eur.J. Clin. Invest.*, v.26, n.12, p.1069-76, 1996.

LEE, K. H. et al. *Planta Med.*, v.54, n.4, p.308-11, 1988.

LEE, K. T., Kim, J H. *Asian Societies of Cosmetic Scientists*, p.Taichung, Taiwan, 1997.

LEE, K. Y. et al. *Free Rad. Biol. Med.*, v.28, n.2, p.261-5, 2000.

LEE, S. et al. *J. Nat. Prod.*, v.59, n.11, p.1061-5, 1996.

LEITÃO, G. G. et al. *Anais do XXXIX Congresso Nacional de Botânica*, 91, 1988.

_____. *Phytochemistry*, v.31, n.9, p.3277-9, 1992.

_____. *Anais do Simpósio Brasil-China de Química e Farmacologia de Produtos Naturais*, 154, 1989.

LEKIS, A. V. et al. *Patologicheskaya Fiziologiya I Eksperimental'naya Terapiya*, n.1, p.49-51, 1992.

LEMLI, J., CUVEELE, J. *Planta Med.*, v.34, n.3, p.311-8, 1978.

LEMONICA, I. P., AVARENGA, C. M. *Journal of Ethnopharmacol.*, v.43, n.1, p.39-44, 1994.

LEMOS, T. L. G. et al. *Fitoterapia*, v.63, n.3, p.266-8, 1992.

_____. *Anais do XXXIX Congresso Nacional de Botânica*, 72, 1988.

LEMOS, V. S. et al. *Anais do XII Simpósio de Plantas Medicinais do Brasil*. 217, 1992.

LEMOS, V.S. et al. *Journal of Ethnopharmacology*, v.40, n.2, p.141-5, 1993.

LEMUS, I. et al. *Phytother Res.*, v.13, n.2, p.91-4, 1999.

LEMUS, S. M., CASTRO, C. O. *Spectroscopy*, v.7, n.5-6, p.353-8, 1989.

LEUNG, S. O. et al. *Immunopharmacology*, v.13, n.3, p.159-71, 1987.

LEVIN, Y. et al. *J. Emerg. Med.*, v.19, n.2, p.172-5, 2000.

LEWIS, D.C., SHIBAMOTO, T. *Toxicon*, v.27, n.5, p.519-29, 1989.

LI, A. et al. *Acta Botanica Yunnanica*, v.17, n.2, p.221-4, 1995.

_____. *Acta Botanica Yunnanica*, v.17, n.2, p.224-6, 1995a.

_____. *Acta Botanica Yunnanica*, v.17, n.4, p.459-62, 1995b.

LI, G. et al. *Oncology Reports*, v.2, n.5, p.787-91, 1995.

LI, H. et al. *Acta Botanica Sinica*, v.37, n.9, p.745-8, 1995.

_____. *Shenyang Yaoxueyuan Xuebao*, v.5, n.3, p.208-12, 1988.

LI, Q. et al. *J. Chromatogr.*, v.562, n.1-2, p.435-46, 1991.

LI, R. et al. *Yunnan Zhiwu Yanjiu*, v.19, n.2, p.196-200, 1997.

LI, S. M. et al. *Acta Pharm. Sin.*, v.22, n.3, p.196-202, 1987.

LI, S. M., HAN, G. Q. *Acta Botsin.*, v.29, n.3, p.297-301, 1987.

LI, S. H. et al. *Tianran Chanwu Yanjiu Yu Kaifa*, v.8, n.3, p.35-8, 1996.

LIAW, C. C. et al. *J. Nat. Prod.*, v.65, n.4, p.470-5, 2002.

LIBERALINO, A. A. A. et al. *Arq. Biol. Tecnol.*, v.31, n.4, p.539-50, 1988.

LIENER, J. E. *Toxic Constituents of Plants foods tuffs*. 2.ed. New York: Academic Press, 1980.

LIGAI, L. V., BANDYUKOVA, V. A. *Khim. Prir. Soedin.*, n.2, p.269-70, 1990.

LIKHITWITA YAWUID, K. N. R. et al. *Tetrahedon*, v.43, n.16, p.3689-94, 1987.

LIM, S. G., GOOK, J. M. *Korea. Med. Univ. J.*, v.24, n.3, p.17-24, 1987.

LIM, S. G., GOOK, J. M. *Korea Med. Univ. J.*, v.24, n.3, p.17-24, 1987.

LIMA FILHO, G. L. et al. *Anais do XIII Simpósio de Plantas Medicinais do Brasil*, 57, 1994.

LIMA, E. O. et al. *Acta Farm. Bonaerense*, v.14, n.3, p.213-16, 1995.

_____. *Anais da X Simpósio de Plantas Medicinais do Brasil*, 7/9, p.34, 1988a.

_____. *Anais da XL Reunião Anual da SBPC*, 583, 1988.

_____. *Mycoses*, v.36, n.9-10, p.333-6, 1993.

_____. *Anais do X Simpósio de Plantas Medicinais do Brasil*, 7/9, 32, 1988c.

_____. *Anais do XIII Simpósio de Plantas Medicinais do Brasil*, 36, 1994a.

_____. *Anais do XIII Simpósio de Plantas Medicinais do Brasil*, 34, 1994b.

_____. *Anais do XIV Simpósio de Plantas Medicinais do Brasil*, 151, 1996b.

_____. *Anais do XIV Simpósio de Plantas Medicinais do Brasil*, 152, 1996a.

LIMA, G. O., CALDAS J. M. *Anais da Soc. Biol. de Pernambuco*, v.12, p.1, 1964.

LIMA, G. S. F. et al. *Anais da XV Simpósio de Planta Medicinais do Brasil*, 54, 1998.

LIMA, J. C. S., MARTINS, D. T. O. *Anais do XIV Simpósio de Plantas Medicinais do Brasil*, 89, 1996

LIMA, M. M. S. et al. *Lat. Am. Appl. Res.*, v.26(Spec. Issue), p.1-3, 1996.

LIMA, O. A. et al. *Anais do XI Simpósio de Plantas Medicinais do Brasil*, 3.06, 1990.

LIMA, P. R. S. et al. *Anais da XIII Simpósio de Plantas Medicinais do Brasil*, 377, 1994.

LIMA, P., de ALMEIDA, E. R. *Plantas Medicinais Brasileiras, Conhecimentos Populares e Científicos*. São Paulo: Hemus Editora Ltda., 1993.

LIMA, R. A. et al. *Anais da XXXIV Reunião Anual da SBPC*, 517, 1982.

LIMA, T. C. M. et al. *Anais do XXXIX Congresso Nacional de Botânica*, 124, 1988.

LIN, C. N., TOME, W. P. *Planta Med.*, v.54, n.3, p.223-4, 1988.

_____. *Kao-hsiung I Hsueh K'o Hsueh Tsa Chih*, v.2, n.10, p.654-8, 1986.

LIN, J. et al. *J. Ethnopharmacol.*, v.79, p.53-6, 2002.

LIN, L., CHOU, C. *Chin. Pharm. J.*, v.49, n.1, p.13-20, 1997.

LIN, R. et al. *Phytochemistry*, v.43, n.3, p.665-8, 1996.

LIN, Y. et al. *Chem. Pharm. Bull. (Tokyo)*, v.39, n.12, p.3132-5, 1991.

LIN, Y. L., KUO, Y. H. *Chem. Pharm. Bull.*, v.41, n.8, p.1456-8, 1993.

LIN, Y. S. et al. *Amer J Chinese Med.*, v.20, n.3/4, p.233-43, 1992.

LI-RONGTAO et al. *Acta Botanica Yunnanica*, v.19, n.2, p.196-200, 1997.

LISCIANI, R. et al. *J. Ethnopharmacol.*, v.12, n.3, p.263-70, 1984.

LIU, C. L. et al. *Food Chem. Toxicol.*, v.40, n.5, p.635-41, 2002.

LIU, K. et al. *Phytochemistry*, v.31, n.7, p.2573-4, 1992.

LIU, P. et al. *Zhiyong Fenxi Ceshi Xuebao*, v.14, n.5, p.70-2, 1995.

LIU, S. et al. *Zhonghua Xinxueguanbing Zazhi*, v.16, n.3, p.161-3, 1988.

LIU, S. Y. et al. *Trop. Med. Int. Health*, v.2, n.2, p.179-88, 1997.

LIU, Z. et al. *Huaxue Xuebao*, v.45, n.5, p.514-17, 1987.

LOHEZIC-LE, D. F. et al. *Fitoterapia*, v.73, n.5, p.400, 2002.

LONDERSHAUSEN, M. et al. *Pesticide Science*, v.33, n.4, p.427-38, 1991.

LONG, L. Q. et al. *Tap Chi Duoc Hoc*, n.9, p.14-6, 1996.

LOPES, F. B. et al. *Anais do XV Simpósio de Plantas Medicinais do Brasil*, 172, 1998.

LOPES, F. C., et al. *Anais do XIII Reunião Anual da FESBE*, 101, 1998.

LOPES, J. L. C. et al. *Anais da IX Simpósio de Plantas Medicinais do Brasil*, 75, 1986.

_____. *Anais da IX Simpósio de Plantas Medicinais do Brasil*, 58, 1986a.

_____. *Anais da XXXIX Reunião Anual da SBPC*, 513, 1987.

_____. *Anais IX Simpósio de Plantas Medicinais do Brasil*, 75, 1986.

LOPES, L. M. X. et al. *Phytochemistry*, v.29, n.2, p.660-2, 1990.

_____. *Phytochemistry*, v.26, n.10, p.2781-4, 1987.

LOPES, L. M. X. *Phytochemistry*, v.31, n.11, p.4005-9, 1992.

LOPES, L. M. X., BOLZANI, V. S. *Phytochemistry*, v.27, n.7, p.2265-8, 1988.

LOPES, N. P. et al. *J. Ethnopharmacol.*, v.67, n.3, p.313-9, 1999.

_____. *Planta Med.*, v.64, n.7, p.667-8, 1998.

_____. *Anais da XIV Simpósio de Plantas Medicinais do Brasil*, 138, 1996.

LOPEZ-ABRAHAM A. M. *Rev. Cubana Med. Trop.*, v.31, n.2, p.97-104, 1979.

LOPEZ-MARTINS, R. A. et al. *Phytomedicine*, v.9, n.3, p.245-8, 2002.

LORANO, R. N. et al. *Anais do XV Simpósio de Plantas Medicinais do Brasil*, 67, 1998.

LORENZETTI, B. B. et al. *Anais da III Reunião Anual da FESBE*, 203, 1988.

LORENZI, H. *Árvores brasileiras. Manual de identificação e cultivo de plantas arbóreas nativas do Brasil*. Nova Odessa: Editora Plantarum, 1998. 2v.

LORENZI, H., SOUZA, H. M. *Plantas ornamentais do Brasuil. Arbustivas, herbáceas e trepadeiras*. Nova Odessa: Editora Plantarum, 1995. 730p.

LORES, R. I., PUJOL, M. C. *Revue Roumaine de Medecine Interne*, v.28, n.4, p.347-52, 1990.

LOU, F. C. et al. *Acta Pharm. Sin.*, v.21, n.9, p.702-5, 1986.

_____. *Zhongcaoyao*, v.17, n.9, p.390-1, 1986.

_____. *Acta Pharmaceutica Sinica*, v.27, n.1, p.37-41, 1992.

_____. *Yaoxue Xuebao*, v.30, n.8, p.588-93, 1995.

LOU, F. et al. *Yaoxue Xuebao*, v.21, n.9, p.702-5, 1986a.

LOUREIRO, L. H. et al. *Anais da VIII Reunião Anual da FESBE*, 6.28, 1993.

LOURENÇO, M. V. et al. *Anais do XVI Simpósio de Plantas Medicinais do Brasil*, 176, 2000.

LOXOSTE, E. et al. *Anais do XIII Simpósio de Plantas Medicinais do Brasil*, 81, 1994.

LOZOYA, X. et al. *Arch Med Res*, Spring 1994.

LOZOYA, M., LOZOYA, X. *Am. J. Chin. Med.*, v.8, n.3, p.268-70, 1980.

LOZOYA, X. et al. *Arch Invest Med* (Mex), Apr.-Jun. 1990.

LU, R. et al. *Shipin Kexue (Beijing)*, v.99, p.46-50, 1998.

LUITZARDS-MOURA, J. F. et al. *Mem. Inst. Oswaldo Cruz*, v.97, n.5, p.737-42, 2002.

LUNA COSTA, A. M. et al. *Phytother. Res.*, v.13, n.8, p.689-91, 1999.

LUO, H. et al. *Lier. Guangdong Weiliang Yuansu Kexue*, v.9, n.3, p.3, 1997b.

_____. *Lier. Guangdong WeiliangYuansu Kexue*, v.4, n.2, p.69-71, 1997a.

LUSSIGNOL, M. et al. *Pharm. Acta Helv.*, v.66, n.5-6, p.151-2, 1991.

LUTOMSKI, J., LUAN, T. C. *Herba Pol.*, v.38, n.1, p.3-11, 1992.

LUTTERDODT, G. D. *J. Ethnopharmacol.*, v.25, n.3, p.235-47, 1989.

LUZ PAREDES, A. et al. *Rev. Colombiana Cienc. Químico-Farm.*, v.4, n.2, p.1-6, 1985.

MA, C. et al. *Wakan Iyakugaku Zasshi*, v.11, n.4, p.416-7, 1994.

MABBERLEY, D. J. *The plant book*. A portable dictionary of the vascular plants. 2.ed. Cambridge: Cambridge University Press, 1997. 858p.

MACAMBIRA, L. M. A. et al. *Anais da XXXV Reunião Anual da SBPC*, 480, 1983.

MACEDO, H. F. et al. *Pharmazie* v.54, n.10, p.776-7, 1999.

MACEDO, M. E. et al. *Memórias do Instituto Oswaldo Cruz*, v.92, n.4, p.565-70, 1997.

MACHADO, S. M. F. et al. *Anais do XIII Simpósio de Plantas Medicinais do Brasil*, 201, 1994.

MACIEL, M. A. et al. *J. Ethnopharmacol.*, v.70, n.1, p.41-55, 2000.

MacKEEN, M. M. et al. *Pestic. Sci.*,v.51, n.2, p.165-70, 1997.

MacLEOD, J. K. et al. *J. Nat. Prod.*,v. 60, n.5, p.467-71, 1997.

MADEIRA, A. O. et al. *Anais do XIII Reunião Anual da FESBE*. 185, 1998b.

_____. *Anais do XV Simpósio de Plantas Medicinais do Brasil*, 80, 1998a.

MADEIRA, S. V. F. et al. *J. Ethnopharmacol.*, v.81, p.1-4, 2002.

MAESTRI, D. M., GUZMAN, C. A. *Grasas y Aceites*, v.46, n.2, p.96-7, 1995.

MAESTRI, D. M. et al. *Grasas y Aceites*, v.47, n.6, p.397-400, 1996.

MAGADAN, R. et al. *Pharmazie*, v.41, n.10, p.746-7, 1986.

MAGALHÃES, H. G. et al. *Rev. Bras. Farm.*, v.67, n.1/3, p.17-31, 1886.

MAHATO, S. B. et al. *Phytochemistry (Oxford)*, v.20, n.1, p.171-3, 1981.

MAHATO, X. B. et al. *J. Am. Chem. Soc.*, v.105, n.13, p.4441-5, 1983.

MAHESHWARI, M. L. et al. *Indian Perfum.*, v.31, n.2, p.137-45, 1987.

MAHIDOL, C. et al. *Phytochemistry*, v.45, n.4, p.825-9, 1997.

MAHIOU, V. et al. *J. Nat. Prod.*, v.59, n.7, p.694-7, 1996.

_____. *J. Natural Prod.*, v.58, n.2, p.324-8, 1995.

MAHMOUD, M. J. et al. *J. Biol. Sci. Res.*, v.18, n.1, p.127-35, 1987.

MAIA, J. G. S. et al. *Anais da XXXI Reunião Anual da SBPC*, 389, 1979.

MAIA, R. F. et al. *Anais da XL Reunião Anual da SBPC*, 558, 1988.

MAIA, S.B. et al. *Anais do XII Simpósio de Plantas Medicinais do Brasil*, 39, 1992.

MAIR, A. G. et al. *Fitoterapia*, v.58, n.3, p.204-5, 1987.

MAJUMDAR, S. et al. *J. Indian Chem. Soc.*, v.64, n.4, p.259-60, 1987.

MAKINO, B. et al. *J. Nat. Prod.*,v.58, n.11, p.1668-74, 1995.

_____. *Tetrahedron*, v.51, n.46, p.12529-38, 1995.

MAKJANIC, J., et al. *J. Exp. Bot.*, v.39, n.208, p.1523-8, 1988.

MAKKAR, H. P. S. et al. *J. Agric. Food Chem.*, v.45, n.8, p.3152-7, 1997

MAKUCH, B. et al. *Journal of Chromatography*, v.594, n.1-2, p.145-51, 1992.

MALAN, K. A. et al. *Plant. Med. Phytother.*, v.23, n.2, p.86-9, 1989.

MALAN, K. et al. *Planta Med.*, v.54, n.6, p.531-2, 1988.

MALIK, A., RAHMAN, K. *Heterocycles*, v.27, n.3, p.707-11, 1988.

MALIK, M. et al. *Pak. J. Sci. Ind. Res.*, v.30, n.5, p.369-71, 1987.

_____. *Pak. J. Sci. Ind. Res.*, v.32, n.3, p.207-8, 1989.

MALIK, M. N. *Journal of Agricultural and Food Chemistry*, v.45, n.3, p.817-9, 1997.

MALINI, E. et al. *Food Sci. Technol.*, v.24, n.2, p.96-7, 1987.

MALPEZZI, E. L. A. et al. *Anais da VIII Reunião Anual da FERBE*, 187, 1993.

_____. *Brazilian Journal of Medical and Biological Research*, v.27, n.3, p.749-54, 1994.

Referências Bibliográficas

MALUF, E. et al. *Anais do X Simpósio de Plantas Medicinais do Brasil*, 6/9, p.3, 1988.

MANCHAND, P. S. et al. *Org. Chem.*, v.44, n.8, p.1322-4, 1979.

MANN, P. et al. *Phytochemistry*, v.50, n.2, p.267-71, 1999.

MANSOUR, M. H. et al. *J. Appl. Entomol.*, v.121, n.6, p.321-5, 1997.

MANTILLA, J. R., SANABRIA, A. *Rev. Colombiana Cien. Quimico-Farm.*, v.4, n.2, p.25-34, 1985.

MARCELIN, O. et al. *Fruits*, v.45, n.5, p.511-20, 1990.

MARCHAND, P. A. et al. *J. Nat. Prod.*, v.60, n.11, p.1189-92, 1997.

MARIN, B. E. et al. *Alimentos*, v.21, n.1-2, p.39-47, 1996.

MARINGHINI, G. et al. *Ital. Heart J.*, v.3, n.2, p.137-40, 2002.

MARINUZZI, H. C. et al. *Anais do XII Simpósio de Plantas Medicinais do Brasil*, 20, 1992.

MARQUINA, G. et al. *Pharmazie*, v.44, n.12, p.870-1, 1989.

MARQUES, M. O. M. et al. *Phytochemistry*, v.31, n.12, p.4380-1, 1992.

MARQUINA, G. et al. *Pharmazie*, v.43, n.1, p.55-6, 1988.

MARTIN, M. et al. *Phytochemistry*, v.51, n.3, p.479-86, 1999.

MARTIN-CALERO, M. J. et al. *Journal of Biosciences*, v.51, n.7-8, p.570-7, 1996.

MARTINEZ V. et al. *Phytochemistry*, v.44, n.6, p.1179-82, 1997.

_____. *Rev. Colomb. Quim.*, v.14, n.1-2, p.117-25, 1987a.

_____. *J. Nat. Prod.*, v.50, n.6, p.1045-7, 1987b.

_____. *Phytochemistry*, v.29, n.8, p.2655-7, 1990.

MARTIN-LAGOS, R. A. *Food Chemistry*, v.53, n.1, p.91-3, 1995.

MARTINS, D. et al. *Anais do XIV Simpósio de Plantas Medicinais do Brasil*, 174, 1996.

MARTINS, E. et al. *Pesqui. Vet. Bras.*, v.6, n.2, p.35-8, 1986.

MARTINS, M. M. S. et al. *Anais da VIII Reunião Anual da FESBE*, 181, 1993.

MARTINS, S. A. R. et al. *Anais da Reunião Anual da FESBE*, 255, 1995.

_____. *Anais da XIII Simpósio de Plantas Medicinais do Brasil*, 272, 1994.

MARUYAMA, Y. et al. *Shoyakugaku Zasshi*, v.39, n.4, p.261-9, 1985.

MARX, F., MAIA, J. G. S. *Zeitschrift fuer Lebensmittel-Untersuchung Und-Forschung*, v.193, n.5, p.460-1, 1991.

MASLENNIKOVA, V. A. et al. *Khim. Prir. Soedin (Tashk)*, n.2, p.214-7, 1980.

MATA, R. et al. *Phytochemistry (Oxford)*, v.26, n.1, p.191-4, 1987.

MATHUR, R., KAMAL, R. *Journal of Phytological Research*, v.7, n.2, p.111-6, 1994.

MATIDA, A. K et al. *An. Assoc. Bras. Quim.*, v.45, n.3, p.147-51, 1996.

MATINOD, P. et al. *Politecnica*, v.4, p.74-85, 1978.

MATISSEK, R. *Lebensm.-Unters. Forsch. A*, v.205, n.3, p.175-84, 1997.

MATOS, F. F. et al. *Anais da 31ª Reunião Anual da SBPC*, 647, 1979.

_____. *Anais da 32ª Reunião Anual da SBPC*, 752, 1980.

_____. *Anais da XXXI Reunião Anual da SBPC*, 389, 1979.

MATOS, F. J. A. et al. *Anais da 33ª Reunião da SBPC*, 474, 1981.

_____. *Anais da XXXI Reunião Anual da SBPC*, 533, 1987.

_____. *Anais da XXXVIII Reunião Anual da SBPC*, 594, 1986.

_____. *J. Essent. Oil Res.*, v.8, n.6, p.695-8, 1996.

_____. *Óreades*, v.8, n.14/15, p.89-91, 1982.

MATOS, F. J. A. *Rev. Bras. Farm.*, v.77, n.4, p.137-41, 1996.

_____. *Farmácias vivas, sistema de utilização de plantas medicinais projetado para pequenas comunidades.* Fortaleza: Edições UFC, 1994.

MATOS, J. K. A., DAS GRAÇAS, M. A. *VI Simpósio de Plantas Medicinais do Brasil, Cie., Cult.* (suppl.), p.96-103, 1980.

MATSUDA, H. et al. *Bioorganic & Medicinal Chemistry*, v.10, p.2527-34, 2002a.

_____. *Alcohol Alcohol*, v.37, n.2, p.121-7, 2002b.

MATSUNAGA, K. et al. *Natural Medicines*, v.51, n.1, p.63-6, 1997.

_____. *Tetrahedron Lett.*, v.37, n.9, p.1455-6, 1996.

MATSUURA, S. et al. *Yakugaku Zasshi*, v.98, n.9, p.1288-91, 1978.

MAUER, B., GREIDER, A. *Heiv. Chim. Acta*, v.60, n.4, p.1155-60, 1977.

MAURYA, R. et al. *J. Indian Chem. Soc.*, v.62, p.77, 1985.

MAXWELL, A., RAMPERSAD, D. *J. Nat. Prod.*, v.51, n.2, p.370-3, 1988.

MAZUMDER, U. K. et al. *Fitoterapia*, v.72, n.8, p.927-9, 2001.

MAZZANT, G. et al. *J. Etnopharmacol.*, v.19, n.2, p.213-20, 1987.

MBAH, J. A. et al. *Phytochemistry*, v.60, n.8, p.799-801, 2002.

McBARRON, E. J., De SAREM. *Aust. Vet. J.*, v.51, n.5, p.280, 1975.

McCHESNEY, J. D. et al. *J. Nat. Prod.*,v.54, n.6, p.1625-33, 1991.

_____. *Pharm. Res.*, v.8, n.10, p.1243-7, 1991b.

MCKENZIE, R. A., BROWN, O. P. *Austr. Vet.*, v.68, n.2, p.77-8, 1991.

McLEAN, W. F. H. et al. *Biochem. Syst. Ecol.*, v.24, n.5, p.427-34, 1996.

McPHERSON, D. D. et al. *Phytochemistry (Oxford)*, v.22, n.12, p.2835-8, 1983.

_____. *Phytochemistry (Oxford)*, v.25, n.1, p.167-70, 1986.

_____. *Phytochemistry (Oxford)*, v.22, p.2835-8, 1983.

McPHERSON, D. D. *Studies on Caesalpinia pulcherrima and DNA-ligand interactions.* 105p. (Eng). Avail. Univ. Microfilms Int., Order No. DA8725002. From Diss. Abstr. Int. B 1988, 48, n.8, 2330-1,1987.

MECKES, M. et al. *Phytother. Res.*, v.10, n.7, p.600-3, 1996.

MECKESET et. al. *Fitoterapia*, v.64, n.1, p.35-41, 1993.

MEDEIROS, C. L. C. et al. *Anais da VIII Reunião Anual da FESBE*, 183, 1993.

MEDEIROS, I. A. et al. *Anais do X Simpósio de Plantas Medicinais do Brasil*, 5/9, 7, 1988.

MEDEIROS, J. M. R. et al. *J. Ethnopharmacol.*, v.72, p.157-65, 2000.

MEDEIROS, M. C. et al. *Anais da II Reunião Anual da FESBE*, 305, 1987.

MEDIRATTA, P. K. et al. *J. Ethnopharmacol.*, v.80, p.15-20, 2002.

MEHTA, R. et al. *Indian J. Chem.* Sect. B. Org. *Chem. Incl. Med. Chem.*, v.20, n.9, p.834, 1981.

MEJIA, K., RENG, E. *Plantas medicinales de uso popular en la Amazonia Peruana.* AECI and IIAP, 1995.

MELITA RODRIGUES, S. et al. *Rev. Med. Panama*, v.9, n.1, v.68-74, 1984.

MELITO, A. L. et al. *Anais da XII Reunião Anual da FESBE*, 195-6, 1997.

MELITO, I. et al. *Anais do Congresso Brasileiro de Farmacologia e Terapêutica Experimental*, 241, 1985a.

_____. *Anais do III Congresso Brasileiro de Farmacologia e Terapêutica Experimental*, 249, 1985b.

MELITO, I. et al. *Anais do X Simpósio de Plantas Medicinais do Brasil*, 6/9, 9, 1988.

MELLO, A. C. et al. *Anais do IX Simpósio de Plantas Medicinais do Brasil*, 11, 1986.

MELLO, J. F. et al. *Anais do VII Simposio de Plantas Medicinais do Brasil*, 82, 1984.

MELO DINIZ, M. F. F. *Anais do XI Simpósio de Plantas Medicinais do Brasil*, 488, 1990.

MELO, M. E. A. et al. *Anais do XXXIX Congresso Nacional de Botânica*, 61, 1988.

MENDA, B. B. C. 1976, In: SIMÕES, C. M. O. et al. *Plantas da Medicina Popular do Rio Grande do Sul*. Editora da UFRGS, 1986.

MENDONÇA, C. J. C. et al. *Anais da XV Simpósio de Plantas Medicinais do Brasil*, 1998.

MENDONÇA, V. L. M. et al. *Anais do X Simpósio de Plantas Medicinais do Brasil*, 5/9, 13, 1988.

_____. *Memórias do Instituto Oswaldo Cruz, Rio de Janeiro*, v.86 (Supl.), n.2, p.93-8, 1991.

MENDONZA, V. L. M. et al. *Anais do X Simpósio de Plantas Medicinais do Brasil*, 5.9, 15, 1988a.

MENENDEZ, R. et al. *Physiol. Behav.*, v.67, n.1, p.1-7, 1999.

MENEZES ORNELAS, H. et al. *Revista de Ciências Farmacêuticas*, v.12, p.71-80, 1990.

MENEZES, A. M. S. et al. *Anais da I Reunião da FESBE*, 270, 1986.

MENGHINI, A. *Res. Commun.*, v.20 (Suppl.) n.5, p.113-16, 1988.

MENGS, U., STOTZEM, C. D. *Archives Of Toxicology*, v.67, n.5, p.307-11, 1993.

MENSAH, J. L. et al. *J. Nat. Prod.*, v.51, n.6, p.1113-15, 1988.

MENUT, C. et al. *Arg. J. Essent. Oil Res.*, v.7, n.4, p.419-22 1995.

MERCADANTE, A. Z. et al. *Phytochemistry (Oxford)*, v.41, n.4, p.1201-3, 1996.

MESIA, V. S. et al. *Anais da XII Reunião Anual da FESBE*, 256, 1997.

MESQUITA, A. A. L. et al. *Phytochemistry (Oxford)*, v.25, n.5, p.1255-6, 1986.

MESSANA, I. et al. *Heterocycles*, v.31, n.10, p.1847-53, 1990.

_____. *Phytochemistry*, v.29, n.1, p.329-32, 1990.

_____. *Phytochemistry*, v.30, n.2, p.708-10, 1991.

METZIZ, M. F. et al. *J. Ethnopharmacol.*, v.73, n.1-2, p.153-9, 2000.

MEYER et al. In: SAN MARTIN, R. *Farmacognosia com Farmacodinamia*, 1968.

MEYER, T. M. *Ing. Ned. Indie*, v.8, n.6, p.64-5, 1941.

MEYRE-SILVA, C., et al. *Z. Naturforsch*, v.56, n.11-12, p.939-42, 2001.

MIGUEL, O. G. et al. *Phytochemistry*, v.27, n.9, p.3027-8, 1988.

MILAGRES, D. et al. *Anais da XII Reunião Anual da FESBE*, 353, 1997.

MILES, D. H. et al. *J. Agric. Food Chem.*, v.35, n.5, p.794-7, 1987.

MIMAKI, Y. et al. *Phytochemistry*, v.43, n.6, p.1325-31, 1996.

_____. *Phytochemistry*, v.44, n.1, p.107-11, 1997.

MIMURA, A. *Fragrance J.*, v.19, n.4, p.96-101, 1991.

MIMURA, A., OHSAWA, T. *Bio Ind.*, v.6, n.6, p.414-28, 1989.

MIMURA, M. et al. *Jpn. Kokai Tokkyo Koho JP*, 26 Aug. 1988.

MINAMI, Y., FUNATSU, G. *Bioscience Biotechnology and Biochemistry*, v.57, n.7, p.1141-4, 1993.

MING, L. C. et al. *Acta Hortic.*, v.426, p.555-9, 1996.

MINGUEZ-MOSQUERA, M. I. et al. *Journal of AOAC International*, v.78, n.2, p.491-6, 1995.

MINKER, E. et al. *Planta Med.*, v.37, n.2, p.156-60, 1979.

MIRALLES, J. et al., *Herba Hung.*, v.28, n.1-2, 7-11, 1989.

MIRALLES, J., GAYDOU, E. M. *Rev. Fr. Corps Gras*, v.33, n.10, p.381-4, 1986.

MIRAMBOLA, L. et al. *Immunopharmacol. Immunotoxicol.*, v.24, n.2, p.275-88, 2002.

MIRANDOLA. L., QUEIROZ, M. L. S. *Anais da XIV Reunião Anual da Federação de Sociedades de Biologia Experimental*, 426, 1999.

MIRÓ, M. *Phytotherapy Research*, v.9, p.159-68, 1995.

MISAS, C. A. J. et al. *Rev. Cub. Med. Trop.*, v.31, n.1, p.13-20, 1979.

MISHRA, A. et al. *Planta Med.*, v.35, n.3, p.283-5, 1979.

MISRA, P. et al. *International Journal of Pharmacognosy*, v.29, n.1, p.19-23, 1991.

MISRA, S. B. *Acta Bot. Indica*, v.6 (Suppl.), p.118-21, 1978.

MISRA, S. B., SESHADRI, A. 1968, In: SAN MARTIN, R. *Farmacognosia com Farmacodinamia*. Editorial Científico-Médica, 1968.

MISRA, T. N. et al. *Indian. J. Chem.*, v.348, n.12, p.1108-10, 1995.

_____. *J. Nat. Prod.* (*Lloydia*), v.44, n.6, p.735-8, 1982.

MITSUYAMA, S., YOSHINO, T. *Jpn. Kokai Tokkyo Koho JP* 08099889 A2 16 Apr. 1996 Heisei, 6p.

MIURA, S., FUNATSU, G. *Bioscience Biotechnology and Biochemistry*, v.59, n.3, p.469-73, 1995.

MIURA, T. et al. *J. Nutr. Sci. Vitaminol*, v.47, n.5, p.340-4, 2001.

MIYAKADO, M. et al. *J. Pestic. Sci.*, v.101, n.1, p.25-30, 1985.

MIZUKAMI, H. et al. *Plant Cell Rep.*, v.7 , n.7, p.553-6, 1988.

MIZUNO, M. et al. *J. Nat. Prod.*, v.53, n.1, p.179-81, 1990.

MOAWAD, F. G. et al. *Ann. Agric. Sci.* (*Cairo*), v.29, n.1, p.71-86, 1984.

MOCK, J. et al. *Life Sciences*, v.59, n.22, p.1853-9, 1996.

MODAWI, B. M. et al. *Fitoterapia*, v.55, n.1, p.60-2, 1984.

MOHAMED, A. I., HUSSEIN, A. S. *Plant Foods for Human Nutrition* (*Dordrecht*), v.45, n.1, p.1-9, 1994.

MOHAMED, S. et al. *Pesticide Science*, v.47, n.3, p.259-64, 1996.

MOHAMMAD, S. F., WOODWARA, S. C. *Thromb. Res.*, v.44, n.6, p.793-806, 1986.

MOISEEVA, G. P. et al. *Khim. Prir. Soedin.*, n.3, p.371-6, 1990.

MOLINATORRES, J. et al. *Biochemical Systematics and Ecology*, v.24, n.1, p.43-7, 1996.

MONACELLI, B. et al. *Protoplasma*, v.198, n.3-4, p.170-6, 1997.

MONACHE, G. D. et al. *Phytochemistry*, v.41, n.2, p.537-44, 1996.

MONGELLI, E. et al. *Phytother. Res.*, v.16, n.1, p.571-2, 2002.

_____. *Rev. Arg. de Microbiol.*, v. 27, n.4, p.199-203, 1995.

MONTAGU, M. et al. *Pharmazie*, v.44, n.5, p.342-4, 1989.

MONTANARI, T. et al. *Contraception*, v.57, n.5, p.335-9, 1998a.

_____. *Contraception*, v.58, n.5, p.309-13, 1998b.

MONTANARI, T., BEVILACQUA, E. *Contraception*, v.65, p.171-5, 2002.

MONTE, F. J. Q. et al. *Anais da XXXVII Reunião Anual da SBPC*, 627-8, 1986.

MONTGOMERY, R. et al. *Lloydia (Cinci)*, v.40, n.3, p.269-74, 1977.

MOON, C. K. *Ger. Offen.* DE 3546505 (IPC A61K-035/78, 20 Aug. 1987, Appl. 3546505, 29 Mar. 1985.

MORAES FILHO, M. O. et al. *Anais da 32ª Reunião Anual da SBPC*, 776-7, 1980.

_____. *Anais do XXXIX Reunião Anual do SBPC*, 776-7, 1987.

MORAES FILHO, M. O., FONTENELES, M. C. *Anais do I Congresso Brasileiro de Farmacologia e Terapêutica Experimental*, 156, 1982.

MORAES, et al. *Rev. Inst. Antibióticos*, v.20, n.1/2, p.29-34, 1980-1981.

MORAES, M. O. et al. *Anais do XII Simpósio de Plantas Medicinais do Brasil*, 23, 1992.

MORAES, M. S. *Rev. Bras. Farmacogn.*, v.1, n.1, p.101-9, 1986.

MORAIS FILHO, S. M. et al. C. *Anais do XXXIX Reunião Anual do SBPC*, 533, 1987.

MORAIS, A. P. et al. *Anais da XI Simpósio de Plantas Medicinais do Brasil*, 1990.

MORALES, M. A. et al. *Arch. Med. Res.*, Spring 1994.

MOREIRA, L. C., ROQUE, N. F. *Anais do XIV Simpósio de Plantas Medicinais do Brasil*, 176, 1996.

MOREIRA, M. S. A. et al. *Anais do XIII Simpósio de Plantas Medicinais do Brasil*, 356, 1994.

MOREIRA, V. M. T. S. et al. *Anais do Congresso Nacional de Botânica*, 1988.

_____. *Anais da XI Simpósio de Plantas Medicinais do Brasil*, 1990.

_____. *Anais do XXXIX Congresso Nacional de Botânica*, 1988.

MORETTI, C. et al. *Planta Med.*, v.35, n.4, p.360-5, 1979.

MORI, H. et al. *Journal of the Japanese Society for Food Science and Technology*, v.42, n.12, p.989-95, 1995.

MORIMITSU, Y et al. *Journal of Agricultural and Food Chemistry*, v.40, n.3, p.368-72, 1992.

MORIMOTO, S. et al. *Chem. Pharm. Bull.*, v.36, n.1, p.39-47, 1988.

MORITA, H. et al. *Bioorg. Med. Chem. Lett.*, v.10. n.5, p.469-71, 2000.

_____. *Planta Med.*, 1989.

MORITA, H., ITOKAWA, H. *Planta Med.*, v.54, n.2, p.117-20, 1988.

MORITA, M. et al. *Chemical & Pharmaceutical Bulletin (Tokyo)*, v.44, n.8, p.1603-6, 1996.

MORITA, N. et al. *Syoyakugaku Zasshi*, v.31, n.2, p.172-4, 1977.

MOROTA, T. et al. *Kokai Tokkyo Koho* JP 02264718 [90264718] (IPC A61K-031/335, 29 Oct. 1990, Appl. 89/83906, 4 Apr. 1989, 7p.

MORRISON, E. Y. S. A., WEST, M. E. *West Indian Med. J.*, v.34, n.1, p.38-42, 1985.

_____. *West Indian Med. J.*, v.36, n.2, p.99-103, 1987.

_____. *West Indian Med. J.*, v.34, n.1, p.38-42, 1985.

MORRISON, E. Y. S. A. et al. *Tropical and Geographical Medicine*, v.43, n.1-2, p.184-8, 1991.

MORTON, T. C. et al. *Phytochemistry*, v.30, n.7, p.2397-9, 1991.

MOSSA, J. S. *Int. J. Crude Drug. Res.*, v.23, n.3, p.137-45, 1985.

MOTA, L. M. L. et al. *Anais da 34ª Reunião Anual da SBPC*, 788, 1982.

MOTA, M. L. R. et al. *J. Ethnopharmacol.*, v.13, n.3, p.289-300, 1985.

MOTEKI, H. et al. *Oncol. Rev.*, v.9, n.4, p.757-60, 2002.

MOTOYAMA, E. et al. *Shokubutsu Soshiki Baiyo*, v.13, n.1, p.73-4 (English) 1996.

MOULIS, C. et al. *J. Nat. Prod.*, v.55, n.4, p.445-9, 1992.

MOURA, C. T. M. et al. *XVI Simpósio de Plantas Medicinais do Brasil*, 99, 2000.

MOURA, N. M. et al. *Anais do III Congresso Brasileiro de Farmacologia e Terapêutica Experimental*, 242, 1985.

MOURA, T. F. A. L. E. et al. *Anais da 42ª Reunião da SBPC*, 436, 1990.

MOURA, V. L. A. et al. *Anais da 40ª Reunião Anual da SBPC*, 568, 1988.

MOURA, V. M. T. S. et al. *Anais da 39ª Reunião Anual da SBPC*, 801, 1987.

MOUSTAFA, S. M. I. et al. *Bull. Pharm. Sci., Assiut Univ.*, v.9, n.1, p.1-10, 1986.

MUELLER, B. M. et al. *Planta Med.*, v.55, n.6, p.536-9, 1989.

MUELLER, B. M., FRANZ, G. *Dtsch. Apoth. Ztg.*, v.130, p.7329-33, 1990.

MUIR, C. K., LAM, C. K. *Med. J. Malaysia*, v.34, n.3, p.279-80, 1980.

MUJUMDAR, A. M. et al. *J. Ethnopharmacol*, v.70, n.2, p.183-7, 2000.

MUKHARYA, D. K., ANSARI, A. H. Indian J. Chem. Sect. B. Org. *Chem. Incl. Med. Chem.*, v.26, n.1, p.86, 1987.

MUKHERJEE, D. K. et al. *Sci. Cult.*, v.29, p.151-2, 1963.

_____. *Trans. Bose Res. Inst.*, v.26, p.55-8, 1963.

MUKHERJEE, K. S. et al. *J. Indian Chem. Soc.*, v.63, n.6, p.619, 1986.

_____. *J. Indian Chem. Soc.*, v.64, n.2, p.130, 1987.

_____. *J. Indian Chem. Soc.*, v.66, n.1, p.66-7, 1989.

_____. *J. Indian Chem. Soc.*, v.66, n.3, p.213-14, 1989.

MUKHOPADHYAY, G. et al. *Fitoterapia*, v.64, n.1, p.7-10, 1993.

MULCHANDANI, N. B. et al. *Planta Med.*, v.37, n.3, p.268-73, 1979.

MULCHANDANI, N. B., HASSARAJANI, S. A. *Planta Med.*, v.32, n.4, p.357-61, 1977.

MULHERJEE, K. K. et al. *Fitoterapia*, v.56, n.2, p.172-3, 1985.

MULHOLLAND, D. A. et al. *Phytochemistry (Oxford)*, v.45, n.2, p.391-5, 1997.

MULLER, A. H. et al. *38ª Reunião da SBPC*, 631, 1986.

_____. *Anais da XXXVIII Reunião Anual da SBPC*, 631, 1986.

MUNDE, S. L., CROTEAU, R. *Arch. Biochem. Biophys.*, v.82, n.1, p.58-64, 1990.

MUNGANTIWAR, A. A. et al. *J. Ethnopharmacol.*, v.65, n.2, p.125-31, 1999.

MUNOZ, O. et al. *Helvetica Chimica Acta* 76, n.7 2537-2543, 1993.

_____. *Phytochemistry*, v.40, n.3, p.853-5, 1995.

MUNOZ, V. et al. *J Ethnopharmacol.*, v.69, n.2, p.127-37, 2000.

MURALIKRISHNA, G. et al. *Carbohydr. Res.*, v.182, n.1, p.119-25, 1988.

MURAYAMA, T. et al. *Int. J. Cancer*, v.70, n.5, p.575-81, 1997.

MURDIATI, T. B. et al. *J. Appl. Toxicol.*, v.10, n.5, p.325-31, 1990.

MUROI. H. et al. *Journal of Agricultural and Food Chemistry*, v.41, n.7, p.1106-9, 1993.

MUROI. H., KUBO. I. *Journal of Agricultural and Food Chemistry*, v.41, n.10, p.1780-3, 1993.

MURUGESAN, M., DAMODARAN, N. P. *Indian Perfum.*, v.31, n.2, p.163-5, 1987.

MUSCHIETTI, L. et al. *Phytochemistry (Oxford)*, v.36, n.4, p.1085-6, 1994.

MUSUDA, T. et al. *Phytochemistry*, n.50, p.163-6, 1999.
MUTASA, S. L. et al. *Planta Med.*, v.56, n.2, p.244-5, 1990.
MUTSCH ECKNER, M. et al. *Journal of Natural Products (Lloydia)*, v.56, n.6, p.864-9, 1993.
MWANGI, J. W. et al. *Rev. Latinoam. Quim.*, v.20, n.3-4, p.143-4, 1989.
MWENDIA, C. W. *Avail. Univ. Microfilms Int.*, Order No., p.DANN97521 From, p.Diss. Abstr. Int., B 56, n.7, 3518, 1995.
MYINT, S. H. et al. *Phytochemistry (Oxford)*, v.30, n.10, p.3335-8, 1991.

N'DOUNGA, M. et al. *Planta Med. Phytother.*, v.17, n.2, p.64-75, 1983.
NADAKAVUKAREN, M. J. et al. *Cell. Tissue Res.*, v.204, n.2, p.293-6, 1979.
NAENGCHOMNONG, W. et al. *Tetrahedron Lett.*, v.27, n.47, p.5675-8, 1986.
NAGARAJA, K. V. *Plant Foods Hum. Nutr.*, v.37, n.4, p.307-11, 1987.
NAGARAJA, K. V. et al. *Plant Foods Hum. Nutr.*, v.36, n.3, p.201-6, 1986.
NAGARAJU, N. et al. *J. Ethnopharmacol*, v.29, n.2, p.137-58, 1990.
NAGASAWA, H. et al. *Am. J. Chem. Med.*, v.30, n.2-3, p.195-205, 2002.
NAGAYA, H. et al. *Jpn. Kokai Tokkyo Koho* JP 09221496 A2 26 Aug.1997a Heisei, 13p.
_____. *Phytochemistry*, v.44, n.6, p.1115-9, 1997.
NAGEM, T. J., ALVES, V. L. *Fitoterapia*, v.66, n.3, p.278, 1995.
NAGEM, T., DE JESUS FARIA, T. *Phytochemistry (Oxford)*, v.29, n.10, p.3362-4, 1990.
NAGEM, T. J. et al. *Anais da 16ª Reunião Anual da Soc. Bras. Quim.*, PN-86, 1993.
NAGEM, T. J., FARIA, T. J. *Phytochemistry*, v.29, n.10, p.3362-4, 1990.
NAGEM, T. J., FERREIRA, M. A. *Fitoterapia*, v.64, n.4, p.382-3, 1993.
NAHRSTEDT, A. et al. *Planta Med.*, n.6, p.517-9, 1985.
_____. *Z. Natur. Forsch.* Sect. C. Biosci., v.36, n.3/4, p.200-3, 1981.
NAIR, A. G. R. et al. *Fitoterapia*, v.56, n.4, p.249-50, 1985.
_____. *Phytochemistry (Oxford)*, v.33, n.5, p.1275-6, 1993.
_____. *Phytochemistry (Oxford)*, v.40, n.1, p.283-5, 1995.
NAJAMURA, C. V. et al. *Anais do XIV Simpósio de Plantas Medicinais do Brasil*, 125, 1996.
NAKAJIMA, K. et al. *J. Pharm. Pharmacol.*, v.37, n.10, p.703-6, 1985.
NAKAMURA, E. S. et al. *Cancer Letter*, v.177, n.2, p.119-24, 2002b.
_____. *J. Ethnopharmacol*, v.81, n.1, p.135-7, 2002a.
NAKAMURA, Y. et al. *Agric. Biol. Chem.*, v.54 , n.12, p.3345-6, 1990.
NAKANO, T. et al. *J. Chem. Soc. Perkin*, I, v.9, p.2107-12, 1979.
NAKANO, T. MARTIN, A. *Planta Med.*, v.30, n.2, 186-8, 1976.
NAKATANI, M. et al. *Phytochemistry (Oxford)*, v.25, n.2, p.449-52, 1986.
_____. *Tennen Yuki Kagobutsu Toronkai Koen Yoshishu*, n.32, p.296-303, 1990.
NAKATANI, M., HASE, T. *Chem. Lett.*, n.1, p.47-8, 1991.
NAKATANI, N. et al. *J. Agric. Food Chem.*, v.48, n.11, p.5512-6, 2000.
NAKATANI, N., NAGASHIMA, M. *Bioscience Biotechnology and Biochemistry*, v.56, n.5, p.759-62, 1992a.
_____. *Lebensmittel-Wissenschaft & Technologie*, v.25, n.5, p.417-21, 1992b.
NAKATU, S. et al. *Seikagaku*, v.34, p.253-7, 1962.

NAKATU, S. *Seikagaku*, 36, p.467, 1964.

NAMBA, T. et al. *Shoyakugaku Zasshi*, v.39, n.2, p.146-53, 1985.

NAMIKOSHI, M. et al. *Chem. Pharm. Bull.* (*Tokyo*), v.35, n.9, p.3568-75, 3615-9, 1987a.

_____. *Chem. Pharm. Bull.*, v.35, n.7, p.2761-73, 1987b.

_____. *Phytochemistry*, 26, n.6, p.1831-3, 1987c.

NAMIKOSHI, M., SAITOH, T. *Chem. Pharm. Bull.* (*Tokyo*), v.35, n.9, p.3597-602, 1987.

NAMIKOSHI, M., TAMOTSU, S. *Chem. Pharm. Bull.* (*Tokyo*), v.35, n.9, p.3568-75, 1987.

NANDA, B. et al. *Phytochemistry*, v.24, n.11, p.2735-6, 1985.

NASCIMENTO, M. C. et al. *Anais da XXVIII Reunião Anual da SBPC*, 189, 1976.

NASCIMENTO, M. C., MORS, W. B. *Anais da XXIX Reunião Anual da SBPC*, 446, 1977.

NASCIMENTO, M. et al. *Anais da 48ª Reunião Anual da SBPC*, 826, 1997.

_____. *Anais da XXXXIX Reunião Anual da SBPC*, 826, 1997.

NASCIMENTO, N. R. F. et al. *Anais do XIV Simpósio de Plantas Medicinais do Brasil*, 108, 1996.

NASIR, M. K. A. et al. *Pak. J. Sci. Ind. Res.*, v.31, n.8, p.566-8, 1988.

NATH, L. K., DUTTA, S. K. *Indian J. Pharm. Sci.*, v.50, n.2, p.125-7, 1988.

_____. *Indian J. Pharm. Sci.*, v.51, n.2, p.43-7, 1989.

_____. *J. Pharm. Pharmacol.*, v.43, n.2, p.111-14, 1991.

NAVARRO-RUIZ, A. et al. *Phytother. Res.*, v.10, n.3, p.242-4, 1996.

NEGI, R. et al. *Phytochemistry*, v.27, n.9, p.327-8, 1988.

NEIDLEIN, R., DALDRUP, V. *Arch. Pharm.* (*Weinheim*), v.313, n.2, p.97-108, 1980.

NEILSON J., BURREN, V. *Aust. Vet. J.*, v.60, n.12, p.379-80, 1983.

NELSON, K. E. et al. *J. Chem.Ecol.*, v.23, n.4, p.1175-94, 1997.

NEOGI, P.et al. *Phytochemistry*, v.26, n.1, p.243-7, 1986.

NERALIYA, S., SRIVASTAVA, U. S. *Journal of Advanced Zoology*, v.17, n.1, p.54-8, 1996.

NERI, M. R. S. et al. *Anais do XIII Simpósio de Plantas Medicinais do Brasil*, 58, 1994.

NERKAR, D. P.et al. *Indian J. Exp.Biol.*, v.19, p.598-600, 1981.

NETO, C. C. et al. *J. Ethnopharmacol.*, v.79, p.133-8, 2002.

NETO, M. A. et al. *J. Essent. Oil Res.*, v.6, n.2, p.191-3, 1994.

NETO, M. M. et al. *Nephrol. Dial. Transplant.*, v.13 , n.3, p.570-2, 1998.

NEVES PEREIRA, A. C. et al. *Anais da XIV Reunião Anual da FESBE*, 391, 1999.

NG, T. B. et al. *General Pharmacology*, v.25, n.1, p.75-7, 1994.

_____. *J. Ethnopharmacol.*, v.18, n.1, p.55-61, 1986.

_____. *Int. J. Pept. Protein. Res.*, v.28, n.2, p.163-72, 1986a.

_____. *J. Ethnopharmacol.*, v.15, n.1, p.107-18, 1986b.

_____. *J. Ethnopharmacol.*, v.21, n.1, p.21-9, 1987.

_____. *General Pharmacology*, v.23, n.4, p.575-90, 1992.

_____. *Journal of Ethnopharmacology*, v.43, n.2, p.81-7, 1994.

NGOUELA, S. J. et al. *J. Nat. Prod.*, v.61, n.2, 264-6, 1998.

NGUYEN, Q. K. *Tap Chi Duoc Hoc*, n.8,12-16 (Vietnamese) 1997.

Referências Bibliográficas

NGUYEN, Q. K. *Tap Chi Hoa Hoc*, v.27, n.4, p.17-19, 1989.
NGUYEN, T. D. T. et al. *Planta Medica*, v.59, n.5, p.480-1, 1993.
NGUYEN, X. D. et al. *J. Essent. Oil Res.*, v.2, n.5, p.259-61, 1990.
NICOLA, W. G. et al. *Boll Chim. Farm.*, v.135, n.9, p.507-7, 1996.
NIE, R. L. *Acta Botanica Yunnanica*, v.16, n.2, p.201-8, 1994.
NIETO, M. et al. *Planta Med.*, v.30, n.1, p.48-8, 1976.
NIGAM, S. S. et al. *Indian J. Pharm.*, v.39, n.4, p.85-7, 1977.
NIGRINIS, O. et al. *Rev. Colombiana Cienc. Químico-Farm.*, n.15, p.37-48, 1986.
NILUBOL, N. *Brit. UK Pat.* Appl. GB 2246128 A1 22 Jan. 1992, 9p.
NISHIKAWA, H. *Jap.J.Exp.Med.*, v.20, p.337, 1949
NISHIMURA, O. et al. *J. Agric. Food Chem.*, v.37, n.1, p.139-42, 1989.
NISHINO, H. et al. *Oncology*, v.50, n.2, p.100-3, 1993.
NIU, R. J. *Chung Kuo Chung Yao Tsa Chih*, v.6, n.1, p.29-30, 1986.
NOAMESI, B. K. *West Afr. J. Pharmacol. Drug. Res.*, v.4, n.1, p.33-6, 1977.
NOAMESI, B. K. et al. *Planta Med.*, n.3, p.253-5, 1985.
NODA, N. et al. *Jpn. Kokai Tokkyo Koho JP* 62207287 [87207287] (IPC C07H-013/06, 11 Sep 1987, Appl. 86/49164, 6 Mar. 1986.
NOK A. J. et al. *Parasitology Research*, v.82, n.7, p.634-7, 1996.
NOMEIR, A. A., ABOU-DONIA, M. B. *J. Am. Oil. Chem. Soc.*, v.59, n.12, p.546-9, 1982.
NOPITSCH-MAI, C. et al. *PZ Wiss.*, v.3, n.4, p.157-9, 1990.
NORO, T. et al. *Chem. Pharm. Bull.*, v.36, n.1, p.244-8 ,1988.
NORRIS, B. et al. *Journal of Ethopharmacology*, v.31, n.3, p.309-18, 1991.
NOVELO, M. et al. *J. Nat. Prod.*, v.56, n.10, p.1728-6, 1993.
NOVOA, B. E. et al. *Rev. Colombiana Cienc. Químico-Farm.*, v.4, n.2, p.7-14, 1985.
NOZAKI, H. et al. *Phytochemistry*, v.30, n.11 3819-21, 1991.
NTEZURUBANZA, I. et al. *J. Nat. Prod.*, v.49, n.5, p.945-7, 1986.
_____. *J. Antibiot. (Tokyo)*, v.40, n.9, p.1325-35, 1987.
_____. *Planta Med.*, v.50, n.5, p.358-8, 1984.
_____. *Planta Med.*, v.53, n.5, p.421-3, 1987.
NUNES, D. S. et al. *Anais do XV Simpósio de Plantas Medicinais do Brasil*, 134, 1998
NUNES, E. T. et al. *Anais da XII Reunião Anual da FESBE*, 189, 1997a.
_____. *Anais da XII Reunião Anual da FESBE*, 195, 1997b.
NUNES, S. F. C. et al. L. *Anais do XV Simpósio de Plantas Medicinais do Brasil*, 47, 1998.
NUZELLLARD, J. et al. *Phytochemistry*, v.43, n.4, p.897-902, 1996.

O´BRIEN, C. H., STIPNOVIC, R. D. *J. Org. Chem.*, v.43, n.6, p.1105-11, 1978.
OBASI, N. B. B. et al. *J. Am. Oil Chem. Soc.*, v.67, n.10, p.624-5 , 1990.
OBASI, N. B., IGBOECHI, A. C. *Fitoterapia*, v.62, n.2, p.159-62, 1991.
OBERLIES, N. H. et al. *J. Nat. Prod.*, v.61, n.6, p.781-5, 1998.
ODEBIYI, O. O. *Fitoterapia*, v.38, n.2, p.144-6, 1980.
_____. *Fitoterapia*, v.56, n.5, p.297-9, 302-3, 1985.
OELRICHS, P. B. et al. *Nat. Toxins*, v.3, n.5, p.344-9, 1995.
OELRICHS, P. B. et al. *Natural Toxins*, v.3, n.5, p.350-4, 1995.

OGA, S. et al. *Planta Med.*, v.51, n.4, p.303-6, 1984.

OGURA, M. et al. *Lloydia (Cinci)*, v.4, n.4, p.347-51, 1977.

_____. *Lloydia*, v.40, n.2, p.157-68, 1997.

_____. *Lloydia*, v.39, n.4, p.155-257, 1976.

OHMOTO, T. et al. *Chem. Pharm. Bull.*, v.36, n.2, p.578-81, 1988.

OHSAKI, A. et al. *J. Chem. Soc., Chem. Commun.*, n.3, p.151-3, 1987.

_____. *J. Nat. Prod.*, v.60, n.9, p.912-4, 1997.

_____. *Phytochemistry (Oxford)*, v.30, n.12, p.4075-8, 1991.

_____. *Phytochemistry (Oxford)*, v.40, n.1, p.205-7, 1995.

_____. *Phytochemistry*, 25, n.10, 2414-2416, 1986.

_____. *Phytochemistry*, 27, n.7, 2171-2173, 1988.

_____. *Tennen Yuki Kagobutsu Toronkai Koen Yoshishu*, 37th, 253-8, 1995.

OJEWOLE, J. A. O. *Fitoterapia*, v.54, n.4, p.347-51, 1983.

OJEWOLE, J. A. O., ODEBIYI, O. O. *Planta Med.*, v.38, n.4, p.332-338, 1980.

_____. *Planta Med.*, v.41, n.3, p.281-287, 1981.

_____. *Planta Med.*, v.55, n.4, p.243-226, 1984.

OJI, O. et al. *Fitoterapia*, v.64, n.2, p.137-9, 1993.

OJI, O., OKAFOR, Q. E. *Phytother. Res.*, v.14, n.2, p.133-5, 2000.

OKJAR, A. et al. *Phytother. Res.*, v.15, n.2, p.157-61, 2001.

OKUDA, T. et al. *Chem. Pharm. Bull.*, v.35, n.1, p.443-6, 1987.

_____. *Phytochemistry*, v.21, n.12, p.2871-4, 1982.

OKUGAWA, H. et al. *Shoyakugaku Zasshi*, v.41, n.2, p.108-15, 1987.

OKUNADE, A. L. *Fitoterapia*, v.73, n.1, p.1-16, 2002.

OKUYAMA, E. et al. *Chem. Pharm. Bull.*, v.44, n.2, p.333-6, 1996.

OKWUASABA, F. et al. *J. Ethnopharmacol.*, v.21, n.1, p.91-7, 1987.

OLIVEIRA, A.B. et al. *Anais do XIV Simpósio de Plantas Medicinais do Brasil*, 123, 1996.

_____. *Phytochemistry (Oxford)*, v.26, n.9, p.2650-2, 1987

_____. *Anais do XIV Simpósio de Plantas Medicinais do Brasil*, 123, 1996.

OLIVEIRA, E. J. et al. *Planta Med.*, v.76, n.7, p.605-8, 2001.

OLIVEIRA, M. G. M. et al., *Journal of Ethnopharmacology*, v.34, p.29-41, 1991.

OLIVEIRA, M. M. et al. *Anais do IX Simpósio de Plantas Medicinais do Brasil*, 67, 1986.

OLIVEIRA, Q. G. et al. *Anais do XV Simpósio de Plantas Medicinais do Brasil*, 189, 1998.

OLIVEROS-BELARDO, L. et al. *Philipp.J. Sci.*, v.115, n.1, p.1-21, 1986.

OMARA ALWALA, T. R. et al. *Journal of the American Oil Chemists' Society*, v.68, n.3, p.198-9, 1991.

OMIDIJI, O. *Discovery and Innovation*, v.5, n.2, p.139-41, 1993.

ONAJOBI, F. D. *J. Ethnopharmacol.*, v.18, n.1, p.3-11, 1986.

ONAWUNMI, G. O. et al. *J. Ethnopharmacol.*, v.12, n.3, p.279-86, 1984.

ONAWUNMI, G. O. *Pharmazie*, v.43, n.1, p.42, 1988.

ONAWUNMI, G. O., OGUNLANA, E. O. *Int. J. Crude Drug. Res.*, v.24, n.2, p.64-8, 1986.

ONAYADE, O. A. et al. *Flavour Fragrance J.*, v.5, n.2, p.101-5, 1990.

ONO, M. et al. *Chem. Pharm. Bull.*, v.38, n.11, p.2986-91, 1990.

ONTENGCO, D. C. et al. *Acta Manilana*, v.43, p.19-23, 1995.

ONWUKA, C. F. I. *Arch. Zootec.*, v.46, n.174, p.179-80, 1997.

_____. *Tropical Agriculture*, v.69, n.2, p.176-80, 1992.

ONYENEKWE, P. C. et al. *Cell Biochem. Funct.*, v.17, n.3, p.199-206, 1999.

OPDYKE, D. L. *J. Food Cosmet. Toxicol.*, v.14, p.457, 1976.

OPUTE, F. I. *J. Exp.Bot.*, v.30, n.116, p.601-6, 1980.

_____. *J. Sci. Food Agric.*, v.29, n.8, p.737-8, 1978.

ORABI, K. Y. et al. *Phytochemistry*, v.58, n.3, p.475-80, 2001.

ORSINI, F. et al. *Phytochemistry*, v.26, n.4, p.1101-5, 1987.

ORTEGA, A. G. et al. *Alimentaria (Madrid)*, v.276, p.65-72, 1996.

ORTEGA, G. G. et al. *Pharma Prat.*, v.5, n.5, p.385-9, 1995.

ORTEGA-FLEITAS, O. et al. *Alimentaria*, v.34, n.273, p.47-9, 1996.

ORTEGA-NIEBLAS, M. et al. *Grasas Aceites*, v.47, n.3, 158-62, 1996

ORTH, M. et al. *Pharmazie*, v.55, n.6, p.456-9, 2000.

OSAKABE, N. et al. *Jpn. Kokai Tokkyo Koho JP* 09234018 A2 9. Sep. 1997.

OSHIMA, Y. et al. *J. Chem. Soc., Chem. Commun*, n.10, p.628-9, 1989.

OSIANU, D., CIURDARU, V. *Stud. Cercet. Biochim.*, v.31, n.1, p.39-42, 1988.

OSMAN, A. et al. *Phytochemistry*, v.13, p.2015-6, 1974.

OSPINA de NIGRINIS, L. S. et al. *Rev. Colomb. Cienc. Quim. Farm.*, v.15, p.37-47, 1986.

OTAKE,T et al. *Phytother Res* , v.9, n.1, p.6-10, 1995.

OTERO, R. et al . *J. Ethnopharmacol.*, v.73, n.1-2, p.233-41, 2000.

OZDEN, M. G. et al. *Contact. Dematitis*, v.45, n.3, p.178, 2001.

PAES, A. M. A. et al. *Anais do XIV Simpósio de Planta Medicinais do Brasil*, 108, 1996.

PAGANI, F. *Boll. Chim. Farm.*, v.129, n.9, p.281-2, 1990.

PAGANINI, L. et al. *Anais da VII Reunião Anual da FESBE*, 165, 1992b.

_____. *Anais do XII Simpósio de Plantas Medicinais do Brasil*, 78, 1992a.

PAGNOCCA, F. C. et al. *J. Chem. Ecol.*, v.22, n.7, p.1325-30, 1996.

PAGOTTO, C. L. A. C. *Jornada Paulista de Plantas Medicinais*, Araraquara, 2, 1995.

PAI, S. T., PLATT, M. W. *Letters in Applied Microbiology*, v.20, n.1, p.14-8, 1995.

PAIVA, R. L. R. et al. *Anais da XXVII Reunião Anual da SBPC*, 485, 1985.

PAIXÃO, L. B., HIRUMA-LIMA, C. A. *Anais da XVI Simpósio de Plantas Medicinais do Brasil*, 109, 2000.

PAKRASHI, A. et al. *Contraception*, v.34, n.5, p.523-36, 1986.

PAKRASHI, A., CHAKRABARTY, B. *Indian J. Exp. Biol.*, v.16, n.12, p.1283-5, 1978.

PAKRASHI, A., PAKRASHI, P. *Contraception*, v.20, n.1, p.49-54, 1979.

PAKRASHI, A., SHANA, C. *Indian J. Exp.Biol.*, v.17, n.4, p.437-9, 1979.

PAKRASI, A., SHALA, C. *Experientia*, v.34, p.1192-6, 1978.

PAL, A. K. et al. *Contraception*, v.32, n.5, p.517-29, 1985.

PAL, M. et al. *Indian J. Pharm.*, v.39, n.5, p.116-7, 1977.

PALANICHAMY, S., NAGARAJAN, S. *Fitoterapia*, v.61, n.1, p.44-7, 1990.

PALERMO-NETO, J. et al. *Anais do Simpósio Brasil-China de Química e Farmacologia de Produtos Naturais*. 275, 1989a.

PANDA, S., KAR, A. *J Ethnopharmacol.*, v.67, n.2, p.233-9, 1999.

PANDEY, D. P.et al. *Orient. J. Chem.*, v.12, n.3, p.321-2 (English) 1996.

PANTOJA, C. V. et al. *Journal of Ethnopharmacology*, v.31, n.3, p.325-32, 1991.

_____. *Journal of Ethnopharmacology*, v.52, n.2, p.101-5, 1996.

PAPHASSARANG, S. et al. *J. Nat. Prod.*, v.53, n.1, p.163-6, 1990.

_____. *J. Nat. Prod.*, v.52, n.2, p.239-42, 1989a.

_____. *Phytochemistry*, v.28, n.5, p.1539-41, 1989b.

_____. *Pharmazie*, v.44, n.8, p.580-1, 1989c.

_____. *Pharmazie*, v.43, n.4, p.296-7, 1988.

PARENTE, J. P., MORS, W. B. *Anais da XXIX Reunião Anual da SBPC*, 446, 1977.

PARIS, R. R., DELAVEAU, P. G. *Compt. Rend.*, v.260, p.271-3, 1965.

_____. *Quart. J. Crude Drug Res.*, v.7, p.964-6, 1967.

PARK, S. J., ROTAR, P. P.*Crop. Sci.*, v.8, p.470-4, 1968.

PARLERMO-NETO, J. et al. *Anais do Simpósio Brasil-China de Química e Farmacologia de Produtos Naturais*, 39, 1989b.

PARMAR, V. S. et al. *Acta Chem. Scand.*, Ser. B, B41, n.4, p.267-70, 1987.

PARODI, F. J. et al. *J. Nat. Prod.*, v.51, n.3, 594-5, 1988.

PARRY, O. et al. *Journal of Ethnopharmacology*, v.40, n.3, p.187-94, 1993.

PASCOE, K. O. et al. *J. Nat. Prod.*, v.49, n.5, p.913-15, 1986.

PASCUAL, M. E. et al. *Farmaco*, v.56, n.5-7, p.501-4, 2001.

PASKA, C. et al. *Phytochemistry*, v.52, n.5, p.879-83, 1999.

PASQUA, G. et al. *Protoplasma*, Volume Date 1995, 189, n.1-2, p.9-16, 1995.

PATEL, M. M. et al. *Indian J. Hosp.Pharm.*, v.24, n.5, p.200-2, 1987.

PATEL, R. B. et al. *Indian Drugs*, v.23, n.11, p.595-7, 1986.

PATIL, A. D. et al. *Tetrahedron*, v.53, n.5, p.1583-92, 1999.

PATNEY, N. et al. *Probe*, v.17, n.2, p.132-42, 1978.

PATWARPHAN, S. A., GUPTA, A. S. *Phytochemistry (Oxford)*, v.20, n.6, p.1458-9, 1991.

PAULA, A. C. B., FREITAS, J. C. *Anais da XII Reunião Anual da FESBE*, 108, 1997.

_____. *Anais do XIII Reunião Anual da FESBE*, 294, 1998.

PAULINI, H. et al. *Mutagenesis*, v.2, n.4, p.271-3, 1987.

_____. *Planta Med.*, v.57, n.1, p.59-61, 82-3, 1991.

PAULINI, H., SCHIMMER, O. *Mutagenesis*, v.4, n.1, p.45-50, 1989.

PAULINO, N. et al. *J. Pharm. Pharmacol.*, v.48, n.11, p.1158-63, 1996

_____. *Gen. Pharmacol.*, v.27, n.5, p.795-802 1996a.

PAULO, M. D. et al. *Journal of Ethnopharmacology*, v.36, n.1, p.39-41, 1992.

PAUMGARTTEN, F. et al. *Food Chem. Toxicol.*, v.40, n.11, p.1595, 2002.

PAYA, M. et al. *Phytother. Res.*, v.10, n.3, p.228-32 1996.

PELOTTO, J. P. et al *Biochemical Sytematic and Ecology*, v.26, n.5, p.577-80, 1998.

PENA, J. M. et al. *Nephrology Dialysis Transplantation*, v.11, n.7, p.1359-60, 1996.

PENELLE, J. *Phytochemistry*, v.58, n.4, p.619-26, 2001.

_____. *Phytochemistry*, v.63, n.8, p.1057-66, 2000.

PENG, A., LI, J. *Hunan Yike Daxue Xuebao*, v.21, n.4, p.305-7, 1996.

PENG, G. P. et al. *Yaoxue Xuebao*, v.30, n.7, p.521-5, 1995.

_____. *Yaoxue Xuebao*, v.31, n.6, p.446-50, 1996.

PENG, J. P. et al. *Acta Pharmaceutica Sinica*, v.27, n.12, p.918-22, 1992.

_____. *Yaoxue Xuebao*, v.31, n.8, p.607-12, 1996.

PEPATO, M.T. et al. *J Ethnopharmacol.*, v.81, n.2, p.191-7, 2002.

PERDUE, G. P., BLONSTER, R. N. *J. Pharm. Sci.*, v.67, p.1322, 1978.

PEREDA-MIRANDA, R. et al. *Phytochemistry*, v.29, n.9, p.2971-4, 1990.

PEREDA-MIRANDA, R., DELGADO, G. *J. Nat. Prod.*, v.53, n.1, p.182-5, 1990.

PEREDA-MIRANDA, R., GASCON-FIGUEROA, M. *J. Nat. Prod.*, v.51, n.5, p.996-8, 1988.

PEREIRA, B. M. R. *Anais do XII Simpósio de Plantas Medicinais do Brasil*, 1, 1992.

PEREIRA, J. P., PEREIRA, S. *Ciencia e Cultura*, v.26, n.11, p.1054-7, 1974.

PEREIRA, J. P., SOUZA, C. P. *Anais da XXVI Reunião Anual da SBPC*, 1974.

_____. *Anais da XXVI Reunião Anual da SBPC*, 1974.

PEREZ, C., ANESINI, C. *American Journal of Chinese Medicine*, v.22, n.2, p.169-74, 1994.

PEREZ, H. A. et al. *Antimicrobial Agents and Chemotherapy*, v.38, n.2, p.337-9, 1994.

PEREZ-AMADOR, M. C. et al. *Phyton*, v.56, p.143-6, 1994.

_____. *Phyton*, v.54, n.2, p.99-102, 1993.

PEREZ-GUERRERO, C. et al. *J. Ethnopharmacol.*, v.76, n.3, p.279-84, 2001.

PEREZ-MALDONADO, R. A., NORTON, B. W. *Br. J. Nutr.*, v.76, n.4, p.515-33, 1996.

PERICH, M. J. et al. *Journal of Medical Entomology*, v.31, n.6, p.833-7, 1994.

_____. *Journal of the American Mosquito Control Association*, v.11, n.3, p.307-10, 1995.

PERRY, N. B. et al. *Planta Med.*, v.57, n.2, p.129-31, 1991.

PESSOA, C. et al. *Anais do XIII Simpósio de Plantas Medicinais do Brasil*, 302, 1994.

PETCHNAREE, P.et al. *J. Chem. Soc., Perkin Trans.*, v.1 , n.9, p.1551-6, 1986.

PETER, S. R. et al. *J. Nat. Prod.*, v.60, n.12, p.1219-21 1997a.

_____. *Tetrahedron Lett.*, v.38, n.33, p.5767-70, 1997b.

PETERS, R. R. et al. *Life Sci.*, v.64, n.26, p.2429-37, 1999.

_____. *Planta Medica*, v.63, n.6, p.525-8, 1997.

PETERS, V. M. et al. *Anais da 40ª Reunião Anual da SBPC*, 872, 1988.

PETTIT, G. R. *Arizona Board of Regents* US. US 4997817 (Cl. 514- 25 (IPC A61K-031/71, 5 Mar. 1991, Appl. 467683, 19 Jan. 1990.

PFAU, W. et al. *Chemical Research in Toxicology*, v.4, n.5, p.581-6, 1991.

PHADKE, S. A., KULKARNI, S. D. *Indian J. Med. Sci.*, v.43, n.5, p.113-7, 1989.

PHADNIS, A. P. et al. *J. Chem. Soc. Perkin Trans. I.*, n.5, p.937-40, 1984.

PHAN, T. S. et al. *Tap Chi Hoa Hoc.*, v.25, n.2, p.23-6, 1987.

PHILIPOV, S. et al. *Fitoterapia*, v.65, n.6, p.555, 1994.

PICHA, P.; N., W. et al. *J. Exp. Clin. Cancer Res.*, v.15, n.2, p.177-83, 1996.

PIERS, E., TSE, W. H. *Can. J. Chem.*, v.58, n.23, p.2623, 1980.

PIETERS, L. A., Vlietinck, A. J. *Planta Med.*, n.6, p.465-8, 1986.

PIETERS, L. *The biologically active constituents of "sangre de drago", a traditional South American drug.* 216p. Avail. Univ. Microfilms Int., Order No. DA9231869 From, p.Diss. Abstr. Int. B 1992, 53, n.6, 2803-4 (English) 1992.

PIETERS, L. et al. *J. Nat. Prod.*, v.56, n.6, p.899-906, 1993.

_____. *Phytomedicine*, v.2, n.1, p.17-22, 1995.

PIETRO, R. C. et al. *Phytomedicine*, v.7, n.4, p.335-8, 2000.

PINAR, M., GALAN, M. P. *J. Nat. Prod.*, v.48, n.5, p.853-4, 1985.

PINHEIRO, M. L. B. et al. *Anais da XXXVI Reunião Anual da SBPC*, 547, 1984.

_____. *Phytochemistry*, v.22, n.10, p.2320-21, 1983.

PINHO, R. S. N. et al. *Anais do XV Simpósio de Plantas Medicinais do Brasil*, 88, 1998.

PINO, J. A. *Alimentaria (Madrid)*, v.286, p.41-5, 1997.

PINO, J. A. et al. *J. Essent. Oil Res.*, v.8, n.2, p.139-41 1996.

_____. *J. Essent.* Oil Res., v.9, n.4, 467-8, 1997.

_____. *J. Essent.* Oil Res., v.9, n.1, p.123-4,1997a.

_____. *Oil. Res.*, v.9, n.3, p.365, 1997.

PINO, J. A., ORTEGA, A. *J. Essent. Oil Res.*, v.8, n.4, p.445-6, 1996.

PINO, J. et al. *Nahrung*, v.34, n.3, p.279-82, 1990.

PINO, J. *Nahrung*, v.33, n.3, p.289-95, 1989.

PINTO JUNIOR, E. et al. *Anais do XIV Simpósio de Plantas Medicinais do Brasil*, 149, 1996.

PINTO, C. R. et al. *Anais do XIII Simpósio de Plantas Medicinais do Brasil*, 258, 1994.

PINTO, C. S. et al. *Anais do XV Simpósio de Plantas Medicinais do Brasil*, 87, 1998.

PINTO, E. F. et al. *Anais da XV Simpósio de Plantas Medicinais do Brasil*, 59, 1998.

PIRKER, C. et al. *Contact Dermatitis*, v.26, n.4, p.217-9, 1992.

PISTELLI, L. et al. *Journal of Natural Products (Lloydia)*, v.56, n.9, p.1605-8, 1993.

_____. *International Journal of Pharmacognosy*, v.33, n.4, p.362-4, 1995.

PITASAWAT, B. et al. *Southeast Asian J. Trop. Med. Public Health*, v.29, n.3, p.662-3, 1998.

PLATEL, K. et al. *Nahrung*, v.37, n.2, p.156-160, 1993.

PLATEL, K., SRINIVASAN, K. *Nahrung*, v.41, n.2, p.68-74, 1997.

PLOUVIER, V. *Compt. Rend.*, v.228, p.859-61, 1949.

PLUMEL, M. M. *Bradea* 5 (Suppl.), p.1-118, 1991.

_____. *Compte Rendu Des Seances De La Societe De Biogeographie* 66, n.3, p.103-127, 1990.

POBOZSNY, K. et al. *Herba Hung*, v.18, n.2, p.71-82, 1979.

POLASA, K., RUKMINI, C. *Food Chem. Toxicol*, v.25, n.10, p.763-6, 1987.

POLI, A. et al. *Anais do Simpósio Brasil-China de Química e Farmacologia de Produtos Naturais*. 258, 1989.

POMÍLIO, A. B. et al. *J. Ethnopharmacol.*, v.36, n.2, p.155-61, 1992.

_____. *J. Ethnopharmacol.*, v.44, n.1, p.25-33, 1994.

PONCE-MACOTELA, M. et al. *Rev Invest Clin*, Sept.-Oct., 1994.

PORRO, G. et al. *Cancer Immunology Immunotherapy*, v.36, n.5, p.346-50, 1993.

PORROS, R. B. H. et al. *Proceeding of the Society for Experimental Biology and Medicine*, v.203, n.1, p.18-25, 1993.

PORTILLO, A. et al. *J. Ethnopharmacol.*, v.76, n.1, p.93-8, 2001.

POTTRAT, O. et al. *Helvetica Chimica Acta*, v.75, n.3, p.833-41, 1992.

POUGET, M. P.et al. *Lebensm.-Wiss. Technol.*, v.23 , n.2, p.101-5, 1990.

PRADHAN, B. P. et al. *Phytochemistry*, v.29, n.5, p.1693-5, 1990.

PRAKASH, A. O. et al. *Planta Med.*, v.43, n.4, p.384-8, 1981.

Referências Bibliográficas

PRAKASH, A. O. *Int. J. Crude Drug. Res.*, v.24, n.1, p.19-24, 1986.

PRAKASH, D et al. *Journal of the Science of Food and Agriculture*, v.58, n.1, p.143-4, 1992.

_____. *Plant Foods for Human Nutrition (Dordrecht)*, v.47, n.3, p.221-6, 1995.

PRAKASH, O. et al. *Tetrahedron Letter*, v.28, n.6, p.685-6, 1987.

PRASAD, G. et al. *Fitoterapia*, v.57, n.6, p.429-32, 1986.

PRASAIN, J. K. et al. *Tetrahedron*, v.53, n.23, p.7833-42, 1997.

PRAZERES, J. L. et al. *Anais do XIV Simpósio de Plantas Medicinais do Brasil*, 109, 1996.

PRIESTAP, H. A. *Phytochemistry*, v.16, n.10, p.1579-82, 1977.

_____. *Phytochemistry*, v.24, n.12, p.3035-40, 1985.

_____. *Phytochemistry*, v.26, n.2, p.519-30, 1987.

PROLIAC, A., RAYNAUD, J. *Pharm. Acta Helv.*, v.63, n.6, p.174-5, 1988.

_____. *Pharmazie*, v.41, n.9, p.673-4, 1986.

PROLIAC, J. et al. *Pharmazie*, v.51, n.8, p.611-12, 1996.

PU, Z. et al. *Biochem. Biophys. Res. Commun*, v.229, n.1, p.287-94, 1996.

PUATANACHOKCHAI, R. et al. *Cancer Letter*, v.183, n.1, p.9-15, 2002.

PUGAZHENTHI, S., MURTHY, P. S. *Indian J. Clin. Biochem*, v.11, n.2, p.115-9, 1996.

PUPO, A. S. *Estudo do efeito analgésico de plantas medicinais da família Piperaceae.* Monografia Unesp-Botucatu, 1988.

PURI, A. et al. J. *Ethnopharmacol.*, v.71, n.1-2, p.89-92, 2000.

PURUSHOTHAMAN, K. K. et al. *J. Chem. Soc.*, p.2420-2, 1971.

_____. *Phytochemistry*, v.14, p.1129-30, 1975.

PURUSHOTHAMAN, K. K., VASANTH, S. *Indian Drugs*, v.25, n.12, p.484-91, 1988.

PUSHPARAJ, P. et al. *J. Ethnopharmacol.*, v.72, n.1-2, p.69-76, 2000.

_____. *Life Sci.*, v.70, n.5, p.535-47, 2001.

PUSHPENDRAN, C. K. et al. *Indian J. Exp.Biol.*, v.18, n.8, p.858-61, 1980.

QIAN-CUTRONE, J. et al. *J. Nat. Prod.*, v.59, n.2, p.196-9, 1996

QU, C. et al. *Materia Medica*, v.18, n.5, p.304-5, 320, 1993.

_____. *China Journal of Chinese Materia Medica*, v.18, n.5, p.304-5, 320, 1993.

QUADROS, M. R. et al. *Anais do XIV Simpósio de Plantas Medicinais do Brasil*, 133, 1996.

QUEIROGA, L. C. et al. *J. Ethnopharmacol.*, v.72, n.3, p.465-8, 2000.

QUEIROZ NETO, A. et al. *Anais da VI Reunião Anual da FESBE*, 273, 1991.

QUEIROZ NETO, A. et al. *Anais do X Simposio de Plantas Medicinais do Brasil*, 5/9, 22, 1988.

QUEIROZ, I. B., BRANDÃO, F. A. K. *Anais do X Simpósio de Plantas Medicinais do Brasil*, 6/9, 33, 1988.

QUEIROZ, I. B., REIS, S. L. *Anais do Simpósio Brasil-China de Química e Farmacologia de Produtos Naturais*, 246, 1989.

QUEIROZ, M. L. et al. *Immunopharmacol. Immunotoxicol.*, v.23, n.3, p.367-82, 2001.

QUEIROZ, R. B. et al. *Rev. Bras. Bot.*, v.13, n.2, p.75-81, 1990.

QUESADA, C. et al. *Journal of Food Protection*, v.59, n.2, p.185-92, 1996.

QUETIN-LECRERQ, J. et al. *Phytochemistry*, v.40, n.5, p.1557-60, 1995.
QUEVAUVILLER, A., FOUSSARD-BLANPIN. *C. R. Seances Soc. Biol. Fil.* v.170, n. 6, p. 1187-1188, 1976.
QUIJANO, L. et al. *Phytochemistry.*, v.19, n.9, p.1975-8, 1980.
QURESHI, S. et al. *Planta Medica*, v.58, n.2, p.124-7, 1992.

RABE, T. *J. Ethnopharmacol*, v.56, n.1, p.81-7, 1997.
RADHAKRESHANAN, R. et al. *J. Ethnopharmacol,*. v.76, n.2, p.171-6, 2001.
RAE, G. A. et al. *Anais do X Simpósio de Plantas Medicinais do Brasil*, 6/9, p.41, 1988.
RAFATRO, H. et al. *Biochem. Pharmacol.*, v.59, n.9, p.1053-61, 2000.
RAFFAELLI, A. et al. *J. Chromatogr. A.* 777, n.1, p.223-31, 1997.
RAGASA, C. Y. et al. *J. Nat. Prod.*, v.65, n.8, p.1107-10, 2002.
RAHARIVELOMANNA, P. J. et al. *Arch. Inst. Pasteur Madagascar*, v.56, n.1, p.261-71, 1989.
RAHMAN, K. et al. *Phytochemistry*, v.45, n.5, p.1093-4, 1997.
RAHMAN, M. et al. *Pertanika*, v.13, n.3, p.405-8, 1990.
RAI, K. N., DASAUNDHI, R. A. *J. Bangladesh Acad. Sci.*, v.14, n.1, p.57-61, 1990.
RAI, P.P. *J. Nat. Prod.*, v.51, n.3, p.492-5, 1988.
RAINA, A. K., GAIKWAD, B. R. *J. Oil Technol. Assoc. India*, v.19, n.4, p.81-5, 1987.
RAJASEKARAN, M. et al. *J. Drug Dev.*, v.2, n.3, p.179-82, 1989.
RAJENDRAN, S., PRAKASH, V. *J. Agric. Food Chem.*, v.36, n.2, p.269-75, 1988.
RAKHIMOVA, D. A., SHAKIROV, T. *Khim. Prir. Soedin*, v.3, p.384-6, 1987.
RAKHMOV, D. A. et al. *Khim. Prir. Soedin (Tashk)*, n.1, p.21-4, 1985.
RAKOTONIRAINY, O. et al. *J. Essential Oil Res.*, v.9, n.3, p.321-7, 1997.
RALISON, C. et al. *Biochimie (Paris)*, v.68, n.10/11, p.1225-30, 1986.
RAMACHANDRA, G. et al. *J. Food Compos. Anal.*, v.3, n.1, p.81-7, 1990.
RAMAN, A., LAU, C. *Phytomedicine*, v.2, n.4, p.349-62, 1996.
RAMESH, P.et al. *Curr Sci.*, v.48, p.67, 1979.
RAMOS RUIZ, A. et al. *Journal of Ethnopharmacology*, v.52, n.3, p.123-7, 1996.
RAMOS, L. S. et al. *Anais da XXXIV Reunião Anual da SBPC*, 509, 1982.
RAMSEWAK, R. S. et al. *Phytochemistry*, v.51, n.6, p.729-32, 1999.
RAO, V. S. N. et al. *Indian J. Med. Res.*, v.70 (Sept.), p.517-20, 1979.
RAO, A. R. et al. *Cancer Lett.*, v.26, n.2, p.207-214, 1985.
RAO, M. N. et al. *Phytochemistry*, v.37, n.1, p.267-9, 1994.
RAO, R. V. K. et al. *Indian J. Pharm. Sci.*, v.40, n.5, p.170-1, 1978.
RAO, R.V. L. et al. *Indian J. Pharm. Sci.*, v.40, p.103-4, 1978.
RAO, V. S. N. et al. *Anais da II Reunião Anual da FESBE*, 313, 1987.
_____. *Anais do XIII Simpósio de Plantas Medicinais do Brasil*, 236, 1994.
_____. *Indian J. Med. Res.*, v.70 (Sept.), p.517-20, 1979.
RAPPARINI, F. et al.*Phytochemistry*, v.57, n.5, p.681-7, 2001.
RASTOGI, S. et al. *Fitoterapia*, v.67, n.1, p.63-4, 1996.
RATH, S. P. et al. *J. Indian Chem. Soc.*, v.67, n.1, p.86, 1990.
RATHRI, S. S. et al. *Phytother. Res.*, v.16, n.3, p.236-3, 2002.
RATNAYAKE, B. et al. *Phytochemistry (Oxford)*, v.27, n.3, p.869-72, 1988.

Referências Bibliográficas

RATNAYAKE-BANDARA, B. M. et al. *Phytochemistry (Oxford)*, v. 31, n.6, p.1983-5, 1992.

RAULINO FILHO, M. et al. *Anais da XXXII Reunião Anual da SBPC*, 764, 1980.

RAVI, S. et al. *Phytochemistry*, v.29, n.1, p.361-4, 1990.

RAVID, U. et al. *Flavour Fragrance J.*, v.11, n.3, p.191-5, 1996

RAWAT, A. K. *J. Ethnopharmacol.*, v.56, n.1, p.61-6, 1997.

RAY, P. G., MAJUNDAR, S. K. *Econ. Bot.*, v.30, n.40, p.317-20, 1976.

RAZA, H. et al. *Biochemical Pharmacology*, v.52, n.10, p.1639-42, 1996.

RE, L., KAWANO, T. *Mem. Inst. Oswaldo Cruz*, v.82, n.4, p.315-20, 1987.

REATEGUI GONZALEZ, R., Nakasone Rivadeneyra, H. *Bol. Soc. Quim. Peru*, v.54, n.1, p.12-19, 1988.

REBUELTA, M. et al. *An. Inst. Bot. A. J. Cavinilles.*, v.34, n.2, p.703-14, 1977.

_____. *An. Inst. Bot. A.J. Cavinilles.*, v.34, n.4, p.317-20, 1976.

REDDY, J. S. et al. *J. Ethnopharmacol.*, v.79, p.249-51, 2002.

REDDY, K. S. et al. *Chem. Soc. Perkin. Trans.*, n.3, p.459, 1985.

REDDY, P. et al. *J. Indian Chem. Soc.*, v.67, n.9, p.783-4, 1990.

REDL, K. et al. *Phytochemistry (Oxford)*, v.32, n.1, p.218-20, 1993.

_____. *Planta Medica*, v.60, n.1, p.58-62, 1994.

REES, L. P. et al. *World Journal of Microbiology & Biotechnology*, v. 9, n.3, p.303-7, 1993.

REEVE, V. E. et al. *Photochemistry and Photobiology*, v.58, n.6, p.813-17, 1993.

REINA, M. et al. *Phytochemistry (Oxford)*, v.38, n.2, p.355-8, 1995.

REIS, R. A. M. et al. *Anais do X Simpósio de Plantas Medicinais do Brasil*, 7/9, 21, 1988.

REISCH, J., PODPETSCHNIG E. *Sci. Pharm.*, v.56, n.3, p.171-4, 1988.

RESTREPO, P., DUQUE, C. *Rev. Colomb. Quim.*, v.17, n.1-2, p.57-63, 1988.

RETAMAR, J. A. *3.Essenze, Deriv. Agrum.*, v.65, n.1, p.45-53, 1995.

RETAMAR, J. A. et al. *Deriv. Agrum.*, v.65, n.4, p.503-10, 1995.

_____. *Essenze, Deriv.Agrum.*, 64, n.4, p.447-52, 1994.

REYNOLDS, W. F. et al. *J. Nat. Prod.*, v.58, n.11, p.1730-4, 1995.

RIAZ, M. et al. *Pak. J. Sci. Ind. Res.*, v.37, n.9, p.362-4, 1994.

RIBEIRO DO VALLE, R. M. et al. *Anais do Simpósio Brasil-China de Química e Farmacologia de Produtos Naturais*, 176, 1989.

RIBEIRO PRATA, E. M. et al. *Rev. Bras. Farm.*, v.74, n.2, p.36-41, 1993.

RIBEIRO, I. M. et al. *Anais do XV Simpósio de Plantas Medicinais do Brasil*, 56, 138, 1998.

RIBEIRO, M. H. L. R. et al. *Anais da X Reunião da FESBE*, 262, 1995.

RIBEIRO, R. A. et al. *Anais do II Congresso Brasileiro de Farmacologia e Terapêutica Experimental*, 300, 1984.

_____. *Anais do IX Simpósio de Plantas Medicinais do Brasil*, 41, 1986.

_____. *J. Etnopharmacol.*, v.15, n.3, p.261-70, 1986.

RIBEIRO, R. A. et al. *Anais do II Congresso Brasileiro de Farmacologia e Terapêutica Experimental*, 300, 1984b.

_____. Anais do IX Simpósio de Plantas Medicinais do Brasil, 41, 1986.

RIEL, M. A. et al. *J. Nat. Prod.*, v.65, n.4, p.614-5, 2002.

RIGGS, D. R. et al. *Cancer*, v.79, n.10, p.1987-94, 1997.

RIMANDO, A. M. et al. *Arch. Pharmacal. Res. (Seoul)*, v.9, n.2, p.93-8, 1986.

RIOS, J.L., SIMEON, S. VILLAR, A. *Fitoterapia*, v.60, p.387, 1989.

RIPPERGER, H. et al. *Chem Ber.*, v.100, n.5, p.1725-40, 1967b.

_____. *Chem Ber.*, v.100, n.5, p.1741-52, 1967c.

RIPPERGER, H., SCHREIBER, K. *Chem. Ber.*, v.101, n.7, p.2450-8, 1968.

RIVERA, B. et al. *Phyton (Buenos Aires)*, v.53, n.1, p.5-10, 1992.

RIZK, A. M. et al. *Sci. Pharm.*, v.56, n.2, p.105-10, 1988.

_____. *Qatar University Science Bulletin*, v.11, p.113-9, 1991.

ROBLOT, F. et al. *Phytochemistry (Oxford)*, v.34, n.1, p.281-5, 1993.

ROCHA MOTA, M. L. et al. *Anais do 1º Congresso Brasileiro de Farmacologia e de Terapêutica Experimental*, 166, 1982.

ROCHA, A. I. et al. *Acta Amazônica*, v.12, n.2, p.381-7, 1982.

ROCHA, F. F. et al *Pharmacol. Biochem. Behav.*, v.71, n.1-2, p.183-190, 2002.

_____. *Anais do XV Simpósio de Plantas Medicinais do Brasil*, 89, 1998.

ROCHA, M. J. A. et al. *Journal of Ethnopharmacology*, v.43, n.3, p.179-83, 1994.

_____. *Anais do Simpósio Brasil-China de Química e Farmacologia de Produtos Naturais*, 189, 1989.

RODRIGUES, J. A. *Desidrocrotonina*: Atividade antiulcerogenica, toxicidade e metabolização *in vivo* e *in vitro*. Campinas, 1998. 138 p. Tese (Doutorado)– Universidade Estadual de Campinas.

RODRIGUES, K. F. et al. *J. Basic. Microbiol.*, v.40, n.4, p.261-7, 2000.

RODRIGUES, L. A. *Anais do X Simpósio de Plantas Medicinais do Brasil*, 6/89, 42, 1988.

RODRIGUES, L. A. et al. *Anais da II Reunião Anual da FESBE*, 311, 1987.

RODRIGUES, L. A., TAKAKI, M. *Anais do XXXIX Congresso Nacional de Botânica*. 113, 1988.

RODRIGUES, R. M. *A flora da Amazônia*. Belém: CEJUP, 1989.

RODRIGUEZ, G. et al. *Anais da XIV Simpósio de Plantas Medicinais do Brasil* 127, 1996.

RODRIGUEZ, J. A., HAUN, M. *Planta Medica*, v.65, n.16, p.522-6, 1999.

RODRIGUEZ, L. A. *Anais do X Simpósio de Plantas Medicinais do Brasil*, 6.9.42, 1988.

RODRIGUEZ-AMAYA, D. B., KIMURA, M. *Cienc. Tecnol. Aliment.*, v.9, n.2, p.148-62, 1989.

ROEDER, E. et al. *Phytochemistry (Oxford)*, v.30, n.5, p.1703-6, 1991

ROJANAPANTHU, P.et al. *Varasarn Paesachasarthara*, v.13, n.1, p.6-11, 1986.

ROJAS, A. et al. *Phytochemistry*, v.6, n.5, p.367-71, 1999.

ROMAN-RAMOS, R. et al. *J Ethnopharmacol*, Aug. 1995.

ROMERO, M. A. V. et al. *Anais da XII Reunião Anual da FESBE*, 279, 1997.

ROMO de VIVAR, A. et al. *Phytochemistry*, v.30, n.7, p.2417-18, 1991.

ROSAS, E. C. et al. *Anais do XV Simpósio de Plantas Medicinais do Brasil*, 73, 1998.

ROSEN, T., FORDICE, D. B. *Southern Medical Journal*, v.87, n.4, p.543-6, 1994.

ROSSI-FERREIRA, R. et al. *Anais da X Reunião Anual de FESBE*, 241, 1995.

_____. *Anais da XI Reunião Anual da FESBE*, 186, 1996.

ROTZSCH, W. et al. *Arzneimittel-Forschung*, v.42, n.10, p.1223-7, 1992.

ROUQUAYROL, M. Z. et al. *Ver. Bras. Pesqui. Med. Biol.*, v.13, n.4-6, p.135-44, 1980.

ROW, L. R. et al. *Phytochemistry (Oxford)*, v.19, n.6, p.1175-82, 1980.
ROWE, L. D. et al. *Am. J. Vet. Res.*, v.48, n.6, p.992-7, 1987.
ROY, A. K. et al. *Int. J. Pharmacogn.*, v.29, n.2, p.117-26, 1991.
ROZSA, Z. et al. *Planta Med.*, v.55, n.1, p.68-9, 1989.
RUECKER, G. et al. *Phytochemistry*, v.29, n.3, p.983-5, 1990.
_____. *Planta Med.*, v.41, n.2, p.143-9, 1980.
_____. *Planta Med.*, v.62, n.6, 565-6, 1996.
RUFFO, M. J. et al. *Chemotherapy*, v.48, n.3, p.144-7, 2002.
RUPPELT, B. M. et al. *Memórias do Instituto de Oswaldo Cruz Rio de Janeiro*, v.86 (SUPPL.) 2, p.203-6, 1991.
RUTTER, R. A. *Catalogo de Plantas Utiles de la Amazonia Peruana*. Yarinacocha: Instituto Linguistico de Verano, 1990.
RUZ, M., RUPPEL, A. *Trop. Med. Int. Health*, v.5, n.6, p.423-30, 2000.
RYBAK, S. M. et al. *International Journal of Oncology*, v.5, n.5, p.1171-6, 1994.

SÁ, L. D. et al. *Anais do XII Simpósio de Plantas Medicinais do Brasil*, 187, 1992.
SAAD, J. M. et al. *Tetrahedron*, v.47, n.16-17, p.2751-6, 1991.
SAAD, L. S. B. M. et al. *Anais da XI Reunião Anual da FESBE*, 86, 1996a.
SAAVEDRA, F. et al. *Carbohydr. Res.*, v.180, n.1, p.61-71, 1988.
SACCHI, E. M., SERTIÉ, J. A. A. *Anais do X Simpósio de Plantas Medicinais do Brasil*, 6/9, 9, 1988.
SACCO, T. *Essenze Deriv. Agrum.*, v.57, n.3, p.535-9, 1987.
SACCO, T. et al. *J. Essent. Oil Res.*, v.4, n.5, p.497-510, 1992.
SACHDEWA, A. et al. *Indian J. Exp. Biol.*, v.39, n.3, p.284-6, 2001.
SADIQUE, J. et al. *J. Ethnopharmacol.*, v.19, n.2, p.201-12, 1987.
SAGAREISHVILI, T. G. et al. *Khim. Prir. Soedin (Tashk)*, n.3, p.298-303, 1981.
SAHA, M. et al. *Indian J. Chem.*, Sect. B. 29B, n.2, p.188-90, 1990.
_____. *Chemical & Pharmaceutical Bulletin*, v.42, n.6, p.1163-74, 1994.
SAHAI, M., RAY, A. B. *J. Org. Chem.*, v.45, n.16, p.3265-8, 1980.
SAHPAZ, S. et al. *Phytochemistry*, 42, n.1, p.103-7, 1996.
_____. *Planta Medica*, v.60, n.6, p.538-40, 1994.
SAIKIA, C. N. et al. *Indian J. Technol.*, v.29, n.1, p.40-4, 1991.
SAITO, M. L., ALVARENGA, M. A. *Fitoterapia*, v.65, n.1, p.87, 1994.
SAITO, N. et al. *Phytochemistry*, v.43, n.6, 1365-70 1996.
SAITOH, T. et al. *Chem.Phar. Bull. (Tokyo)*, v.34, n.6, p.2506-11, 1986.
SAKAI, N. et al. *Phytochemistry*, v.42, n.6, p.1625-8, 1996
SAKSENA, N. K., SAKSENA, S. *Indian Perfum.*, v.28, n.1, p.42-45, 1984.
SAKURAI, K. et al. *Agric Biol. Chem.*, v.47, n.6, p.1249-56, 1983.
SALAMANCA, A. L. V. et al. *Anais do XIII Simpósio de Plantas Medicinais do Brasil*, 327, 1994.
SALEEM, R. et al. *Phytochemistry*, v.45, n.6, p.1279-82, 1997.
_____. *Planta Med.*, v.67, n.8, p.757-60, 2001.
SALEH, A. A. et al. *J. Chem. Soc. Perkin. Trans.*, n.5, p.1090-7, 1980.
_____. *Lloydia*, v.39, p.456-9, 1976.

SALLAL, A. J., ALKOFAHI, A. *Biomed. Lett.*, v.53 , n.212, p.211-15, 1996.

SALT, T. A., ADLER, J. N. *Lipids*, v.20, n.9, p.549-601, 1985.

SALUJA, A. K., SANTANI, D. D. *International Journal of Pharmacognosy*, v.32, n.2, p.154-62, 1994.

SAMA, S. et al. *Indian J. Med. Res.*, v.64, p.738, 1976.

SAMMOUR, R. H. et al. *Qatar Univ. Sci. J.*, v.15, n.1, p.77-82, 1995.

SAMY, R. P. et al. *J. Ethnopharmacol.*, v.66, p.235-40, 1999.

SAN MARTIN, R. *Farmacognosia com Farmacodinamia*. Editorial Científico-Médica, Barcelona, 1968.

SANABRIA, A., MATNILLA, J. *Rev. Colomb. Cienc. Quimico-Farm.*, n.15, p.17-22, 1986.

SANBONGI, C. et al. *Cell. Immunol.*, v.177, n.2, p.129-36, 1997.

SANCHEZ-MEDINA, A. et al. *Phytomedicine*, v.8, n.2, p.144-51, 2001.

SANCHEZ-MIRT, A. et al. *Revista Iberoamericana de Micologia*, v.10, n.3, p.74-8, 1993.

SANDHU, D. K. et al. Mykosen, v.23, n.12, p.691-8, 1980.

SANE, R. T. et al. *V. Indian Drugs*, v.34, n.10, 580-4, 1997.

SANKARANARAYANAN, J., JOLLY, C. I. *Indian Journal of Pharmaceutical Sciences*, v.55, n.1, p.6-13, 1993.

SANNOMIYA, M. et al. *Phytochemistry*, v.49, n.1, p.237-9, 1998.

SANOKO, E. et al. *J Ethnopharmacol.*, v.51, p.1043-7, 1999.

SANTANA, C. F. et al. *Anais do XI Simpósio de Plantas Medicinais do Brasil*, 431, 1990.

SANT'ANNA TUCCI, M. L. et al. *Bragantia*, v.55, n.2, p.207-13, 1996.

SANTOS, A. F. et al. *Anais do XV Simpósio de Planta Medicinais do Brasil*, 118, 1998.

SANTOS, A. F., SANT'ANA, A. E. *Phytomedicine*, v.8. n.2, p.115-200, 2001.

SANTOS, A. R. *Gen Pharmacol*, v.26, n.7, p.1499-506, 1995.

SANTOS, A. R. S. et al. *Gen. Pharmacol.*, v.26, n.7, p.1499-506, 1995.

_____. *Anais do IX Reunião Anual da FESBE*. 6.19, 1994.

_____. *Anais do VIII Reunião Anual da FESBE*. 6.76, 1993.

_____. *J. Ethnopharmacol.*, v.72, p.229-38, 2000.

SANTOS, B. V. O. et al. *Anais do XIII Simpósio de Plantas Medicinais do Brasil*, 347, 1994.

SANTOS, C. V. F. et al. *Anais da XIII Reunião Anual da FESBE*, 103, 1998.

SANTOS, E. et al. *Anais da II Reunião Anual da FESBE*, 298, 1987.

_____. *Anais do XIII Reunião Anual da FESBE*, 387, 1998

SANTOS, E., QUEIROZ NETO, A. *Anais da 34ª Reunião Anual da SBPC*, 793, 1982.

SANTOS, F. A. et al. *Anais da X. Reunião Anual da FESBE*, 32. 244, 1995.

_____. *Anais do XIV Simposio de Plantas Medicinais do Brasi*l, 12.83, 1996(a).

_____. *Anais do XIV Simposio de Plantas Medicinais do Brasi*l, 50.95, 1996(b).

_____. *Anais da XI Reunião Anual da FESBE*, 384, 1996a.

_____. *Anais da XII Reunião Anual da FESBE*, 108-10, 1997.

_____. *Planta Med.*, v.63, n.2, p.133-5, 1997.

SANTOS, L. P. et al. *Phytochemistry*, v.42, n.3, p.705-7, 1996.

SANTOS, L. S. et al. *Fitoterapia*, v.67, n.6, p.555-6, 1996.

SANTOS, M. et al. *Anais da 22ª Reunião da SBPC*, 347, 1970.

SANTOS, M. M., SANT'ANA, A. E. G. *Anais da XXXVII Reunião Anual da SBPC*, 485, 1985.

SANTOS, P. D. et al. *Anais do XV Simpósio de Plantas Medicinais do Brasil*, 83, 1998.

SANTOS, R. V. H. et al. *Anais da IX Reunião Anual da FESBE*, 209/69, 1994.

SANTOS, W. O. et al. A. *Anais do IX Simpósio de Plantas Medicinais do Brasil*, 45, 1986.

SARAF, S. et al. *Int J Pharmacog*, v.32, n.2, p.178-83, 1994.

SARASWAT, D. K. et al. *J. Assoc. Physicians India*, v.40, n.9, p.628-9, 1992.

SARASWATHI, N. T., GNANAM, F. D. *J. Cryst. Growth*, v.179, n.3/4, p.611-17, 1997.

SARGENTI, S. R., LANCAS, F. M. *Chromatographia*, v.46, n.5/6, p.285-90, 1997.

SARTI, S. J. et al. *Anais da III Reunião Anual da FESBE*, 206, 1988.

SASHIDA, Y. et al. *Chemical & Pharmaceutical Bulletin*, v.39, n.3, p.709-11, 1991.

SATHE, S. K. et al. *Agric. Food Chem.*, v.45, n.8, p.2854-60, 1997.

SATO, A. et al. *Journal of the Food Hygienic Society of Japan*, v.34, n.1, p.63-67, 1993.

SATO, M. E. O. et al. *Anais da XXXVIII Reunião Anual da SBPC*, 605, 1986.

SATO, M. E. O., MOREIRA, E. A. *Trib. Farm.*, v.53, n.1, p.13-27, 1985.

SATYANARAYANA, P. et al. *J. Nat. Prod.*, v.51, n.1, p.44-9, 1988.

SAUERWEIN, M. et al. *Plant Cell Rep.*, 9, n.10, p.579-81, 1991

_____. *Plant Cell Rep.*, v.9, n.12, p.663-6, 1991a.

SAVITRI, J. L., VYAS, D. S. *J. Nat. Prod.*, v.51, n.1, p.44-9, 1988.

SAWHNEY, A. N. et al. *Pak. J. Sci.Res.*, v.21, n.5/6, p.193-6, 1978.

SAXENA, A. et al. *Zeitschrift Fuer Angew. Zoo.*, v.79, n.2, p.185-91, 1992-1993.

SAXENA, G., SHUKLA, Y. N. *Fitoterapia*, v.66, n.4, p.381, 1995.

SAXENA, R. C. et al. *Journal of the American Mosquito Control Association.*, v.9, n.1, p.84-7, 1993.

SAXENA, V. K., JAIN, S. K. *Fitoterapia*, v.6, n.4, p.348-9, 1990.

SAXENA, V. K., MUKHARYA, S. *Asian J. Chem.*, v.9, n.2, p.253-60, 1997.

SAYYAH, M. et al. *Phytomedicine*, v.9, n.3, p.212-6, 2002.

SCHENKEL, E. P. et al. *Anais da 36ª Reunião da SBPC*, 364, 1986.

SCHEWE, T. et al. *J. Nutri.*, v.132, n.7, p.1825-9, 2002.

SCHIMIO, P. et al. *Mittgeb. Lebensmittelunters Hyg.*, v.78, n.2, p.208-16, 1987.

SCHIMMER, O., KUEHNE, I. *Herba. Mutat. Res.*, v.243, n.1, p.47-62, 1990.

SCHLEMPER, S. R. M. et al. *Anais do XV Simpósio de Plantas Medicinais do Brasil*, 53, 1998.

_____. *Anais do XV Simpósio de Plantas Medicinais do Brasil*, 125, 1996.

SCHLIEMANN, W. et al. *Phytochemistry*, v.58, n.1, p.159-65, 2001.

SCHMEDA-HIRSCHMANN, G. et al. A. *Phytother. Res.*, v.10, n.5, p.375-8,1 996.

_____. *Phytother Res.*, v.6, n.2, p.68-73, 1992.

SCHMIDT, J. H., WELLS, R. *Anal. Biochem.*, v.154, n.1, p.244-9, 1986.

SCHNEIDER, C. et al. *Liebigs Ann.*, v.4, p.709-10, 1995.

SCHNEIDER, K. et al. *Oesterr. Apoth.-Ztg.*, v.44, n.15, p.287-8, 1990.

SCHNEIDER, K., KUBELKA, W. *Oesterr. Apoth. Ztg.*, v.44, n.15, p.287-8, 1990.

SCHONING, P. R. *J. Histotechnol.*, v.20, n.1, p.31-4, 1997.

SCHULTES, R. E., RAFFAUF. *The Healing Forest. Medicinal and Toxic Plants of the Northwest Amazonia*, R. F. Dioscorides Press, 1990.

SCHVARTSMAN, S. *Plantas Venenosas*. São Paulo: Sarvier, 1979.
SCHWARTZMAN et al. *Experientia*, v.33, p.663, 1977.
_____. *Rev. Soc. Cient.*, v.15, p.27, 1975.
SEEROM, N. P. et al. *J. Nat. Prod.*, v.63, n.3, p.399-402, 2000.
SEETHARAMAN, T. R. *Fitoterapia*, v.61, n.4, p.374, 1990.
SEKIOKA, Y. et al. *Natural Medicines*, v.49, n.3, p.332-5, 1995.
SELLOUM L. et al. *Biochem. Soc. Trans.*, v.25, n.4, p.S608, 1997.
SELLOUM, L. et al. *Biochem. Soc. Trans.*, v.23, n.4, p.609S, 1995.
SEN, A. K. et al. *Indian J. Chem.*, Sect. B 26B, n.1, p.21-5, 1987.
SENA, M. H. L., LEITE, J. R. *Anais da XXXII Reunião Anual da SBPC*, 755, 1980.
SENAPATI, S. K. et al *J. Ethnopharmacol.*, v.76, p.229-32, 2001.
SENDL, A. et al. *Atherosclerosis*, v.94, n.1, p.79-85, 1992.
_____. *Planta Medica*, v.58, n.1, p.1-7, 1992.
SENER, B., TEMIZER, H. *FABAD Farm. Bilimler Derg.*, v.13, n.4, p.516-21, 1998.
SENGUPTA, P. et al. *Chem. Ind. (London)*, p.534-535, 1970.
SEO, E. K. et al. *Phytochemistry*, v.55, n.1, p.35-42, 2000.
SER, N. A. *Phytochemistry*, v.27, n.11, p.3708-9, 1988.
SERTIE, J. A. et al. *Planta Med.*, v.54, n.1, p.7-10, 1988.
_____. *J. Ethnopharmacol.*, v.31, n.2, p.239-147, 1991.
SESHAGIRIRAO, K. *Biochem. Arch.*, v.11, n.4, p.197-201, 1995.
SETHARAMAN, T. R. *Fitoterapia*, v.57, n.3, p.198-9, 1986.
SETHURAMAN, V., SULOCHANA, N. *Fitoterapia*, v.59, n.4, p.335-6, 1988.
SHABA, F. G., THOMAS, M. *J. Ethnopharmacol.*, v.76, n.1, p.73-6, 2001.
SHAH, M. B. et al. *International Journal of Pharmacognosy*, v.31, n.3, p.223-34, 1993.
SHAH, S. et al. *Phytochemistry*, v.25, n.8, p.1997-8, 1986.
SHAHEEN, H. M. et al. *Phytother. Res.*, v.14, n.2, p.107-111, 2000.
SHALABY, A. S. et al. *Egypt. J. Hortic.*, v.15, n.2, p.225-40, 1989.
SHAMEEL, S. et al. *Pak. J.Pharm. Sci.*, v.10, n.1, p.29-38, 1997.
SHANTA, A., RADHAKRISHNAIAH, M. *Feddes Repertorium*, v.104, n.1-2, p.51-2, 1993.
SHARADA, H. M. et al. *Bull. Fac. Pharm.*, v.33, n.1, p.27-32, 1995.
SHARAF, M. et al. *Biochem. Syst. Ecol.*, v.25, n.2, p.161-6, 1997.
SHARATHCHANDRA, J. N. et al. *Indian Journal of Pharmacology*, v. 27, n.3, p.156-60, 1995.
SHARMA, A. et al. *Curr. Res. Med. Aromat. Plants*, v. 9, n.3, p.136-51, 1987.
SHARMA, K., SHARMA, O. P. *Phytochem. Anal.*, v.12, n.4, p.263-5, 2001.
SHARMA, M., SAXENA, R. C. *Indian Journal of Malariology*, v.31, n.1, p.21-6, 1994.
SHARMA, N., JACOB, D. *J. Ethnopharmacol.*, v.75, p.5-12, 2001.
_____. *J. Ethnopharmacol.*, v.80, p.9-13, 2002.
SHARMA, P., SHUKLA, R. N. *Orient. J. Chem.*, v.12, n.1, p.95-6, 1996.
SHAW, S. C., SEN, K. K. *Sci. Cult.*, v.54 , n.5, p.173-4, 1988.
SHEELA, C. G. et al. *Planta Medica*, v. 61, n.4, p.356-7, 1995.
SHEELA, C. G., AUGUSTI, K. T. *Indian J. Exp. Biol.*, v.30, n.6, p.523-6, 1992.

SHEELA, C. G., AUGUSTI, K. T. *Indian Journal of Experimental Biology*, v.33, n.10, p.749-51, 1995.

_____. *Indian Journal of Experimental Biology*, v.33, n.5, p.337-41, 1995a.

SHEEN, L. Y. et al. *J. Agric. Food Chem.*, v.39, n.5, p.939-43, 1991.

SHEN, T. Y. et al. *Int. J. Tissue React.*, v.7, n.5, p.339-44, 1985.

SHEN, Y. C., CHEN, C. H. *T'ai-wan Yao Hsueh Tsa Chih*, v.38, n.4, p.203-13, 1986.

SHI, K. et al. *Jiegou Huaxue*, v.7, n.2, p.103-6, 1988.

SHIBATA, Y. et al. *Jpn. Kokai Tokkyo Koho* JP 08012550 A2 16 Jan 1996 Heisei, 8p.

SHIBIB, B. A. et al. *Biochemical Journal*, v.292, n.1, p.267-70, 1993.

SHIGEMORI, H. et al. *J. Nat. Prod.*, v.65, n.1, p.82-4, 2002.

SHIMIZU, M. et al. *Chem. Pharm. Bull.*, v.35, n.3, p.1234-7, 1987.

_____. *Chem. Pharm. Bull.*, v.37, n.9, p.2531-2, 1989.

SHIMIZU, N. et al. *Chem. Pharm. Bull.*, v.34, n.10, p.4133-8, 1986.

SHIMOMURA, K. *Jpn. Kokai Tokkyo Koho* JP 07291873 A2 7 Nov. 1995.

SHIN, J. et al. *J. Nat. Prod.*, v.65, n.9 p.1315-8, 2002.

SHINGU, K. et al. *Chem. Pharm. Bull.*, v.39, n.6, p.1591-3, 1992a.

_____. *Chem. Pharm. Bull.*, v.40, n.8, p.2088-91, 1992b.

_____. *Chem. Pharm. Bull.*, v.40, n.9, p.2448-51, 1992c.

SHIROTA, O. et al. *Chem. Pharm. Bull.*, v.46, n.1, p.102-6, 1998.

_____. *Heterocycles*, v.38, n.10, p.2219-29, 1994.

_____. *Heterocycles*, v.38, n.2, p.383-9, 1994a.

SHOBHA, S. V. et al. *Journal of Natural Products (Lloydia)*, v.57, n.12, p.1755-7, 1994.

SHOJI, N. et al. *J. Pharm. Sci.*, v.75, n.12, p.1188-9, 1986.

SHYAMALA, A. C., DEVAKI, T. *J. Clin. Biochem. Nutr.*, v.20, n.2, p.113-9, 1996.

SIBANDA, S., CHITATE, N. *Fitoterapia*, v.61, n.4, p.381, 1990.

SICKE, H., LENG-PESCHLOW, E. *Planta Med.*, v.53, n.1, p.37-8, 1987.

SIDDIQUI, S. et al. *Phytochemistry*, v.31, n.10, p.3541-6, 1992.

SIEMS, K. et al. *Phytochemistry*, v.31, n.12, p.4363-5, 1992.

SIERAKOWSKI, M. R. et al. *Carbohydr. Res.*, v.201, n.2, p.277-84, 1990.

_____. *Phytochemistry*, v.26, n.6, p.1709-13, 1987.

SIGOUNAS, G. et al. *Nutrition and Cancer*, v.27, n.2, p.186-91, 1997.

SILVA B. T. F. et al. *Anais do XV Simpósio de Plantas Medicinais do Brasil*, 44, 1998.

_____. *Anais do XVI Simpósio de Plantas Medicinais do Brasil*, 245, 2000

SILVA, A. M. et al. *Anais da VII Reunião Anual da FESBE*. 166, 1992.

SILVA, B. T. F., FREIRE, S. M. F. *Anais do XVI Simpósio de Plantas Medicinais do Brasil*. 245, 2000.

SILVA, E. A. et al. *Anais do XV Simpósio de Plantas Medicinais do Brasil*, 161, 1998.

SILVA, L. et al. *Anais do XIII Simpósio de Plantas Medicinais do Brasil*, 78, 1994.

SILVA, M. J. et al. *Phytother. Res.*, v.14, n.2, p.130-2, 2000.

SILVA, M. T. G. et al. *Anais do XV Simpósio de Plantas Medicinais do Brasil*, 61, 1998.

SILVA, M. V. et al. *Anais do XV Simpósio de Plantas Medicinais do Brasil*, 129, 1998

SILVA, R. M. et al. *Diabetes Obes. Metab.*, v.3, n.6, p.452-6, 2001.

SILVA, S. E. M. et al. *Anais do XIV Simpósio de Plantas Medicinais do Brasil*, 140, 1996.

SILVEIRA, A. R. et al. *Anais da XXXI Reunião Anual da SBPC*, 397, 1979.

SILVEIRA, E. et al. *Phytochemistry*, v.36, n.6, p.457-63, 1994.

SILVEIRA, E. P., McCHESNEY, J. D. *Phytochemistry*, v.36, n.6, p.1457-63, 1994.

SILVEIRA, E. R. et al. *Anais do IX Simpósio de Plantas Medicinais do Brasil*. 84, 1986

SIMÕES, C. M. O. et al. *Plantas da Medicina Popular do Rio Grande do Sul.* Editora da UFRGS, 1986.

SIMÕES, J. C. et al. *Ciência e Cultura*, v.31, n.10, p.1140-1, 1979.

SIMON, O. R., SINGH, N. *W. I. Med. J.*, v.35, n.2, p.121-5, 1986.

SIMOPOULOS, A. P.et al. *Journal of the American College of Nutrition*, v.11, n.4, p.374-82, 1992.

SINDHU, S. A. et al. *Pak. J. Sci. Res.*, v.48, n.3-4, p.108-11, 1996.

SINGH, A. et al. *Planta Med.*, v.57, n.4, p.315-6, 1991.

SINGH, B. et al. *Fitoterapia*, v.73, n.2, p.153-5, 2002.

_____. *Indian J. Chem. Sect. B. Org. Chem. Incl. Med. Chem.*, v.25, n.6, p.600-2, 1986.

_____. *Indian J. Chem.*, Sect. B, 28B, n.4, p.319-21, 1989.

_____. *J. Nat. Prod.*, v.52, n.1, p.48-51, 1989.

_____. *Phytochemistry*, v.28, n.7, p.1980-1, 1989a.

_____. *Planta Med.*, v.57, n.1, p.98, 1991.

SINGH, D. K., SINGH, A. *Biological Agriculture & Horticulture*, v.9, n.2, p.121-4, 1993.

_____. *Phytochemistry*, v.26, n.2, p.507-8, 1987.

SINGH, D., SINGH, A. *Chemophere*, v.49, p.45-9, 2002.

SINGH, J. *Phytochemistry (Oxford)*, v.21, n.5, p.1171-9, 1982.

_____. *Planta Med.*, v.41, n.4, p.397-9, 1981.

SINGH, J., SINGH, J. *Indian J. Chem.*, Sect. B 27B, n.9, p.858-9, 1988.

_____. *Int. Conf. Chem. Biotechnol. Biol. Act. Nat. Prod.*, [Proc.], 3rd, Meeting Date 1985, 5,171-4 (Eng). Publisher, p.VCH, Weinheim, Fed. Rep. Ger, 1987.

_____. *Phytochemistry*, v.25, n.8, p.1985-7, 1986.

SINGH, K. V., SHUKLA, N. P. *Fitoterapia*, v.55, n.4, p.313-5, 1984.

SINGH, M. P. et al. *Planta Med.*, v.44, n.3, p.171-4, 1982.

SINGH, R. B. *Acta Cienc. Indica, Chem.*, v.15, n.3, p.287-94, 1989.

SINGH, R. B., JINDAL, V. K. *Pol. J. Chem.*, v.61, n.7-12, p.805-9, 1987.

_____. *Cellul. Chem. Technol.*, v.20, n.3, p.303-8, 1986.

SINGH, S. et al. *J. Ethnopharmacol.*, v.78, p.139-43, 2001.

SINGH, S. P. et al. *Toxicol. Environ. Chem.*, v.16, n.1, p.81-8, 1987.

SINGH, S., KHANNA, S. K. *Indian J. Nutr. Diet.*, v.25, n.2, p.55-9, 1988.

SINGH, S., MAJUMDAR, D. K.*Int. J. Pharmacogn.*, v.34, n.3, p.218-22, 1996.

_____. *Int. J. Pharmacogn.*, v.33, n.4, p.288-92, 1995.

SINGH, S., MAJUMDAR, D. L. *J. Ethnopharmacol.*, v.65, p.13-9, 1999.

SINGH, V. K., SINGH, D. K. *Biological Agriculture & Horticulture*, v.12, n.2, p.119-13, 1995.

SINGH, Y. N. *J. Etnopharmacol.*, v.7, n.3, p.267-76, 1983.

SINGWI, M. S., LALL, S. B. *Indian J. Exp. Biol.*, v.18, n.12, p.1405-7, 1980.

SINHA, K. S. et al. *J. Blangladesh Acad. Sci.*, v.10, n.2, p.203-8, 1986.

SINHA, S. C. et al. *Planta Medica*, v.53 , n.1, p.55-7, 1987.

SINHA, S. C., RAY, A. B. *J. Indian Chem. Soc.*, v.65, n.10, p.740-1, 1988.

SIQUEIRA, M. L. S. et al. *Anais da XII Reunião Anual da FESBE*, 278, 1997.

SIVAM, G. P.et al. *Nutrition and Cancer*, v.27, n.2, p.118-21, 1997.

SIVARAMAN, J. et al. *Acta Crystallogr., Sect. C, Cryst. Struct. Commun.*, C52, n.8, 2043-2045, 1996.

SKALTSA, H. et al. *Plant. Med. Phytother.*, v.22, n.4, p.280-2, 1988.

SKALTSA, H., PHILIANOS, S. *Plant. Med. Phytother.*, v.20, n.4, p.291-9, 1986.

_____. *Plant. Med. Phytother.*, v.24, n.3, p.193-6, 1990.

SKALTSA, H., SHAMMAS, G. *Planta Med.*, 54, n.5, p.465, 1988.

SKALTSA, M. et al. *Fitoterapia*, v.58, n.4, p.286, 1987.

SKALTSA-DIAMANTIDIS, H. et al. *Plant. Med. Phytother.*, v.24, n.2, p.79-81, 1990.

SKILES, J. W. Y. et al. *Can. J. Chem.*, v.57, n.13, p.1642-6, 1979.

SLADER, P. et al. J. S. *Afr. Vet. Assoc.*, v.62, n.4, p.186-8, 1991.

SLAVINKSKENE, R. et al. *Bio. Polim. Kletka*, v.2, n.3, p.152-6, 1986.

SMIRNOV, V. V. et al. Rastitel'nye Resursy, v.31, n.2, p.31-7, 1995.

SMITH, N. et al. *Tropical Forests and their Crops.* New York: Comstock Publishing, 1992.

SMITH, R. M. *Tetrahedron*, v.35, n.3, p.437-40, 1979.

SMITH, R. M., KASSIM, H. *N.Z.J.S.C.I.*, v.22, n.2, p.127-8, 1979.

SMOLARZ, H. D. et al. L. *Acta Pol. Pharm.*, v.54 , n.2, p.161-3, 1997.

SOARES, R. D. A. et al. *Anais do XV Simpósio de Plantas Medicinais do Brasil*, 59, 1998.

SOBTI, A. K. et al. *Indian Phytopathol.*, v.48, n.2, p.191-3, 1995.

SOCORRO, M. Q. M., THOMAS, G. *Anais da 34ª Reunião Anual da SBPC*, 783, 1982b.

SOCORRO, M. Q. M., THOMAS, G. *Anais do 1º Congresso Brasileiro de Farmacologia e de Terapêutica Experimental*, 138, 1982a.

SOFFAR, S. A., MOKHTAR, G. M. *Journal of the Egyptian Society of Parasitology*, v.21, n.2, p.497-502, 1991.

SOHNI, Y. R. et al *J. Ethnopharmacol.*, v45, n.1, p.43-52, 1995.

SOHNI, Y. R., BHATT, R. M. *J Ethnopharmacol.*, v.54, n.2-3, p.119-24,1996.

SOMANATHAN, R., SMITH, K. M. *J. Heterocycl. Chem.*, v.18, n.6, p.1077-80, 1981.

SOMOVA, L. I. et al *J. Ethnopharmacol.*, v.77. n.2-3, p.165-74, 2001.

SOSA, S. et al. *J. Ethnopharmacol.*, v.81, n.2, p.211-5, 2002.

SOTELO, A., ALVAREZ, R. G. *J. Agric. Food Chem.*, v.39, n.11, p.1940-3, 1991.

SOUKUP, J. *Vocabulary of the Common Names of the Peruvian Flora and Catalog of the Genera.* Editorial Salesiano, 1970. 436p.

SOULIMANI, R. et al. *J. Ethnopharmacol.*,v.57, n.1, p.11-20, 1997.

SOUSA, J. R. et al. *Anais da XXXVIII Reunião Anual da SBPC*, 600, 1986.

SOUTO-BACHILLER, F. A. et al. *Nat. Prod. Lett.*, v.8, n.2, 151-8, 1996.

SOUZA BRITO, A. R. M. et al. *Anais da XIII Simpósio de Plantas Medicinais do Brasil*, 101, 1994.

SOUZA BRITO, A. R. M. et al. *Planta Medica.*, v.64, p.126-9, 1988.

SOUZA, C. P. D. et al. *Revista do Instituto de Medicina Tropical São Paulo*, v.34, n.5, p.459-66, 1992.

SOUZA, I. M. et al. *FESBE*, 103, 1998.

_____. *Anais da XIII Reunião Anual da FESBE*, 103, 1998.

SOUZA, J. A. et al. Anais da XXVII Reunião Anual da SBPC, 559, 1975.

SOUZA, M. C. et al. *Anais do XV Simpósio de Plantas Medicinais do Brasil*, 64, 1998.

SOUZA, M. P. et al. *Constituintes químicos ativos de plantas medicinais brasileiras*. Fortaleza: Ed. UFC, 1991.

SOUZA, P. J. C. et al. *Anais do 39ª Congresso Nacional de Botânica*, 78, 1988.

SOUZA-FORMIGONI, M. L. O. et al. *Journal of Ethnopharmacology*, v.34, p.21-7, 1991.

SOVOVA, M. et al. *Ceska Slov. Farm.*, v.51, n.4, p.168-72, 2002.

SPAINHOUR, C. B. et al. *J. Vet. Diagn. Invest.*, v.2, n.1, p.3-8, 1990.

SPENCER, K. C., SEIGLER, D. S. *Phytochemistry*, v.26, n.6, p.1661-3, 1987a.

_____. *Phytochemistry*, v.26, n.6, p.1665-7, 1987b.

_____. *J. Agric. Food Chem.*, v.31, n.4, p.794-6, 1983.

_____. *Phytochemistry (Oxford)*, v.24, n.11, p.2615-18, 1985.

SPERONI, E. et al. *Phytother. Res.*, v.10, n.1, p.S98-S100, 1996.

SPREAFICO, F. et al. *Int. J. Immunopharmacol.*, v.5, n.4, p.335-44, 1983.

SREEJAYAN, RAO, M. N. A. *Fitoterapia*, v.62, n.4, p.344-6, 1991.

SREENIVASAN, K. K., SANKARASUBRAMANIAN, S. *Arogya*, v.10, p.156-8, 1984.

SRIDHAR, R., LAKSHIMINARAYANA, G. *Journal of Agricultural and Food Chemistry*, v.41, n.1, p.61-3, 1993.

SRILATHA, C. H. et al. *Indian J. Anim. Sci.*, v.67, n.3, p.253-54, 1997.

SRINIVASAN, M. R., SRINIVASAN, K *Indian J. Exp. Biol.*, v.33, n.1, p.64-6, 1995.

SRIVASTAVA, Y. S., GUPTA, P.C. *Planta Med.*, v.41, n.4, p.400-2, 1981.

SRIVIDYA, N. *Indian J Exp Biol*, v.33, n.11, p.861-4, 1995.

STACEWICZ-SAPUNTZAKIS, M. et al. *Crit. Ver. Food Sci. Nutr.*, v.41, n.4, p.251-86, 2001.

STADLER, S. et al., *J. Chem. Soc.*, v.51, p.663, 1887.

STAJNER, D et al. *Fitoterapia*, v.68, n.3, p.261-4, 1997.

STASHENKO, E. E. et al. *J. Chromatogr.*, A, 752, n.1+2, p.223-32, 1996.

STEELE, J. C. et al. *Planta Med.*, v.65, n.5, p.413-6, 1999.

STEFANOVIC, M.et al. *J. Serb. Chem. Soc.*, v.51, n.12, p.575-81, 1986.

STEVENS, J.F. et al. *Biochemical Systematics and Ecology*, v.23, n.4, p.451-2, 1995.

STIPANOVIC, R. D. et al. *Phytochemistry (Oxford)*, v.19, n.8, p.1735-8, 1980.

STUART, K. L., WOO-MING, R. B. *Tetrahedron letters*, v.44, p.3853, 1974.

SUGA, T. et al. *Agric. Biol. Chem.*, v.44, n.8, p.1817-20, 1980.

SUGAI, J. K. *Anais do XIV Simpósio de Plantas Medicinais do Brasil*, 130, 1996.

SUJATHA, R.e SRINIVAS, L. *Toxicology In Vitro*, v. 9, n.3, p.231-6, 1995.

SUKARI, M.A. et al. *Fitoterapia*, v.66, n.6, p.552-3, 1995.

SUKUL, N. C. et al. *J. Altern. Complement. Med.*, v.7, n.2, p.123-5, 2001.

SUKUMARAN, K., KUTTAN, *R. Mutation Research*, v.343, n.1, p.25-30, 1995.

SULLIVAN, J. T. et al. *Planta Med.*, v.44, n.3, p.175-7, 1982.

SUNDARRAO, K et al. *Int J Pharmacog*, v.31, n.1, p.3-6, 1993.

SURESH, M., RAJ, R. K. *Curr. Sci.*, v.59, n.9, p.477-9, 1990.

_____. *Indian J. Pharmaceutical Sciences*, v.52, n.6, p.271-2, 1990a.

SURH, Y. J. *Mutation Research*, v.428, p.305-27, 1999.

SUZUKI, J. et al. *Tokyo-toritsu Eisei Kenkyusho Kenkyu Nenpo*, v.47, p.35-42, 1996.

SUZUKI, N. et al. *Phytochemistry*, v.34, n.3, p.729-32, 1993.

SWARNALAKSHMI, T. et al. *Indian. J. Pharm. Sci.*, v.43, p.205-8, 1981.

SY, LAI-KING, BROWN, G. D. *J. Nat. Prod.*, v.60, n.9, p.904-8, 1997a.

_____. *Phytochemistry*, v.45, n.3, p.537-44, 1997b.

SYAMASUNDAR, K. V. et al. *J. Ethnopharmacol.*, v.14, n.1, p.41-4, 1985.

SYED, M. et al. *Pak. J. Sci. Ind. Res.*, v.38, n.3/4, p.146-8, 1995.

SYSNEIROS, R. M. et al. *Anais do XIV Simpósio de Plantas Medicinais do Brasil*, 103, 1996.

TABUNENG, W. et al. *Chem. Pharm. Bull.*, v.31, n.10, p.3562-4, 1983.

TACHIBANA, Y. et al. *Phytomedicine*, v.2, n.4, p.335-9, 1996.

TADA, H. et al. *Shokubutsu Soshiki Baiyo*, v.13, n.1, p.69-71, 1996.

TAIRA, S. et al. *Journal of Pesticide Science*, v.19, n.4, p.299-304, 1994.

TAKAHASHI, K. et al. *Agric. Biol. Chem.*, v.45, n.1, p.129-32, 1981.

TAKAHASHI, R. N. *Anais do Simpósio Brasil-China de Química e Farmacologia de Produtos Naturais*, 31, 1989.

TAKAHASHI, S. et al. *Carcinogenesis (Eynsham)*, v.13, n.9, p.1513-9, 1992.

TAKEDA, H. *Shoku no Kagaku*, v.228, p.52-6, 1997.

TAKEDA, S. et al. *J. Phychedelic Drug.*, v.3, p.485-92, 1980.

TAKEMOTO, D. J. *Biochem. Biophys. Res. Commun.*, v.94, n.1, p.332-9, 1980.

_____. *Prep.Biochem.*, v.12, n.4, p.355-75, 1982.

_____. *Enzyme (Basel)*, v.27, n.3, p.178-88, 1982a.

TAKEMOTO, D. J. et al. *Prep.Biochem.*, v.13, n.4, p.371-94, 1983.

_____. *Prep.Biochem.*, v.13, n.5, p.397-422, 1983a.

TAKEUCHI, H. et al. *Biosci, Biotechnol. Biochem.*, v.65, n.10, p.2318-21, 2001.

TALAPATRA, S. K. et al. *J. Indian Chem. Soc.*, v.62, n.12, p.999-1002, 1985.

_____. *Indian J.* Chem. Sect. B. Org. *Chem. Incl. Med. Chem.*, v.15, n.9, p.806-7, 1977.

TAN, C. H. *Int. J. Fertil.*, v.28, n.4, p.247-8, 1983.

TAN, G. et al.*Tianran Chanwu Yanjiu Yu Kaifa*, v.7, n.4, p.44-6, 1995

TAN, P. V. et al. *J. Ethnopharmacol.*, v.82, n.2-3, p.69-74, 2000.

TANAKA, R. et al. *Phytochemistry*, v.27, n.11, p.3563-7, 1988.

_____. *Tetrahedron Lett.*, v.29, n.37, p.4751-4, 1988a.

TANAKA, R., MATSUNAGA, S. *Phytochemistry*, v.27, n.7, p.2273-7, 1988.

_____. *Phytochemistry*, v.28, n.6, p.1788, 1989.

TANG, G. et al. *Sepu*, v.12, n.4, p.244-6, 1994.

TANIRA, M. O. M. et al. *J. Pharm. Pharmacol.*, v.48, n.5, p.545-50, 1996.

TAPANES, R. et al. *Rev. Cienc. Quim.*, v.16 (n. espec.), p.217-20, 1985.

TASHIRO, T. et al. *J. Am. Oil Chem. Soc.*, v.67, n.8, p.508-11, 1990.

TATARINTSEV, A. V. et al. *Aids*, v.6, n.10, p.1215-7, 1992.

TATEO, F. *J. Essent. Oil Res.*, v.1, n.3, p.137-8, 1989a.

TATEO, F., VERDERIO, E. *J. Essent. Oil Res.*, v.1, n.2, p.97, 1989.

TATTERSFIELD, F. et al. *Ann Appl Biol.*, v.27, p.262-73, 1940.

_____. *Ann. Apl. Biol.*, v.12, p.61, 1925.

_____. *Ann. Apl. Biol.*, v.19, p.253, 1932.

TAYLOR, M. D. et al. *J. Am. Chem. Soc.*, v.105, n.10, p.3177-83, 1983.

TAZAKI, K., SHIBUYA, N. *Plant Cell Physiol.*, v.30, n.6, p.899-903, 1989.

TEH, L. S., FRANCIS, F. J. *J. Food Sci.*, v.53, n.5, p.1580-1, 1988.

TEIXEIRA, A. C. et al. *Anais do XIV Simpósio de Plantas Medicinais do Brasil*, 142, 1996.

TEIXEIRA, J. P. F. *Bragantia*, v.46, n.1, p.151-7, 1987.

TEIXEIRA, M. J. et al. *Anais do XIV Simpósio de Plantas Medicinais do Brasil*, 124, 1996.

_____. *Anais do XV Simpósio de Plantas Medicinais do Brasil*, 51, 1998.

TELANGE, R. P.et al. *Indian J. Chem. Sect. B. Org. Chem. Incl. Med. Chem.*, v.15, n.6, p.553-6, 1977.

TELLEZ, J. M. et al. *Adv. Contracept. Delivery Syst.*, v.11, n.3, 4, p.209-12, 1995.

TEMPESTA, M. S. et al. *J. Nat. Prod.*, v.51, n.3, p.617-18, 1988.

TEMPESTA, M. S. *PCT Int. Appl.* WO 9206695 A1, 109p, 30 Apr. 1992.

TENG, C. M. et al. *Chin. J. Physiol.*, v.33, n.1, p.41-8, 1990.

TENNEKOON, K. H. et al. *Journal of Ethnopharmacology*, v.44, n.2, p.93-7, 1994.

TERAHARA, N. et al. *Phytochemistry*, v.54, n.8, p.919-22, 2000.

TERASHIMA, S. et al. *Chemical & Pharmaceutical Bulletin (Tokyo)*, v.39, n.12, p.3346-7, 1991.

TERBLANCHE, F. C., Kornelius, G. *Oil Res.*, v.8, n.5, p.471-85, 1996.

TERESCHUK, M. L. et al. *Journal of Ethnopharmacology*, v.56, n.3, p.227-32, 1997.

TETENYI, P. et al. *Herba Hung.*, v.25, n.2, p.27-42, 1986.

TEWTRAKUL, S. et al. *Chem Pharm. Bull.*, v.50, n.5, p.630-5, 2002.

THAKER, A. M., ANJARIA, J. V. *Indian J. Pharmacol.*, v.18, n.3, p.171-4, 1986.

THAPA, R. K. et al. *Planta Medica.*, v.20, n.1, p.67-9, 1971,

THOMAS, G. et al. *Anais do X Simpósio de Plantas Medicinais do Brasil*, 7/9/5, 1988.

THOMAS, V., DAVE, Y. *Indian Bot. Contactor*, v.7, n.4, p.151-3, 1990.

THOMPSON, H. et al. *West Indian Med. Journal*, v.38 SI, p.25, 1989.

THOPPIL, J. E. *Acta Pharm.*, v.46, n.3, p.195-9, 1996.

TILLEQUIN, F. et al. *Planta Med.*, v.33, n.1, p.46-52, 1978.

TIMOSHENKO, A. V., Cherenkevich, S. N. *Gematol. Transfuziol.*, v.40, n.4, p.32-5, 1995

TINWA, M. et al. *Lloydia*, v.34, n.1, p.79, 1971.

TIWARDI, R. D., RICHARDS, A. *Planta Med.*, v.36, n.1, p.91-4, 1979.

TIWARDI, R. D., SINGH, J. *Planta Med.*, v.32, n.4, p.375-7, 1977.

_____. *Planta Med.*, v.34, n.3, p.319-22, 1978.

TIWARI, T. N. et al. *Phytother. Res.*, v.16, n.4, p.363-4, 2002.

TOFERN, B. et al. *Phytochemistry*, v.52, n.8, p.1437-41, 1999.

TOGASHI, M., SGARBIERI, V. C. *Cienc. Tecnol. Aliment.*, v.15, n.1, p.66-9, 1995.

TOGRASHI, M. *Composição e caracterização química e nutricional dos frutos do baru (Dipteryx alata* Vog.). Campinas, 1993, 108p. Dissertação (Mestrado) – Unicamp.

TOKARNIA, C. H. et al. *Pesquisa Veterinária Brasileira*, v.11, n.1-2, p.9-12, 1991.

_____. *Plantas tóxicas da Amazônia a bovinos e outros herbívoros.* Manaus: Instituto Nacional de Pesquisas da Amazônia, 1979.

_____. *Pesquisa Veterinária Brasileira*, v.16, n.1, p.5-20, 1996.

TOKARNIA, C. H., DOBEREINER, J. *Pesq. Vet. Bras.*, v.3, n.3, p.79-92, 1986.

TOKARNIA, C. H., JURGEN, D. *Pesq. Vet. Bras.*, v.2, n.1, p.17-26, 1982.

TOKUMOTO, T. et al. *Jpn. Kokai Tokkyo* Koho JP 04368309 A2 21 Dec. 1992 Heisei, 4p.(Japan).

TOLERA, A., SAID, A. N. *J. Anim. Physiol. Anim. Nutr.*, v.77, n.1, p.35-43, 1997

TOLIBAEV, I. et al. *Khim. Prir. Soedin (Tashk)*, v.4, p.485-7, 1977.

_____. *Khim. Prir. Soedin (Tashk)*, v.6, p.776-80, 1977a.

_____. *Khim. Prir. Soedin (Tashk)*, v.5, p.559-62, 1978.

_____. *Khim. Prir. Soedin.*, n.5, p.558-64, 1986.

TOMAS-BARBERAN, F. A. et al. *Phytochemistry*, v.26, n.8, p.2281-4, 1987.

TOMODA, M. et al. *Carbohdr. Res.*, v.151, p.29-36, 1986.

_____. *Carbohydr. Res.*, v.190, n.2, p.323-8, 1989.

_____. *Chem. Pharm. Bull. (Tokyo)*, v.33, n.8, p.3330-5, 1985.

_____. *Phytochemistry (Oxford)*, v.26, n.8, p.2297-300, 1987.

TOMODA, M., ICHIKAWA, M. *Chem. Pharm. Bull. (Tokyo)*, v.35, n.6, p.2360-5, 1987.

TORRANCE, S. J. et al. *J. Pharm. Sci.*, v.66, n.9, p.1348-9, 1977.

TORRES DA SILVA, E. A. et al. *Anais do XXXII Reunião anual da SBPC*, 752, 1980.

TORRES, L. M. B. et al. *Anais da XXXXI Reunião Anual da SBPC.* 520, 1989.

TORRES, L. M. et al. *Phytochemistry*, v.55, n.6, p.617-9, 2000.

TORRES, R. C., RAGADIO, A. G. *Philipp. J. Sci.*, v.125, n.2, p.147-56, 1996.

TORRES, R. et al. *Contrib. Cient. Tecnol.*, v.25, n.111, p.17-20, 1996.

_____. *Phytochemistry (Oxford)*, v.36, n.1, p.249-50, 1994.

TOSI, B. et al. *Bioact. Mol.*, v.7, p.209-16, 1988a.

_____. *Pharmacol. Res. Commun.*, v.20 (Suppl.), n.5, p.117-21, 1988b.

TOZYO, T. et al. *Chem. Pharm. Bull.*, v.42, n.5, p.1096-100, 1994.

TRATSK, K. S. et al. *Anais da IX Reunião Anual da FESBE*, 194, 1994

_____. *Anais da XIII Simpósio de Plantas Medicinais do Brasil*, 342, 1994.

TREBIEN, H. A. et al. *Anais da 39ª Reunião Anual da SBPC*, 802, 1987.

TREZZINI, G. F., ZRYD, J. P. *Phytochemistry*, v.30, n.6, p.1897-9, 1991.

TRIRATANA, T. et al. *Journal of the Medical Association of Thailand*, v.74, n.5, p.283-6, 1991.

TROTTA, E. E. et al. *Anais do Simpósio Brasil-China de Química e Farmacologia de Produtos Naturais*, 196, 1989.

TROTTA, E. E., PAIVA, D. C. R. *Anais do Simpósio Brasil-China de Química e Farmacologia de Produtos Naturais*, 217, 1989.

TROVATO, A. et al. *Boll. Chem. Farm*, v.139, n.5, p.225-7, 2000.

_____. *Boll. Chim. Farm.*, v.135, n.4, p.263-6, 1996.

TRYLIS, Y. G., DAVYDOV, V. V. *Rastitel'nye Resursy*, v.31, n.3, p.19-36, 1995.

TSAI, I. H. et al. *Formosan Sci.*, v.34, n.2, p.40-4, 1980.

TSAI, T. H. et al. *Journal of Liquid Chromatography*, v.16, n.5, p.1173-82, 1993.

TSCHIERSCH, B. *Flora*, v.150, p.87-94, 1961.

TSENG, C. F. et al. *Chem. Pharm. Bull.*, v.40, n.2, p.390-400, 1992.

TUBERY, P. et al. *Eur. Pat. Appl.* EP 309342 (IPC A61K-035/78, 29 Mar. 1989, Appl. FR87/13348, 24 Sept. 1987.

TWAIJ, H. et al. *J. Biol. Sci. Res.*, v.18, n.1, p.61-74, 1987.

UBILLAS, R. et al. *Phytomedicine*, v.1, n.2, p.77-106, 1994.
UEHARA, S. et al. *Chem. Pharm. Bull.*, v.35, n.8, p.3298-304, 1987.
UENO, A. et al. *Chem. Pharm. Bull.*, v.26, p.2411-16, 1978.
UENO, H. et al. *J. Nat. Prod.*, v.51, n.2, 357-9, 1988.
UKHUN, M. E., IFEBIGH, E. O. *Food Chem.*, v.30, n.3, p.205-10, 1988.
UNANDER, D. W. et al. *J. Ethnopharmacol.*, v.34, n.2-3, p.97-133, 1991.
UPADHYAY, R. K. et al. *Phytochemistry*, v.30, n.2, p.691-3, 1991.
UPADHYAYA, S. K., SINGH, V. *Natl. Acad. Sci. Lett. (India)*, v.12, n.6, p.181-2, 1989.
_____. *Proc. Indian Acad. Sci., Plant Sci.*, v.96, n.4, p.321-6, 1986.
URUSHIBARA, S. et al. *Tetrahedron Lettres*, v.33, n.9, p.1213-16, 1992.
URZUA A., RODRIGUEZ A. *Bol. Soc. Chil. Quim.*, v.33, n.3, p.147-50, 1988.
URZUA, A. et al. *Phytochemistry*, v.26, n.5, p.1509-12, 1987.
_____. *Phytochemistry*, v.26, n.8, p.2414-15, 19879a.
_____. *Planta Med.*, v.45, n.1, p.51-2, 1982.
URZUA, A., PRESLE, L. *Phytochemistry*, v.34, n.3, p.874-5, 1993.
USUI. T., SUZUKI, S. *Natural Medicines*, v.50, n.2, p.135-7, 1996.

VAISBERG, A. J. et al. *Planta Med.*, v.55, n.2, p.140-3, 1989.
VALDERRAMA, M. M. et al. *Anais da IX Reunião Anual da FESBE*, 208, 1994.
VALE, N. B., LEITE, J. R. *Anais da XXXI Reunião Anual da SBPC*, 636, 1979.
VALE, T. G. et al. *Anais do XIV Simpósio de Plantas Medicinais do Brasil*, 120, 1996.
_____. *Anais do XV Simpósio de Plantas Medicinais do Brasil*, 87, 1998.
VALENTIN, A. et al. *Phytochemistry*, v.40, n.5, p.1439-42, 1995.
VALVERDE, J. et al *Phytochemistry*, v.52, p.1485-9, 1999.
VAN DAMME, E. J. M. et al. *J. Eff. Antinutr. Nutr. Value Legume Diets, Proc. Sci.Workshop*, 2nd, 3rd, Meeting Date 1995, Volume 3, p.109-28, 1996.
VAN DAMME, E. J. M., PEUMANS, W. J. *Antinutr. Nutr. Value Legume Diets, Proc. Sci. Workshop*, 2nd., 3nd., Meeting Date 1995, volume 2, 8-12, 1996.
VAN DEN BERG, A. J. J. et al. *Phytochemistry*, v.42, n.1, p.129-33, 1996.
VAN DEN BERG, M. E. *Plantas medicinais da Amazônia*. Belém: CNPq/PTU, 1982.
_____. *VI Simpósio de Plantas Medicinais do Brasil, Ci., Cult.* (Suppl.), p.163-70, 1980.
VAN ETTEN, C. H. et al. *J. Agric. Food Chem.*, v.11, p.399-410, 1963.
VANDERLEI, M. F. et al. *J. Braz. Chem. Soc.*, v.2, n.2, p.51-5, 1991.™
VANDERLINDE, F. A., CORTES, W. S. *Anais da VII Reunião Anual da FESBE*, 158, 1992.
VANDERLINDE, F. A., COSTA, E. A. *Anais da IX Reunião anual da FESBE*,196.6.16, 1994.
_____. *Anais da VIII Reunião Anual da FESBE*, 178, 1993.
VANDERLINDE, F. A. et al. *Anais do X Simpósio de Plantas Medicinais do Brasil*, 5/9, 16, 1988.
_____. *Anais do IX Simpósio de Plantas Medicinais do Brasil.* 36, 1986.

VANDERLINDE, F. A. et al. *Anais do XIII Simpósio de Plantas Medicinais do Brasil*, 156, 1994.

_____. *Anais do XIII Simpósio de Plantas Medicinais do Brasil*, 157, 1994a.

VANISREE, J. A., DEVAKI, T. *J. Clin.Biochem. Nutr.*, v.19, n.2, p.79-87, 1995

VANNEREAU, A., MELLOUKI, F. *Acta Botanica Gallica*, v.143, n.2-3, p.143-8, 1996.

VARANDA, E. M. et al. *J. Nat. Prod.*, v.55, n.6, p.800-3, 1992.

VARGAS, G. C. *Comprobacion de la actividad hipoglicemiante de la corteza de Anacardium occidentale*. Tesis. Departamento de Farmacia. Facultad. De Ciencias. Universida Naciona. Santa Fé de Bogotá. Colombia. 56p.1991.

VARSHNEY, I. P., PAL, R. *Indian J. Pharm.*, v.40, p.15-16, 1978.

VASANTH, S., RAO, R. B. *Indian Drugs*, v.26, n.3, p.127-8, 1988.

VASINA, D. E. et al. *Khim. Prir. Soedin (Tashk)*, n.5, p.596-602, 1986.

_____. *Chem Nat Com*, v.22, n.5, p.560-5, 1990.

_____. *Khim. Prir. Soedin.*, n.6, p.856-8, 1987.

VASQUEZ, M. R. *Useful Plants of Amazonian Peru*. Second Draft. Filed with USDA's National Agricultural Library. USA, 1990

VAVERKOVA, S. et al. *Farm. Obz.*, v.56, n.6, p.261-9, 1987.

VAVERKOVA, S., FELKLOVA, M. *Farm. Obz.*, v.57, n.5, p.211-17, 1988.

VAZQUEZ, B. et al. *J. Ethnopharmacol.*, v.55, n.1, p.69-75, 1996.

VENKATESWARAN, P. S. et al. *Proc. Natl. Acd. Sci.* USA 84, n.1, p.274-8, 1987.

VENSKUTONIS, R. et al. *Flavour Fragrance J.*, v.11, n.2, p.117-21, 1996.

VERARDO, S. M. S. *Oréades*, v.8, n.14/15, p.92-115, 1982.

VERZANE, P. G., EL SAYED, A. *Acta Pharm. Hung.*, v.47, n.4, p.167-73, 1977.

VESELOVA, M. et al. *Fitoterapia*, v.67, n.3, p.238-40, 1996.

VESSAL, M. et al. *Biol.*, v.115B, n.2, p.267-71, 1996.

VESSAL, M., YAZDANIAN, M. Comp.*Biochem. Physiol., C. Pharmacol., Toxicol. Endocrinol.*, v.112C, n.2, p.229-36, 1995.

VETRICHELVAN, T. et al. *Biol. Pharm. Bull.*, v.25, n.4, p.526-8, 2002.

VIANA, G. S. B. et al. *Anais da XXX Reunião Anual da SBPC*, 453, 1978.

_____. *Anais da XXXII Reunião Anual da SBPC*. 752, 1980.

_____. *Q. J. Crude Drug. Res.*, v.19, n.1, p.1-10, 1981.

VIANA, G. S. B. et al. *J. Ethnopharmacol.*, v.70, p.323-7, 2000.

VIDIGAL, M. C. S. et al. *Phytochemistry*, v.40, n.4, p.1259-61, 1995

VIEIRA, L. S. *Fitoterapia da Amazônia*. Ceres: Ed. Agronômica, 1991. 117p.

VIEIRA, P. C. et al. *Planta Med.*, v.39, n.2, p.153-6, 1980.

VIEL, T. A. et al. *J. Ethnopharmacol.*, v.66, p.193-8, 1999.

VILEGAS, H. Y. et al. *Rev. Latinoamericana Química*, p.44-5, 1992.

VILEGAS, W. et al. *Journal of Agricultural and Food Chemistry*, v.47, n.2, p.403-6, 1999.

_____. *Phytochemistry*, v.30, n.6, p.1869-72, 1995.

VILJOEN, A. M. et al. *Biochemical Systematics and Ecology*, v.27, p.507-17, 1999.

VILLAN DEL FRESNO, A. et al. *Planta Med. Phytoher.*, v.17, n.4, p.230-5, 1983.

VILLAR, A. et al. *Planta Med. Phytother.*, v.18, n.4, p.233-6, 1984.

VILLARREAL, A. M. et al. *J. Nat. Prod.*, v.51, n.4, p.749-53, 1988.

VILLARROEL, L., URZUA, M. A. *Bol. Soc. Chil. Quim.*, v.35, n.3, p.309-11, 1990.

VILLASENOR, I. M. et al. *Mutat. Res.*, v.515, n.1-2, p.141-6, 2002.
VILLEGAS, L. F. et al. *J. Ethnopharmacol.*, v.55, n.3, p.193-200, 1997.
_____. *J. Nat. Prod.*, v.64, n.10, p.1357-9, 2001.
VITRAL, G. S. F. et al. *Anais da 36ª Reunião Anual da SBPC*, 879, 1984.
VO, D. H. et al. *Phytochemistry*, v.47, n.3, p.451-7, 1998.
VOIGT, J. et al. *Food Chemistry*, v.47, n.2, p.145-51, 1993.
VOIRIN, B. et al. *Phytochemistry*, v.50, n.7, p.1189-93, 1999.
VOIRIN, B., BAYET, C. *Phytochemistry*, v.43, n.3, p.573-80, 1996.
VOLÁK, J., STODOLA, J. *Plantas medicinais*, Lisboa: Editorial Inquérito, 1990. 318p.
VOLLERNER YU, S. et al. *Khimiya Prirodnykh Soedinenii*, n.2, p.231-41, 1991.
VON ROTZ, R. et al. *Rev. Colomb. Quim.*, v.16, n.1-2, p.51-5, 1989.
_____. *Rev. Colomb. Quim.*, v.19, n.1, p.97-100, 1990.
VOSTROWSKY, O. et al. *Z. Naturforsch., C. Biosci*, v.45, n.9-10, p.1073-6, 1990.
VU, T. T. et al. *Planta Medica*, v.59, n.6, p.576, 1993
VU, V. D. et al. *Tap Chi Duoc Hoc*, v.4, p.16-18, 1997.

WAAGE, S. K., HEDIN, P. A. *Phytochemistry (Oxford)*, v.26, n.5, p.1509-12, 1987.
WAAGE, S. K., HEDIN, P. A. *Phytochemistry*, v.25, n.11, p.2509-12, 1984.
WADER, G. R., KUDAV, N. A. *Indian J. Chem. Sect. B. Org. Chem. Incl. Med. Chem.*, v.26, n.7, p.703, 1987.
WAGNER, H. et al. *Planta Med.*, v.40, n.1, p.77-85, 1980.
WAGNER, H., JURCIC, K. *Arzneimittel Forschung*, v.41, n.10, p.1072-6, 1991.
WAN, Z. et al. *Zhongcaoyao*, v.28, n.3, p.134-5, 1997
WANG, B. H. et al. *Phytochemistry*, v.44, n.5, p.787-96, 1997.
WANG, C. J. et al. *Food Chem. Toxicol.*, v.38, n.5, p.411-6, 2000.
WANG, H. et al. *Shengwu Huaxue Zazhi*, v.11, n.6, p.737-9, 1995.
WANG, H. X., NY, T. B. *Life Science*, v.70, p.357-65, 2001.
WANG, J. et al. *Zhongcaoyao*, v.23, n.5, p.229-231, 1992a.
_____. *Chin. Chem. Lett.*, v.3, n.4, p.287-288, 1992b.
_____. *Chin. Chem. Lett.*, v.8, n.7, p.599-602,1997.
_____. *Zhongguo Zhongyao Zazhi*, v.15, n.8, p. 492-3, 1990.
WANG, N. et al. *Huaxue Shijie*, v.30, n.3, p.112-14, 1989.
WANG, Q. et al. *Zhongcaoyao*, v.27, n.7, p.441-2, 1996.
WANG, R. H. et al. *Chinese Journal of Microbiology and Immunology (Beijing)*, v.13, n.2, p.74-7, 1993.
WANG, X. et al. *Biochem. Biophys. Res. Commun.*, v.282, n.5, p.1224-8, 2001.
_____. *Yao Hsuch-Husch-Pao*, v.16, n.8, p.628-30, 1981.
WANG, X., BUNKERS, G. L. *Biochem. Biophys. Res. Commun.*, v.279, n.2, p.669-73, 2000.
WANG, Y. T. et al. *Tai-wan I. Hsueh Hui Tsa Chih*, v.71, n.4, p.256-9, 1972.
WANNISSORN, B. et al. *Phytother. Res.*, v.10, n.7, p.551-4, 1996.
WARGOVICH, M. J. *Carcinogenesis (Lond)*, v.8, n.3, p.487-90, 1987.
_____. *Medizinische Welt*, n.7A, p.45, 1991.
WASSEL, G. M., BAGHDADI, H. H. *Planta Med Phytother.*, v.13, n.1, p.34-6, 1979.

WAT, C. K. et al. *J. Nat. Prod. (Lloydia)*, v.42, n.1, p.103-11, 1979.

WATANABE, L. Y., LOPES, L. M. X. *Phytochemistry*, v.40, n.3, p.991-4, 1995.

WATSON, R., FOWDEN, L. *Phytochemistry*, v.12, p.617-22, 1973.

WATT, J. M., BREYER-BRANDWIJK, M. G. *The medicinal and poisonous plants of southern and Eastern Africa.*, 2.ed. Edinburgh/London: E. S.Livingstone LTd., 1962. 1457p.

WEBER, N. D. et al. *Planta Medica*, v.58, n.5, p.417-23, 1992.

WECKERT, E. et al. *Phytochemistry*, v.31, n.6, p.2170-2, 1992.

WEI, Y. P., WU, J. *Shipin Kexue*, v.24 , n.4, p.419-28, 1997.

WEINBERG, M. D. L. D. et al. *Journal of Pharmacy and Pharmacology*, v.45, n.1, p.70-2, 1993.

WELIHINDA, J. et al. *J. Ethnopharmacol*, v.17, n.3, p.277-82, 1986.

WELIHINDA, J., KARUNANA-YAKE, E. H. *J. Ethnopharmacol.*, v.17, n.30, p.277-82, 1986.

WENIGER, B. et al. 1986. *J Ethnopharmacol*, v.17, n.1, p.13-30, 1986.

_____. *J. Ethnopharmacol.*, v.78, p.193-200, 2001.

WENZEL, G.E. et al. *Appl. Biochem. Biotechnol.*, v.24-25, p.341-53, 1990.

WIEDENFELD, H. et al. *Planta Medica*, v.61, n.4, p.380-1, 1995.

WILLIAMS, L. A. D., MANSINGH, A. *Insect Science and its Application*, v.14, n.5-6, p.697-700, 1993.

WILLS, R. B. H., RANGGA, A. *Food Chem.*, v.56, n.4, p.451-5, 1996

WILSON, C. W., SHAW, P. E. *Phytochemistry*, v.17, n.8, p.1435-6, 1978.

WINTER, M. et al. *Helv. Chim. Acta*, v.62, n.1, p.131-9, 1979.

WINTERHALTER, P. *J. Agric. Food Chem.*, v.38, n.2, p.452-5, 1990.

WOERDENBAG, H. J. et al. *Planta Med.*, v.53, n.4, p.318-22, 1987.

_____. *J. Pharm. Weekbl.*, *Sci. Ed.*, v.8, n.5, p.245-51, 1986.

_____. *Phytother. Res.*, v.2, n.3, p.109-14, 1982.

WOERNER, M., SCHNIER, P. *Zeitschrift Fuer Lebensmittel-Untersushung Und-Forschung*, v.193, n.1, p.21-5, 1991.

WOLLENWEBER, E. et al. *Z. Naturforsch.*, *C. Biosci.*, v.52, n.5/6, p.301-7, 1997.

WONG, K. C et al. *J. Essent. Oil Res*, v.8, n.4, p.423-6, 1996.

WONG, K. C., KHOO, K. H. *Flavour and Fragrance Journal*, v.8, n.1, p.5-10, 1993.

WONG, K. C., WONG, S. N. *J. Essent. Oil Res.*, v.7, n.6, p.691-3, 1995.

WONG, S. M. et al. *Planta Med.*, *v.*55, n.3, p.276-80, 1989.

_____. *Phytochemistry*, v.28, n.1, p.211-14, 1988

WOO, W. et al. *Archiv. Pharmacal. Res. (Seoul)*, v.2, n.2, p.121-6, 1979.

WOOD, C. A. et al. *Chem. Pharm. Bull.*, v.49, n.11, p.1477-8, 2001.

WOODCOCK, B. G. et al. *Toxicon*, v.20, n.3, p.659-61, 1982.

WU, F. E. et al. *Journal of Natural Products (Lloydia)*, v.58, n.9, p.1430-7, 1995.

_____. *Journal of Natural Products (Lloydia)*, v.58, n.6, p.830-6, 902-15, 1995.

WU, Y. C. et al. *Phytochemistry (Oxford)*, v.33, n.2, p.497-500, 1993.

WU, T. S. et al. *Phytochemistry*, v.36, n.4, p.1063-8, 1994.

_____. *Chinese Pharmaceutical Journal*, v.46, n.5, p.438-46, 1994.

_____. *Planta Medica*, v.61, n.2, p.146-9, 1995.

WU, Y. et al. *Sichuan. Tianran Chanwu Yanjiu Yu Kaifa*, v.2, n.2, p.58-60, 1990.

XAVIER, H. S., D'ANGELO, L. C. A. *Fitoterapia*, v.66, n.5, p.468, 1995.
XIMENES, E. A. et al. *Anais do XIV Simpósio de Plantas Medicinais do Brasil*, 127, 1996.
XU, H. X. et al. *Phytochemistry (Oxford)*, v.42, n.1, p.149-51, 1996.
XUE, D. et al. *Gaodeng Xuexiao Huaxue Xuebao*, v.8, n.8, p.714-9, 1987.
XY, L. et al. *Zhonghua Zhongliu Zazhi*, v.17, n.2, p.115-17, 1995.

YADAVA, R. N., NIGAM, S. S. *Acta Cienc. Indica, Chem.*, v.13, n.2, p.87-8, 1987.
YADAVA, R. N., REDDY, V. M. *J. Asian. Nat. Prod. Res.*, v.3, n.4, p.341-6,2001.
YADAVA, R. N., SAINI, V. K. *Indian Perfumer*, v.34, n.1, p.61-3, 1990.
YADAVA, R. N., TRIPATHI, P. *Fitoterapia*, v.71, n.1, p.88-90, 2000.
YADAVA, V. S., MISRA, K. *Indian J. Chem.*, Sect. B, v.28B, n.10, p.875-7, 1989.
YAMAGISHI, M. et al. *Jpn. Kokai Tokkyo Koho* JP 09224606 A2 2 Sept. 1997.
YAMAGISHI, T. et al. *Phytochemistry*, v.27, n.10, p.3213-16, 1988.
YAMAGUCHI, M. et al. *Phytochemistry*, v.29, n.4, p.1269-70, 1991.
YAMAHARA, J. et al. *Chem.Pharm. Bul.*, v.38, n.11, p.3053-4, 1990.
YAMAMOTO, L. A. et al. *Mem. Inst. Oswaldo Cruz*, v.86, n.2, p.145-7, 1991.
YANG, G. C. et al. *Journal of Food and Drug Analysis*, v.1, n.4, p.357-64, 1993.
YANG, Q. et al. *Zhiwu Xuebao*, v.31, n.2, p.128-31, 1989.
YANG, R. Z. et al. *Acta Botanica Sinica*, v.36, n.10, p.805-12, 1994.
_____. *Acta Botanica Yunnanica*, v.16, n.2, p.187-90, 1994.
YANG, S. et al. *Zhonghua Nongye Yanjiu*, v.44 , n.2, p.135-46, 1995.
YANG, S. S. et al. *Egypt. J. Pharm. Sci.*, v.31, n.1-4, p.443-51, 1990.
YANG, T. H. et al. *Chinese Pharmaceutical Journal*, v.43, n.6, p.457-64, 1991.
YANG, T. H., CHEN, C. M. *Proc. Natl. Sci. Counc. Repub. China*, v.3, n.1, p.63-6, 1979.
YANG, W., WANG, T. *Fenxi Shiyanshi*, v.16, n.2, p.55-7, 1997.
YANG, Z. Q. et al. *Chung Kuo Chung Yao Tsa Chih*, v.14, n.8, p.488-90, 1989.
YASMIN, A. et al. *Pak. J. Sci. Ind. Res.*, v.29, n.5, p.348-9, 1986.
YASSA, N. et al. *Planta Med.*, v.62, n.6, p.583-4, 1996.
YASUDA, I. et al. *Kenkyu Nenpo - Tokyo-Toritsu Eisei Kenkyusho*, v.39, p.61-4, 1989.
YASUKAWA, K. et al. *Yakugaku Zasshi*, v.106, p.517-19, 1986.
YE, Y. X., YANG, X. R. *Acta Pharmacologica Sinica*, v.11, n.6, p.491-4, 1990.
YEN, G. C. et al. *Food Chem. Toxicol.*, v.39, n.1, p.1045-53, 2001.
YEN, T. T., KNOLL, J. *Acta Physiologica Hungarica*, v.79, n.2, p.119-24, 1992.
YESILADA, E. et al. *J. Ethnopharmacol.*, v.66, p.289-93, 1999.
YEUNG, H. W et al. *Int. J. Pept. Protein Res.*, v.30, n.1, p.135-40, 1987.
_____. *Int. J. Pept. Protein Res.*, v.28, n.5, p.518-24, 1986.
YOSHIDA, H. *Journal of the Science of Food and Agriculture*, v.65, n.3, p.331-6, 1994.
YU, B.Y. et al. *Journal of Plant Resources and Environment*, v.2, n.3, p.18-21, 1993.
YU, D. et al. *Zhongcaoyao.*, v.22, n.1, p.3-5, 1991.
YU, J. et al. *Zhongyao Tongbao*, v.13, n.6, p.354-6, 1988.
YU, X., CHENG, B. SBCQFPN, Simpósio Brasil-China, 8, 2, 171-4,1989.
YUN-CHOI, H. S. et al. *J. Nat. Prod.*, v.53, n.3, p.630-3, 1990.

YUNES, R. A. et al. *Anais do XXXIX Congresso Brasileiro de Botânica*. 47, 1988.
YUNUSKHANOV, S. H., DZHALILOV, B. D. *Khim. Prir. Soedin.*, n.4, p.488-91, 1986.
YUSOF, S., MOHAMED, S. J. *Sci. Food Agric.*, v.38 , n.1, p.31-9, 1987.
YUWAI, K., et al. *J. Agric. Food Chem.*, v.39, n.10, p.1762-3, 1991.

ZAFAR, R. et al. *Indian J. Nat. Prod.*, v.5, n.2, p.16-17, 1989.
ZAKA, S. et al. *Pak. J. Sci. Ind. Res.*, v.30, n.11, p.812-14, 1987.
_____. *Proc. Pak. Acad. Sci.*, v.25, n.1, p.91-102, 1988.
_____. *Pak. J. Sci. Ind. Res.*, v.31, n.2, p.106-13, 1988.
_____. *Proc. Pak. Acad. Sci.*, v.23, n.2, p.167-72, 1986.
ZAKARIA, M. B., BUSRI, N. *Proc. Malays. Biochem. Soc. Conf.*, 12th, p.152-6, 1986.
ZAKHAROV, A. M. et al. *Khim. Prir. Soedin.*, v.1, p.118-19, 1990.
ZAKHAROVA, O. I. et al. *Khim. Prir. Soedin.*, v.6, p.791-2, 1986.
_____. *Prir. Soedin.*, v.1, p.143-4, 1987.
ZAKHARY, N.I. *Egyptian Journal of Bilharziasis*, v.16, n.1-2, p.107-27, 1994, 1996.
ZAKI, A. Y. et al. *Egypt. J. Pharm. Sci.*, v.28, n.1-4, p.235-45, 1987.
ZAKIR, M. D.et al. *J. Maharashtra Agric. Univ.*, v.14, n.1, p.126-7, 1989.
ZAVALA, M. A. et al. *J. Ethnopharmacol.*, v.61, n.1, p.41-7, 1998.
ZDERO, C., BOHLMANN, F. *Planta Med.*, v.53, n.2, p.169-72, 1987.
ZELNIK, R. et al. *Anais da 22ª Reunião Anual da SBPC*, 351, 1970.
ZENG, F. et al. *FEBS Lett.*, v.234, n.1, p.35-8, 1988.
ZENG, J. et al. *Kexue Tongbao*, v.33, n.3, p.201-6, 1988.
ZENG, L. et al. *Bioorganic & Medicinal Chemistry Letters*, v.5, n.16, p.1865-8, 1995a.
_____. *Tetrahedron Letters*, v.36, n.30, p.5291-4, 1995.
ZHANG, C. *Cancer Res.*, v.52, p.5707-12, 1992.
ZHANG, E. et al. *Shengwu Huaxue Yu Shengwu Wuli Xuebao*, v.28, n.2, p.218-222 , 1996.
ZHANG, J. *Acta Pharmaceutica Sinica*, v.26, n.11, p.846-51, 1991.
ZHANG, J., HE, L. X. *Acta Pharm. Sin.*, v.21, n.4, p.273-8, 1986.
ZHANG, M. et al. *Zhongcaoyao*, v.18, n.5, p.207-8, 1987.
ZHANG, Q. et al. *Duoqing Zhongcaoyao*, v.28, n.3, p.131-3, 1997.
ZHANG, S. M. et al. *Chin. Med. J.*, v.101, n.11, p.861-6, 1988.
ZHANG, Z. et al. *Redai Yaredai Zhiwu Xuebao*, v.5, n.2, p.89-92, 1997.
ZHAO, X. L. et al. *Am. J. Chin. Med.*, v.15, n.1/2, p.59-67, 1987.
ZHEN, F. et al. *Acta Chim. Sin. (Engl. Ed.)*, v.1, p.79-85, 1989.
ZHEN, S. S. et al. *Chinese Medical Journal*, v.104, n.4, p.292-9, 1991.
ZHENG, F. et al. *Acta Chim. Sin. (Engl Ed.)*, n.1, p.79-85, 1989.
ZHENG, G. Q. et al. *Journal of Agricultural and Food Chemistry*, v.41, n.2, p.153-6, 1993.
ZHENG, X. C. et al. *Acta Botanica Sinica*, v.37, n.3, p.238-43, 1995.
ZHENG, Y. et al. *Zhiwu Xuebao*, v.2 , n.6, p.643-8, 1987.
ZHOU, B. N. et al. *Phytochemistry*, v.27, n.11, p.3633-6, 1988.
ZHOU, R. H., LIN, X. D. *Acta Pharm. Sin.*, v.22, n.8, p.603-7, 1987.
ZHOU, R., LIN, X. *Kexue Tongbao.*, v.33, n.2, p.172-3, 1988.
ZHOU, Y. *Fenxi Ceshi Xuebao*, v.15, n.1, p.71-4, 1996.
ZHU, N. Q. et al. *Phytochemistry*, v.47, n.2, p.265-8, 1998.

ZHU, Z. J. et al. *Yaoxue Xuebao*, v.25, n.12, p.898-903, 1990.

_____. *Acta Pharmaceutica Sinica*, v.25, n.12, p.898-903, 1990.

ZHUANG, F., WANG, W. *Shipin Kexue.*, v.98, p.48-51, 1988.

ZIMNA, D., PIEKOS, R. *Herba Hung.*, v.27, n.1, p.65-75, 1988.

ZITTERL-EGLSEER, K. et al. *Planta Med.*, v.57, n.5, p.444-6, 1991.

ZOBEL, A. et al. *Ann. Bot. (London)*, v.67 , n.3, p.213-18, 1991.

ZOBEL, A. M., BROWN, S. A. *Can. J. Bot.*, v.67, n.3, p.915-21, 1989.

_____. *J. Chem. Ecol.*, v.17, n.9, p.1801-10, 1991.

ZOGHBI, M. G. B. et al. *Acta Amazonica*, v.18, n.1-2, p.57-9, 1988.

ZULUETA, M. C. A. et al. *Phytochemistry (Oxford)*, v.38, n.6, p.1449-50, 1995.

ZUO, C. et al. *Faming Zhuanli Shenqing Gongkai Shuomingshu* CN 1093361 A 12 Oct., 21p, 1994.

_____. *Faming Zhuanli Shenqing Gongkai Shuomingshu* CN 1093362 A 12 Oct., 19p, 1994.

ZYGADLO, J. A. *Grasas Aceites (Seville)*, v.46, n.4-5, p.285-8, 1995.

ZYGADLO, J. A et al. *Biochemical Systematics and Ecology*, v.18, n.6, p.405-8, 1990.

_____. *J. Essent. Oil Res.*, v.7, n.6, p.593-5, 1995.

Índice de nomes científicos

Abuta sabdwithiana, 140-1, 143
Acanthospermum australe, 465, 474, 479, 458-6
Achillea millefolium, 466
Adenocalyma alliaceum, 450, 453, 461
Ageratum conyzoides, 467, 487
Alismataceae, 79
Alismatidae, 79
Allamanda cathartica, 377-78, 381-5, 391
Allium cepa, 65, 67, 75
Allium sativum, 65-6, 69-74, 77
Aloe vera, 65, 68, 78
Alpinia japonica, 52, 56, 58, 62
Alternanthera brasiliana, 149, 152, 154
Alternanthera micrantha, 149-50
Amaranthaceae, 148
Anacardiaceae, 339-40
Anacardium giganteum, 340-3, 360
Anacardium occidentale, 342-3, 345, 351-2, 361
Andropogon leucostachys, 42-3
Andropogon nardus, 43
Annona muricata, 90-3, 95-9, 102, 110
Annona tenuiflora, 93, 96, 111

Annonaceae, 90
Apiaceae, 364
Apiales, 364
Apocynaceae, 376
Araliaceae, 368
Arecaceae, 81
Arecidae, 79
Aristolochia, 115
Aristolochia trilobata, 113-5, 119
Aristolochiaceae, 113
Aristolochiales, 113
Asclepiadaceae, 386
Asteraceae, 463-5
Asterales, 463
Asteridae, 373
Averrhoa bilimbi, 351-2
Averrhoa carambola, 351-2

Baccharis trimera, 467-8, 488
Bauhinia forficata, 227-8, 316
Bidens bipinnatus, 468-9, 475, 480, 489
Bidens pilosa, 468-9, 475, 480
Bignoniaceae, 449
Bixa arborea, 201-2, 223
Bixa orellana, 202-4

Bixaceae, 201
Boerhavia difusa, 165, 172
Boraginaceae, 406
Brunfelsia grandiflora, 398, 402-3

Cactaceae, 155-6
Caesalpinia ferrea, 279, 285, 292, 295, 315
Caesalpinia pulcherrima, 280, 286, 292
Caesalpiniaceae, 276-7
Cajanus cf. *indicus*, 297
Capparidaceae, 266
Capparidales, 265
Caprifoliaceae, 496
Caryophyllales, 147
Caryophyllidae, 145
Caryophyllus aromaticus, 324, 327
Cassia multijuga, 281, 287
Cassia occidentalis, 282-3, 287-8
Cassia reticulata, 283, 287
Cecropia peltata, 230-2, 235
Cecropiaceae, 231
Celastraceae, 231
Celastrales, 331
Celosia argentea, 150, 152-3, 170
Chenopodiaceae, 163
Chenopodium ambrosioides, 163-4
Chrysobalanaceae, 272
Clidemia novemnervia, 322
Clusiaceae, 259
Commelinidae, 41-2
Convolvulaceae, 393
Cordia verbenacea, 407, 440
Costus spiralis, 53-4
Coutoubea spicata, 388
Croton cajucara, 237, 242, 247, 255
Croton sacaquinha, 238
Cucumis anguria, 178-9, 185, 190
Cucurbita pepo, 179
Cucurbitaceae, 178
Cybianthus, 264-5
Cymbopogon citratus, 44, 46-7, 49
Cymbosena roseuna, 298

Derris amazonica, 298
Derris floribunda, 299, 318
Desmodium tortuossum, 299
Dillenidae, 175
Diplotropis purpurea, 300, 319
Dipsacales, 496
Dipteryx odorata, 301-2, 308
Dipteryx punctata, 302

Echinodorus grandiflorus, 80, 83
Eryngium ekmanii, 365-9, 373
Eupatorium ayapana, 470, 481, 490
Euphorbiaceae, 236
Euphorbiales, 236
Euterpe edulis, 82-3

Fabaceae, 296
Fabales, 276
Fischeria cf. *mariana*, 386-7

Gentianaceae, 387
Gentianales, 375
Gnaphalium purpureum, 471
Gomphrena globosa, 151-2, 154, 171
Gossypium barbadense, 207, 212-3, 215, 225
Guttiferales, 259

Hedychium coronarium, 54, 63
Heliconia, 61
Heliotropium indicum, 408-9, 411
Hibiscus furcellatus, 205
Hibiscus rosa-sinensis, 205, 210, 213, 224
Hibiscus sabdariffa, 206-7, 211, 214
Himatanthus, 379, 382-3, 385
Hirtella, 272, 275
Hydrocotyle exigua, 366-7
Hymenaea courbaryl, 284
Hyptis crenata, 413-4, 430, 441

Inga spectabilis, 312
Ipomoea batatas, 394-5
Ipomoea quamoclit, 395

Índice de nomes científicos

Jacaranda caroba, 451-2
Jatropha curcas, 238-9, 244-6, 250-1, 254, 256
Jatropha gossypifolia, 239-40, 245, 251

Lacistema, 191-2, 198
Lacistemaceae, 191
Lamiaceae, 412-3
Lamiales, 406
Lauraceae, 106
Laurus nobilis, 107
Leguminosae, 277
Leonotis nepetaefolia, 414, 424, 431, 442
Leucas martinicensis, 415-6, 425, 443
Liliaceae, 64-5
Liliales, 64
Liliidae, 64
Lippia alba, 434-5
Lippia grandis, 435
Loganiaceae, 389
Luffa cylindrica, 180, 185, 195

Mabea angustifolia, 240-1
Magnoliidae, 87
Magnoliales, 89
Malpiguiaceae, 337
Malva parviflora, 208
Malvaceae, 204
Malvales, 200
Maytenus aquifolium, 332, 336
Maytenus ilicifolia, 332, 334-6
Melastomataceae, 321
Menispermaceae, 139
Mentha piperita, 416, 425-6, 431, 444
Mentha pulegium, 418
Mentha viridis, 417, 426, 445
Mimosaceae, 311
Momordica charantia, 181-2, 184-9, 196
Monocotiledonae, 39, 79
Moraceae, 233
Muntingia calabura, 221-2, 229
Musa, 61
Musaceae, 60
Myristicaceae, 103

Myrocarpus frondosus, 303
Myrsinaceae, 262
Myrtaceae, 323-4
Myrtales, 321

Nyctaginaceae, 161

Ocimum basilicum, 419, 427-8, 432
Ocimum canum, 419-20, 427
Ocimum gratissimum, 420, 427, 432
Ocimum micranthum, 421, 427, 432, 446
Origanum vulgare, 422
Oxalidaceae, 350

Palicourea cf. *laniflora*, 493, 495
Palicourea cf. *marcgravii*, 494-5
Passiflora coccinea, 192-3, 199
Passifloraceae, 192
Pedaliaceae, 453
Peperomia elongata, 121, 132
Peperomia, 121-2
Pereskia grandifolia, 156-7
Persea americana, 108
Persea gratissima, 108
Petiveria alliacea, 167-9, 173
Phyllanthus corcovadensis, 241, 252, 258
Physalis angulata, 399-400, 402-5
Phytolacaceae, 166
Piper cavalcantei, 122-3
Piper cernnum, 123, 133
Piper gaudichaudianum, 124, 134
Piper cf. *lhotzkyanum*, 125, 135
Piper marginatum, 125, 128, 130, 136
Piperaceae,120
Piperales, 120
Poaceae, 42
Pogostemon patchouly, 422-3, 429, 447
Polygalales, 337
Polyscias, 369-72
Portulaca oleraceae, 158-9, 161-2
Portulaca pilosa, 160, 162
Portulacaceae, 158
Pothomorphe peltata, 126-7, 129, 131, 137

Pothomorphe umbellata, 127, 132, 138
Primulales, 262
Prunus domestica, 274
Psydium cf. *guineense*, 326
Psydium guajava, 325-9, 330
Pyrostegia venusta, 452, 462

Ranunculales, 139
Rhynchanthera grandiflora, 322
Rosaceae, 273
Rosales, 271
Rosidae, 269
Rubiaceae, 492
Rubiales, 492
Ruta graveolens, 354-7, 363
Rutaceae, 353

Saccharum officinarum, 45, 48, 50
Sambucus nigra, 497-500
Sansevieria, 76
Sapindales, 339
Schinus terebenthifolius, 344, 350, 360
Scoparia dulcis, 457-60, 463
Scrophulariaceae, 457
Scrophulariales, 449
Sechium edule, 182
Sesamum indicum, 453-6
Sida rhombifolia, 208-9, 213, 215-6, 226
Solanaceae, 397-8
Solanales, 393
Solanum paniculatum, 400
Solanum tuberosum, 401
Solidago microglossa, 471
Sorocea bomplandii, 233-4

Spilanthes acmella, 472, 477, 482, 485, 491
Spondias purpurea, 345, 347, 349, 361
Sterculiaceae, 216
Stigmaphyllon fulgen, 338
Stigmaphyllon strigosum, 338
Strychnos triplinervia, 390
Symphytum officinale, 409, 412

Tagetes erecta, 473-4, 478
Theobroma grandiflorum, 217-9, 227
Theobroma speciosa, 218, 228
Thevetia peruviana, 379-85
Tiliaceae, 221

Urena lobata, 209
Urticales, 230-1

Verbenaceae, 434
Violales, 177-8
Virola surinamensis, 103-6
Vismia japurensis, 260-1

Wilbrandia ebracteata, 183, 189, 197

Xylopia cf. *frutescens*, 94-5, 99, 101, 112

Zingiber officinale, 55, 58
Zingiberaceae, 52
Zingiberales, 51
Zinigiberidae, 51
Zinnia elegans, 474, 479, 484
Zollernia ilicifolia, 312, 320

SOBRE O LIVRO

Formato: 16 x 23 cm
Mancha: 27,5 x 49 paicas
Tipologia: Iowan Old Style 10/15
Papel: Offset 75 g/m^2 (miolo)
Cartão Supremo 250 g/m^2 (capa)
2ª edição: 2003
1ª reimpressão: 2023

EQUIPE DE REALIZAÇÃO

Coordenação Geral
Sidnei Simonelli

Produção Gráfica
Anderson Nobara

Edição de Texto
Nelson Luís Barbosa (Assistente Editorial)
Nelson Luís Barbosa (Preparação de Original)
Marcelo Rondinelli e
Ada Santos Seles (Revisão)
Oitava Rima Prod. Editorial (Atualização Ortográfica)

Editoração Eletrônica
Santana

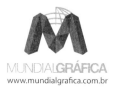